A. Petrov
Stvaranje svijeta
Spasi sebe

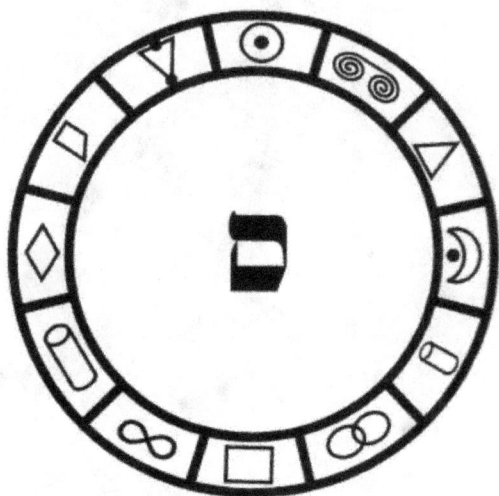

Arcady Petrov

Stvaranje svijeta

I knjiga

Spasi sebe

Nakladnik: Dimitri Eletski, Hamburg
Prijevod: Zoja Begolli
Copyright © za Hrvatsko izdanje: Dimitri Eletski
ISBN: 978-3-943110-50-0

Stvaranje svijeta

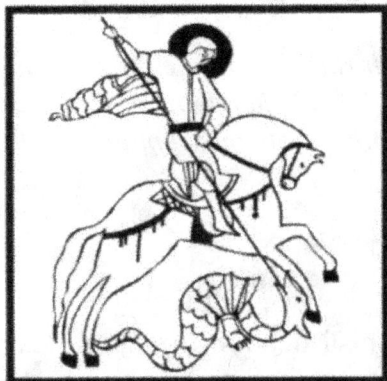

Spasi sebe

Što god da smo radili, kuda god da smo išli, uvijek smo se kretali ka jednom cilju - ka sebi samima, ka sjećanju na sebe. Ljudi koji su izgubili uspomenu na svoju prošlost i svoju budućnost, nalik su na djecu koja su spremna da se dan za danom, neumorno voze na jednom te istom, najdražem vrtuljku. Nešto se mijenja uokolo – čas sja sunce, čas pada kiša, čas lista drveće, čas opada lišće, čas jedni dolaze pogledati kako se ljudi bezbrižno vrte na vrtešci, utonuvši u djetinjstvo, čas dolaze drugi. Letimo u zatvorenom krugu, cičeći ushićeni brzinom, zaboravivši da smo u prošlosti mogli letjeti, i da su svi naši zanosi – samo maglovita sjećanja o tome, tko smo nekada bili.

Najdivniji od svih doživljaja koje možemo iskusiti – jest doživljaj nedokučivosti... Onaj, kome je nepoznat taj osjećaj, koga više ništa ne iznenađuje i ne dovodi u stanje ustreptalosti, isto je što i mrtvac.

Albert Einstein

Predgovor

Ovi događaji se nisu dogodili negdje na dalekim planetima, već baš na Zemlji, upravo sa ljudima koji žive u ovom vremenu. Svatko, tko pročita ovu knjigu, može da je shvati kao izmišljotinu, a može je prihvatiti i kao stvarnost, budući da su događaji opisani u njoj vezani za tako neobičnu pojavu, kao što je usmjeravana vidovitost. Oni koji je posjeduju, mogu da se prenose preko svoje svijesti u visine nebeskih sfera, i u dubine oceana, i u dubine prošlih vremena, kao i u tajni svijet biološke stanice.

Moja priča je autobiografska. Pišem i pružam vam znanja koja posjedujem, kronološkim redom, onim redom kakvim sam ih sam stjecao, prelazeći sa jednog stupnja Posvećivanja na drugi, listajući životne stranice jednu za drugom. Dobio sam pravo da podijelim sa vama ono što smatram da je nužno za današnje doba.

Sa zagonetnim svijetom nepojmljivih i racionalno neobjašnjivih pojava, ljudski rod je povezan, očigledno, kroz sva doba svoga postojanja. Uvijek su na Zemlji živjeli malobrojni odabrani, kojima je bila darovana, drugima nedostupna vještina, da predvide događaje, da

6

upravljaju atmosferskim procesima, da liječe teške bolesti itd. Iako su slična znanja i iskustva brižljivo skrivana, ipak se nakupilo poprilično knjiga o njima.

Šteta samo što nas većina tih knjiga ničemu bitnom ne može naučiti. Čitatelj će, svakako, doznati mnogo neobičnog nabubavši desetke i desetke termina – i ništa više od toga, po svoj prilici. Skrivena znanja se, po starom, predaju ili od učitelja učeniku tijekom mnogih godina, ili neshvatljivim, neobjašnjivim načinom čak i za same vidovite.

Međutim, u svijetu se danas događaju duhovni procesi na globalnoj, čak više od toga - na kozmičkoj razini. Nisu bezrazložno za samo jedno stoljeće naša znanja o čovjekovoj prirodi, o njegovom svijetu i svrsi postojanja u Svemiru pretrpjela korjenite promjene. Svi su počeli govoriti o nastupajućoj eri Vodenjaka, o novom dobu... Na prijelazu milenija, ljudi su ispunjeni mističnim očekivanjima i kao Vergilije, najveći pjesnik Rima, koji je predvidio dolazak Isusa Krista („Stoljeće obnove čeka: Svijet prvih dana i istine su - pred pragom, I novi mladić se približava iz visina" – Ekloge, 4), tako i sadašnji proroci predskazuju Njegov drugi dolazak.

Očigledno je došlo vrijeme kada skrivena, ranije nedostupna učenja, trebaju postati zajedničko dobro masa. Razumije se, razumijevanje ezoterijskih znanja i vještina neće se dogoditi preko noći. Kao i bilo koji proces, novo školovanje čovječanstva iziskuje dosta vremena. Danas je važno primijetiti: mnogi Posvećeni su dobili dopuštenje od Boga da otkriju skrivene tajne.

Zamolio bih ateistički nastrojenog čitatelja da se ne odnosi prema opisanom u ovoj knjizi kao prema nečemu isključivo fantastičnom. Religiozne ljude molim da ne smatraju dolje iznijeto kao herezu. Ponovit ću: moja priča je autobiografska, ljudi o kojima pišem su potpuno stvarni, mnogi od njih su živi i sada, u trenutku kada vi čitate ove redove. Nastojao sam više pisati ne o teoretskom pitanju, već o osobnim osjećajima, ne o metodi i tehničkim načinima, već o smislu ezoterije.

Na koji način i zbog čega ljudi dobivaju skrivena znanja? Koja je razina duhovnosti nužna da bi se postalo Posvećenim? Kako živjeti, u čemu je smisao života? Ako se čitatelj ozbiljno zamisli nad ovim pitanjima, ukoliko zaželi pobijediti sebe, da bi se popeo na novi stupanj postojanja – smatrat ću da je svrha ove knjige postignuta. Svatko ima svoj put ka Bogu i svoje služenje Njemu. Ja samo pokušavam pomoći da odaberu točan pravac oni, koji se ne boje kozmičke hladnoće ili, naprotiv, Božanskog ognja mistike i spremni su da služe u sferama o kojima danas i ne pomišljaju.

„Mnogo je pozvanih, ali malo odabranih" (Matej, 20,16). Nije svakome dano da savlada ovaj put. Ukoliko netko nije spreman, ako je suviše obuzet svjetovnim brigama ili umorom, malodušan – bolje i da ne kreće njim. Na svijetu ima veliki broj škola i učitelja koji će dati učenicima osnovna znanja ekstrasenzorne percepcije za svakodnevnu uporabu. Moguće da se većina time treba i zadovoljiti. Ali, u svakom slučaju, spoznaja o postojanju prekrasnog i čarobnog, nedokučivog svijeta - danas je nužna.

Knjiga je napisana u pomalo neobičnom žanru. U njoj se čini da se nestvarno ispreplice sa stvarnošću. Ali će, pri tom, mnogi upravo fantastično smatrati istinitim, a stvarnost će doživjeti kao izmišljotinu. Vama se daje prilika da od dva ukazana puta odaberete onaj, koji će vam pomoći da nađete vlastiti put. Unaprijed se ispričavam što neću moći komentirati neke važne činjenice ili objašnjavati neke značajne događaje, zato što vi sami morate začuti glas istine u sebi.

Pišem kako o sebi samom, tako i o ljudima koji me okružuju i pomažu, i o događajima koji se događaju u prošloj - sadašnjoj i budućoj - stvarnosti. Upravo su takvim redoslijedom raspoređene koordinate vremena, zato što se sadašnjost uvijek nalazi u lančanom sustavu između prošlosti i budućnosti. I zato, da bi se riječ začula Sada, morao ju je netko izgovoriti u Prošlosti da je netko čuje u Budućnosti.

U vezi sa krajem drugog milenija, mnogi ljudi su – neki sa strahom, neki obrnuto, sa nadom – iščekivali godine milenija i u svetim knjigama obećane događaje – Armagedon, Apokalipsu, Zlatno doba. Potom su, osvrnuvši se, odahnuli – ništa se nije dogodilo; drugi su se, naprotiv, ražalostili – nije valjda da će sve ostati po starom? Oni su, po svoj prilici, zaboravili, da je u početku bila RIJEČ. A tko od vas ima dovoljno oštar vid, da vidi što je Bog učinio, ili posjeduje tako izuzetan sluh da čuje što je On izgovorio?

Da, Razumije se, kasnije, kada se nebeske sfere pokrenu voljom Stvoritelja – vidjet će se i čut će se. Tim prije što je kretanje već započelo. I stigao je Kraj vremena - za one koji su navikli da tako dugo budu neodgovorni posrednici između Stvoritelja i Njegove tvorevine, između Stvaraoca i od Njega stvorenog – koji je zaista započeo. Pročitavši ovu knjigu, vi ćete saznati zašto je besmrtni čovjek, podčinjavajući se sudbini, bio izoliran od svoga Oca. I u čemu se sastojao prvobitni grijeh. I što očekuje čovjeka i ljudski rod u skrivenim prostranstvima koja mu se danas otkrivaju. Tri knjige će vas u trećem mileniju prve povesti u novi svijet, prema novom znanju: „Spasi sebe", „Spasi svijet u sebi", „Spasi svijet oko sebe". One će vas povesti od smrti ka besmrtnosti, od straha i pasivnog čekanja - ka prisjećanju na samoga sebe i vašeg mjesta u vječnom Kozmosu, gdje odavno i s ljubavlju iščekuju, kada ćete se probuditi.

Dugo sam razmišljao kako da nazovem ovu knjigu. Mnogi ljudi su, za tisuće godina postojanja pismenosti, toliko puta pokušavali da spoznaju svoje mjesto i određenje u ovom svijetu, svoju vezu sa drugim svjetovima. Mnogi su nastojali da napišu knjigu svoje sudbine ili da je barem pročitaju. Prema tome, kako god nazvali knjigu – svejedno ćete se ponoviti – sve je već bilo! A ja nisam želio da se ponavljam, zato što sam uvjeren: o takvom iskustvu kao što je moje, zasad nitko nije ispričao. Napokon sam se zaustavio na onom naslovu, koji je čitatelju već poznat. Sretan sam zbog toga, što sam dobio priliku da primim kroz proces viših posvećivanja izuzetna znanja, koja imaju ogroman značaj za sve koji danas žive na Zemlji, i da prenesem ta znanja na čisti list novog milenija.

1. Poglavlje

U srpnju 1996. godine ležao sam u bolnici. Na odjel moskovskog zdravstvenog centra, pored Mitina, mene je dovelo teško oboljenje bubrega. Raspoloženje mi je bilo najpesimističnije: bolest je prolazila kroz moju sudbinu nemilosrdnošću pluga, mijenjajući sve planove, prisiljavajući me da prekršim obveze prema određenim ljudima.

Samo nekoliko mjeseci prije toga, bio sam postavljen na mjesto direktora nakladničke kuće „Umjetnička književnost" („Hudlit"). Nekada jedna od najvećih u svijetu, već nekoliko godina je bila u bijednom stanju – više milijardi duga, dezorganiziranost, kolektiv izmrcvaren neprestanim otpuštanjima. Tehnička oprema je uništena: računalni software koji je, na primjer, prethodni direktor objedinio u nekakvo malo poduzeće i koje je potom, nekako u trenu, nestalo zajedno sa opremom i direktorom. Ugledni pisci Rusije su skretali pažnju predsjedniku države Borisu Jeljcinu na sramotno stanje. Zahtijevali su da se stavi točka na uništavanje nakladničke kuće, koju su po značaju u kulturi usporedili sa Boljšoj teatrom i Tretjakovskom galerijom. Ipak, postojalo je i drugačije uspoređivanje: sa nastradalim „Titanikom".

Mnogobrojni članci u tisku, kolektivna pisma kulturnih i društvenih radnika – to je ustaljeno stanje uznemirenosti tog vremena. Neki su govorili o beznadno propuštenim prilikama i besperspektivnosti bilo kakvih lokalnih napora, neki su zahtijevali od države novac, da bi se nekako usporilo propadanje „Hudlita" u ponor nepostojanja. Ali se novac, razumije se, nije našao, te je zato bila donijeta uobičajena odluka za ovakve slučajeve: pojačati rukovodstvo kuće. To, čini se, nije mnogo, ali je izvana gledano efektno. Premda su budućem direktoru obećali financijsku pomoć, zajedno sa moralnom podrškom.

Upravo tada me je i pronašao, izuzetno cijenjen s moje strane, Boris Andrejević Možajev. Poznati pisac je u to vrijeme rukovodio Federalnim programom izdavanja knjiga Rusije i predložio mi da preuzmem rukovodstvo „Hudlita". Prijedlog je bio neočekivan. Budući da sam ja već imao svoju nakladničku kuću „Kultura" u podmoskovskom gradu Puškinu. Bio sam njen osnivač i generalni direktor. Posao nije išao loše, perspektive su bile odlične – što bih još htio?

Znao sam po člancima u tisku, koliko je čvrsto zategnuta omča dugovanja, da su čak i kriminalna razračunavanja zapljusnula „Hudlit". Skoro godinu dana odatle nije izašla na svijetlost dana ni jedna knjiga. Urednici, koji su govorili neke strane jezike, primali su plaću od 146 000 rubalja (poslije denominacije 146 rubalja). Zbog dugova su im prijetili da će isključiti struju, grijanje, telefone. Potpuno stvarna, a za neke i priželjkivana prilika, da bankrotira izdavačka kuća i da se stavi na prodaju njihova zgrada. Ljudi, koji su prouzročili to propadanje, bili su već spremni da kupe kuću na Novoj Basmaniji i da uđu u nju ne kao gosti ili zakupci, već kao gazde.

Da pređem u „Hudlit" nisam baš bio voljan još i zbog toga, što sam mjesec dana prije ovog poziva, u prosincu prethodne godine, bio izabran za potpredsjednika humanitarnog odjeljenja Međunarodne akademije za informatizaciju. Shvaćao sam da spojiti takve dvije odgovorne dužnosti, neće biti nimalo lako. Da, sumnje su me mučile. Ali, s druge strane, to je ipak „Hudlit", najčuvenija izdavačka kuća Rusije. A i nadanja Borisa Andrejevića...

Upoznali smo se odavno, i za sve godine prijateljstva sam se privikao na činjenicu da, ne samo što se divim tom čovjeku, njegovom karakteru, čvrstini, već da nastojim svim silama bar u nečemu ličiti na njega. Djelomice svjesno, ali vjerojatno mnogo više na drugoj razini, koja ne podliježe racionalnom rasuđivanju. Shvaćao sam da je njegov nepokolebljivi Fjodor Kuzkin, glavni junak njegove priče „Živ sam!", ona „prosječna statistička jedinka" – bit samog autora. A sudbina je baš snažno prodrmala Borisa Možajeva. Ali, kako ga nije ni zdrobila, a ni razbila, on je strpljivo i umješno podnosio njene udarce. Strese se, prođe rukom po svojoj čuvenoj bradi, i iznenadi se: „Živ sam!" – i nastavlja dalje raditi.

Kao svaki istinski umjetnik, Boris Andrejević je shvaćao da je njegov put – put na Golgotu. Možda, ne toliko povijesno značajan, i ne tako uvježban od strane vlasti kao kod Solženjicina (koga je on u svoje vrijeme štitio), ali, koji s osobnog stanovišta nije bio ništa manje trnovit. Za razliku od mračnog, neprestano svjesnog svog povijesnog značaja A.I. Solženjicina, Možajev je nosio svoj križ vedro, nadgledajući vragolasto svoje progonitelje, partijske funkcionare. Kao i mnogi njegovi suvremenici, bolno je osjećao prezir prema osobi od strane države, i izuzetno dobro je shvaćao da za državnog činovnika, čovjek nije najveća vrijednost Svemira, već samo ciglica u izgradnji opsjena. Sustav je grubo i krajnje bezočno nasilno upadao u naše duše, ne mogavši, ipak, shvatiti da mu glavna prijetnja dolazi baš od, izvana se činilo, popustljivih ljudi, ali koji su brižno čuvali unutarnje jezgro ruskog karaktera običnih muškaraca i žena, o kojima je tako toplo pripovijedao Možajev.

Pisao je o tome da se ništa novo ne može izgraditi na krvi, kroz zlodjela i nasilje. Pozivao je na sklad duhovnog života. I sa gorčinom je shvaćao kako se posljednjih godina umjesto starog sustava stvara novi – isto tako bezdušan, uz identičnu državnu ravnodušnost prema čovjeku. I već su bili napisani oni njegovi romani, priče i novele, koje će svakom čitatelju, koji se izgubio u destruktivnim procesima ruskog života, pokazati zašto živjeti i kako živjeti.

Zar sam mogao da odbijem Borisa Andrejevića? A i povjerenje takvog čovjeka i njegova visoka ocjena o dinamičnom životu nakladničke kuće „Kultura" – vrlo su laskali. Tako je došlo do toga da prihvatim.

Komitet za štampu i Savez pisaca su raspisali natječaj za postavljanje na dužnost direktora „Hudlita". Pobijedio sam. I što, direktor postoji, koraci su sprovedeni, paraf je stavljen – i o problemima nakladničke kuće su svi istog trena zaboravili. Siguran sam da se to ne bi dogodilo da je Možajev bio zdrav. A već je bio teško bolestan. U siječnju sam postavljen na dužnost, a drugog ožujka je Boris Andrejević otišao iz ovog života.

Možda je iznenadni osjećaj napuštenosti pospješio moju bolest? Ja tada, bez obzira na već ozbiljnu životnu dob, mnogo toga nisam znao, niti razumio. Što je to život, što je to smrt? Na grobu mog učitelja i starijeg prijatelja, obećao sam da ću učiniti sve što je moguće da „Hudlit" ne propadne. Prošlo je tri mjeseca, problemi su se tek počeli rješavati, a oba moja bubrega su otkazala normalan rad, a jedan od njih, lijevi, liječnici su predložili da se ukloni. Osjećaj beznađa, očaja, nemogućnost da svojom voljom izmijenim situaciju, nisu me napuštali.

Jednog od takvih neveselih dana, u meni kao da je doslovce kliknuo neki prekidač. Odjednom sam tako jasno vidio daleke događaje, koji se uopće nisu odnosili na našu epohu, ali su toliko povezani po smislu sa našim vremenom, s mojim osobnim stanjem, pa... teško da je to mogla biti slučajnost.

Ne, to nisu bili snovi, već upravo vizije. Pri čemu je jasnoća slike toliko nadilazila mogućnosti uobičajenog vida, da je to već samo po sebi dovelo do šoka. Zaboravivši na bolest, počeo sam grozničavo bilježim sve, što je prikazivao mojoj svijesti čudnovati ekran mog unutarnjeg viđenja.

Poslije godinu-dvije dana, ovi zapisi su se složili u roman „Eldibor" („Biosfera" 1999.). Za običnog čitatelja, to je fantastika, ono što na Zapadu nazivaju „fantasy", to jest, nije objašnjenje ili predskazanje nekakvih znanstveno-tehničkih novina, kao kod Julesa Vernea, već poučna bajka, kao kod Raya Bradburya, na primjer. Ali, tu „bajku" sam vidio svojim očima! Nemoguće da bi plod mašte bio toliko uvjerljiv, budući da je on ipak više misaon, nego čulni proces. Uglavnom, svatko tko to želi, može pročitati ovu knjigu. A kasnija događanja su se tako čvrsto ispreplela sa onim što mi se pojavilo u vrijeme rada na „Eldiboru", da sam iznenada shvatio: moje vizije su dio mog stvarnog života. Nisam ih morao dopunjavati izmišljotinama, nasilno spajajući sa fantazijom otkriće koje se probilo iz duhovnog svijeta. Jer, to je neodvojivi dio mog istinskog postojanja, moje sudbine. Jednostavno, nisam imao prava da predajem moje vizije izmišljenim herojima, fantomima virtualne stvarnosti.

Sve je započelo tijekom sna. Učinilo mi se da je nekakva nepoznata sila odjednom otkinula mene iz sebe i bacila u tamu. I tama me je neočekivano dohvatila, zavrtjela se i ponijela, ne nadolje, ne uvis spiralno, već sve brže i brže, dok me iznenada nije bacila na tvrdo krševito tlo.

Teškom mukom sam se pridigao, snagom volje umirujući bol koja mi je probadala tijelo, i preletio pogledom uokolo. Mjesto, na koje sam izbačen nepojmljivom silom, bilo je prožeto lelujavom, kao u kristalnoj kugli, svijetlošću. Nisam mogao da vidim ništa uokolo zbog uskovitlanih, živahnih pramenova magle, koji su se talasali dolje, pod mojim nogama i sa strane, i posvuda kuda sam pokušavao pogledati.

Nestrpljenje i srdžba su istovremeno ovladali mnome. Iako ti osjećaji nisu uspjeli da se uobliče u misao, njih je doslovce nešto istrglo napolje i usmjerilo onamo, kuda je bio usmjeren moj pogled. Višestruko pojačani nekakvom povezanošću s njima i iznenada stečenom snagom, oni su udarili maglu snažnim, fizički primjetnim valom, a magla ispred njih se odazvala, pokrenula i počela iščezavati.

Jedva sam uspio da odskočim, oprljen vrelinom beskonačnog plamena. Cijelo prostranstvo je bilo ispunjeno vatrom, koja se kovitlala i padala narančastom maglom u skerletnoj svjetlosti, bacajući uvis snopove iskri, nalik na perjanice. Svjetlucajući i nestajući, iznova oživljavajući, vijugajući i izlijevajući plazmu, titranje ognjenih jezičaka je stvaralo tonske vibracije, slijevajući se u glazbu plamenih šara.

Sve ispred je bilo satkano od zvuka i boje, pomamnih, kao izlijevanje ognjenih rijeka pri erupciji, i tananih, jedva primjetnih, kao jesenja paučina u šumi. Plavo, zeleno, žuto, smeđe i ružičasto – sve je igralo, prelijevalo se, treptalo, naizmjeničnim zasljepljujućim bljescima i crnim svjetlucanjem polja od lave.

To je bila glazba Postojanja, koja se njihala u igri samoizražavanja tijela Svemira. Zvuci su uzlijetali na jezičcima plamena i padali dolje, stapajući se u padovima i uzletima, čas u tihom romorenju milijardi vatrenih biti koje ne znaju cilj svoga rođenja, čas sa prijetećom rikom pobješnjele plazme, čas sa tužnom pjesmom sazviježđa, dozivajući se na raskrižju prostora i vremena.

Čovjek koji je bio JA i istovremeno ne JA, i koga je bolje nazivati „on", odmaknuo se na korak i jedva se zadržao na rastojanju ispružene ruke od kraja gigantske čigre zračnog vrtloga. Iz njegove utrobe su se čuli nekakvi jecaji i glasovi, promicale su nejasne siluete, djelići rušilačke stvarnosti, sante leda i vodeni stupovi. Šibali su gromovi, probijajući tamu i u trenu, zaglušni huk razjapljenog bezdana.

Činilo se da je svijet umro, da ga više nema. Ostalo je samo ono što je ležalo usred nepoznatog i tajanstvenog – oslobođeno bezumlje zvano Kaos.

On je pažljivo ustuknuo, i bezdan je prekrila magla. Iznova se pojavila jednolična, sitnim kamenjem pokrivena površina. Prostirala se toliko daleko, koliko su mogle da vide oči u tom svijetu, to jest skoro do beskonačnosti. Nekakvim nejasnim osjećajem se dosjetio da, ukoliko bi ipak odlučio krenuti po tom kamenju usprkos njim zamišljene slike, kroz neravnomjernu polumračnu svjetlost, ne bi mu bila dovoljna vječnost da stigne do kraja zamorne, turobne jednoličnosti, zato što je upravo od vječnosti i bila stvorena kamenita visoravan.

Okrenuo se. Magla se iza njega još nije razišla, tek se malčice povukla, otkrivajući to isto neravno kamenje i ravnicu. Užas što se našao u toj jednoobraznoj beskonačnosti pobijedio je strah, i primorao ga da se baci u uskovitlane valove koji se povlače, da ga ne bi iznova opkolili sa svih strana.

Sad je shvatio: treba biti oprezan, ovaj svijet je previše osjetljiv na bilo koji pokret njegove duše, bilo koju želju, na sve moći koje se skrivaju u dubinama njegove biti. Magla je bila opasna. U bilo kom trenutku je mogla da mu podmetne pod noge bezdan ili glib močvare.

14

Ali, ostajala mu je mogućnost izbora, koje ne bi bilo kada bi nestao. Čovjek u koga se premjestilo moje Ja, znao je skoro sigurno, budući da se ne jednom našao na visoravni ranije, da je upravo to mjesto početak njegovog puta, čiji kraj on nije znao, niti osjećao.

Opipavajući nogom tlo, pažljivo se pokrenuo naprijed, iako je bilo besmisleno pokušavati da pogodi smjer u tome što ga je okruživalo. Prostor i vrijeme su u tom svijetu imali drugačija svojstva, koja je bilo nemoguće odrediti uobičajenim geometrijskim i fizičkim pojmovima. Ovdje „naprijed" – znači proći po nevidljivim, umotanim u spiralno jako zategnute vrpce, koordinatama vremena u neku drugu stvarnost, kuda ga je svaki put instinktivno vuklo.

Nije se žurio, opipavao je put nogom prije nego što bi prenio težište tijela na nju, pa se zato jedva i pomicao. Ali, udaljenost pomicanja nije zabrinjavala putnika. Nekim dubinskim, iskonskim znanjem, koje je ovdje, u prostranstvu između svjetova, ipak bilo moguće označiti riječju „intuicija", on je poimao da u njegovom pomicanju nije bilo presudno rastojanje, već pravac. Jedan pogrešan korak – i on bi nestao u beskrajnim prostranstvima Svemira. Zbog toga, prije nego što učini taj korak, trebalo je da osluhne šumove i zvuke koji prodiru u njegov mozak i, pouzdavši se u zov jednih, odbije druge.

Jednom se pod nogom nešto pokrenulo, oživjelo i počelo s mukom da se izvlači iz kamena uz prigušeni jauk. Nije znao što je to. Prepoznavao je samo njegovu divovsku veličinu i zloslutnost. Ali, uplašiti se i uzmaći bilo bi isto tako opasno, kao i da krene nepromišljeno naprijed. Naredivši mozgu da izdvoji iz krvi jedan od najaktivnijih regulatora živčane napetosti – acetilholin, kako bi se snizio krvni tlak i usporilo grčenje srčanog mišića, putnik nije dopustio ni mrvici straha da prodre u srce, naprezanjem uma zaustavivši već započeto izlučivanje adrenalina iz nadbubrežne žlijezde.

Spasilo ga je umijeće podčinjavanja unutarnjeg procese naredbama volje. Stvor koji se pojavio iz kamena se umirio, umuknuo i iznova se zavukao u nepomičnu kamenitu površinu, koja se pružala po izvanjskom svijetu, ali je dolazila iz unutarnjeg svijeta. Ni jednom od njih putnik više nije pripadao.

Trebalo je odlučiti, kome povjeriti sebe – glasu straha ili intuiciji. Ispred je bila opasnost, ali ipak opasnost, koju je snagom volje moguće svladati, što je u krajnjem slučaju jednom već uspio uraditi. Neizvjesnost ga je očekivala u bilo kom drugom smjeru. Da li će se pokazati blagonaklonom ili neprijateljskom – nemoguće je bilo predvidjeti.

Čak su i glasovi koji su ga prožimali bili odveć mnogobrojni i suviše nejasni da bi se razumjeli. No, jedan, s molećivom intonacijom, koji mu se iznenada učinio poznatim, začuo se upravo sa onog mjesta koje ga je skoro progutalo, a pred kojim se sada nalazio. Odabrao je. Putnik je zakoračio na oživljeni kamen i odbacivši nedavni oprez, trkom je jurnuo u maglu. Površina pod njim se opet zaljuljala, ali ne toliko da bi ga oborila – blagi zemljotres, jačine tri-četiri stupnja.

Sada je već bilo sigurno da se više ne smije zadržavati ni tren. Napregnuvši sve svoje snage, ali nastojeći da sačuva unutarnji mir, trčao je u nepoznato po nemirno podrhtavajućem kamenju, koje je pokušavalo da se utjelovi u nešto, kroz maglu Svemira, vremena i prostora – naprijed ili nazad, gore ili dolje, u prošlost ili budućnost, negdje...

Putnik učini još nekoliko velikih skokova i ugleda onoga koji ga je dozivao. U pokidanim pramenovima magle nazirala se figura čovjeka, nalik na utvaru, sa čudno iskrivljenim, očigledno povrijeđenim vratom, u pokidanim, krvlju isprljanim dronjcima. Njegova duga, zamršena kosa i brada tresli su se od neprekidnog trzanja mišića. A mržnjom plamteće oči, netremice su promatrale došljaka.

– Stoj, tu gdje jesi! – sve nadjačavajuća mržnja u glasu i ka njemu pružena ruka prepriječiše mu put, natjeravši ga da se povinuje, usprkos kamenju koje je i dalje podrhtavalo, kao živo. Iznenadnim grčevitim pokretom polu priviđenje precrta rukom prostranstvo nekakvim posebnim znakom, i sve uokolo se uzburka i uskovitla. Pored samog lica putnikovog začuše se udarci moćnih krila.

Ne razmišljajući, automatski, kao znanjem koje ga je nagnalo da djeluje, a bilo je utemeljeno u njemu na razini instinkta, naredio je sjeni svoga tijela da ode u svijetlost i postane prozračna. Trenutak kasnije, kandže čudovišta prođoše kroz njega, ne naškodivši mu.

– Kako si to uspio? – promuklim, napregnutim glasom upita utvara. – Stvorio si Bardo Idama?

– Ne dajte psima ono što je sveto, da to ne bi bacili na gnojište.

16

Ne bacajte bisere svinjama – ezoterijski uvijenim jezikom odgovori putnik, te strogo upita: - Tko si ti i zašto si mi preprječio put?
Čovjek u dronjcima se naceri:
- Tko sam ja? Ti me to pitaš? Ti?!
Zvuk njegovog urlika je rastjerao maglu, a njegovo lice postade vidljivije. Izgledalo je nekako rasplinuto, nestvarno, doslovce kao da je navrat-nanos zalijepljeno od uokolo zakovitlanih prljavih krpica. Ali su mu oči bile stvarne i gorjele istinskim plamenom života.
- Što sam ti učinio? – iznova upita putnik.
- Bože, uvijek jedno te isto! – sa gorkim sarkazmom odgovori taj što mu je preprječio put, i njegov čudno iskrivljeni vrat se nakaradno zaljulja, a lice mu se zgrči. – Ti se ne sjećaš, ne znaš... Kakva je to sreća - sve zaboraviti. A meni takva sreća nije dana.
On opet podiže ruku i napravi neki znak. Tupa, hipnotizirajuća bol izbi u putnikovom mozgu, i tijelo kao da se nalilo olovom. Osjetio je da je tuđa volja prodrla u njega i da pokušava da mu izjede, rastoči stanice mozga. Trebalo je suzbiti gnjev i iznaći u duši ravnotežu između razdraženosti i djelanja, uspostaviti neprobojni zid spokojstva i pokušati istisnuti iz sebe neprijateljsku silu, suviše opasnu u tom prostoru opsjena.
Ali, činilo se da je ovog puta zakasnio. Centrifugalne sile su ubrzale svoje kretanje i uvukle u svoj pogibeljni vrtlog holograme života, nanizane na proteinske strune neurona mozga. To je pojačalo nepromjenjivu neodređenost stvarnosti i podiglo potenciju novih okolnosti suprotno od Unutarnjeg Potencijala.
Već posljednjim, grčevitim naporom, on je zadržao u već razorenoj svijesti misao, koja se podigla iz dubine njegovog bića: „Treba od dvoje napraviti jedno, unutarnju stranu kao izvanjsku, a izvanjsku kao unutarnju, gornju stranu kao donju, muškarca i ženu jednim, da muškarac ne bi bio muškarac i da žena ne bi bila žena, napraviti oko umjesto očiju, i ruku umjesto ruku, i nogu umjesto nogu, lik umjesto likova, tada će svjetlost koja je unutra pokazati put Idamu“.
Putnik je uspio iskazati unutarnje suglasje sa ovim uvjerenjem za koje se ne zna otkuda je izniklo, i očitovana stvarnost se raspade. Njega kao da je moćna sila iznijela iz smrti u rođenje, u onaj svijet u kojem misao traži tijelo za svoje utjelovljenje.

Zaslijepile su ga blistave žive boje, zračeći suosjećanje i ljubav. Sve uokolo je bilo ispunjeno htijenjem da pomogne i zaštiti – svi preljevi svijetlosti i zvuka, sveprožimajuće prostranstvo želja, hitalo je u susret njegovom strahu i molbi. U samo jednom beznačajnom trenu, on je iznova uspostavio centripetalne snage osobnog Potencijala i započeo stvaranje nove Vidljive Stvarnosti.

Zadovoljno motreći raspadanje tjelesnih oblika putnika, njegov tajanstveni neprijatelj je preneraženo podigao obrve, ugledavši kako su se iz nesređenog treperenja pred očima, poput čarolije, rascjepkavaju energije, te su odjednom izronile i lebdjele jasnim geometrijskim četverokutima čudnovate biti – troglava aždaja, sa krunama posutim dragim kamenjem, dvije velike kugle – crvena i narančasta, Svevideće oko. Aždaja je s neodobravanjem pogledala čovjeka u dronjcima i okrenula se. Iz čeljusti njene srednje glave otrgla se ravnomjerna plava zraka i udarila u ono mjesto, gdje je upravo stajao putnik. Iste takve zrake su ispustile iz sebe kugle i oko. Obrazovala se obrnuta piramida, uperena svojim vrhom u kaotično prskajuće, polagano umiruće energije. Iznenada se, na raskrižju zraka pojavila čudna silueta dvoglavog čovjeka: jedna glava je bila ženska, druga muška. Snažni mišići su zračili snagu neshvatljivu Zemlji.

To je bio bog koga nazivaju: Prvi u rodu. On se protegnuo kao da provjerava pouzdanost novog tijela, i prijeteći pogledao u onoga, tko je postao uzrok njegovih neočekivanih transmutacija.

Aždaja, kugle i oko su se smanjili i uvukli u iznova materijalizirano tijelo.

- Trebalo je da to predvidim! – u očaju je kriknuo svom oživljenom protivniku čovjek sa krivim vratom. – Aždaja, Sunce, Jupiter i Svevideće oko! Sa takvim pokroviteljstvom sebi možeš dopustiti da budeš neustrašiv. Da, ja nisam tako moćan kao ti - sa gorčinom je nastavio protivnik. – Ali, ja nosim u sebi mržnju, koju ti nemaš. Ponekad je gorčina mržnje kao poslastica..

Intonacija, kojom su bile izgovorene riječi, kao i izraz lica čovjeka u dronjcima, opet su se putniku, koji je postao bog, učinili poznatim. I nekakvo maglovito sjećanje se pokrenulo u njemu.

- Mnogo toga si naučio, ako si uspio da pređeš prokleto mjesto i ostaneš živ - promukli glas je izražavao divljenje i mržnju istovremeno.

– Do ovog trenutka ne mogu da povjerujem da si uništio sve moje pripreme.

Jarost i mržnja su do te mjere izobličile lice onoga koji mu je prepriječio put, da je djelovalo nepojmljivo - zbog čega se do tog trenutka nije bacio na onoga, koga je tako očigledno smatrao svojim neprijateljem. Ali se isto tako iznenada, čudni čovjek umirio, i samo su njegove oči, kao i prije, plamtjele mržnjom.

- Zašto si me napao?

- Reći ću, reći ću ti, kad me već pitaš. Zbog tebe, ja bezmalo dvije tisuće godina bludim u prostranstvu obmana, samo sa jednim ciljem, samo sa jednom mišlju – da ti se osvetim za sve muke. Tamo gdje ti stojiš već je prolivana krv. Tu je izgubio život ne samo jedan umišljeni čarobnjak. Ovo prostranstvo poznaje ukus krvi i halapljivo je proždire. Da nije tvoje proklete vještine, u kojoj si, moram priznati, postigao nevjerojatne uspjehe, tvoj put bi se zauvijek prekinuo ovdje, a ja bih ovladao tvojim zemaljskim tijelom, prošavši po rezonantnom valu natrag.

- Tijela se ne dijele.

- Naravno – sarkastično se složio neznanac. – Nadam se, ipak, da ništa nećeš uspjeti da promijeniš tamo, kuda si krenuo. I muke tvoje će biti uzaludne. Oh, kako je teško breme moje mržnje prema tebi!

- A ja i dalje ne razumijem, zbog čega me mrziš – sa iskrenim sažaljenjem izgovori bog. – A sada mi ne smetaj. Moram da nađem svoj put.

- Idi, idi – ironično se naceri onaj što mu je prepriječio put, a usta mu se razvukoše u grozno kešenje. – Što bi se zadržavao ovdje!

Iznenada on koraknu ka njemu, a njegovo lice, ispunjeno izrazom svirepe sile, približi se licu boga.

- Ma, znam – ti smatraš da sam te izdao i prevario. Pa, zar to nisi želio sâm? Možda si baš htio da budeš prevaren? Zašto me nisi zaustavio onda? Nikada to neću uspjeti zaboraviti – prokrklja neznanac i zabode prst u kvrgavi nakazni ožiljak, zaobilazeći ono mjesto na kojem je vrat bio iskrivljen.

I odjednom iščezne, kao da nikada nije ni bio ovdje. Čovjek, pozvan iz tame, bez traga se rastvori u svojim prljavim dronjcima.

Trenutak je bog stajao zamišljen, no budući da je bio privučen nečijom tuđom voljom, iznova pohita naprijed. Njegova svijest se ispunila nejasnim predosjećajem predstojećih promjena.

Iznenada, magle nestade. Nije je bilo ni naprijed, ni nazad. Nestala je i beskrajna kamenita ploča, posuta sitnim krhotinama kamenja. Sijalo je sunce i nebo je bilo plavo. Bog je stajao na vrhu gore, oko koje su se sa svih strana dizala nova brda, prekrivena zelenilom i drvećem. U daljini je šumjelo more, u koje su se sa padina, po uskoj priobalnoj dolini, slijevali potoci i brzaci. Nigdje na zemlji nije vidio takvu ljepotu, ali mu se iz nekog razloga činilo da je to mjesto na kojem se zatekao, njemu poznato, i da je nekada davno već bio ovdje, u ovim gorama. Nejasan osjećaj, da se sve što se s njim dogodilo sada, već događalo prije, i to je pokrenulo određeni predosjećaj približavanja skorih događaja. No, iznova je snagom volje odagnao nejasna sjećanja, prije nego što uspiju stvoriti nekakvu želju i ne izazvati nove preobražaje prostranstva. Prijetila mu je opasnost, budući da još nije ovladao u potpunosti svojim pamćenjem.

Sa planine je vijugao puteljak. Bog je sigurnim korakom krenuo njim i počeo se spuštati nizbrdo. Sa svakim korakom se sve više i više uvjeravao da je prostranstvo dobilo stabilan oblik. Činilo mu se da su ti oblici izvučeni iz dubina njegove biti, a kojih se više nije sjećao, niti ih je poznavao, a koji su se pritajili u njemu neodređenim osjećajem neotkrivene tajne. Koračao je mirnim, odmjerenim korakom odbacivši sumnje, uvjeren u to da je našao svoj put, čime god da se taj put završava – besmrtnošću ili smrću. Ushićenje je bilo tako veliko, da bog nije ni primijetio promjene nastale na sebi. A one su se pokazale kao apsolutno bitne: dvije glave su se iznova slile u jednu, kratka kosa je toliko porasla da je padala preko ramena, pojavila se brada, nos se ispravio i istaknuo, a oči su mu upale kao kod čovjeka koji mnogo dana pati od nesanice. Pa i cijelo tijelo se skupilo i usahlo, dobivši nevjerojatnu lakoću, koju nikada prije nije mogao dostići. Izmijenila se i odjeća. Sada je na njemu bila dugačka košulja od grube tkanine, preko koje je preko ramena bio prebačen tamni ogrtač, prekriven prašinom sa ceste, a u pojasu je bio stegnut vrpcom. Na nogama je imao sandale sa remenjem oko zglobova. Glavu mu je od žarkog sunca štitila bijela lanena marama.

Sa svojim novim izgledom, bog je išao kroz šumarke maslinovog *drveća, kroz cvrkut ptica, kroz zamiranje sunčeve svjetlosti u danu koji se gasi. Slušao je šuštanje u šipražju i slabašne uzdisaje drveća, koji su se slijevali u otegnuti uzdah tuge. Njegove noge su napokon osjetile pouzdanu, čvrstu zemlju pod sobom, a koža tijela se sa zahvalnošću odazivala na milujuće daške povjetarca.*

Spuštao se sve niže i niže, opčinjen vjerom da je najzad dostigao željeno. Okolina je bila nalik na ono, za čim je tako dugo tragao.

Staza se iznenada spojila sa prolaznim putem. On je produžio mimo staje za ovce, opasane živom ogradom od pasje lijeske. Kod ulaza su stajale male karoce natovarene korpama sa lećom, bobom i lukom. Magarci, telad, ovce i koze su se gurali oko karoca okruženi sa nekoliko muškaraca i žena, ali nitko na njega nije obratio pažnju. A kasnije, poslije pola sata, u daljini se otkrila panorama drevnog grada, zaštićenog moćnim snježnobijelim zidinama. Hramovi i dvorci su vinuli uvis svoju veličanstvenost, a na padinama brežuljaka su se u terasastim kvadratima prostirali stambeni blokovi, te on iznenada prepozna to mjesto, ne jednom ranije viđeno, a već mnogo puta zaboravljeno. Sjetio se svog predodređenja u zemlji koju je pronašao.

Kao začaran, promatrao je prostranstvo rasprostrto pred njim. Korak mu se sve više i više ubrzavao, dok nije neprimjetno prešao u trk. Neudobne sandale su ga udarale po petama, remeteći mu ritam. Ali je ipak trčao i trčao, sve dok zrak nije počeo da mu dere i peče grlo. Nestajalo mu je snage, noge su se sapletale, odbijajući da se povinuju. Samo je izuzetnim naporom volje prisiljavao sebe da se kreće onamo, gdje su ga već čekale smrt i besmrtnost. Nevelik kamen koji mu se našao ispod sandale, odjednom se zaljuljao pod težinom njegovog tijela i on izgubi ravnotežu. Bog nespretno zamahnu rukama i pade na put.

Eto, ovakve „sličice" djeluju kao da gledaš genijalno urađen film. Tada još nisam znao da retrospektiva događaja od prije dvije tisuće godina ima izravan odnos, ne samo sa mojim sadašnjim stanjem, već i sa budućim. Budućnost još nije stigla, ali u skladu sa tajanstvenim zakonima, nama još nespoznatog Svemira, sve se već dogodilo u nekoj drugoj dimenziji. Ispred me je očekivalo „spajanje" prošlog sa budućim.

A zasad sam razumijevao događaje po uobičajenim parametrima i shvaćanjima. Oni su se činili kao nekakva iskra stvaralačkog nadahnuća. Nisam naslućivao da je to jasan znak koji nagovještava promjene u životu i sudbini. Znak, koji svjedoči o vječnosti i beskonačnosti, kako u prošlosti, tako i u budućnosti.

Pokušavao sam analizirati zadivljujući fenomen uz pomoć svog iskustva. Sasvim tradicionalno, u kolotečini prirodnih i filozofskih znanosti, obnavljao sam znanja, pokušavajući da „prikopčam" te vizije na nešto već poznato, dok iz dubina sjećanja nije izronilo na površinu svijesti, pouzdano i značajno ime – Karl Gustav Jung.

Švicarski psiholog je najistaknutiji sljedbenik i kritičar Sigmunda Freuda, osnivač novog pravca, nazvanog analitičkom ili dubinskom psihologijom. On se prije svih približio saznanju da čovjek - nije slučajna pojava Univerzuma. Jung je tvrdio da, navodno, postoji nekakav nematerijalni svijet – smisaono polje. I da u tom polju postoje ideje, misli, znanja prošlosti - sadašnjosti – budućnosti. Platonovski idealizam u suvremenoj varijanti. Ne, to nije šablonska karakteristika, već ukazivanje na povezanost vremena i tradicije. Pa se tako, to polje ne podčinjava prostorno-vremenskim zakonima, već je izvan vremena i prostora, a povezano je sa materijalnim svijetom kroz „psihu", što će reći sa nečim, što ima odnos sa dušom. A možda je ona sama – duša, djelomice postojeća u materijalnom tijelu, a djelomice stopljena sa tim smisaonim poljem kroz nesvjesno. Tada je svijest – manifestacija nematerijalnog prostora u materijalno-uzročnom svijetu, a smisaono polje je – projekt razvoja Svemira.

Jung je bio zabrinut za budućnost čovječanstva. 1958. godine, kada je tek počelo da se govori o NLO-ima, on je napisao rad „Suvremeni mit. O nebeskim simbolima". U predgovoru se obraća „onim malobrojnim koji će htjeti da ga saslušaju", i govori o nužnosti da se pripremimo za događaje, koji označavaju kraj jedne od značajnih epoha svjetske povijesti. Izlažući opasnosti svoju reputaciju ozbiljnog znanstvenika, lojalnog tradicionalnoj znanosti, on nastoji da upozori čovječanstvo na buduće kataklizme. „Iskreno govoreći, mene duboko brine sudbina svih onih, koji će biti zatečeni neočekivanim tijekom događaja i, nemajući nožnu pripremu, naći će se vezanih ruku i nogu, lišeni sposobnosti da ma što shvate. Koliko je meni poznato, nitko još nije sebi postavljao pitanje o tome, kakve mogu biti psihološke posljedice promjena koje nas očekuju ubuduće".

Ovakve misli su bile bliske mom pogledu na svijet, i reklo bi se, da mi budućnost moje psihe ne prijeti. Ali, zar nije već započela kataklizma u pojedinačno obuzetoj, to jest, mojoj glavi?

Jednom prilikom sam u sumrak ležao u bolničkom krevetu i gledao televiziju. U trenutku sam zatvorio oči – i iznova je u tami jarko bljesnula bijela zasljepljujuća točka. Doslovce je eksplodirala iznutra. I tako, mene više nema ni u bolničkoj sobi, niti uopće na ovom svijetu. Nešto me je uvuklo u nekakav tunel, u kojem sam nezamislivom brzinom proletio po vijugavom hodniku, nalik na gipko pokretno crijevo. Te sam se tako našao u tom smisaonom polju, gdje se, po Jungovoj tvrdnji, neprestano stvara i komplicira projekt razvoja Svemira.

Kasnije sam doznao da je upravo taj događaj nalik snu, izuzetno važan za evoluciju bilo kojeg čovjeka. Čak i slučajna posjeta nematerijalnom informativnom prostranstvu, predstavlja propusnicu za svijet najneobičnijih doživljaja – u ovom i onom, drugom životu. U suštini, to je trenutak začeća novog svijeta, koji oplođuje ljudski duh.

Otvorilo se neuobičajeno prostranstvo, u kojem su se neprestano stvarale precizne geometrijske figure, strukturno izuzetno pokretna sredina. Bezbrojne transformacije okoline, stvarale su rombove, lopte, kupe, kocke, trapeze, polusfere, složene konstrukcije – tetraedre, piramide, ikozaedre, dodekaedre. Figure bi se trenutno obojile – čas nježnom sunčevom oker, čas hladnom živinom metalnom, čas prodornim plavetnilom – i odlijetale bi dalje, pokoravajući se složenom, ali vrlo određenom ritmu.

Sve se vrlo lijepo, jasno, energično mijenja u beskonačnom prostranstvu. Sve je prožeto moćnim, matematički točnim impulsom života. Neću reći da je ovo bolje od našeg svijeta. Jednostavno je to nešto potpuno drugačije – matematika, točni oblici u nizu beskonačnih geometrijskih preobražaja, impulsa, vibracija.

U tom prostranstvu, u kojem ne postoje nikakva zemlja i nebo, stajao sam oslonjen na prazninu. I svako ubrzano uzajamno djelovanje mnoštva geometrijskih oživotvorenja, marljivo me je zaobilazilo zbog moje očigledno neplanirane prisutnosti ovdje.

Odjednom, kao da su istrgnute sa platna Salvadora Dalija, iz beskonačnosti su neujednačenim, ali točno osmišljenim cik-cak kretanjem, doletjele tri blještavo bijele kugle. One su vukle za sobom crvena elastična crijeva, pažljivo vibrirajući moćnim, silovitim životom nepoznatog razuma. Zaustavivši se ispred mene, one kao da su proučavale, čime prijeti moja nezvana prisutnost ovdje, i umirivši se, iznova nestadoše sa svojim beskrajnim cijevima u beskonačnosti. Kugle su očigledno imale funkciju stražara, i to što nisu pokazale neprijateljstvo, zahtijeva tumačenje.

Iznenada se preko puta mene otvorila jedna od piramida. Njeni zidovi su se jednostavno odvalili u stranu sa četiri identična trokuta. Otkrio se uređaj, u kojem je neprestano nešto iznutra iskakalo i opet iščezavalo – kotačići, cilindri, lopte, trake Mobiusa, čudnovati mali čekići, male poluge i utezi. Sve to je nečujno i svrsishodno obavljalo nedokučivi posao oko polu-prozračne prizme.

Bio sam u takvom prostoru dva puta. Drugi put mi se to dogodilo na satu na Akademiji, kasnije stvorenoj na moju inicijativu, uz novu energetsko-informacijsku tehnologiju čuvenog ukrajinskog ekstrasensa Lapšina, a gdje sam imao mjesto potpredsjednika. Uz to, kao dopuna onome što sam ispričao, ugledao sam još i čudan, vrlo tanak sat, iz kojeg su se na sve strane protezale svjetleće niti, nalik na raznobojnu paučinu, a koje su sobom obavijale sve uokolo. I još jedan, pješčani sat, koji se okrenuo sam od sebe udesno i započeo neki zagonetni proces. Pri tom se nisam nalazio u stanju sna i neprestano sam bio u razgovoru sa instruktorom. Takav geometrizirani prostor – nije jedini u koji čovjek može dospjeti. Ima ih na tisuće različitih, i iza svakog se krije tajna Svemira. Problem je u tome što činjenice o kojima saopćavaju ljudi koji su boravili u nekim drugim dimenzijama, teško podliježu procjenama i istraživanjima. Tim prije, što nije svatko u stanju da ih jasno zapamti i iznese. Psiholozi obično klasificiraju slične priče kao autoskopske halucinacije, koje su vrlo često povezane sa infektivnim bolestima, povredama mozga, alkoholizmom, narkomanijom, epilepsijom.

Pa, kako u takvom slučaju objasniti stvarne činjenice, koje nesumnjivo ne ulaze u red subjektivnih iluzija ili halucinacija?

****

Moj susjed u bolničkoj sobi je bio Boris Orlov. Prirodno, sprijateljili smo se.

Možda ironično, a možda i po zakonomjernosti sudbine, Boris je nekada gradio bolnicu u kojoj je ležao sa mnom. Tada je rukovodio moćnom građevinskom firmom „Bekeron“. A još ranije je u Uzbekistanu rukovodio najvećom tvornicom građevinskog materijala. Zato je i u privatnom poslu relativno lako došao do značajnih pozicija. To je izuzetan čovjek, velikog obrazovanja i blistavog uma. Snažan, otvoren karakter je u skladu sa njegovom sposobnošću da skoro trenutno proračuna različite varijante, a cilj postiže složenim, višeslojnim kombinacijama.

On je vjerovao u snove, predznake, drugu stvarnost, te je sam tražio priliku da prošeta sa nekim, makar i u razgovorima, po labirintima nepoznatog.

Ispričao sam Borisu o svojim vizijama. A on, ne samo da se nije iznenadio, već me je zapanjio priznanjem – pokazalo se da je zbog svog čira na želucu tri puta bio na reanimaciji. I u stanju između života i smrti, vidio je potpuno iste slike geometriziranog prostranstva.

Po svoj prilici su upravo ta znanja o toj dimenziji života i dovela u svoje vrijeme Platona do uvjerenja da je svijet ideja podjednako stvaran, kao i svijet objekata. A možda čak i stvarniji. Jer, Platon je tvrdio da zemaljski objekti jesu samo sjenke ideja. I da je naša stvarnost u nekom smislu – halucinacija. Pa ipak, ne vrijedi provjeravati njenu vjerodostojnost, udarajući glavom o zid. Ako je priroda stvorila naš svijet, on joj je, znači, iz nekog razloga potreban. I u ovom svijetu je iluzija života jednako vrijedna kao život – i iluzija smrti je ravna smrti, i ne smije se za sada promijeniti bilo što, zato što u tome nećemo uspjeti.

Boris Orlov je postao moj povjerljivi slušatelj. Prvo sam na njemu „vagao“ svoje utiske, budući da bi me netko drugi jednostavno smatrao ludim. U to vrijeme su se vizije doslovce obrušavale na moj jadni mozak. Pri čemu, one ni na koji način nisu utjecale na percepciju stvarnosti. Jednostavno su postojala dva svijeta – naš, uobičajeni, poznat svima, i ono isto informacijsko prostranstvo koje je zračilo u mene sve nove i nove pojmove.

- Nesumnjivo, u ovom svijetu postoji nekakva svemoćna sila – nevidljiva, spoznaji nedostupna, sveprožimajuća – govorio je Boris. – Ljudi je nazivaju Bogom ili Višim Razumom, u ovisnosti od pogleda na svijet. Ali je svi osjećaju ili naslućuju, budući da bi bez nje nestao smisao života. Zaista, ako nema Boga, po čemu se mi onda razlikujemo od leptira koji živi jedan dan? I kakva je razlika, koliko ćemo živjeti – tisuću godina ili jednu minutu – ako životno iskustvo iščezava sa tobom i nemaš kome da se pohvališ time? I ukoliko smo mi samo slučajni životinjski organizmi, etapa trenutnog hira prirode, i nehotičnog spajanja molekula – zašto onda ne bismo živjeli po zakonima životinjskog svijeta? Prestale bi brige o preživljavanju. A ljudski rod je, iz nekog razloga, stvorio kulturu... Ako Boga nema, onda je to uludo trošenje dragocjenog života amebe... To, samo najgore ovce, ili tvoje kolege akademici, zaglibljeni u spomenike svojih napuhanih veličina, ne razumiju.

Te ideje, koje sam ne jednom od njega čuo i prihvaćao, Boris je izražavao i izuzetno originalno. U svakom slučaju, bar za mene.

- Eto zašto govore, da je život pod konac, zašto bi se u njemu sa takvom strogom dosljednošću smjenjivali sretni i tužni dani? Ma, zato što ljudi ne shvaćaju da su odgovorni za svoje odluke. Za njih je sve jednostavno: hoćeš nešto – moraš dobiti. A čime ćeš odgovoriti za to što si dobio? Što ti imaš, čime bi platio to zadovoljstvo?

- Pa, čini mi se da mi, obojica ovdje nešto plaćamo – apatično aludiram na naš ležeći položaj.

- Obojica – slaže se Boris. – Ali se „slike", iz nekog razloga, sada pokazuju tebi. Hajdemo razjasniti. Zašto si pristao rukovoditi „Hudlitom"?

- Ma, ja sam cijelog života poput vatrogasca. – pokušavam se našaliti. – Čim negdje gori, nešto se raspada – tamo je Petrov. Uopće ne znam mirno živjeti. Eto, da me sad pozoveš kod tebe na posao i obećaš mi plaću deset puta veću nego što je u „Hudlitu" – ne bih došao. Ti imaš dovoljno svojih orlova, nisam ti baš prijeko potreban. A tamo, obećao sam Možajevu da ću spasiti nakladničku kuću – i spasit ću.

- Prestani mlatiti praznu slamu – ukori me Boris. – Zamisli se nad onim što ti pokazuju. Put Kristov! A zbog čega? Ma, zar ne razumiješ kuda te vode? Jer, netko namjerno uništava vašu nakladničku kuću. Sjede pametni dečki sa naočalama i prave nacrte, kako da se primamljivo društveno poduzeće što jeftinije prigrabi. Oni su po pitanju „Hudlita" već skoro sve uspjeli, kad ono, tu se ti nacrtaš – svijetli vitez sa dobrim namjerama. Čudo da ti još kod ulaza nisu polomili glavu. Zato što tamo igraju veliki igrači. Proanaliziraj: prvo dovedu poduzeće do nerentabilnog poslovanja, potom kompletnu tehničku opremu ubacuju u nekakvu malu firmu, sa kojom istovremeno i tehnika netragom nestaje. Potom, razmještaju po svim katovima nekakvu Svjetsku knjišku ligu, a ispod njenog naziva se skriva, iz nekog razloga, ne knjižarska firma, već u cijeloj Moskvi ozloglašeni restoran „Holsten". I njemu prenose sva prava za upravljanje nekretninama „Hudlita". Ostalo je još samo zvanično objaviti bankrot nakladničke kuće. Pri čemu, novog gazdu ne treba tražiti. On je već tu.

- Možda oni hoće još i Kremlj da privatiziraju? – bjesnim u sebi prijekorno promatrajući sugovornika.

Iz njegovih tamnosmeđih, istočnjački izražajnih očiju pljušte slapovi smijeha.

- Njega su odavno privatizirali i podijelili, zajedno sa svima koji su već bili u njemu. A tebe na diobu nisu pozvali. Inače bi u nevrijeme nešto o savjesti počeo trabunjati.

- Eto, ja ću se potruditi da se to ne dogodi sa „Hudlitom".

- Pa zašto ležiš u bolnici? – Boris me apsolutno neočekivanim preokretom ruši sa pijedestala na koji se nastojim popeti.

- Kakve to sad ima veze? – nastojim se obraniti površnom dežurnom nedoumicom.

- Ma, brate – smije se Orlov – već sam ti nagovijestio. Čime ćeš odgovoriti? Krenuo si spašavati „Hudlit"? A što posjeduješ kao spasilac – neizmjeran novac, veze u vladi? Sam kažeš: na dužnost su me postavili, a Ministarstvo nije dalo novac ili, bar da dugove otpišu. Penali će početi rasti, kazne. To nisu stotine rubalja, tisuće, već milijarde. Onda će struju presjeći, vodu, grijanje, telefon.

- Već su isključili.

- Eto vidiš – obradovao se iz nekog razloga Orlov. – A ti se pitaš zašto ležiš u bolnici. Zato što više nemaš čime platiti za pogrešnu sudbonosnu odluku, osim zdravljem. Zato ti i vrte u glavi film o Kristu, te budući da si sada žrtva, tobom otplaćuju tuđe grijehe. Razumiješ li? Zakoni Kozmosa su vrlo nemilosrdni – za sve se mora platiti. A ti si se, što je najvažnije, sam složio. Tebi su predložili, a ti nisi odbio. Slavu si poželio? A sad je i srči, koliko ti kroz kapaljku uspije ući.

U tome što je Boris govorio, bilo je nečeg surovog, ali otrežnjavajućeg, što me je primoralo da se ozbiljno zamislim nad onim što se događalo. I da to otkrijem iz nekog drugog kuta – ne s pozicije romantičnog heroja, već naprotiv, trezveno mislećeg čovjeka, koji shvaća da svaka odluka treba strogo odgovarati čovjekovim mogućnostima, kakve god one bile – duhovne ili pragmatične.

I usporedno sa tim razmišljanjima, u meni se sa sve većom i većom jasnoćom razvijao neki novi sadržaj – ne o mom, ne o tuđem životu, već o onom koji je stizao do mene iz prošlosti u sadašnjost, a zvao se Ješua.

****

Pijesak, prokleti pijesak. On je nastajao negdje na obodima krševitog platoa pustinje, u bezbrojnim malim vulkanima, izazvanim vrelinom sunca. Kasnije su ga udari vjetra koji se razvijao u gornjim klisurama, zahvaćajući pregršti kamenih krhotina, raznosili u svojim šakama, kao rojevi surovih pčela. Ako bi se na putu tih gospodara pustinje našli životinja ili čovjek, oni su ga boli isto tako nemilosrdno, kao prave pustinjske pčele. Jedini spas od pijeska je – umotati se u kuti*, što je i učinio Ješua pod prezrivim pogledom Ivanovim.

Ivanove tamnosmeđe, oštrovidne oči, koje su pomno promatrale sve uokolo, u trenu prekriše duboke nepravilne bore. One su dale njegovom licu zlokoban, surovi izgled, zbog toga što su mu oči u uglovima bile prekrivene bolesnom, bjeličastom mrenom. Koža oko obrva se upalila i nadula, ali je pogled, koji je palio svojim plamenom njegovu pokrivenu prljavštinu, prodro do duše Ješuine. I on se, naslutivši kome je bio upućen Ivanov prijezir, zimogrožljivo naježi.

Ivan, opazivši duševno stanje došljaka, okruženog mizernom grupicom učenika, krenu ka njemu dugačkim, poletnim korakom. Lice proroka, koje je bilo osuto gnojnim kraterima, oivičenim masnom

---

* kuti – jako i gusto laneno, kudjeljno ili pamučno platno

28

kožom, postade strogo. Prljava razbarušena brada prošarana sjedim vlasima, zadrhta.

- Hoćeš da se zaštitiš maramom koju ti je darovao Gospod? – upita on, čvrsto uperivši pogled kroz došljakov neveliki prorez za oči.

Malena, slabašna figura propovjednika iz Nazareta mu se činila jadnom, smiješnom.

- Na koljena!

Ivanove riječi su izražavale agresivnu odlučnost. Bezdušna prostota naredbe uzburkala je gomilu hodočasnika koji su ih okruživali, i natjerala ih da se približe i zbiju.

Ješua je pokušao da progovori, ali Ivan iznova dreknu sa histeričnim prizvukom u glasu:

- Padni na koljena!

U očima prorokovim se sada zaledio divljački strah i mržnja.

Ješua je naslutio misli Ivanove, i to je bilo neugodno otkriće. On je primijetio kakva se opasnost krije u varljivoj tišini, i njega uzdrma gnjev i prijeka potreba da ga suzbije u sebi.

On uzdahnu i namršti se ispod marame. Neizdrživi smrad koji je stigao do njega od trulih zuba, još više je pogoršao i bez toga, neveselo raspoloženje. Nije očekivao da će se čuveni Ivan Krstitelj pokazati takvim pakosnim i otrovnim isposnikom, koji je ubio u sebi svaku ljudskost.

- Kako si siguran u to da je prašina poslana od Gospoda? – prihvaćajući izazov, prigušeno se odazvao ispod kutija.

Ivan se u trenutku izgubi, susrevši se sa takvom nepokornošću čovjekovom, a koji je uz to, došao kod njega kao kod učitelja.

Sad on obrati pažnju na sleđene ogorčene ljude, i ne našavši odmah što da odgovori, sjede na kamen preko puta Ješue.

- A od koga drugog? Od vraga? – isposnik sa prethodnom otrovnom ironijom očituje znatiželju, premjestivši svoj štap na koljena, kao da je bio spreman skočiti sa kamena na kojem je sjedio, i da ode podalje od nezanimljivog sugovornika.

- Ne mislim da je bilo tko od njih zabrinut zbog takvih sitnica – mirno odgovori Nazarećanin.

Sa Ješuinih usana skliznu bolni, ispričavajući osmjeh, koji uostalom, nitko od hodočasnika nije primijetio zbog marame preko njegovog lica.

- *Čuo sam da propovijedaš u ime Gospoda, ali ne skidaš sa ljudi krštenjem njihove grijehe? – mračno upita Ivan.*

On se počeša ispod pazuha i ustajali vonj ispod njegove stare, pohabane odjeće od kamilje dlake, zapahnu sve.

- *Mi trebamo učiti da blagosiljamo – odvrati Ješua.*

Stojeći uokolo ljudi počeše da se zgledaju, i začuše se riječi odobravanja među njima.

- *Izrodi pakosni! Tko vam je usadio da trebate bježati od budućeg gnjeva? – vrisnuo je masi Ivan.*

Gunđanje ispunjeno užasom, prostruja kroz masu. Ješua strgnu maramu sa lica i svi vidješe da je on ostao savršeno spokojan. Samo su mu oči potamnjele.

- *Vodom su se čistili mnogobošci u Eufratu i Nilu. Oni su također vjerovali da vanjskim obredima spašavaju sebe i otvaraju vrata nebeska, iako su se klanjali drugim bogovima.*

U gomili iznova zavlada žamor, budući da su pokušavali shvatiti izrečeno i ocijeniti, tko je od propovjednika koji su ušli u dvoboj bliži istini.

- *Hereza se cijedi sa usta tvojih! – mahnito vrisnu Krstitelj.*

- *Ne sudi, i neće ti se suditi – odbio je prijetnju Nazarećanin.*

- *Ti i tvoji učenici – molite se Bogu molitvama koje ste sami sastavili. Je li to moguće? – iznova napade Ivan.*

Stojeći u gomili, farizej sa privezanom oko čela kožnom kvadratnom kutijicom, amajlijom, prevrnu očima i uplašeno uzdahnu. Njegova lijeva ruka, na koju je bila privezana ista takva kutijica sa molitvom zatvorenom u njoj, optužujuće se podiže uvis.

- *Ne bogohulite! – kriknu on.*

Smeđe, kao kora starog duba*, izborano lice Ivana Krstitelja okrenu se prema farizeju. Njegove nozdrve zvjerski zadrhtaše, uvlačeći vjetar i prašinu.

- *Izrodi zlobni, krstim vas vodom u znak pokajanja. Onaj koji ide za mnom, krstit će vas Duhom Svetim i ognjem! – zaurla sa prijetnjom u glasu, ali je razjareni pogled koji je pratio njegove riječi, bio izražajniji od izgovorenog. - Lopata je u njegovoj ruci i on će očistiti gumno*

---

* Dub - hrast

svoje, i pokupit će pšenicu svoju u hambar, a slamu će spaliti ognjem.

- Ljudi nisu slama – potišteno prigovori Ješua.

Šum odobravanja prođe masom. Ivanovi učenici se zbunjeno zgledaše, primijetivši da simpatije okupljenih prevaguju na stranu Nazarećanina.

- Bog Izraela je svjedok – samilost je nedopustiva za one koji služe Svevišnjem i propovijedaju u ime Njegovo. On je uzburkani ocean i spasonosna splav na prijetećim valovima. Vulkan koji bljuje lavu, i nepokolebljivi otok spasenja u ognju koji proždire život. Ti moraš vjerovati, jedino vjerovati, a ne umovati. Vjera pokreće planine. Ama, ti služiš ne nebeskom, već ljudskom.

Optužba, za koju se Ješua brinuo da će je čuti, bila je izgovorena. Ponovno se gomila uskomešala, zagalamila, raspravljajući o izrečenom.

- Nije tako – pokušao je da zaštiti sebe Ješua. Ali njegove nejasne riječi ništa nisu popravile. Podignut na nebesima optužbi, ovakav protest je bio potpuno nezanimljiv.

Ogorčenje, koje je neprestano narastalo u Ješui pod pritiskom unaprijed promišljenog razdraživanja Ivanovog, konačno je izbilo u uzajamnim optužbama.

- Vjera pokreće planine, ali ne tvoja. Tvoja samo pretrpava planine! – potvrdio je Nazarećanin, i istog trena se njegovo lice izobličilo od patnje, zato što je bio prisiljen da vikne te riječi osude i zaštite.

Ivan je problijedio od gnjeva. Prljava krpa koja mu je pokrivala glavu, pala mu je preko lica, a iz sjenke su zlokobno sijevale jedva vidljive oči.

- Ako mene želiš mrziti, mrzi me – suglasio se Nazarećanin – ali ne izbjegavaj pitanja.

- Svako drvo koje ne donosi dobar plod, posiieku i bacaju u vatru – sa fanatičnim uvjerenjem povika Krstitelj. Namjestivši ruku kao zaklon za oči, zagledao se u onoga, koji se osmjelio proturječiti mu.

- On je naš Otac, a mi smo Njegova djeca – ponovno se razlegao glas neslaganja. – Kako otac može podići sjekiru na djecu svoju?

- Gospod iz kamenja može da uznese djecu Sebi – podsmjehivao se Ivan.

- Ti hoćeš staviti Boga na stup srama, zato što je stvorio nešto *bezoblično, što zahtijeva prepravke?... – uz ne manje otrovni podsmijeh Nazarećanin ga je ukorio. Bilo je primjetno da se ovog puta Ivan izgubio i nije snašao što da odgovori tom, takmacu koji se pojavio neznano iz kog razloga. Oči su mu iznenada postale ukočene i sanjive. Podigao se hitro sa kamena, i ništa ne odgovorivši, udaljio prema mreži za muhe koja je bila razvučena nedaleko, na tankim štapovima koji su se njihali na vjetru. Legao je na zemlju, a komad prugaste tkanine – stare i već iskidane od vjetra – ga je sakrio od gomile.*

Ješua uzdahnu i iznova pokri lice kutijem, i okrenuvši se, ode podalje od onoga, koga je do nedavno želio nazvati svojim učiteljem.

Masa je nijemo promatrala leđa Nazarećanina i nekolicine njegovih učenika, mumljajući nešto odostraga.

****

Ovaj sadržaj je isprva u meni izazvao vrlo veliku sumnju u njegovu vjerodostojnost. On je izravno proturječio Svetom Pismu i onome, što je poznato o Ivanu Krstitelju. Ni kasnije nisam sasvim ustanovio, o čemu je on svjedočio. Možda, usprkos planu Stvoritelja, učvršćenom tajanstvenom hologramskom šifrom četverodimezionalne svijesti u biblijskim tekstovima, stvarni Ivan Krstitelj nije prepoznao Mesiju, čiji je dolazak trebalo svečano objaviti? Jer, poznato je da su sekte Krista i Krstitelja poslije smrti svojih učitelja, aktivno bile na ratnoj nozi. Poznato je i to, da je Ivan, nalazeći se u tamnici, slao kod Krista dva svoja učenika da se raspitaju: „Jesi li Ti Onaj koji treba da dođe, ili trebamo čekati nekog drugog?“ Čudno, pitati ovako nešto onog, koga je sam krstio ispunjavajući proročanstvo, kao Mesiju. Nešto se u tome ne slaže između onoga, što je trebalo biti i onoga, što se zaista dogodilo.

Zbog čega se ne slaže? Prorok, ispunjavajući svoju misiju, iznenada, iz nekog zagonetnog razloga, zahvaljujući uplitanju moćnih natprirodnih sila, ili zbog otupljene intuicije u trenutku susreta – nije izvršio svoj zadatak. Zar se on nije sastojao u krštenju Boga u rijeci Jordan? Ova nepravilnost u sadržaju, mogla je imati kobne posljedice. Boga nisu prepoznali, a nije ga prepoznao ni onaj, koji je imao obvezu ukazati na Njega. I prvi dolazak Kristov se djelomično i zbog toga završio tragično. Poslije proroka, da priznaju Njegovo Carstvo na Zemlji, odbili su i ostali. Zemaljsko Božje utjelovljenje je, u vezi s tim, odloženo na potpuno neodređeno vrijeme.

Zaista, u stvarnosti su, u svakom slučaju, postojala dva sloja. Jedan od njih je – kako je trebalo biti – uobličen u svetim tekstovima Biblije. Drugi je – kako se stvarno dogodilo – u povijesnom kronikama i svjedočenjima suvremenika. Polazeći od ovog drugog, krštenje Ješuino od strane Krstitelja, uopće se nije moglo dogoditi u vrijeme naznačeno u Svetom pismu, budući da je Ivan već bio u tamnici i kasnije mu je Herod odsjekao glavu.

A postoji i treći sloj: onaj koji su meni pokazali. Što se iza toga krije? Moguće da je to nekakva globalna promjena društvenog pogleda na svijet? Uklanjanje vanjskih ceremonija radi poimanja dubina i visina istine?

A gdje je istina? I kako se uopće stvara potka stvarnosti? Možda se viđeno odnosi na neko drugo vrijeme, ili se čak zbivalo na nekom drugom mjestu? U budućnosti, u prošlosti? Kada?

Ali, sve ove misli će doći do mene tek kasnije. A tada sam bio toliko zaokupljen zapisivanjem svojih vizija, da nisam ni primijetio kako sam počeo ozdravljati. Simptomi bolesti su primjetno nestajali: i žućkasta boja kože, i bolovi u križima. Uopće više nisam razmišljao o bolesti, već sam doživljavao zadivljujući siže sa sudjelovanjem arhetipskih junaka, kao dramu osobnog postojanja. Počeo sam predosjećati da je to samo početak nekakvih izuzetno ozbiljnih događaja. Uskoro su me pustili iz bolnice. A proviđenje me nije primoralo da predugo čekam.

Istina, ovog puta tako efektnog početka, kao sa „filmom" o Kristu, nije bilo. Događaji su se doslovce prikradali u moju sudbinu, nastojeći djelovati uobičajeno, neprimjetno. I onaj, koji je stajao iza njih, čini se, ni sam nije bio siguran postupa li pravilno. Prilazio mi je oprezno, kao da napipava u tami onoga, o kome je odavno znao i koga je, napokon, navodno našao. On je tražio vidovitog.

Sa Vjačeslavom Lapšinom me je upoznao moj kolega sa Međunarodne akademije informatizacije, profesor Berežnoj. Anatolij Ivanović mi je odavno pričao o čarobnjaku iz Feodosija, koji vraća slijepima vid, gluhima sluh, podiže na noge djecu koja boluju od cerebralne paralize. Nisam vjerovao u čudesa, ali je krajičak svijesti lovio nešto važno u toj energičnoj reklami. Berežnoj je čak specijalno putovao u Kijev, u Lapšinov Centar, kako bi pripremio naš susret. On je govorio da moje znanstvene i poslovne veze mogu izuzetno mnogo pomoći tom iscjelitelju i dobrotvoru ljudskog roda da se nastani u Moskvi, gdje je poodavno bilo vrijeme da se napravi zdravstveni centar Lapšina.

I eto susreta u Kremljovskom dvorcu na V Međunarodnoj konferenciji informatičara. Ona se održala u jesen te, 1996. godine. Berežnoj nije pogriješio: poznanstvo se zaista pokazalo značajnim.

U Lapšinovoj pojavi je bilo nečeg demonskog. Podrugljiv pogled koji je jedva obuzdavao izvještačenom ozbiljnošću, kratka bradica, i čudni maniri, da se nekako strelovito i okretno premješta u prostoru. A u isto vrijeme je bio potpuno izuzetan, zanimljiv sugovornik. Znao ja na sebe privući pažnju, zainteresirati vas svojom osobnošću. I nekako sam se neočekivano suglasio da mu pomognem - da nađe prostor i registrira u Moskvi, specijalno po njegovoj tehnologiji, Međunarodnu akademiju Lapšina. Na prefiksu „Međunarodna" - ukrajinski čudotvorac je inzistirao.

- Liječnici ne mogu izaći na kraj sa onim bolestima koje se obrušavaju na svijet u novom vijeku – samouvjereno mi je Lapšin objašnjavao zadatke nove ustanove.

- Zašto?

- Oni ne uzimaju u obzir energetsko-informacijsku strukturu, ono što se sad uobičajeno naziva - biopolje. A ja znam kako s tim raditi. Čovjekova bioenergetska bit, zahvaljujući univerzalnoj uzajamnoj povezanosti polja sa osobom izmijenjenog stanja svijesti, može uzajamno djelovati ne samo sa materijom, već i sa poljima koja se manifestiraju u izražavanju jednog kvantnog zračenja Kozmosa. Sva informacija u Svemiru je organizirana kao valna frekventno-amplitudna struktura. Čovjekov mozak je sposoban ostvariti kvantno-valno dekodiranje holograma prošlosti, sadašnjosti i budućnosti, materijalnog i nematerijalnog svijeta. Da li ste nekada čuli za biokompjuter?

- Nešto malo, samo ono što mi je ispričao Anatolij Ivanović.

- Jasno – sumnjičavo me gleda u oči Lapšin. I onda mi održa poduže predavanje.

Pažljivo sam ga slušao. Bilo mi je zaista zanimljivo.

- Naše mišljenje je naviklo na linearnu percepciju. Ali u vječnosti ne postoji isti smjer za sve što postoji u njoj. Vrijeme je shvatiti da je naše znanje – samo pojedinačan slučaj Univerzuma. Paleontologija je odavno ustanovila činjenicu skokova i iznenadnih pojava potpuno novih formi života, koje se, sa točke gledišta uređene evolucije, ne mogu objasniti. Čovjek je vrhovna, ali ne i posljednja karika razvoja na Zemlji. Sada se on, kao biološka vrsta, nalazi u krizi, koja će se završiti njegovom degeneracijom, ukoliko priroda ne uključi mehanizam adaptacije u novonastalim uvjetima.

- Je li vam poznat taj mehanizam?

- Isti taj biokompjuter o kome smo pričali – jest pojava nadsvjesnog funkcionalnog sustava. Uz njegovu pomoć je moguće razvijati fenomenalne moći: različite načine gledanja – imam u vidu da to nije obavezno putem očiju, i da postoje nestandardni oblici dobivanja informacija, skeniranje prostora, telepatija, vidovitost i mnogo toga drugog. Sve to će omogućiti ljudima steći instrument svog preobražaja, razvoja, opstanka.

Sovjetski Savez je bio lider u svijetu, ne samo po izučavanju ekstrasenzornih procesa, već i po dostignućima u području bioinformacijskih tehnologija, o kojima većina ljudi skoro ništa ne zna.

- Pokretna traka za proizvodnju nadljudi?

- A zašto da ne? Nužna je što brža likvidacija nepismenosti stanovništva u području nadsvjesne funkcije organizma i bioinformacijskih tehnologija, koje uključuju u sebi: samostalno upravljanje čovjekovim sustavima energo-raspodjele i osposobljavanje mehanizama regulacije opće energetske razmjene. Na svakom zavoju planetarnog postojanja, kod nas se događa „raskonzervacija" određenog dijela genetskog koda ili programa, koji određuje nova kvalitativna razina čovjekovih mogućnosti, koje ga izdižu na mnogo viši stupanj života. Da bismo ostali, mi se moramo izmijeniti, promijeniti navike, sklonosti, predrasude, zaboraviti skoro sva stara znanja i steći nova.

- Pa, što je onda taj biokompjuter? – pokušavam ga vratiti sa opće teoretskih razmatranja na užu temu.

- Nekakva bit – zagonetno odgovara on. – Pri čemu radi ne samo u našem jednom materijalnom prostoru, i ne samo na jednoj njegovoj razini.

- Zar ih ima mnogo?

- Dovoljno – smješka se Lapšin, a meni se čini da se iza tog osmjeha skriva nekakav duboki podsmjeh.

Slušao sam Lapšina, a u meni su se borila dva potpuno suprotna stava: želja da pomognem čovjeku zanijetom u svojim sanjarijama, i nekakva sumnja da je on zaista našao ključ tajne života. I za sumnjičavost sam imao razloga.

Njegovo rasuđivanje, naročito kada ga je brzo, brzalicom izlijevao na slušatelja, djelovali su pseudoznanstveno. A pri brižljivoj analizi se zapažala nekakva, skrivena u njima, netočna terminologija. „Valna frekventno-amplitudna struktura" – što je to: masno ulje? On je govorio o kvantnom zračenju, a moj mozak je ironično cijedio iz svojih dubina: „A što, zar postoji još i nekvantno zračenje?" Lapšin razvija temu o tajanstvenom biokompjuteru, ali pri tom koristi sumnjivu metodu razjašnjavanja uzroka kroz posljedicu. I uz to još otvoreno uspoređuje ljudski mozak sa strojem.

Sve u svemu, to je bila nekakva zbrka u koracima. A u isto vrijeme, u dubini otkrića koja je prosuo, zaista je svitao teško odgonetljiv tajanstveni svijet, točnije rečeno – nekakva nepoznata zemlja, poput Atlantide pod oceanom, skrivena ispod valova riječi i emocija. Osjećao sam tu tajnu, odgonetao je, i težio ka njoj.

- Lijeva hemisfera mozga je ona koja dominira nad energetskim pojavama, a njen rad je usmjeren u materijalni prostor. Energetski kanali, akupunkturne točke i aktivnosti lijeve hemisfere ovise o dotoku energije u naš organizam. Ako je dotok energije u organizmu poremećen, počinje patologija - nastavio je svoju prosvjetiteljsku djelatnost ukrajinski čudotvorac.

- Desna hemisfera mozga je povezana sa pojavama koje nose informaciju i u tijesnoj su vezi sa nematerijalnim prostorom, to jest sa našom nadsvjesnom funkcijom.

Slikari, glazbenici, pjesnici, pisci – to su oni ljudi, kod kojih desna hemisfera funkcionira, tj. oni dobivaju informaciju kroz svoju nadsvijest iz jedinstvenog informacijskog polja, koje danas shvaćamo kao nematerijalno prostranstvo. U cjelini, živost mozga oblikuje našu svijest, te od harmoničnog rada obje njegove hemisfere zavisi stupanj razvoja svijesti, pa prema tome i podsvijesti, kao i organizma u cijelosti.

- A neće li naškoditi vježbe po vašem sustavu upravo umu čovjekovom? – pokušavam precizirati.

On se smije:

- Da bi se naškodilo umu – treba ga imati. Proanalizirajte taj život koji je oko vas – zar ćete ga nazvati razumnim? Sve u svemu, istraživanja su trajala nekoliko godina. Utvrđeno je da patološki poremećaji mozga, koji bi bili posljedica rada po mom sustavu, ni kod jednog čovjeka nisu otkriveni. Istovremeno je ustanovljena visoka produktivnost kratkoročnog i dugoročnog pamćenja, odlični su pokazatelji promjene i preraspodjele pažnje, i nesporno snižavanje faktora uznemirenosti na račun mnogo višeg tonusa simpatičkog živčanog sustava, koji je neusporedivo viši, ako se usporedi sa uobičajenim razinama životne snage i psihičke stabilnosti.

Ovaj razgovor je doprinjeo da su kasnije otkrili Akademiju Lapšina ne samo u našoj zemlji, već i u inozemstvu. Sam Lapšin je, kako smo se unaprijed dogovorili, postao njen predsjednik, a Berežnoj i ja potpredsjednici.

Za samo mjesec dana, okončavši svoje poslove u Kijevu, Vjačeslav Mihajlović Lapšin je prešao u Moskvu. Ja sam platio sve troškove oko registracije Akademije, još jedan naš osnivač je smjestio o svom trošku Lapšina sa porodicom u jedan pansion u okolici Moskve, te smo se vrijedno uključili u organizacione procese.

Istovremeno sam se pozabavio učenjem po metodi Lapšina sa instruktorima koje je on doveo iz Kijeva.

U prvo vrijeme, uopće nisam osjećao nikakvu energiju, čak sam počeo i nervirati naše strpljive učitelje svojim beskonačnim sumnjama. A potom se dogodilo nešto neobično.

Dogodilo se to kod kuće, kada smo žena i ja izvršavali zadatak iz „energetskog punjenja" glave. Cilj vježbe je, suglasno Lapšinovoj metodi – pojačavanje veza između dvije hemisfere mozga, razvijanje određenih zona mozga, njegovih struktura moždane kore i ispod kore, energetskog i vaskularnog sustava desne i lijeve hemisfere mozga, homeostatskog mehanizma, koji treba održavati u ravnoteži dinamički sustav energoinformacijske razmjene i sustav krvotoka. Njena primjena je povezana sa posebnim anodno-katodnim disanjem. I dok je moja supruga radila vježbe disanja, polažući mi po određenoj shemi, svoje dlanove na glavu, moj vid se iznenada, trenutno izoštrio. Pri tom se u biti izmijenila i koloristika vidne percepcije – boje su postale jarke, pune, čak se i njihov dijapazon bitno proširio.

Odličan vid mi se sačuvao ne samo slijedećih dana, već se nije pogoršao ni do dana današnjeg.

Uzgred, iste takve promjene su se dogodile i kod drugog učenika iz naše grupe – profesora Anatolija Ivanovića Berežnog. Sada uopće više ne koristi naočale, što izaziva neprekidno čuđenje njegovih kolega i rođaka.

Kasnije su počele promjene sa pamćenjem. Najčudnije u tom procesu je bilo to, što se, kao i prethodni, ostvarivao vrlo brzo, poput lavine. To se dogodilo poslije četiri tjedna vježbanja. Vratio sam se kući, večerao, legao spavati i odjednom mi se u glavi uključio neki čudnovati projektor. To, što sam vidio zahvaljujući njemu u snu, nije bio san. To je bio slajd-film, u kojem su ogromnom brzinom, ali po točnom kronološkom redoslijedu, bili prikazani moje djetinjstvo i mladost, približno do dvadeset pete godine. Vrlo podrobno, čak krajnje pedantno, bio je prikazan i cio naš dvorišni svijet u ulici Staljina, u gradu blizu Moskve, Balašiha-3.

Evo, sjedim sa prijateljima na klupama za stolom od dasaka, i slušamo kako svira i pjeva Petja Bičkov. Nema glazbe, nema riječi. Postoji samo snimak, ali se prisjećam i glazbe i riječi, imena i prezimena dječaka, koje nisam vidio već četrdeset godina. A evo našeg jezera u šumi blizu stadiona. Pobjegli smo iz škole sa satova zajedno sa Toljom Mališevim, Koljom Samohinim, Valerijem Jelisejevim. Satima smo bili u stanju plivati i ne izaći iz vode. I tajanstveni projektor prikazuje naša ozarena, ushićena lica, svojstvena štencima. Kasnije se nešto dogodilo – utopio se muškarac. Svi rone tragajući za njim – pa i mi. Utopljenika vade iz vode i iznose na obalu. Stigla je hitna pomoć. Liječnici pokušavaju umjetno disanje, ali je sve uzaludno. Spremaju se otići. Žena utopljenika – krhka mlada žena – sama pokušava umjetno disanje, i ne dopušta odnijeti ga. Liječnici i medicinska sestra je nagovaraju da ne troši snagu. Ona ih ne sluša i stalno mu skuplja i širi ruke. Liječnici sjedaju u auto i lagano odlaze. A poslije samo jedne minute, muškarac oživljava, mi trčimo da stignemo hitnu pomoć i vraćamo je.

Eto tako – dan za danom, sat za satom – slajd-film otkucava moju mladost, i to, što mi je on prikazao, ponovno je oživjelo u sjećanju, dobivši svojstva stvarnosti.

Svi ti neobični, u najmanju ruku za moj život, događaji – poboljšanje zdravlja, postignuto je doslovce za tri-četiri tjedna, čudni rezultati sa pamćenjem, i to da sam, napokon, istinski počeo osjećati energetski učinak i samostalno ga pružati drugima – natjerali su me da se sa velikom dozom ozbiljnosti odnosim prema daljnjim izgledima suradnje sa Lapšinom. Prešao sam na drugi stupanj obuke (nešto kao drugi razred) i dobio dopuštenje otvoriti biokompjuter – mehanizam unutrašnjih i međuprostornih vizija. Čudesa me nisu primorala čekati. Nepoznato mi je pružilo ruku suradnje.

Već prvih dana rada sa biokompjuterom, to tajanstveno, što se krije iza praga svijesti, odlučilo je pokazati mi svoje moći. To je bilo učinjeno sa lakim, prijateljskim humorom i nesumnjivo nije imalo za cilj podčiniti me ili uplašiti. Jednostavno je željelo objasniti mi, do koje mjere je nestabilna granica između onoga, što mi smatramo pouzdanom i stvarnom stvarnošću i onoga, što je Karl Gustav Jung nazivao smisaonim poljem, u kome postoje ideje, misli, informacije o prošlosti, sadašnjosti i budućnosti.

Ovo se dogodilo ujutro – običnog jutra uobičajenog dana. Probudila me je sunčeva svijetlost. Iz nekog razloga sam znao da je vrijeme da ustanem, tim prije što sam do odlaska na posao još morao do kraja pročitati knjigu Geoffrey Mislava „Korjeni svijesti", kupljenu prije tjedan dana.

Otvorio sam oči. Displej elektronskog sata je pokazivao šest i trideset. Ubacih noge u šlape, ustadoh. Otišao sam u kupaonicu, oprao zube, umio se i obrijao. Djeca i žena su spavali, te ja tiho priječoh u svoj ured. Otvorio sam knjigu i počeo čitati. Bilo je to poglavlje „Biološki provodnik svijesti". Kada me je tekst posebno zanimao, podvlačio sam crvenom bojom. Pročitao sam nekoliko stranica i iznenada primijetio da se oko mene sve mijenja. Podigao sam pogled sa teksta i shvatio da sam upao u priču sa biokompjuterom. Zidovi su se podigli i izgubili jasnoću oblika. Soba se skupila. Sad je bila nalik na nekakvu ostavicu – grubi, neravno postavljeni novi zidovi bili su pokriveni plavom uljanom bojom. Oni su me podsjećali na nešto iz davne prošlosti, iz djetinjstva. Uz to, netko se je počeo kikotati (ali ne zlobno, već veselo), ne dopuštajući mi da se podignem iz fotelje.

Nas su unaprijed upozorili da se može dogoditi nešto slično, pa čak i objasnili, kako da zatvorimo biokompjuter koji se uključio samovoljno, bez zapovijedi. Stvar je u tome da energetske vježbe, povećavajući mogućnosti mozga u uzajamnom djelovanju sa nadsvješću ili smisaonim poljem, iniciraju proizvoljne transcendentne funkcije (izvan granica odnosa sa našim svijetom). Budući da rad biokompjutera ima značajnu energetsku potrošnju, povlađivati mu i dopuštati njegov samoinicijativni rad u uspostavljanju kontakata je nedopustivo. Zato sam učinio ono što je nužno za njegovo isključivanje: stisnuo sam očne kapke, izvršio energetsko pljuskanje, prebacivši misaonim naporom energiju duž moždine kralježnice do čeonog dijela glave, izbacio je kroz oči, podigao kapke i ugledao: ja sam, kao i ranije u krevetu, sat pokazuje šest i trideset.

Ustao sam i otišao u kupaonicu. Oprao sam zube, umio se. Svi su spavali. Šmugnuo sam nečujno u ured i otvorio knjigu Mislava, koja je ležala na stolu. Traka je bila tamo gdje sam je sinoć ostavio – na samom početku poglavlja. Ali, kada sam počeo čitati, opazio sam da mi je sadržaj nekoliko narednih strana dobro poznat - pročitao sam ih prije nego što se samovoljno uključio biokompjuter. Pri čemu nikakvih podvlačenja, koje sam uradio u „čudnom snu", na stranicama knjige nije bilo. Ali tekst mi je bio vrlo dobro poznat – doslovce od reda do reda.

Ono što se dogodilo, izvanredno ilustrira mogućnost oblikovanja događaja u našem materijalnom svijetu halucinantnim sredstvima nekakvog višeg stvaralačkog razuma. U biti – to je i bila samo manifestacija mogućnosti onog svijeta, koji je skriven za nas iza zidova svijesti. Jer nijedno od čula – ni sluha, ni vida, ni dodira, ni mirisa – nije suzbilo uznemirenost, niti upozorilo na to da ja vidim iluziju, iluziju do te mjere stvarnu, da je ona u stanju da apsorbira stvarnost, da joj se prilagodi, da je izmijeni i čak uključi u prošlost budućnost, koja se nikada nije odigrala (nepročitane stranice, čiji mi je sadržaj bio poznat).

Ukoliko se promijeni predstava o životu – mijenja se sam život.

Čuveni britanski fizičar James Jeans je jednom primijetio: „Kada vibrira jedan elektron, zatrese se cijeli Svemir". Najveća prednost novog pogleda na svijet je u njegovoj beskrajnoj moći stvaralačkog samorazvoja u zajedničkom djelovanju sa Razumom Svemira. Svaki čovjek je – ogroman, beskonačni svijet, koji ima ulaz u kozmički superkompjuter. Oni koji dobiju pravo na zajedničko djelovanje sa njim, stječu nove mogućnosti razvoja.

Stupiti u kontakt sa biokompjuterom, ukoliko ste prošli seriju pripremnih vježbi i savladali tehniku zaštite – sasvim je jednostavno. Daje se određena naredba, i već, bez obzira na povez, koji obavezno mora biti na očima kako ne bi smetala sunčeva svjetlost, pred vašim pogledom će se otvoriti bijeli ekran. Uglavnom je nalik na televizijski ekran ili kompjuterski monitor. Ali je to samo u početku. Kasnije, ukoliko u tom procesu dostignete nužan napredak, raspolagat ćete mnogo savršenijim mehanizmom interakcije s nematerijalnim prostorom. Na primjer, vi ćete moći istovremeno vidjeti događaje „tamo" i „ovdje" i čak utjecati na njih, poštujući, razumije se, neprikosnovene Kozmičke Zakone. Možete se kretati beskonačno uvis – po stepenicama evolucije, dok ne narušite neke od njih, a tada ćete mnogo izgubiti. Budite obazrivi na stepenicama Razuma. Ja sam padao sa njih.

2. Poglavlje

Boris Orlov je, čini se, bolno proživljavao moju osobnu situaciju u „Hudlitu". On je prilično redovno dolazio kod mene, savjetovao me u svezi tekućih problema, analizirao moje djelovanje. To što Državni komitet za tisak (Goskompečat) nije bio u stanju da ispunjava svoje obećanje redovne financijske pomoći, kako bi se podmirila dugovanja, dovelo me je u užasan položaj. Zato što sam već obećao kolektivu, da u uvjetima bankrota, neću krenuti uobičajenim putem – to jest da neću rješavati financijske probleme na račun smanjenja broja službenika.

- Idiotsko obećanje - oštro ga je ocijenio moj novi prijatelj. - Ti iz prošlosti imaš pod grlom kosmatu ruku višemilijardnog duga. To ti je malo? Odlučio si dopustiti da te sčepa za grlo rođeni kolektiv. Misliš da će te daviti nježnije? Sudeći po čitavom nizu novinskih skandala, tamo su se okupili ratoborni ljudi.

Boris se dostojanstveno smjestio u fotelju. Ali, usprkos prividne opuštenosti, sav je bio kao napeta struna – skoncentriran do krajnjih mogućih granica. Već sam se prestao iščuđavati zbog njegove sposobnosti da neprekidno bude na oprezu.

- Hajdemo pročeprkati po tvojoj zahodskoj školjki – predložio je.

- Hajde – suglasio sam se, znajući unaprijed da se iz njegovih analitičkih razmišljanja uvijek može izvući mnogo toga korisnog.

- Dug je, kažeš, obračunat i iskazan posljednjom provjerom o utaji poreza tvog prethodnika?

- Preko četiri milijarde rubalja – trenutno sam reagirao na njegovu upitnu intonaciju.

- Obrtna sredstva?

- Ravna nuli.

- Rok realizacije pripremljenih proizvoda?

- Od danas oko tri godine.

Boris se upiljio u mene, provjeravajući – šalim li se?

- Stupanj rentabilnosti?

- Dvadeset posto.

Boris je problijedio.

- Tebe u bolnici zaista nisu do kraja izliječili. Znaš li ti neku ekonomsku teoriju, koja dopušta u takvoj situaciji da se vjeruje u svijetlu budućnost i da se daju obećanja kako će se sačuvati zaposleni suradnici?

- Ne – pošteno priznajem.

- Kakav ti je akcijski plan?

- Moj zamjenik Serjoža Kolesnikov se dogovorio o robnom kreditu u papirima od vrijednosti – počinjem nabrajati.

- Visina kredita?

- Jedna milijarda i dvjesto milijuna rubalja.

- Dalje.

- Založit ću svoje akcije petrokemijske tvornice i uzeti kredit u banci.

- Koliki?

- Sedamsto milijuna rubalja.

- To je sve?

- Ne. Imam još dogovore sa tiskarama da dopuste puštanje knjiga u promet na kredit. To je još oko milijardu rubalja – preduhitrujem nepostavljeno pitanje, rekavši sumu tiskarskog kredita.

- Znači, oko tri milijarde – kaže Boris. – A ako iznenada izgubiš svoje akcije? – odjednom se razbjesnio. – Ma, jesu li ti obećali „Hudlit" na poklon ako ga spasiš?

- Ne – ja konstatiram. – Jednostavno smatram da je izgubiti nakladničku kuću „Hudlit", isto što i izgubiti Boljšoj teatar ili Tretjakovsku galeriju.

- Ti smatraš? – zaurla Boris. – A što država misli? Sudeći po tome što ne daju ni obećanu pomoć, državu baš briga za vaše iluzije. Spusti se na zemlju, momče. Golgota ti je – na dohvat ruke. I križ ti, čini se, majstori već pripremaju, i poduže zahrđale čavle su odabrali.

- Još smo pripremili projekt izdavanja „Zlatne kolekcije" i tražimo za nju investitora – ne predajem se.

- Dobro – iznenada se suglašava Boris. – Hajdemo sračunati. Tri milijarde rubalja pri obrtu sredstava u tijeku tri godine – to je devet godina, zar ne?

- Tako je – nevoljko se suglašavam.

- Rentabilnost dvadeset posto – pomnoži još devet sa pet. Dobiva se, kao minimum, pola stoljeća, i to samo ukoliko ni u čemu ne griješite.

- Nije baš tako - uporno sam ostajao pri svome usprkos očigledne računice.

- Ma, daj.

- Postoji još nekoliko projekata koji će nam privući novac investitora. Usput, sa novim projektima rentabilnost je preko sto posto a rok obrta – oko godinu dana.

- To je ukoliko tvoji ekonomisti nisu pogriješili u računici.

- Ma, kakvi ekonomisti? – nasmijao sam se. - Računamo sve prstima.

- Dobro - iznova se suglasi Boris. – Imaš izvanredne projekte u koje vjeruješ, ali nemaš novca da ih objaviš. Pri tom uzmi u obzir da, ukoliko pokreneš projekt bez dovoljnih financijskih resursa, onda ćeš zbog nedostatka sredstava za promoviranje svoje robe na tržištu, riskirati da izgubiš ne samo buduće dobiti, već i dosad utrošena sredstva u objavljivanje produkcije.

- Znači, trebamo se izboriti da knjige koje objavljujemo, kvalitetom i cijenom budu nadmoćne u odnosu na konkurentske proizvode.
- Bravo - pohvali me Borja. – Odmah se primjećuje da čovjek ima visoko obrazovanje. Samo, po novce ćeš poći ne kod profesora koji te je učio, već u banku. Tamo sjedi uglađen, ali strogi gospodin, koji je, naravno, spreman da ti da novac sa sumanutim postotkom, ali će i u tom slučaju gospodin pitati: „Čime jamčite kredit?"
- Pitat će.
- A što ti posjeduješ? Kuću?
- Ona je društvena.
- Akcije papira od vrijednosti?
- Imam MinFin obveznice, ali ih država odbija isplatiti. Odložili su obračune za slijedeći milenij.
- Eto vidiš - iz nekog razloga se opet obradovao Boris. – Situacija postaje jasnija. Tebi predlažu učešće na trkama za preživljavanje. Ta trkačka staza je čudovišno teška, sudionici na trkama su – i dalje iste zvijeri. A rođena država je vlastitom državnom automobilu zaboravila sipati gorivo u rezervoar. Gurajte, braćo, do finiša ćete na rukama za sto dolara mjesečne plaće. Je li tako?
- Tako je - nevoljko sam se složio. – Državni investicijski fondovi, gdje se može uzeti novac u zajam za nakladničke projekte, ne postoje. I čini se da nitko i ne namjerava stvarati. Pokretao sam to pitanje u Komitetu. Odgovorili su mi da Federalni program za književna izdanja upravo treba obavljati tu funkciju. Ali, ni za taj program ne daju novac.
- A koliki je dio nakladničkih izdataka u tvojoj cijeni koštanja? – opet dodatna Borisova pitanja.
- Pedeset-šezdeset posto.
- To je čudovišno mnogo. Ni jedno komercijalno poduzeće ne bi dopustilo sebi prijeći granice od deset posto. Pritom, treba uzeti u obzir da svakih deset postotaka cijene koštanja, vas lišava ne manje od petnaest posto rentabilnosti. Uradi jednostavne aritmetičke radnje, pa ćeš uvidjeti da ukoliko ne riješite taj problem – a on je upravo povezan sa nužnim drastičnim smanjenjem, za bar deset posto, zaposlenih – vi ste osuđeni na mučno, bolno umiranje.

Boris me sa iščekivanjem promatra, procjenjujući je li do mene doprlo izgovoreno.

- Sa tim polaznim pokazateljima koje si mi naveo, svaka rublja uložena s tvoje strane u izdavanje, donosi pedeset kopjejki gubitka. Razumiješ li – pojačava on pritisak, - svi vaši napori donose gubitke, a ne dobit.

Ja šutim. On zaista uočava korijen problema. Naš najveći problem danas je – visoka cijena proizvoda. Točnije rečeno – skriveni troškovi su povezani sa našom zgradom. U „Hudlitu" je odavno propušten trenutak, kada se ogromno zdanje od prednosti pretvorilo u nedostatak. Zato što se nitko nikada nije zapitao, niti izračunao koliko nas ono košta. A ono nam je donosilo sa svakim svojim neracionalno iskorištenim metrom, dvadeset dvije tisuće rubalja direktnih gubitaka mjesečno. To su, prije svega, komunalni računi i održavanje. Imamo ogromne sale za sastanke. Cijelo prizemlje je - biblioteka i sale za prikazivanje reputacije. Mnoge prostorije su pretvorene u skladišta, gdje se mirne savjesti, na dragocjenim metrima u središtu prijestolnice, čuvaju stare stolice, ormari, nekakva nevjerojatna starudija.

Već sam napravio plan kako osloboditi sobe i razne prostorije, smanjiti prostor za reprezentaciju, vratiti biblioteku u njene pređašnje okvire. Na oslobođenom prostoru ćemo otvoriti vlastitu radnju „Pegaz". To su obrtna sredstva koja će omogućiti redovno isplaćivanje plaća zaposlenima. A najvažnije je – neprekidan put ka pozitivi. Najopasnija je - stagnacija.

Pričam o svojim planovima Borisu, ali me on ne razumije.

- Lakše je započeti sve ispočetka, negoli ispravljati ono što je ovdje nagomilano - iznosi svoju konačnu presudu. – Put ka uspjehu je - energično prilagođavanje na neprestane promjene vanjskih i unutrašnjih uvjeta. Na što se ti možeš prilagoditi, ako su te prikovali željeznim lancima za prošlost? Kako ih možeš pokidati? Tko će ti u tome pomoći? Bolje bi bilo da potrošiš taj novac i svoj entuzijazam na vlastitu nakladničku kuću „Kultura".

Postoji nepokolebljivi zakon tržišta: nikada ne treba proizvoditi ono, što donosi gubitke. To je formula uspjeha. Ukoliko ti znaš neku drugu formulu – ponesi barjak. Ali, moraš postati svjestan da će se život na koji sebe osuđuješ, malo čime razlikovati od užasa u ulici Brijestova. A najodvratnije od svega je – onog trenutka kada ti, nekim čudom, zaista iščupaš „Hudlit" iz propasti - tog istog trenutka, kada se na samom završetku grčevito uhvatiš za krajičak sreće, neizostavno će se pojaviti netko, tko će reći: „Sad ćemo mi sve završiti. Idi, odmori se, budalo. Ako kod nas još nešto krene putem propasti - neizostavno ćemo te pozvati".

Posljednje Borisove riječi su doslovce kao brusni papir oderale moj paradni oklop melodramatskog lika. On je pao pod noge mog samoljublja, kao halja golog kralja. Iznenada sam otkrio i spoznao: to, k čemu sam stremio nije ništa do fantazija bezumnog Don Kihota. Besmisleno, makar i zbog toga, što sâm Don Kihot nikada nije maštao o bilo kakvoj slavodobitnoj pozi na pijedestalu povijesti. Što da skrivam grijeh – nadao sam se: kada izdavačka kuća bude spašena, zagrmjet će aplauzi. Nisam očekivao nagrade – novac, titule. Samo cvijeće i aplauze. Ali mi je Boris točno i nemilosrdno pokazao ono što me čeka, ako se dogodi čudo spasenja. Bit će odlično ako me ne nagaze nogom po prstima. Jer, „Hudlit" zaista jest mastan zalogaj, oko kojeg se u bilo kojem trenutku nadmetanja mogu sporazumjeti novi izdavački giganti. Zasad ih ne zanima, budući da se trenutno nalazi u stanju poluraspadnutog leša. Ali, ako ga vratimo u život, i nakladničku kuću počnu shvaćati kao stvarnog konkurenta - situacija će se promijeniti. U uništavanje suparnika će, po svoj prilici, krenuti upravo u trenutku kada se bude očitovala njegova buduća perspektiva, kada postane potencijalno opasan. A kako da unište – tehnologija je poznata. I kriminalce će pozvati, a i „organi" će pomoći.

Boris je, pažljivo motreći na jedva primjetne znake na mom licu, promatrao proces samoraskrinkavanja u meni, te značajno primijeti:

- Čini mi se da si shvatio, kakvu si glupost učinio pristavši na taj položaj, na tu ulogu trgovca-spasitelja. Nema takve uloge u svijetu koji je oko nas. Trgovci traže gdje će zaraditi. A ti si našao, gdje proćerdati. Doći će dan kada će te i oni, u čije ime sve stavljaš na kocku, ismijati. Je li ti doprlo do svijesti?...

Doprlo mi je... U pravu je, doprlo je... Što mi je preostalo, na što da se oslonim? Samo na obećanje pored groba prijatelja da ću spasiti „Hudlit". Po kojoj cijeni? O cijeni nije bilo govora. Bilo je jednostavno obećanje – spasiti.

I ponovno su mi se, paralelno sa dnevnim događajima, u mojim snovima odvijale vizije dvijetisućgodišnje davnine – iznova sam ugledao put, put Krista.

****

...Izašavši iz vinograda, Ješua je odlučno krenuo na zapad, prema Karmelskim gorama. Iza leđa, u klancu između Sulema i Favora, već su se probijali prvi zraci izlazećeg sunca, a noć je, stupajući nečujnim koracima, lagano nestajala u daljini. Prostranstvo pred njim je postepeno smjenjivalo sivilo praskozorja, uokolo su se jasno pomaljala stabla smokava i bujne krošnje vrtova koji su okruživali Nazaret.

Put je vodio nagore, a horizont doline, do tada vrlo uzan, počeo se širiti. Promolili su se vrhovi Sekemskih planina, čije su svetinje čuvale uspomenu na djelatnosti prvih patrijarha Izraela. Ješua je krenuo brže, kao da je začaran zovom vjekova, koji su izlijevali u njegovo srce te okamenjene svjedoke događaja, progutane neumoljivim valovima zaborava.

Ali, svijet ništa nije želio znati o onom koji je otišao, i uokolo se, zajedno sa suncem, rasuo život – razdragan i bezbrižan. Vrtove su zamijenile šume. Visoka i moćna stabla drveća bila su obavijena lijanama. Sivkasti drozdovi su se komešali u travi. Ćubaste poljske ševe su prelijetale sa grane na granu. Na stablima starog drveća su se zelenjeli buketi parazitskog raslinja. Njihovi nježni cvjetovi, ulovivši toplotu izlazećeg sunca, počeli su otvarati svoje latice, ispuštajući jedva čujni šum u sumračnoj tišini šume.

Ješua je, bez obzira na umor, ubrzao korak. Uputio se ka zavijutku nevelikog potoka, pored kojeg se, visoko u nebo dizala litica. Njene kosine su svjetlucale bjelinom ogoljelog krečnjaka. Sama njena bjelina i ogoljelost usred razuzdanosti prirode, bila je čudnovata, tajnovita, očaravajuća.

U utrobi litice, u skoro neprozirnoj tami pećina uklesanih u nju, bile su grobnice. Nježna, sjetna aura misticizma drevne zemlje, kapala je sa gore, i kao podzemna voda, istisnuta na površinu težinom škriljaca, slijevala se po neravnom kamenju u zelenilo trave, žbunja i drveća.

Ovdje je Ješua tražio Oca, ovdje je želio da Mu izlije svoje sumnje o tome, ima li istinska religija potrebe za svećenicima, za izvanjskim obrednim običajima?

Ješua nije prvi put dolazio do litice. Na kamenu, ispod kojeg je iz zemlje izbijao izvor, volio se predavati samoći, kako bi dobro promislio *o onome što je ispunjavalo njegovo srce iz dana u dan. Ovdje, kao da niču iz korijenja planinskog lanca, do njega su sa izuzetnom jasnoćom stizala razotkrivanja starozavjetnih proroka. Doslovce kao otegnuti metalni zvuk zvona, njegova duša je primala riječi Gospodnje prenijete prorokom Izaijom: „Zašto će Meni toliko mnoštvo žrtava vaših? Prezasićen sam stalnim spaljivanjem ovaca i lojem utovljene stoke... Dimljenje je odvratno za Mene. Vaše ruke su pune krvi... Očistite se. Uklonite zla djela od očiju Mojih, prestanite činiti zlo, naučite činiti dobro... onda dođite".*

To je bilo mjesto gdje je Ješua ne jednom iskusio osjećaj da se vrijeme odjednom može zaustaviti, poteći unazad, ili se pokrenuti unaprijed dvostrukom brzinom. Litica je stajala kao otočić u oceanu vjekova, na koje su nalijetali valovi, i prošlosti i budućnosti, pa čak i onih vremena, kojih nikada nije bilo, niti će biti. U njoj se čuvala tajna koja je privlačila proroke k sebi, i glas bezdana, koji ona nije mogla zadržati u sebi.

Ješua se zaustavio i pogledao oko sebe. Sunce je zlatnim iglicama svojih zraka već probudilo sve uokolo – promijenilo travu, otvorilo lišće drveća, uznemirilo insekte. On je stajao na zaravni odakle se put obrušavao. S jedne strane ga je odsjekla okomita litica, s druge – vrlo oštar odron od sitnijeg kamenja, koje bi se, nesumnjivo, pokrenulo i povuklo za sobom u ponor bilo koga, tko bi se osmjelio da stupi na liticu. Iza odrona se otvarala klisura, i uski kameni planinski lanac, nalik na zmiju koja puzi po njenom dnu.

Kamen je ležao na ivici zaravni, a njegova ravna površina je bila ispolirana kišama i vjetrovima do visokog sjaja.

Ješua se približio kamenu. Osmijeh sjete je preletio preko njegovog lica i jedva se probio kroz narasli gustiš brkova i brade. Sjeo je na kamen. Ispod, kod samih nogu, razlijevao se izvor. Ješua je razmaknuo travu i ukazalo se omanje jezerce, oivičeno tamnim zelenilom i rasutim planinskim cvjetovima. U njemu je, kao u ogledalu, Ješua ugledao sebe. Bio je nizak rastom i slabašan, kao izdanak koji se probija ka suncu iz suhe zemlje. Lagano umiranje je svojim tragovima već nagrdilo njegovo lice. Ali su oči gorjele u nemoći tijela, ne plamenom boležljive slabosti, već žarom vizije. To su bile oči čovjeka, koji protiv svoje volje nikada nije skretao pogled sa onoga, što je promatrao.

Pa ipak, bio je tako ubog i tako dirljivo žalostan, kao što su bili ubogi i tužni oni, koje je odlučio osloboditi od bolova i čemera, kroz vjeru bratstva i ljubavi. Njegova tamna kosa je bila podijeljena razdjeljkom, kao što je uobičajeno kod Nazarena. Brada je također bila razdvojena razdjeljkom po sredini. Ošinuo je svoj odraz u vodi neodobravajućim pogledom. Malena riječna kornjača sa blistavim, krotkim očima, ispuzala je iz trave ka izvoru i preplašeno obamrla, ugledavši čovjeka. Ješua se osmjehnuo:

- Čega si se uplašila? Došla si piti, pa pij.

Ipak ga kornjača nije poslušala, okrenula se trapavo i sitnim, smiješnim koračićima krenula dalje.

Prethodnog dana se Ješua vratio sa hodočašća u Jeruzalemu. Njegov put je, kao i obično, vodio kroz Gineju i Sihem, pored drevnih svetilišta Siloamske krstionice. Išao je u jeruzalemski hram Ocu, ali je našao u njemu samo svećenike i njihovu čudnu instituciju, kojom su sebi prisvojili pravo posredništva u odnosima sa Bogom.

- Ave, Oče - tihim glasom pozva on, a šapat njegov je ehom preletio klisuru. – Reci mi: zašto su svećenici Tvoji između sina i Oca? Zar ja ne mogu da Ti se obratim čistog srca, bez posredovanja onih, što oskrnavljuju vjeru lažnim kreveljenjem i odorom, sa obilježjima lažne vrline? Zar Ti nećeš začuti glas moje duše bez pomoći onih koji čine milosrđe zarad pokazivanja, i trguju vjerom u hramovima Tvojim?

Govorio je sa osjećajem tako dubokog uvjerenja, da ga je odjednom obuzela slabost, a tijelo prekrio znoj uznemirenosti.

- Ti, koji preživljavaš skriveno, znaš i Sam da oni služe, ne da bi spoznali istinu, već samo zato da dobiju vlast.

Ješua je popravio kuti na glavi. Njegove oči – duboke i tamne – napuniše se suzama.

- Reci mi, Oče, zašto ja pamtim svoj život tamo? Zašto me nisi lišio pamćenja, kao i ostale, već si me primorao da dođem u ovaj svijet sa poznavanjem prošlosti?

Ješua je nagnuo lice ka vodi. Zrak sunca, koji je pao iza njegovog ramena, zapalio je vodu, i u njenoj hladnoj dubini su planule i zaiskrile raznobojne zvjezdice. Piljio je u njihovo zamršeno treperenje, nastojeći snagom volje zaustaviti kretanje, ali su one plamtjele još blistavije, i samo tren kasnije su potamnjele i iščezle, ostavivši iza sebe nejasnu *tamnu mrlju. Ona se kretala, prevrtala, kao da se udobnije smještala na dnu vrela, tragajući za svojim mjestom u beskonačnom lancu već prošlih, tek nagovješćujući svoje kretanje kroz vrijeme.*

Pogled Ješuin, privučen tom tamom u dubini, počeo je pulsirati u taktu sa njom, u ravnomjernom ritmu sa otkrivenom beskrajnom dubinom prostranstva. Bezdan je prizivao, mamio k sebi, i Ješua obazrivo pokrenu svoju svijest u dubine otvorenog ponora. I ponor ga primi.

U trenutku mu se učinilo da je iz tamnog mreškanja vode isplivao i ukazao se na površini nečiji lik – te ponovno nestao u dubini, kao da vuče Ješuin pogled za sobom. On čak nije stigao ni da se uplaši zbog čudnovatosti priviđenja, budući da je značenje onoga što se događa tek nejasno doprlo do njegove svijesti.

Kada je Ješua, iscrpljen prethodnim naprezanjem volje, nehotice zatvorio oči, pred njegovim unutarnjim pogledom je doslovce eksplodirala zasljepljujuće bljeŝtava zvjezdica. Ona je planula i protegnula se u horizontalnu pulsirajuću prugu, koja se već poslije jednog trena široko otvorila nagore i nadolje bijelim pravokutnim prostorom, nalik na prozor u drugi svijet. U tom prozoru je raznobojnim treperenjem zablistala i počela se pojačavati svjetlost – slaba, bojažljiva, a zatim sve jača i jača. Ta svjetlost je bila čarobna, sjajna i zrakasta, ali je u samom njenom središtu jedva primjetnim, nemirnim kretanjem bilo označeno tamno ždrijelo Prolaza prividnog vremena. Njegova nesavladiva privlačna sila, već je ščepala emanacije mučnog iščekivanja, koje je stvarala Ješuina svijest. Uskladivši se sa zračećim vibracijama i rasuvši se u pregršt treperavih odbljesaka, uvukla je to, što je još samo tren ranije bilo tijelo čovjekovo, u svoju crnu beskonačnu nutrinu.

Ješua je to osjetio po tom neuhvatljivom premještanju svijesti iz vanjskog u unutrašnji svijet, a koje se rađa u odsustvu tijela. Sada je sam morao da postane svjetlost, kako bi se prenio iz sumračnog materijalnog prostranstva u blistavi svijet.

Ješua je na tren osjetio težinu svoje bestjelesnosti. Ali je taj neugodan osjećaj trajao kratko, dok se valovi svjetlosti nisu probudili u njemu, i dok ga iznova zagonetno izvanjsko privlačenje nije povuklo u uzani tamni prostor Prolaza.

Ješua se podigao poput balona, ispunjen vrelim zrakom. Njegova svijest se bolno napregla, i u njemu se zavrtio kaleidoskopski niz likova – svi jasni i određeni. Oni su ga zgrabili, uvukavši ga u tok beskonačnih preobražaja. Evo ga, penjao se uvis kao nekakva biljka, uvlačeći korijenje u zemlju, i osjetio je kako kroz stablo i grane teku njim upijani sokovi. Iznenada se sve izmijenilo i on se preobratio u guštera, obamrlog na kamenu pod toplom milujućom zrakom sunca; potom je postao zvijer koja se kroz visoko grmlje probija po tragu žrtve. Povezanim redom, u sjećanju se pokazalo svih devet stanja prvog malog kruga razvoja. Cio ciklus preobražaja energija na prijelazu ka sveobuhvatnoj kozmičkoj razini.

Transformacija se završila, i on je jasno osjetio kako je od suptilnih uzajamnih veza sazrio potencijal novog stanja. Njega je obmotala prozračna blistava sfera i izbacila iz Prolaza u međuprostornu sredinu Bardo – raskrižje svjetova, gdje je sve započinjalo i sve se završavalo, odakle je proizlazila potreba, i kuda je stremilo zadovoljstvo. Blistavi svijet ga je primio, odvojivši ga od crne, kroz tijelo strujeće tame, i pokrio ga obvijajućim valom svjetlucajućih točkica.

Sada je Ješua mogao osjetiti sebe kao laku, oživljenu zmiju, koja je uvijala svoje tijelo u gipke pokretne prstene. Vrlo dobro je osjećao svoju moćnu energetsku bit, njenu ispunjenost lelujavim pokretnim vibracijama svjetlosti i tame, nepostojanja i besmrtnosti. Sve je sada bilo u njemu – mudrost i slijepa strast, izlječenje i otrov. Znanje, snaga, lukavstvo, profinjenost i oštroumnost su se uzajamno prožimali, slijevajući se u osjećaj moći u odnosu na bilo koja duhovna tumačenja.

Vibracije su se pojačavale, strukturirale u presjecima složenih interakcija materijalnog i nematerijalnog prostranstva, informacije i energije, duše i svijesti, dok nisu izazvale povratnu reakciju kanala Bardo. Iz blistavih preturberanci, nastao je jasan prikaz šestoglavog zmaja.

Čuvar Praga je bio predivan i grozan istovremeno. Njegove glave, nalik na čeljusti ogromnih aligatora, ukrašene su krunama i optočene dragim kamenjem. U svakoj kruni, na čelu je blistao ogromni briljant – kamen savršenstva, koji ispunjava sve želje i omogućuje da se vide duše pojava.

Dragocjeno kamenje se presijavalo na krunama. Po zlatastosrebrnkastoj krljušti tijela i hrpta, također su bljeskali dijamanti i rubini. Snažne šape aždaje, kandže koje su se završavale čudnovatim trostrukim izraslinama, blago su podrhtavale. Iz čeljusti su se slijevali nadolje ognjeni jezici. Duboko usađene oči nisu imale određenu boju: ona kao da se stalno mijenjala, u ovisnosti o stupnju nagiba masivnih kožastih nabora iznad obrva.

Munjevita spoznaja je probudila sva prošla Ješuina postojanja, i on se prisjetio: zmajevi Svijetlosti su nekada, u Zlatnom vijeku drevnih vremena, živjeli među ljudima, otkrivajući im znanja i pomažući im da pojme predodređenje čovjekove evolucije. Zvali su ih Vladarima Mudrosti. Oni su podučavali kako vladati vlastitom energijom, upravljati stihijama, surađivati sa bogovima i duhovima, dok stari kontinenti i oceani nisu bili progutani ponorom Zemlje, i dok se nisu uzdigli novi planinski lanci tamo, gdje ih ranije nije bilo.

Sada, se više nitko nije mogao popeti gore, iznad šestog Sefirota Tifireta – Doma Kristovog. Svemir, podijeljen između Svjetlosti i Tame, štitio je svoje granice strašnim moćnim bitima, koje su se podčinjavale samo zakonima Kozmosa.

Šesteroglavi krilati zmaj bio je njihov vladar i oličavao je savršenu ravnotežu dvije veličanstvene sile Svemira – muške i ženske. On je bio embrio suprotnih načela, uključenih u krug cikličnog kruženja, i surovim Čuvarem Praga.

Vladar zmajeva, čije se ime ne spominje, prepriječio bi put, i nitko nije imao prava nastaviti ga, ne dobivši dopuštenje.

Pulsacije zabrinutosti, koje je izazvala pojava vladara zmajeva, počele su se pojačavati, šire, rasprostiru uokolo zbog uznemiravajućih događanja. Zmaj ih je čuo. Jedna od njegovih glava se naklonila prema Ješui. Crne zjenice oivičene žutim, sa sijevanjem kao kod vuka, na tren je skrila bjeličasta sluzava traka koja je pala ispod nabora iznad obrva. Kada se ona podigla, oči zmaja su izbacivale nježne plavičaste zrakice, koje su prostrijelile došljaka, a on je osjetio sigurnost unutar svoje energije

- To što je spavalo, je li se probudilo? – začuo je Ješua glas u sebi.

- Da, gospodaru – isto tako bezglasno je potvrdio on.

- Ja znam zašto su te pozvali – ali te ne mogu propustiti.

- Zašto?

- Ti si se već stopio s egregorom Isusa – Boga živog, ali se u tebi još nisu obnovile Ide u Bardou i materijalnom prostranstvu. Međuprostorno premještanje u fizičkom tijelu, može narušiti program.

- Tko je naručio program? – upita Ješua.

- Sustav – lakonski je odgovorio zmaj.

- Koji je njegov krajnji cilj?

- Začeti dijete sa uspomenom ne samo na prošlost, već i na budućnost, kako bi se ostvarilo predskazano. Tada će se broj šesto šezdeset šest obrnuti i ponovno će doći dvoglavi Androgin, da razdvoji Zlo i Dobro.

- Kako ću ja to učiniti?

- Uskoro će se uključiti tvoj duhovni vid. To će pomoći – odgovori zmaj klateći plameno-dišućim glavama, personificirajući dvanaest uzajamno djelujućih sila između dva prostranstva, koje određuju uzajamne utjecaje statičkih i dinamičkih zakonitosti.

- A potom?

- Zatvorena informacija – spokojno, bez razdražljivosti odgovori zmaj. – Doznat ćeš svoju budućnost poslije potpunog sjedinjavanja sa egregorom programa.

- Može li netko osujetiti njegovu realizaciju? – upita Ješua.

- Teoretski da, ali praktično teško. Druge hijerarhije Svemira su neutralne prema onome što se događa.

- Možeš li mi pokazati budućnost, makar do međuprostornog prijelaza?

- Pogledaj - složio se zmaj i iz praznine se materijaliziralo veliko ovalno ogledalo.

Ješua se zagleda u njega, a površina ogledala se rastvorila, uvukla u okvir, otkrivši novo prostranstvo, iz kojeg se pojavilo dvanaest svjetlećih kugli. One su okružile Ješuu na različitim orbitama i počele svoje kruženje, kao da je on središte njihovog nevelikog dinamičnog sustava. A zajedno sa njihovim kretanjem pojavio se melodičan, narastajući zvuk. Njegove oscilacije su prožele došljaka i izazvale u njemu sinkronizirane povezane pulsacije, koje su se stapale u blistave raznobojne krugove. To bliještavilo se preplitalo u najsloženijim šarama skrivenih simbola – glasovima harmonije. Oni su se pojavljivali i iščezavali sve dok iz najnježnijih preljeva odzvanjajućih boja, nije iskrsla slika drevnog grada, rasprostrtog po brežuljcima.

Ješua je prepoznao taj grad, ugledao je ljude, čuo njihove misli. Očaj je prostrijelio njegovo srce.

- Čudesa koja ću ja pokazati, Crkva će smatrati vražjim djelom – žalosno se jadao – zato što mnogi od njih smatraju da ne samo Bog Otac, već i vragovi imaju takvu moć, da oživljavaju mrtve.

- Dokaži im da si ti od Oca – posavjetovao ga je zmaj.

- Kako?

- Žrtvuj sebe. Vrag ne prinosi sebe kao žrtvu, već je uzima.

- Ti si me istrgnuo iz nepostojanja, Ave. Ti me možeš i uzeti natrag! - zabacivši glavu, kriknuo je Bogočovjek.

Blagi povjetarac pobježe iz klanca i rashladi upaljeno Ješuino lice. U dubini potoka nabreknuše i bučno prsnuše veliki bijeli mjehuri plina, razbacujući uokolo kapi uzavrele vode. On je pogledao nadolje i ugledao: sva trava i cvijeće oko vrela su pocrnjeli, a latice su pale na zemlju.

3. Poglavlje

Prošla je godina. Koliko god bilo čudno, usprkos odsutnosti financijske pomoći države, poslovi u „Hudlitu" su se počeli dovoditi u red. Nekoliko uspješnih nakladničkih projekata, racionalna reorganizacija ekonomskog sektora i službe realizacije, knjigovodstvo, skladišni prostor, promjena prirode uzajamnih odnosa sa autorima i literarnim agentima, precizni proračuni o mogućnostima puštanja u tisak novih knjiga, doveli su do toga da je neproizvodnih gubitaka bivalo sve manje, dok je u isto vrijeme naša rentabilnost osjetno rasla.

Veliku ulogu u tome je odigrao i administrativni rukovodeći tim, koji sam uspio okupiti. Iz nakladničke kuće „Prosvjećenje" prešao je i postao moj prvi zamjenik Sergej Georgijević Kolesnikov. Vrlo prijateljski odnosi su bili i sa glavnim urednikom Valerijem Sergejevićem Modestovim, a uskoro se iz „Suvremenog pisca" vratila u „Hudlit" bivša zamjenica glavnog knjigovođe, Inara Borisovna Stepanova, ali sada na mjestu glavnog knjigovođe. Usput, mnogi bivši suradnici nakladničke kuće, koji su otišli u vrijeme prethodnog rukovodstva, sad su se vraćali. Skoro svi su prilikom prelaska izgubili u visini plaća. Ali, želja da se podigne na noge rođena izdavačka kuća i uvjerenje da se to može učiniti, bili su za njih osobno, značajan argument.

„Hudlit" više nije bio „Titanik", potopljen u provaliji nepostojanja. Naprotiv, svi koji su u njemu radili, očito su vidjeli nove perspektive. Povećale su se plaće, pojavio se osjećaj da ima budućnosti. A pri tom su to bili sve isti ljudi, sa kojima se do prije samo godinu dana, izdavačka kuća sigurno približavala granici svojih posljednjih dana.

„Hudlit" se više nije kotrljao nizbrdo. Jedrio je harmonično i lako, kao perce, katkad se dugo zadržavajući na jednom mjestu, zahvaljujući skoro nevidljivim, ali već sasvim osjetnim uzlaznim tokovima unutrašnjih promjena, a događalo se i da se vine u visine.

Ove povoljne tendencije je počeo primjećivati i prilično dobronamjerni tisak:

„Prethodno rukovodstvo je ostavilo za sobom teško naslijeđe. U godinama stagnacije, „Hudlit" je izdavao stotine naslova godišnje, u devedesetim – godinama najgore klonulosti – ipak je izlazilo po 20-30 naslova, a u drugom polugodištu 1995. nije izdana ni jedna knjiga. U bilanci nakladničke kuće bio je dug od preko dvije milijarde i redovne mjesečne kaznene sankcije.

Novo rukovodstvo planira sačuvati osnovne pravce nakladničke djelatnosti, osmišljene još M. Gorkim, i ostvarene - u različitim vremenima na različite načine – kao propagatora domaće i svjetske klasične literature, svega, što predstavlja ponos naše i inozemne kulture.

Tko od nas ne pamti jedinstvena „hudlitska" sabrana djela, poetske serije, djela u jednom ili dva toma? U nakladničkoj kući su sigurni da su visokokvalitetne knjige neophodne danas, malo ih je na tržištu, i taj pretinac nije zauzet. Namjera je da se privedu kraju izdavanja djela na koja se godinama čekalo, kako bi se ispunile obveze prema pretplatnicima, da se završe, ni manje, ni više, oko dvadeset sabranih djela – Bella, Hoffmana, Falade, Kuprina, Erenburga, Leonida Andrejeva, Aleksandra Greena, Georgea Sanda, Grahama Greenea" (časopis „Izlog", 1996, br 10).

Još jedan citat:

„Prije godinu dana „Hudlit" su nazivali „Titanikom". Gigant

sovjetskog nakladništva, vođen čvrstom, ali nekompetentnom rukom, bio je tako okovan stegama u uzburkanom moru suvremene ruske ekonomije, da se činilo da je osuđen na propast. Knjige sa znakom poznatog izdavača, nisu se pojavljivale već osam mjeseci. Ipak, već godinu dana pod firmom „Hudlita" redovno izlaze nove knjige, a među njima i slijedeća sabrana djela – klasika, koja kao i prije, služe na čast. Kakvo se čudo dogodilo?" („Kuranti", 1997, br. 29).

Neću skrivati, bilo je ugodno čitati te odlomke, tim prije, što su se slični tekstovi pojavljivali izuzetno redovito.

Jesam li mogao i zamisliti, da ću jednom rukovoditi „Hudlitom" – i više od toga, da ću doći u njegovo najtragičnije vrijeme u ulozi spasitelja, a da ću postati i poznati pisac? Ne, takav predosjećaj nisam imao. A ipak, ako bih napregnuo sjećanje...

U našoj porodici postoji „predanje", točnije, uspomena na zabavan slučaj, čiji sam sudionik bio ja sâm. Dogodilo se to 1951. godine. Imao sam tada četiri godine. Mjesto događanja je bilo najprozaičnije – općinska kuhinja. Sjećam se, ušao sam u tu prostoriju, u kojoj su bili moji rođaci i susjedi. Zaokupljeni svojim svakodnevnim problemima, odrasli nisu obratili nikakvu pažnju na mene. A ja sam, iz nekog razloga, baš u tom trenutku strašno želio da me primijete. Ipak, koliko god da sam iz petnih žila nastojao, koliko god da sam se vrzmao oko njihovih nogu – pažnja nikakva. Tada, grčevito se uhvativši za nogu stolca, izvukao sam ga na sredinu ogromne, kako se meni tada činilo, kuhinje, uspentrao sam se na tu „visoku" improviziranu tribinu, podigao ka ustima stegnutu šačicu, i na sav glas, iako ne mogavši izgovoriti neka slova, objavio: *„Pozor! Pozor! Ja sam novinal Alkadij Petlov, i govolit cu vam svoje stihove..."*

Nikakve stihove ja tada, razumije se, nisam pisao, budući da i nisam znao pisati, ali sam već osjećao u sebi nekakav unutarnji ritam koji je uporno zahtijevao nastup, i zato sam, podražavajući odrasle, prosto zacoktao jezikom u mikrofon-šačicu, dostojanstveno popravio košulju, poklonio se „poštovanoj" publici i, spustivši se na koljena, obazrivo skliznuo sa stolca na pod.

Odakle, iz koje budućnosti je iskrsnula ta čudnovata djetetova potreba da predstavi sebe kao pisca, točnije, čudni hibrid „novinala-pjesnika? A upravo se tako kasnije zaista i dogodilo.

Osjećaj ritma, izuzetna muzikalnost ili, da kažemo, živopisno-koloristička vizija svijeta, nije dana svakome. To je, kako se kaže, dar Božji. A taj dar je kao novac: ili ga ima, ili ga nema! U ovom djelu mi je sve jasno. Ali ipak... uspentrati se na stolac... za to je potrebna smjelost: može se i pasti, biće bolno, a i svi bi vidjeli pad... Ali, vraćajući se na skromno „porodično predanje", mogu sa sigurnošću tvrditi: od najranijeg djetinjstva sam osjećao svoje predodređenje. Jer, bilo kakav poduhvat, i početak – u ovoj ili onoj mjeri, jest rizik.

A ja sam oduvijek bio nošen valovima sudbine. I htio ja to ili ne, mene je doslovce vuklo na tu nužnu stranu Providenja, gdje me je očekivalo polje rada, označeno nečim odozgo. Te me je tako, mama odlučila upisati, usprkos tom kuhinjskom došaptavanju sa nebesa, u kemijsko-tehnološku školu. I što sad? Na jedno uho ulazi predmet „otpornost materijala", a ispod ruke, umjesto kratkog sadržaja lekcije – rime... U trećem razredu sam otkantao učenje.

Poslije vojske, gdje sam se poprilično usavršavao u pisanju rima, odlučio sam da je vrijeme otići raditi u novinama. Iz nekog razloga mi se činilo, da svi pjesnici rade u novinama ili časopisima. Pamtim nijemu zabezeknutost urednika balašihinskih gradskih novina „Zastava komunizma" Olega Aleksejevića Vavilkina, kada je na pitanje: „Što znate raditi?" – začuo odgovor: „Pisati stihove!".

Oleg Aleksejev je doslovce eksplodirao u uredu: „Ma, ovog trenutka sam spreman zamijeniti četiri pjesnika za jednog novinara!" Tako sam saznao da pjesnik i novinar - nisu jedno te isto.

Pa, ipak sam postao novinar.

Formalno, već slijedećeg dana. Oleg Aleksejević mi je iz odgojnih razloga, kao što sada shvaćam, predložio da odmah napišem članak. I dao mi je temu. Uvečer sam žurno prikupio informacije, a ujutro sam predao materijal. Oleg Aleksejević je čitao moj članak, i s vremena na vrijeme precrtavao riječi, pišući iznad svoje varijante. Nekako sam trenutno potonuo, ražalostio se, te me je na kraju njegove korekture, konačno bilo sramota. Ustao sam i, ispričavši se, izgubljeno pošao ka izlazu. Vavilkin me je zaustavio uzvikom: „A ovako pišu moji suradnici koji su završili Univerzitet Lomonosova!" I pokazao mi je stranice potpuno precrtanog teksta, koje su u biti ponovno prepisane urednikovom rukom. Oleg Aleksejević je bio moj prvi učitelj novinarstva. Sa njegovom preporukom su me kasnije primili u Savez novinara.

Pa ipak, kako kažu poduzetni „yenkiji" - može se dovesti konj do rijeke, ali ga se ne može natjerati da je pije... Sada je u državi novo vrijeme, a na meni novo breme?

A uz to, tu su još i te čudnovate reminiscencije na događaje od prije dvije tisuće godina, koje su tako čvrsto isprepletene svojim alegorijama sa brigama današnjice. Pa i taj čudni, vrlo čudni Lapšin. Zašto? Iz kog razloga? Prema kakvoj pouci su me oni vodili?

****

Otvaranje ekrana unutarnjih vizija, znači otkrivanje drugog svijeta, koji je neprestano pored, ali ga mi ne vidimo i ne primjećujemo. Kao što skromni papa Karlo nije znao, da su iza komadića krpe sa nacrtanim (prividnim!) ognjištem na zidu njegove stanice, skrivena vrata za Volšebnu Zemlju. Prirodno, ja sam, cjepidlaka, kao Pinokio, počeo vrijedno tragati za tradicionalnim, znanstvenim dokazima vezanim za te fenomene, koji su tako neočekivano upali u moju sudbinu – sudbinu običnog čovjeka. I sa iznenađenjem sam doznao da se stotine laboratorija, univerzitetskih katedri, znanstvenih instituta i specijalnih službi najrazličitijih zemalja, odavno bave razradom teorija, koje objašnjavaju prikupljene činjenice o vidovitosti, telepatiji, levitaciji, teleportaciji, ekstrasenzorstvu. O tome su ponekad pisali, a i ja sam ponešto znao. Bilo je uzbudljivo zamišljanje sebe samog kao sudionika u ovoj pojavi, u kojoj sam tijesno povezan sa biokompjuterom, a označavalo je samo jednu stranu mnogobrojnih mogućnosti nekakvog iznenađujućeg instrumenta nespoznajnog svijeta. Biokompjuter je mogao stvarati čudesa, kako se kaže, na malo i veliko, a mogao je i neusporedivo više. Svi čuveni ektrasensi, vidovnjaci, proroci - ispostavilo se, u potpunosti zavise od toga, koliko im široko otvori svoje neograničene moći to zadivljujuće remek-djelo suptilno-materijalnih tehnologija.

U to vrijeme nisam znao da stupanj priključenosti na ove ili one programe, izravno ovisi o postignuću svakog određenog čovjeka na putu evolucije, u nizu logično povezanih utjelovljenja na zemaljskom planu postojanja. Nisam znao da je finiš te trke već blizu – njega je označio broj, točnije – datum. Datum običnog kalendara. Posljednji dan nulte godine, godine milenija, godine promjena – jest jasna granična linija, koja odsijeca odlazeći svijet od novog, novorađajućeg svijeta istinske čovjekove kozmičke ere. Istina, taj prag neće prekoračiti svi. Mnogi će morati nastaviti svoj put po spirali uzdizanja u prijašnjim uvjetima, gdje su uzročno-posljedične ovisnosti, strogo regulirane zakonima karme: ako si poželio bliskom nesreću – očekuj je u gostima sâm, iskopao si drugome jamu – osvrni se, ne kopaju li je ispod tebe. Učinio si loše djelo ili odnjegovao crne misli u glavi – ne čudi se ako ti se zdravlje pogoršalo, ako obolijeva srce ili jetra.

Događa se, istina, da karma tuče svojim žezlom ne po samom vinovniku, već po nekome od bliskih – sinu, kćeri, majci, ocu. Ljudi odavno jadikuju zbog nepravedne sudbine. Na primjer, bjeloruski pisac Vasil Bikov, autor najboljih knjiga o narodu u ratu, završava priču „Galop" gorkom žalopojkom: „Za sve se mora platiti – i za dobro i za loše, koji su tako čvrsto povezani u ovom životu, ali je samo pitanje, tko će platiti. Platit će, podrazumijeva se, onaj, tko je najmanje kriv, tko ne računa na dobitak, tko je od rođenja osuđen da daje, za razliku od onih, koji su navikli samo uzimati i zahtijevati".

Što raditi, i to je istina. Ali to je naša, ljudska istina. Nije nam dano da znamo, što o tome misli Gospod, Otac naš, kakva je Njegova promisao. Zbog toga moramo časno nositi svoj križ. Budući da se i Isus Krist u ljudskom obličju žalio kako je ostavljen od Oca, Njegovom milošću.

A što govori znanost, kako objašnjava čudesa koja se događaju oko nas, koja mi, po pravilu ignoriramo, smatrajući ih nedovoljno vjerodostojnim, nepotvrđenim znanstveno-tehničkim sredstvima zvanične potvrde. Najnoviji, i uzgred budi rečeno, najrasprostranjeniji, jesu zahtjevi o pribavljanju dokaza o neosporivosti fenomena, što je najapsurdnije. Zamislite što bi bilo, kada bi neki drevni Dedal počeo uvjeravati svoje sugrađane da je moguće od željeza napraviti leteći stroj, i da će jedriti njime po nebu. Vjerojatno bi ga nekakav tadašnji akademik Krugljakov, istog trenutka optužio za pseudoznanstveno mišljenje, i pozvao da se oformi komisija, zahtijevajući da se donese smrtna presuda grješniku. I bio bi, po njegovom mišljenju u pravu – zato što odgovarajući zakoni fizike još nisu bili otkriveni. Sam Krugljakov nije u stanju da ih otkrije, pa slijedom toga – smrt svakome, tko pokuša prijeći prag njegovog neznanja.

Da bih objasnio potvrđene i u posljednje vrijeme sve učestalije fenomene, nužno je otkrivanje novih zakona fizike, pojašnjavanje novih oblika prijenosa energije i informacije.

Razumije se, ova otkrića će se, ne samo još jednom, sudariti sa polurazrušenom građevinom klasičnog sustava Svemira. Svakako, ta otkrića će nanijeti štetu prestižu niza uglednih znanstvenika. Što da se radi, to je uobičajena stvar. Strojarska slika svijeta već sto godina odlazi u povijest, vukući za sobom krajnje pojednostavljen materijalizam, darvinizam i druge „izme". Ali isto tako, u povijest odlazi i naivni idealizam. Osnovno pitanje filozofije o tome, što je starije – materija ili svijest – izgubilo je smisao. Navest ću ovdje K. G. Junga:

„Obje suprotstavljene koncepcije – materijalistička i spiritualistička – nisu ništa više od metafizičkih predrasuda. Eksperimentalnim podacima više odgovara hipoteza po kojoj, bilo koja živa tvar posjeduje psihičke, a psihičke biti – fizičke aspekte. Ako obratimo dužnu pažnju na parapsihološke podatke, bit ćemo prinuđeni proširiti hipotezu o psihičkom aspektu izvan granica biokemijskih procesa u živoj prirodi, i time obuhvaćati sve, uključujući i neživu materiju. Sa točke gledišta te hipoteze, život se zasniva na nekom, do ovog trenutka neodgonetnutom supstratu, koji posjeduje kako materijalne, tako i psihičke kvalitete".

Što se tiče starijih znanstvenih autoriteta, oni, kako se kaže, ne mogu pronijeti baklju istine, ne osmudivši nekome bradu. U znanosti je, kao i svuda – jedan je sa strojnicom, a sedmoro sa kutljačom. Prisjetimo se da je prije dvadesetak godina svaki četvrti znanstvenik u svijetu bio sovjetski. Čime su se oni bavili, kakve je plodove znanost svečano predala narodu koji ju je hranio, opće je poznato.

Da, svakako, zrak znanosti su – činjenice. Savjesnost znanstvenika je – u razumnom objašnjavanju pojava. A ukoliko pojava postoji, ne treba je skrivati, već je treba izučavati, naći smisao.

Ipak, ponešto se i radilo.

Lapšin je u našem prvom razgovoru rekao istinu: Sovjetski Savez je bio lider u svijetu, ne samo po proučavanju ektrasenzornih procesa, već i po dostignućima iz područja bioinformacijskih tehnologija, o kojima većina ljudi skoro ništa ne zna. Senzacionalna otkrića ruskog Kineza Jiyanga Kangshena, izložena u njegovom radu „Teorija upravljanja poljima", privukla su u svoje vrijeme pažnju odsjeka za znanost CK KPSS-a, i bila označena oznakom „povjerljivo". Doktor Jiyang je ustanovio da „DNK – nije jednostavno „kazeta" sa zapisom informacije, već da su njegovi materijalni nosioci bioelektrični signali". Drugim riječima, elektromagnetno polje i DNK – to je sveukupni genetski materijal, koji postoji u dva oblika: pasivnom – DNK i aktivnom – elektromagnetno polje. Prvi održava genetski kod, osiguravajući stabilnost organizma. Drugi je u stanju da ga promijeni. Stoga je dovoljno utjecati bioelektromagnetnim signalima, koji istovremeno sadrže energiju i informaciju.

Ovu teoriju je Jiyang Kangshen briljantno potvrdio u praksi, stvorivši uređaj koji je uspoređivao informacije sa DNK jednog živog objekta i slao ih na drugi. U rezultatu su se događale planirane promjene. Na primjer, pri daljinskom utjecaju biopolja zelene mase pšenice na proklijalo sjemenje kukuruza, na mjestu metlice se razvilo osobito klasje sa zrnima, nalik na kukuruzno i pšenično. Nova obilježja se održavaju kroz slijedeća pokoljenja, to jest, genetski se učvršćuju. Biopolje dinje je utjecalo na izdanke sjemena krastavca, u čijem su rezultatu krastavci imali ukus dinje i izmijenjen DNK - osnovu genotipa. Utjecaj biopolja patke na jaja kokoši, doveo je do toga da su se pilićima na nožicama pojavile plovne kožice, glava je postala pljosnata, promijenile su se oči. Pod utjecajem biopolja mladih zelenih izdanaka različitih vrsta prehrambenog bilja, na čovjeku je dolazilo do promjene boje kose (nestajale su sijede), mijenjala se njena struktura. Ispitivani ljudi su izgledali mlađe, poboljšalo im se zdravlje, i u pojedinačnim slučajevima, imunološki sustav.

Tako je prvi put eksperimentalno potvrđeno da se ektrasenzorni utjecaj pokazuje kao izuzetno moćan i efikasan instrument, upravo u tom području, u kojem je svjetska znanost do sada imala vrlo skromne rezultate.

Radovi Jiyanga Kangshena su zaštićeni patentima, i u biti predstavljaju prvi ozbiljan prodor u red ortodoksnih negatora psihofizičkog ustrojstva stvarnosti. Zaista, do tada je tradicionalna znanost smatrala apsurdom aktivno učešće misli i svijesti u proučavanim procesima. Smatralo se da je misaona djelatnost samo logična posljedica neurofizioloških reakcija, da u njoj nema, niti može biti vlastite energije, iskonske, to jest prestižne neurofiziološke reakcije, energije.

Pa, kako onda objasniti to što radi poznati izraelski ektrasens Uri Geler? Snagom volje i misli, on je brisao sa kompjuterskih disketa na njima zapisane informacije. Savijao je, u vrijeme televizijskog intervjua, žlice i vilice u kućama televizijskih gledalaca, udaljenih stotinama, pa čak i tisućama kilometara, neovisno o tome, u kojoj su zemlji promatrali njegov televizijski prijenos – u Engleskoj, Francuskoj ili Americi.

Povodom ovog fenomena, imao sam priliku u televizijskom prijenosu „Dobar dan“, voditi polemiku sa potpredsjednikom Ruske akademije znanosti Evgenijem Pavlovićem Velihovim. Saslušavši izvješće o demonstraciji moći Uri Gelera, on se podrugljivo nasmiješio i istog trenutka saopćio, kako je čuveni mađioničar iz Amerike, James Randi, raskrinkao Gelera, objavivši da su njegova čudesa obični trikovi. Istina, nedostajalo je objašnjenje, gdje je Geler naučio te trikove.

Kasnije sam provjerio – zaista se ovakvo razobličavanje dogodilo. Isto kao i nastavak te priče. Vodeći znanstvenici Amerike, sudjelujući u eksperimentima sa Gelerom, oštro su i javno skrenuli pažnju Randiju na razliku - što rade dvorske lude na sceni, a što pokušavaju istražiti fizičari u svojim znanstvenim eksperimentima. Zatim je uslijedio sud i sudska presuda u korist Uri Gelera. Ali, to Evgenije Pavlović ili nije znao, ili nije želio znati.

Iste ovakve metode poluistina, prešućivanja ili izravnog falsificiranja, postoje i u svezi čuvenih iscjelitelja. Europska asocijacija za zdravstvenu zaštitu (potpuno tradicionalna institucija!) istraživala je filipinske ekstrasense, koji su bez noža obavljali najsloženije kirurške operacije, među njima i onkološke. U obimnoj verificiranoj dokumentaciji bila je utvrđena autentičnost fenomena i djelotvornost te izuzetne metode liječenja. Zajedno sa tim, u izvodima komisije je bilo i poglavlje u kojem su se razobličavali šarlatani, čije je postojanje neizbježno u svakom senzacionalnom i unosnom poslu. E pa, upravo je to poglavlje dohvatila na stranicama svojih novina zvanična državna štampa – sa dovođenjem nekih birokrata Ruske akademije znanosti. Što raditi, u ratu je kao u ratu – a stvarno, uskoro neće biti potrebni ni kirurzi, ni internisti, ni lijekovi.

No, vratimo se našim ekstrasensima, na domaćem terenu.

U isto vrijeme, na Univerzitetu Lomonosov je doktor fizikalno-matematičkih znanosti, profesor J. P. Pitjev, sprovodio znanstveno istraživanje stručnjaka obučenih na našoj Akademiji, koji su mogli vidjeti zatvorenih očiju.

Profesor Pitjev je uspio ustanoviti da se pri ektrasenzornom opažanju objekta generiraju nekakva tajanstvena zračenja, organizirana kao proces u milimetarskom dijapazonu valova. Pri tom se izvori zračenja nalaze izvan predjela glave ekstrasensa (poput virtualnih „očiju").

Što se tiče same percepcije, u eksperimentima sa difrakcijskom rešetkom, znanstvenik je ustanovio: to podsjeća na hologramski proces. Uzgred, valna priroda pojave se provjeravala i uz pomoć Frenelijeve zonske ploče, koja je u tom dijapazonu valnih dužina djelovala kao sabirna leća.

Najbliža analogija je – akustična lokacija (akustični vid) slijepih miševa i dupina. Oni ispuštaju ultrazvuk, koji se širi po okolnim objektima i prima akustičnim receptorima.

Nadalje je Jurij Petrović Pitjev donio pravilan zaključak da je za tumačenje ektrasenzorne i vizualne percepcije, odgovorna svijest. „Dakle, očigledno je da kod većeg broja ekstrasensa još, jednostavno, nije istrenirano tumačenje ektrasenzorne informacije u obliku vizualizacije. Na primjer, prinoseći ruku magnetu sa zatvorenim očima, oni osjećaju „toplotu" ili „hladnoću", ali da ga „vide" još nisu u stanju. Kao fizičar, ja vjerujem samo onome što može registrirati uređaj. I ta činjenica, da mi je pošlo za rukom otkriti tijesnu vezu ekstrasenzorne percepcije i elektrodinamičkih procesa, izuzetno je važna".

Pitjev nije bio jedini koji se ozbiljno pozabavio istraživanjem fenomena. Publikacije, koje su se redovno pojavljivale u tisku, u vezi sa radom naše Akademije, potakle su Olgu Ivanovnu Kojokinu, direktoricu laboratorije za proučavanje rada mozga Znanstveno istraživačkog instituta tradicionalnih metoda liječenja Ministarstva zdravlja Rusije, da sprovede seriju eksperimenata o daljinskom bioenergetskom međusobnom djelovanju između specijalista sa Akademije i njihovih pacijenata. Rezultati tih istraživanja su bili fenomenalni.

Olga Ivanovna je otvorila novi pravac istraživanja, koji se može svrstati u područje takozvane – virtualne stvarnosti mozga i svijesti. Virtualna stvarnost se stvara beskontaktnom daljinskom interakcijom mozga operatora (iscjelitelja) i primatelja (pacijenta). Ta interakcija se izražava u sinkronizaciji biopotencijala, koji su svaki put prisutni u određenim dijelovima mozga operatera i primatelja. Predloženo je da se ta nova stvarnost proučava kao virtualni mozak, koji funkcionira zahvaljujući djelovanju različitih područja mozga operatera i primatelja.

Analogni rezultati su dobiveni i u drugim zemljama. Jedan od vodećih stručnjaka u svijetu za bolesti raka, Bjorn Nordenstrom je koristio najdelikatnije energije tijela u liječenju raka. Nordenstrom je djelovao na stanicu raka zvučnim frekvencijama najsuptilnijih energija, i u krajnjem ishodu se ona transformirala u zdravu.

Virtualne oči, utvrđene profesorom Pitjevim, virtualni mozak, otkriven kandidatom medicinskih znanosti Kojokinom – daleko od toga da su rutinski događaji uobičajenog istraživačkog rada. To je Arhimedova poluga, uz čiju se pomoć, doslovce može prevrnuti svijet. Znanja, koja će dobiti čovjek razvijajući ta otkrića, postat će sila od globalnog značaja.

Već su ne jednom na televiziji pokazivali ljude koji mogu vidjeti zatvorenih očiju, čitati knjige uz pomoć alternativnog vida ili ekrana unutarnjih vizija. Često se u takve emisije pozivaju eksperti – nekakav poznati znanstvenik, izuzetan stručnjak. Jedno je bilo loše: sa fenomenom koji je trebalo komentirati, oni su se po prvi put susretali u vrijeme televizijske emisije. I potpuno prirodno, njihove odluke su uvijek dovodile do banalnih zaključaka: oni su, najvjerojatnije, virili kroz rupicu?

Ja zapravo smatram da istinski znanstvenik, ukoliko nije proučio problem, nije sproveo nužna istraživanja, nema pravo javno iznositi svoje stavove, čak ni radi zadovoljstva šepurenja na televizijskom ekranu. Primjerom znanstvenog poštenja smatram stav koji je zauzela, konkretno po ovom pitanju, jedan od najvećih međunarodnih autoriteta iz područja neurofiziologije, laureat Državne nagrade, direktor Instituta za mozak, akademik Natalija Petrovna Behtereva. U jednom od svojih intervjua, povodom prikazanog izvješća na televiziji – da djeca, lišena vida, mogu kao zamjenu dobiti drugi, alternativni vid, ona je izjavila slijedeće: „Prikazivanje je bilo vrlo uvjerljivo, djeca su čitala tekstove iz knjiga po slučajnom izboru, vozila bicikl vješto zaobilazeći prepreke, i obavljala mnoge druge stvari, koje su pretpostavka za normalno stanje vida. Razgovarajući sa jednim vrlo poznatim stručnjakom iz područja ekstrasenzorstva, čula sam ga: „Ja jedini vidim – a oni krišom zaviruju". Ali sam i ja, također, vidjela. Oni ne zaviruju krišom" (informativni vjesnik „Početak", br 2).

I Natalija Petrovna je učinila ono, što su trebali učiniti i ostali mnogo ranije: ona je započela istraživački program za proučavanje fenomena. U tom cilju je pozvala poznate stručnjake, koji su postigli rezultate u otkrivanju alternativnog vida, i predložila im da sprovedu svoj rad u prostoru Instituta za mozak, zajedno sa njenim stručnjacima, sa neprekidnim registriranjem rezultata uz pomoć specijalne istraživačke aparature.

Kao kandidat za otvaranje alternativnog vida, bila je određena kćer jednog od suradnika Instituta, kojoj je, kada je imala šest godina nekakav manijak šilom iskopao oči. Zvala se Larisa Pavlova. Od tog užasnog slučaja je prošlo već dvadeset godina. Evo što je ispričala o rezultatima tog rada sama Natalija Petrovna u onom istom informativnom glasniku:

„Istraživanje je pokazalo niz zanimljivih činjenica (mehanizama), među kojima je najznačajnija lakoća korištenja pri velikom vidnom opterećenju, kako sa otvorenim, tako i sa zatvorenim očima ne uobičajenog čula vida, već oblikovanog alternativnim vidom. Mozak se vrlo lako prebacuje na taj, moguće, mnogo pogodniji način prijema signala. Dobiveni rezultati ističu fiziološku logičnost sprovedene obuke i neposrednog (alternativnog) vida".

Eto, tako postupa istinski znanstvenik, ukoliko kod njega postoje sumnje. On sprovodi istraživanja i na kraju krajeva, ukoliko mu intuicija ne podvali, dolazi do novog otkrića svjetskog značaja.

Kao što se vidi, na uređajima istraživača ipak postoje materijalni tragovi ekstrasenzornih djelovanja. Premda se ja osobno, vrlo skeptično odnosim prema mogućnosti da se kroz tradicionalnu znanstvenu praksu proučavanja sličnih fenomena, može stići do biti pojave. Zato što ljudi koji sprovode istraživanja, imaju hiper razvijenu lijevu hemisferu mozga, koja uzurpira pravo na cijeli mozak. Takva lijeva hemisfera „neće" ravnopravnost sa desnom hemisferom, i bez borbe neće predati svoje pozicije. Ona blokira informaciju koja dolazi po kanalu intuicije, pa čak iako je i propusti u čovjekovu svijest, nastoji svim silama odsjeći teoriju i praizvor fenomena.

Čak ni čuveni Edgar Casey, jedan od najznačajnijih iscjelitelja XX stoljeća, ništa nije znao o mehanizmu koji je koristio pri liječenju. Padajući u trans, on je dijagnosticirao bolesti pacijenata koje nikada nije vidio, a davao je i upute za liječenje tisućama ljudi. Casey nije imao medicinsko obrazovanje i stalno je bio izložen napadima, takozvane medicinske javnosti, bez obzira što je američko društvo kliničkih istraživača, proanaliziravši 100 njegovih dijagnoza, priznalo da su sve bez greške. I više od toga, u šest slučajeva je Casey opovrgao dijagnoze stručnjaka koje su zahtijevale operativne zahvate, te je faktički spasio pacijente od neopravdanih kirurških intervencija.

Danas se u arhivama medicinskih ustanova države Virginija, čuva više od 9.000 povijesti bolesti Kejsovih pacijenata. Sve su proučene, i iscjeliteljem ukazana pomoć je priznata kao spasonosna. Casey nije samo postavljao medicinske dijagnoze. On je predskazao točne datume početaka i završetaka dva svjetska rata, ishod bitke na Kurskoj dugi, krah fašizma. Nekoliko mjeseci prije smrti, on je „vidio" raspad SSSR-a.

Ljudi, kod kojih se otvara biokompjuter, mijenjaju način razmišljanja – oni počinju aktivno misliti u slikama, što je vrlo ekonomično. To je povezano, prije svega, sa desnom hemisferom mozga. Zanimljivo je da poslije povrede desne hemisfere, značajni ljudi više nisu pronalazili originalna rešenja u svom radu, iako su u potpunosti sačuvali sposobnost logičkog razmišljanja. U umjetničkim predstavama, stvarnost se odražava odmah u potpunoj raznolikosti veza i proturječnosti. Informaciju u takvom slučaju ne treba sređivati – ona je bliska svom prirodnom stanju u nematerijalnom prostoru. Svemir misli slikama. Razvijajući u sebi tu sposobnost, mi se približavamo međusobnom razumijevanju sa njim.

Među ruševinama najdrevnijih na Zemlji, sumerskih gradova, arheolozi su pronašli glinene pločice sa crtežima Sunčevog sustava. Poredak planeta, njihov raspored, rastojanje jednih od drugih, pokazani su sa apsolutnom točnošću. Da bi se dobili tako precizni rezultati, nužno je ne manje od dvije tisuće godina astronomskih promatranja. Ali, arheolozi tvrde da dvije tisuće godina prije Sumera nije postojala razvijena civilizacija, sposobna za takva istraživanja.

Smatram umjesnim da preciziram – tehnička civilizacija. Tradicije zapadne znanosti dopuštaju samo strogu linearnu uzročnost događaja. No, ni Demokrit nije mogao, polazeći samo od uzročno-posljedičnih povijesnih pretpostavki, razviti svoju atomsku teoriju strukture materije, bez složenih uređaja fizičkih laboratorija. On zasigurno nije imao mogućnost koristiti elektronski mikroskop i, shodno tome, koristio je neku drugu metodu. Uvjeren sam da je instrument koji je koristio Demokrit, kao i mnogi drugi značajni ljudi našeg planeta – ekran unutarnje vizije.

Američki fizičar Heinz Pagels je tim povodom vrlo jasno izrazio slom raspoloženja u znanstvenim krugovima: „Suvremena fizika tvrdi da je vakuum – prvobitna osnova cijele fizike. Sve što je nekada postojalo ili je moglo postojati, već je prisutno u tom nepostojanju prostora... i to nepostojanje sadrži u sebi cijelo postojanje".

Znači, informacija u svom očitovanju opet pretječe materiju!

Dobro je poznat slučaj predviđanja ubojstva Roberta Kenedija, koje se dogodilo 5. lipnja 1968. Godine. Dva mjeseca prije ubojstva, Allen Wogan je, izučavajući sinkronicitet na Institutu graničnih područja psihologije Univerziteta u Freiburgu, iznenada osjetio da će Kenedi biti ubijen i da je taj događaj dio složenog sustava, koji je uključivao i ubojstvo Martina Luthera Kinga. Wogan je uputio pismo sa nadom da će upozoriti Kenedija. Po svoj prilici, upozorenje nisu smatrali ozbiljnim, te ono nije spasilo ni predsjednika, niti Luthera Kinga. Ali su, poslije toga, u SAD oformili Ured za registraciju predosjećanja.

To je dobar primjer kako se događaj koji se još nije dogodio, izražava u našoj stvarnosti mnogo prije svog ostvarenja. I on nije usamljen slučaj.

Američki neurofiziolog Roger Sperry je 1981. godine dobio Nobelovu nagradu, posebno zbog prepoznavanja da misaoni oblici unutar uma razvijaju „uzročnu potenciju", silu, koja inicira sve što se događa u čovjekovom životu. Sperryjeva istraživanja pokazuju: uzročna potencija se stvara u umu kao ugrađeni bioelektrični sustav, sličan kondenzacijskoj bateriji velikog kapaciteta. Što aktivnije punite

„bateriju", tim više energije ona izbacuje, pružajući mogućnost individualnog utjecaja na događaje, takozvane, objektivne stvarnosti. Na prvi pogled to djeluje čudno, ali je fizičarima dobro poznato da se iz uređaja sa dvije baterije od 4,5 volta, može dobiti energetski impuls jačine 20 kilovata. To ukazuje, da pri određenim uvjetima, energija iz latentnog oblika može prijeći u eksplicitnu.

Po svoj prilici, sam čovjek ima udjela u anomalijama ovoga svijeta, i izučavati ih bez uzimanja u obzir utjecaja uma na događaje – nije moguće.

Svaka misao aktivira u mozgu molekule-nositelje. To znači da se bilo koji umni impuls automatski pretvara u biološku informaciju. A ukoliko bismo imali posla, ne sa mozgom običnog čovjeka, uključenog na 3-4 posto, već sa mozgom, koji je u stanju raditi punom snagom? U tom slučaju, čovjekov um dobiva mogućnost kontakta sa razumom planeta, sa kozmičkom sviješću. Zadatak i jest u tome da se mozak podigne na razina onih mogućnosti, koje su u njemu utemeljene samom prirodom.

Biokompjuter je – izuzetna pojava. Za razliku od tehničkih sredstava, kojima čovjek kompenzira razliku između svojih želja i mogućnosti, on, nesumnjivo, ima vlastiti razum i intelekt, i interakcija sa njim je ostvariva isključivo uz kompromis obiju strana. Što se iza toga krije? Prijeko je potreban istraživački rad, i to vrlo ozbiljan. A jedino što se ne smije dopustiti, jest – neaktivnost.

Bilo koji uobičajeni aparati, od televizora do pegle – izvor su elektromagnetnog zračenja. U tim uvjetima se biokompjuteri vrlo često otvaraju spontano. Uplašeni ljudi trče kod psihijatara. A oni, nemajući čak ni skromna saznanja iz područja nadsvjesnih funkcija, propisuju vrlo jake lijekove. Tako se umnožava broj psihički oboljelih i narkomana.

Zaustaviti započeti proces je nemoguće. Ja, zapravo naslućujem, da kompjuteri i ostali pametni strojevi – jesu samo trenažeri dani ljudima, kako bi se oni mogli pripremiti za rad preko biokompjutera s materijalnim i nematerijalnim prostorom. Tako je bajkoviti leteći tepih-avion prethodio pojavi suvremenih letećih strojeva, a čarobne čizme od sedam milja su nagoviještale suhozemna mehanička prijevozna sredstva.

Istraživati ovaj fenomen uopće nije jednostavno. Odrasli, zbog starosnih razloga, rijetko mogu doprijeti do maksimalnog stupnja rada sa biokompjuterom, koji otvara interdimenzionalnu vezu sa drugim planovima Kozmosa.

Djeci je lakše – ona stupaju u dodir sa naseljenim prostorima drugih svjetova, i njima za to uopće nisu potrebne gigantske zdjele radioteleskopa. Kontakt se ostvaruje trenutno. Zašto? Djecu to ne zanima. To je isto kao da ih pitate – kako vidite? Kako čujete?

Vidimo očima, čujemo ušima, kontaktiramo preko biokompjutera – i tu je kraj dječjih objašnjenja čovjekove konstrukcije.

Uostalom, hajdemo se prisjetiti izuzetne knjige K. Čukovskog „Od dvije do pet". Zašto se kod djeteta tog uzrasta događaju zapanjujući procesi u osvajanju stvarnosti? Pokažite mi nekog odraslog koji će uvjerljivo, sa dokazima, objasniti taj masovni fenomen. Strani jezik djeca prihvaćaju, nauče plivati i stječu mnoga druga iskustva sa nevjerojatnom lakoćom u točno, prirodom određenom uzrastu. Isto je i sa biokompjuterom.

„Dovedite mi djecu" - govorio je evanđeoski Krist.

Prije ili kasnije, biokompjuterima će ovladati milijuni ljudi. I iznova će se, zajedljivo, pojaviti staro, poput svijeta, pitanje o moralnosti novih sposobnosti, o kulturi orijentiranoj ka ezoterijskim znanjima.

Svjetsko iskustvo posljednjih stoljeća dopušta formulirati tezu: neusporedivo više energije, zahtijevaju mnogo više razina moralnosti. Nažalost, zasad se, u tom smislu, ljudski rod ničim ne može pohvaliti. Vječito jedno te isto: nova otkrića dovode do njihove zlouporabe. Od baruta do Černobila, od čovječuljaka u epruveti do genetskog inženjeringa – primjeri se ne mogu nabrojati. Kompjuteri su – opće priznato dobro, ali su oni već izrodili i kompjuterske viruse, i hakere - provalnike informacija u cilju profita, i nove probleme sa zdravljem.

Okultne energije postavljaju te iste probleme. Sa novinskih stranica magovi bijele i crne magije, iscjelitelji i vidovnjaci obećavaju da će „skinuti uroke", „općiniti dragog" i ostale dobrobiti. Običan čitalac – se treba nekako probiti kroz njihovu nasrtljivu reklamu, pa kako da raspozna gdje je Svjetlost, a gdje Tama? Čak je i pop glazba postala psihodelična, mnogi izvođači koriste magijske glazbene formule, pronađene u mnogobožačkim kultovima, a umeću u svoje tvorevine i sotonistička bajanja.

U svoje vrijeme, prije desetak godina, bile su popularne televizijske seanse Anatolija Kašpirovskog. On je nasrtljivo objavljivao: „Dajem smjernice ka dobrom! Ja vam dajem samo dobro!" A što je, zapravo, on shvaćao kao dobro? Je li shvaćao dijalektiku dobra i zla, je li znao kako se trenutno može izmijeniti njihov polaritet, kako su relativni ti pojmovi? Iscjelitelj dovodi pacijentov organizam u normu – ali, što je to norma? I može li ona biti podjednaka za milijune gledatelja pred televizijskim ekranima – toliko različitih, jedinstvenih i neponovljivih? Ekstrasens se neposredno obraća čovjekovoj strukturi polja, početnoj točki jedinstva njegovog organizma i njegove duše, on utječe kroz podsvijest – zato je dužan biti svjestan osobne odgovornosti u svojim postupcima.

Psihoanalitičari su odavno dokazali da su mnoge neurotične reakcije vezane za najdublje individualne probleme. Liječiti neuroze kao takve – znači samo pojačavati početnu bolest. A u medicini se to gotovo uvijek, i na svakom koraku događa, zato što se bore sa negativnim simptomima, a ne sa osnovnim uzrokom patnji. I više od toga, zdravlje je povezano ne samo sa „zdravim načinom života", već i sa općim kulturnim razinama čovjekovog pogleda na svijet. Fizičke bolesti imaju moralni smisao - to je jasno svakom čovjeku koji duboko vjeruje. Dakle, što treba liječiti: fizičku bolest ili moralnu izopačenost? Međutim, svatko može navesti primjer o tome, kako teška bolest ili urođeni fizički nedostatak, duhovno podižu čovjeka. I uopće, život se ne svodi na malograđansko brižljivo staranje o ugodnom subjektivnom osjećaju.

Ma, kakvo „dobro" mogu predložiti ekstrasensi poput Kašpirovskog? Ustvari, odveć često oni mogu predložiti samo nestabilno, amatersko, na razini „vlastite izopačenosti", po mjeri svoje individualne intelektualne razine. A to „dobro" je bremenito takvim neočekivanim izljevima zla, pa je bolje ostaviti čovjeka na miru, sa svim njegovim bolestima.

Umišljena čovjekova samodopadljivost je opasna i bezgranična. Apsolutno ništa ne znajući o psihofizičkim svojstvima našeg prostranstva i Svemira, o utjecaju bilo koje, makar i najbeznačajnije svoje misli na dinamiku i potencijal događaja koji se događaju u svijetu, on opet i opet dovodi sebe i svoje bližnje na put strašnih, beskonačnih iskušenja.

Borba sa nepravdama uz pomoć pritiska sile, još više povećava nepravdu. Borba sa prirodom, u kojoj, u konačnom ishodu, nije ostalo ni čiste vode, ni zemlje, ni zraka. Oni su zatrovani otpadom suvremenih znanstvenih tehnologija, kojima se naši znanstvenici toliko ponose. Borba je sa svima, koji poput Krista, pokušavaju vratiti ljudski rod u Sferu Razuma! A potom iznova – uragani, bolesti, nemoć pred stihijom prirode i očajnički vapaj: „Gospode, zbog čega?!"

Uzaludna su nadanja u to, da će se tajne prirode otkriti agresivnim, nemilosrdnim ljudima. Oni otkrivaju samo tajne koje umnožavaju nasilje i surovost, i koje će, poput bumeranga, prije ili kasnije udariti po njima samima.

4. Poglavlje

Vizije biblijske povijesti i nekakvog neuobičajenog, meni nepojmljivog života, očigledno da su imale direktan odnos sa onim što mi se događa u uobičajenoj stvarnosti. Zabrinuto i zbunjeno sam pokušavao sastaviti kraj s krajem. Neprekidno sam se prisjećao kako me je Orlov zastrašivao: „Na što ćeš pristati?" A može biti da je to „sjećanje na budućnost", upozorenje o ozbiljnosti izbora, koji će mi svakog časa predložiti sudbina?

Sad sam bio siguran: zaista smo neodvojivi dio više sile, koju su ljudi, zbog nedostatka točne informacije ili zbog nadahnuća same te sile, navikli nazivati Tvorcem. Dio Boga – ali koji? Prisjećao sam se drevnih mitova i priča. Možda smo mi Njegov san ili Njegov dah? Ili igračka s kojom se on zabavlja? Mnogobrojni proroci u raznim zemljama i u različitim stoljećima su, svaki na svoj način, objašnjavali odnose čovjeka i Boga.

Ja osobno sam do sada bio spontani materijalista i ateista, to jest ostajao sam na provjerenom terenu dostignuća prirodnih znanosti. Svakako, uobičajenije mi je i bliže Kršćansko učenje: Bog – nije jednostavno Stvoritelj, On je naš Otac, On je Gospod u smislu oca i sina, a ne u smislu robovlasnika i roba. Odatle je Ljubav, jednaka Istini, Slobodi Izbora, Blaženstvu, koje su iznad zakona. Pa i vizije mi se „pokazuju" čisto biblijske, o Kristovim žudnjama. Ma, tko mi ih pokazuje? Nije valjda da Sam Bog nema što raditi, nego da se bavi sa mnom satima? A, ukoliko nije On, tko je onda? Kakva je tamo hijerarhija?

Zasad je jedno bilo jasno: svaki čovjek ima svoje određenje, svoj zadatak, svoju ulogu. I sve nas nosi neznano kuda bujica uzročno-posljedičnih ovisnosti nepojmljive nam stvarnosti, a koje polako postajemo svjesni (svatko posebno i svi zajedno).

Misao, uostalom, nije nova. „Kao šibani nevidljivim duhovima vremena, sunčevi konji voze brzu kočiju sudbine, a nama ostaje samo odlučno i muževno upravljati njima, skrećući čas desno, čas lijevo, kako ne bismo dopustili kotačima da tamo nalete na kamen, a da se ovdje survamo u ponor. Kuda srljamo, tko zna? Zato što malo tko zna, odakle je on sam došao". Takav niz slika je za određeni problem pronašao Goethe u „Egmondu". Postoje i drugi, kod drugih autora.

Te tako, mi upravljamo kočijama, zato što smo djelomično slobodni da u ovoj životnoj bujici činimo sve, što nam padne na pamet – da skrenemo pameću ili se opametimo, da tugujemo ili se radujemo životu, da volimo ili mrzimo. Do određenog vremena, dok ne sazru suprotne pozicije nesvjesnog, svijet će biti onakav, kakvim ga sami stvorimo. Samo se ne smije zaboraviti da, za razliku od nas – Bog ima mnogo dana. On može dopustiti sebi raditi i dorađivati, dolazeći do Svog, jedino Njemu znanog savršenstva. Ljudi imaju samo jednu šansu da postanu sutvorci Svemira, a ne bezvoljni, anemični statisti – spoznavši sebe. Drevni ljudi su govorili: spoznaš li sebe – spoznat ćeš svijet. Istina, oni su upozoravali da je to najteže ostvariti.

Ma, tko od nas sebe opterećuje takvim traganjima? I jesu li je mnogi od mudraca, priznatih nosilaca istine, zaista pronašli?

„Malo tko zna, odakle je došao". Da bi se naslutila budućnost, treba razumjeti prošlost. Onda će, možda, postati jasan cilj ljudskog roda u cjelini, kao i svrha svakog pojedinca. Znači, jedno od najvažnijih pitanja je – pojmiti podrijetlo života, otkriti kriterije njegovog nastanka. Sva gledišta o tome, svode se na diskusije između evolucionista i pristalica kreacionizma. Teorija evolucije je prihvaćena od većine znanstvenika, ona im se čini kao jedino razumno objašnjenje za proučavanje prirodnih i društvenih pojava. Kreacionisti zastupaju koncepciju stvaranja cijelog okolnog svijeta natprirodnom silom, to jest Bogom, pri čemu ne putem dugotrajnog razvoja, već odjednom, sa jedinom mišlju, za šest biblijskih dana stvaranja.

Evo, preda mnom su dvije knjige. Jedna je iz pera velikog fantaste Isaaca Asimova i zove se „Na početku". To je izuzetno podrobno i višestrano znanstveno tumačenje biblijske slike stvaranja svijeta i čovjeka. Profesor-biokemičar Asimov (1920 – 1992.) smatrao je sebe nevjernikom, ali njegovo djelo nije ni na koji način himna ateizmu ili evolucionizmu. On nastoji čestito razumjeti situaciju, te nisu bez razloga jednom tu knjigu izdali sa podnaslovom „Znanost susreće religiju". Druga knjiga je – „Očiglednost stvaranja svijeta. Podrijetlo planeta Zemlje". Nju su napisala tri autora – dva Kanađanina i jedan Amerikanac. Kanađani su – otac i sin Maklan – pastori, a Amerikanac Auckland je – biolog, bivši evolucionist, koji je kroz istraživanja i razmišljanja postao kreacionist. Tako su, obje navedene knjige napisali toliko različiti ljudi, koje povezuje stav uvažavanja različitih gledišta, i pokušaj detaljne analize svih svjedočanstava i dokaza. Sva četvorica autora savjesno tragaju za istinom: pa je sasvim prirodno što u mnogočemu dolaze do istovjetnih dokaza i zaključaka.

Zar svi tako postupaju? Koliko ljudi služi svojim idolima, izdiže svoju ograničenost do apsoluta, želeći ne istinu, već isključivo pobjedu u sporu... Oni neće priznati: „ne znam, ne razumijem", vjeruju samo osobnom iskustvu i zato poriču bilo koju stvarnost izvan, s njihove strane usko shvaćenih, kategorija prostora i vremena.

Koliko je snage bilo potrošeno da bi se po zrncima pijeska sakupila znanja stoljeća, isprešala u blokove znanstvenih pravaca i izgradilo veličanstveno zdanje materijalizma. Pa je tako, „U vječnosti krade svatko, a vječnost ja kao morski pijesak" (O. Mandelstam). A vječnost je obmanula te entuzijaste: što je bilo stvoreno od pijeska, u pijesak se i pretvorilo. Isto kao što su se nekada orfejska i pitagorejska učenja rasula u odvojene pojave, gubeći vezu tisućugodišnje sinteze. A sada su iza razvalina srušenih konstrukcija ponovno primijećeni obrisi drevnog Hrama.

Ciklusi građenja i rušenja, rođenja i smrti, dosljedno zavijaju gigantsku spiralu kozmogeneze. I iznova mučna pitanja kidaju čovjekovu svijest: kuda odlazi to, što se dogodilo? Odakle se pojavljuje to, što je započelo? gdje je izvor onoga, što mi nazivamo budućnošću? Budućnost – ona nam još nije stigla, ali već postoji tu negdje. Najsnažnija veza povezanih uzročno-posljedičnih utjelovljenja vodi nematerijalnu ideju ka neizbježnoj materijalizaciji, ne dopuštajući joj da se samovoljno udaljava od promisli i sudbine. Kroz povijest je poznat ne mali broj ljudi, koji su mogli vidjeti ono što još nije nastupilo, početak novih važnih stvari, događaja, sudbina.

Možda zaista postoji svijet, gdje je još nepristiglo već stvarnost, svijet koji je odvojen od nas nepoznatom granicom – čuvan i nedostupan? Tamo su bogovi, čarobnjaci, a zmajevi se igraju sa prošlošću koja nije iščezla, i kontroliraju budućnost, koje još nema. Planeti su - kao igračke viših bića. Sudbine naroda – njihove želje, vizije, samoobmane. I, to sve zajedno je – pozornica besmrtnih režisera, majstora virtualnih iluzija, maje[*]. Nije li na to htio da nas upozori Onaj, Koji je ostvario misteriju Svog zemaljskog postojanja pod imenom Isus?

On je poznavao prošlost, znao-osjećao[**] budućnost, vidio nešto udaljeno preko prepreka i rastojanja; mogao je liječiti ljude stavljanjem ruke i tajnom riječju vraćati u život, nesretne obodriti smirenjem, malodušne ojačati nadom, oslijepjelima pokazati put preobražaja. Što mi poimamo od onoga što nam je On pokušavao objasniti? Koji je opazio svijetlost, ka kojoj treba stremiti? Moguće da to uopće i nisu čudesa, već osnovne sposobnosti svakoga od nas?

Prošlo je dvadeset stoljeća, dva milenija, a mi kao i prije, ne možemo pojmiti da je najveća iluzija Svemira – suglasje poznatih istina o biti nastalih događaja. Ali ipak, hajdemo još jednom pokušati preko Svijesti definirati Postojanje.

****

U to vrijeme posao na Akademiji nije išao loše. O Lapšinu je režiser Igor Šadhan snimio film (bio sam jedan od scenarista). Istovremeno je izašla moja knjiga o njemu i objavili smo metodu. Sve je više i više ljudi dolazilo u Akademiju. Oni su tamo zaista dobivali ono što su

---

* ruski Майя (doslovno prenijeto sa sanskrtskog) - naziv za cijelu grupu hinduističkih škola mišljenja - čulni svijet je iluzoran i samo se meditacijom može dosegnuti stvarni svijet koji je, razumije se, izvan čula

** Ведать - stara ruska riječ, koja označava mnogo širi pojam - znati-osjećati tražili – zdravlje, optimizam, vjeru u budućnost. Kod mnogih su se otvarali biokompjuteri, i oni su se, neočekivano i za njih same, našli u položaju ljudi, koji su proživjeli život, čak i ne naslućujući da su se rodili sa zatamnjenim kontaktnim lećama na očima. A sad su, eto, skinuli te leće, i shvatili da se svijet bez filtra doživljava potpuno drugačije. Čovjek može vidjeti neusporedivo više, nego što mu se činilo. On čak može vidjeti unutrašnje organe, stanične procese, auru i ona informativna oštećenja, koja joj nanosi okružujuća agresivna životna sredina. I mnogo više od toga, on može sam, bez pomoći liječnika dijagnosticirati bolest i liječiti samoga sebe.

U to vrijeme sam vrlo ozbiljno izučavao sve, što bi mi pomoglo da se snađem u znanstvenom tumačenju fenomena Lapšin. Mene je zbunjivalo to što autor metode nije odavao utisak dovoljno obrazovanog čovjeka. Istovremeno, o rezultatima koje je on postizao, mogao je samo sanjati bilo koji od najistaknutijih znanstvenika. Uostalom, i kroz povijest su se događale slične anomalije. I ljudi, čija su imena upisana u znanstvene anale, katkad su ostavljali utisak potpuno neobrazovanih skorojevića. Tim više, svima je poznato koliki je broj izuzetno obrazovanih ljudi koji, osim što govore o pročitanom i naučenom – sami ništa ne mogu. Razgovaraš sa takvim čovjekom – hodajuća enciklopedija. A bi li se on mogao makar za milimetar pomaknuti dalje od naučenog? Je li neku stranicu ili barem redak ispisao svojim životom i sudbinom u ljetopis Postojanja?

Iz kojeg razloga ja o tome govorim? Zato što postoje različite stvarnosti, među njima i neočitovane, duhovne, koje prodiru u našu svijest, uglavnom preko epifize i desne hemisfere i utječu na naš život. Eto zašto – neki znaju, a neki znaju-osjećaju. Ali, znanja su nepostojana, promjenjiva, neprestano se određuju, odbacuju, zamjenjuju... A znati-osjećati je – iracionalan put koji vodi ka praiskonskom, ka onome što je već postojalo, čak i kada nas nije bilo. I na tom putu uopće nije nužno znati anatomiju, kako bi se čovjek izliječio. Dovoljno je staviti se u poziciju Stvoritelja – i uspjeh je zajamčen. Pitanje je samo, hoće li neke više sile dopustiti da zauzmemo tu poziciju.

Vakuum, što u prijevodu sa latinskog znači „praznina“, stvarno, kao što se vidi, nije prazan prostor, već nekakvo informacijsko središte, koje sadrži u sebi više od 99 posto ukupne svemirske informacije. Postoje osnove za pretpostavku da se novo znanje rađa kao rezultat uzajamnog djelovanja svijesti sa onim, što je Vernadski nazivao poljem razuma – informacijskim poljem. Stječe se utisak da je čovjek – psihofizički objekt, on se nalazi u nekom lančanom sustavu određenja oblika, između mikro i makro kozmosa i pojavljuje se kao objekt, ali i kao subjekt procesa transformacije.

Znanost, a prije svega u područjima neposredne interakcije fizike – kemije, biologije – genetike, informatike – psihologije, dolazi danas do paradoksalne, a još koliko jučer, heretične bogohulne paradigme: između materijalnog i idealnog nema nepremostivih barijera, jedno je sposobno da se sasvim uspješno transformira u drugo. Moguće je čak, u vezi sa otvaranjem biokompjutera, tvrditi: razum i misao uz određene uvjete postaju stvarni – opipljivi u svom izravnom utjecaju na okolinu. Mentalni i fizički procesi nemaju istinskih razlika – oni su samo različita stanja jednog jedinog. Misaoni utjecaj na materijalne objekte postupno stječe status znanstvene činjenice.

Iz gore izloženog slijedi zaključak: svijet je psihofizički, zasebnog, izdvojenog od svijesti fizičkog svijeta nema i ne može biti. I, na početku je zaista bila riječ. I ništa može da donese na svijet nešto. A virtualni procesi mogu donijeti – fizičku snagu. Upravo zato ja i inzistiram: mentalno ili semiotičko, čovjekovo prostranstvo – nije samo strukturalna ukupnost osobnog duhovnog, emocionalnog, socijalnog i povijesnog iskustva, utvrđenog u njegovoj svijesti i obližnjoj sredini specijalnom projekcijom hologramskih objekata, već i suptilni materijalni repetitor udaljenih svojstava bilo kojih struktura Kozmosa i fizičkog vakuuma. Zato se ljudska evolucija mora proučavati kao realizacija potencijala koji postoje u prirodi kao danost.

I pitanje o znanstvenom pogledu na svijet u vezi sa fenomenom biokompjutera – nije samo pitanje filozofije. To je pitanje preživljavanja čovječanstva i traganja za alternativnim putem njegovog razvoja.

Eto o kakvim smo problemima, vezanim za pogled na svijet, razmišljali mi na Akademiji. Okupili smo prilično veliki kolektiv – desetine stručnjaka iz različitih područja znanja, od kojih je nemali broj bio iz reda uglednih znanstvenika. Održavali smo savjetovanja, simpozije. Poznati akademici diljem zemlje su bez ustručavanja dolazili kod nas, da bi pogledali naša „čudesa", a istovremeno i poboljšati svoje zdravlje. Redovno su sredstva masovnih komunikacija pričala o Akademiji: članci u novinama, časopisima, informacije na radiju. Gore navedeni film Igora Šadhana su „vrtjeli" na TV-u nekoliko puta.

Razumije se, događali su se i neočekivani slučajevi, ponekad, sa stanovišta vječnosti, prilično komični. Evo jednog od njih.

Jedan moj blizak prijatelj uvalio se u „slučaj" sa virtualnim svijetom. Doveo je svog sina na obuku u Akademiju, i već poslije tri tjedna se kod dječaka otvorio biokompjuter. Dječak je počeo vidjeti ono, što u porodici nitko nije vidio. On je vidio kako njegov otac provodi vrijeme, znao gdje ga može naći. Čak iako otac nikoga u kući ne bi obaviještio o svom pravcu kretanja, to uopće nije jamčilo, da se u nikom poznatom stanu, odjednom neće razlegnuti uznemirujući urlik telefonskog poziva, i da dječji glas neće histerično izgovoriti: „Već je kasno. Moraš doći kući. Mama plače, a i ja te, također, čekam".

Sad sam shvatio mudre riječi mog drugog prijatelja, poznatog pisca Jurija Poljakova: „Želio bih, svakako, da i moja kći Alina također ima takav biokompjuter. Ali će biti vrlo teško odgajati je, ukoliko bude u stanju da me vidi skroz-naskroz". Te se on ipak nije odlučio da pošalje svoju kćer na obuku u Akademiju. Ne, to nije malograđanska predostrožnost, već ozbiljan moralni problem.

A porodične stvari mog prijatelja su izmakle kontroli i bilo je baš loše. Kod kuće su znali doslovce sve što je radio. To je „izazivalo napetost" i kod onih koji su znali, a i kod onih o kojima su znali. Događalo se potpuno obrnuto od onoga što je on htio. On se nadao da će uz pomoć sina nadgledati druge. Ali, „drugi" nisu uzbuđivali dijete, brinuo ga je otac. Sin ga je doslovce špijunirao od jutra do večeri, i sa dječjom bezazlenošću je prekoravao oca za bilo kakav otkriveni prekršaj.

- Što ćemo raditi? – pitao me je prijatelj. – Dječak će me dotući. Ne znam kako da se zaštitim od njega.

- Otvori i sebi isto tako biokompjuter, pa postavi program zaštite – savjetovao sam ga.

- Gdje da nađem vremena za to? Imam četrnaest tvornica. Tisuće ljudi ovise o tome, hoću li ja uspjeti osigurati narudžbe ili ne. Cijelog života za sebe nisam imao dovoljno vremena.

Prijatelj se živcirao, iskompleksirao. Nisam znao na koji mu način pomoći. Sin ga je očigledno pobijedio u toj borbi karaktera, zato što je sa dječjim pretjerivanjem smatrao da je istina uvijek samo jedna – ona, koju on razumije. Ocu je, od strane njegovog nadzornika, bio zabranjen bilo koji korak dalje od obitelji, što je, bezuvjetno, pretvaralo život u košmar. Ispalo je kao u popularnoj pjesmici o čarobnjaku: „Htjedoh napraviti psinu, a dobio sam kozu". Koza je ispala, pokazalo se, povelika i prijetila da probode rogovima obiteljski život mog prijatelja. A ja ničim nisam mogao pomoći, budući da je biokompjuter – nešto mnogo veće od novih čovjekovih mogućnosti. To je propusnica za drugi svijet, čije se praskozorje već probijalo kroz veo približavajuće godine milenija. Ali nitko još nije znao te, 1997. godine, kakvo će biti sunce novog milenija. Hoće li to biti sunce tame ili sunce Svijetlosti? Tada o tome nitko nije ništa znao. Čak ni bogovi.

Stotine ljudi koji su se izbavili od svojih, po mišljenju liječnika, neizlječivih bolesti, stvarali su Akademiji čudnovatu aureolu neke mistične ustanove, u kojoj rade ili čarobnjaci ili magovi. Lapšin se nije bojao te sumnjive reputacije. Štoviše – podržavao ju je, održavajući redovno satove o zajedničkom djelovanju sa onostranim silama. Slušao sam i pamtio to što je govorio Vjačeslav Mihajlović, ali istovremeno, nisam se mogao osloboditi nekakvog dubinskog unutarnjeg otpora slici poretka stvari u svijetu, koju je on pokušavao nametnuti učenicima i sljedbenicima. Bog, vrag, Carstvo mrtvih i rad sa njim – sve je to u isto vrijeme bilo i vrlo egzotično, ali na neki način i ne baš poželjna orijentacija, koju su mi nametali. Tim više što sam sebe u to vrijeme još uvijek smatrao čovjekom ateističkih pogleda, sadržaje predavanja sam prihvaćao isključivo kao mitološke teme i nisam ih povezivao sa stvarnošću svakodnevnog života.

Međutim, do otvorene konfrontacije ipak nije dolazilo. Tim prije što je Lapšin, usprkos svog grubog, prilično netaktičnog i vulgarnog načina ophođenja sa ljudima, upravo sa mnom bio izuzetno taktičan i obazriv u načinu izražavanja. A osim toga, rezultati... Bez obzira na sve, izlječenja nisu bila izmišljena, već istinska. Bio sam ne jednom svjedok tome, kako su slijepi ljudi, katkad vrlo stari, odjednom počeli vikati: „Ja vidim! Vidim!" Oni bi se odjednom nepogrešivo počeli orijentirati u prostoriji, u kojoj su se do prije jedne minute bespomoćno spoticali o stolice.

U ime takvih rezultata, bilo je moguće pretrpjeti duboko osobno neslaganje sa Lapšinovim pogledom na svijet, i prihvaćati sve to kao nekakvo čudno osobenjačko skretanje čuvenog virtuoza.

U to se vrijeme Lapšinova metoda zaista približavala svjetskom priznavanju. O njemu su bili snimljeni filmovi u Ukrajini, Grčkoj, Njemačkoj, Francuskoj. Nešto prije toga, u vrijeme Clintonove posjete Kijevu, žena američkog predsjednika, Hillary, našla je vremena da posjeti Lapšinov centar.

U velikoj sali centra u kojoj su je dočekali, u susret gostima je izašao dječačić, koji se teškom mukom kretao sa ogromnim buketom cvijeća. Sedmogodišnji dječak je još donedavno bio osuđen od strane liječnika, da će život provesti u invalidskim kolicima zbog cerebralne paralize. I evo ga, korača preko sale, mrmljajući nešto sebi u bradu i radosno se osmjehujući. Stigavši do gospođe Clinton, on joj je uručio cvijeće. U tom trenutku, malo kome se oči nisu ispunile suzama.

Još je veću popularnost Lapšinu donio film, prikazan nekoliko puta zaredom na televiziji. Gledatelje je zapanjilo to, što sasvim jednostavne vježbe omogućavaju slijepima da već na prvoj etapi razviju radarski alternativni vid, a na drugoj iznova stječu sposobnost vidjeti očima. To je postala prava senzacija.

Za mnoge je bilo otkriće da kod nas, u potiljačnom dijelu velikog mozga, u vidnim kvržicama postoje stanice koje su sposobne ispuštati i primati elektromagnetne valove, i da taj način gledanja u prirodi ima kudikamo veću perspektivu, od tradicionalnog, očima.

Zato se činilo potpuno prirodnim, što su jednom prilikom pozvali Vjačeslava Mihajlovića da sudjeluje u televizijskoj emisiji. Obećali su da će mu dati dovoljno vremena za nastup, i zamolili da neko od naše dece sudjeluje u demonstraciji prikazivanja mogućnosti čitanja tekstova sa zavezanim očima.

Ne znam iz kog razloga, ali me je nešto uznemiravalo u svezi predstojećeg televizijskog poduhvata. Imao sam neki nejasan osjećaj opasnosti ili podmetanja. Tada sam najozbiljnije savjetovao Lapšinu da bude vrlo obazriv i da povede sa sobom ne obične, zdravu djecu, već nekog od slijepih, kako ne bi bilo ni sjenke sumnje u vjerodostojnost rezultata.

Kako se ispostavilo, predosjećaji me nisu uzalud tištali.

Televizijski show, u kojem je trebao sudjelovati Lapšin, pripremala je televizijska kompanija „Pojava". Prijenos su nazvali „Suđenje je u tijeku". To je bilo teatralizirano suđenje onima koji imaju svoju praksu – iscjeliteljima, ekstrasensima, šamanima, vračarama. Organizatori prijenosa su se potrudili da dekor i okolnosti poduhvata, što je moguće bolje odgovaraju zamisli: porotnici, advokati, tužitelji, svjedoci. Pa je čak bio i sudac u sudačkoj odori, kome su, istini za volju, s vremena na vrijeme došaptavali što treba govoriti i kada udariti drvenim čekićem.

Sve u svemu, na sudu je kao na sudu. Bilo je kome se sudi, bilo je koga će osuditi. I ruku na srce, treba priznati – malo tko od normalnih ljudi nije iskreno duševno patio, vidjevši punačke djevojke sa svijećama, koje su izvodile naglašene baletne korake oko onih koji su željeli skinuti vijenac momaštva, ili oko primitivnih magova koji trguju ljubavnim napicima.

Ja nikada nisam pripadao poklonicima egzotičnih specijalista u vračanju čega god hoćete, ili liječenju od čega god poželite. Zato sam promatrao ono što se odigrava, nekako sa pozicije čovjeka koji nema apsolutno nikakav odnos glede predstave na „sudu".

U početku je sve bilo prilično pristojno. Istupao je Lapšin i, kao i uvijek je, poprilično nerazumljivo ljudima koji su vrlo daleko od ezoterije, pokušavao bar nešto reći o biti svoje metode. Njega je, isto kao i uvijek, malo tko razumio. Svi su iščekivali njegovu praktičnu demonstraciju dostignuća.

I evo, izađe Saša. To je bio četrnaestogodišnji slijepi dječak - od djetinjstva invalid bez vida. Dijagnoza je glasila: anomalija razvoja očnog živca, odljepljenje mrežnice, zrikavost. Uz to je još, kao rezultat udarca pri padu, kod njega nastala katarakta na desnom oku. To je bio stvarni slijepac, sa svojom gorkom životnom pričom, životom koji je uglavnom protjecao u specijalnoj školi-internatu za slijepe i slabovidne.

Saša je izašao za govornicu namijenjenu svjedocima Prinijeli su mu nekakve papire sa sudačkog stola. I dječak je, stavivši preko očiju tamni povez, počeo prilično brzo čitati. Onda su mu dali drugi tekst – ponovno isti rezultat. U sali je nastala takva tišina, doslovce kao da su se ljudi upravo osobno uključili u čudo. U toj mukloj tišini, činilo se, mogli su se čuti otkucaji srca i u potpunosti osjetiti valovi zaprepaštenja i uzbuđenja. Ja sam u sebi likovao, iščekujući aplauze.

Iznenada se dogodi nešto potpuno neshvatljivo. Podiže se jedan od organizatora show programa – i pozva radi razotkrivajuće procedure novinskog dopisnika časopisa „Aganjok", gospodina Nikonova.

U prolazu se pojavljuje energični, samouvjereni mladi čovjek i, gotovo izbacivši sa govornice dječaka koji je potpuno izgubio glavu, gromoglasno izjavljuje: „Ja ću sada raskrinkati te šarlatane!"

Zatim, on samouvjereno i jasno objašnjava, da je i kroz najmanje rupice u tkanju poveza moguće bez ikakvih poteškoća, razumije se, poslije određenog treninga, čitati tekstove i prilično dobro vidjeti.

- Tamo gdje se ja pojavim – kao pravi pravcati showman zaurla prema gledalištu Nikonov, – čudesa se završavaju!

To, da se na sličan način poslije određenih vježbi može čitati, bilo je poznato i ranije. Ovakve trikove pokazuje i Jurij Gorni. Samo, kakve veze sa tim ima Lapšin? Njegovim pacijentima je pri radarskom vidokrugu potrebna maska, kako bi se zaštitili od izvanjskih utjecaja. Nju koriste u početnoj fazi radi koncentracije pažnje pri liječenju cerebralne paralize, dijabetesa i drugih patologija.

I osim toga, Saša – je slijep. Pomislio sam: možda bi, radi čistoće eksperimenta, Nikonovu prvo trebalo izbosti oči, pa mu tek onda dati tekstove da pročita?

Ovo ja u sebi govorim. A u sali uzbuđenje, svi su izuzetno napregnuti. Nikonov traži od djeteta povez, stavlja ga preko očiju. Uzima u ruke tekst koji su mu pružili i počinje ga odlučno čitati. Svi su poskakali, u sali je nezamisliva buka i zbrka. Gledatelji ne primjećuju da Nikonov čita, postavivši list papira desno. Oni, uostalom, i ne znaju, o čemu svjedoči to pomicanje papira. A to svjedoči, ni mnogo ni malo, tek to, da Nikonov čita, koristeći istu metodu kao i Saša – radarski vidokrug. Upravo tako vide praktično svi, kod kojih se otvara ekran unutarnjeg vida, u svakom slučaju bar prve dvije-tri godine.

Mladog showmana, koji izgara od želje za televizijskom slavom, nije uopće zbunio dječakov izgubljen izgled, ni očajanje njegovog oca, koji je pokušavao nešto odgovoriti gledalištu podignutom na noge. Ja sam u pauzi razgovarao sa Nikonovim, pokušavajući mu objasniti nekorektnost njegovog postupka, ali mi je mladić, ne gledajući me u oči, već sve vrijeme pogledom uokolo tražeći znake svoje isplanirane popularnosti, bez okolišanja skresao u brk, da njega zanima samo to, koliko je on efektno izgledao u televizijskom prijenosu. „To je, brate, show, isključivo show!" – objašnjavao mi je.

Ne – to nije show! To je diskreditacija metode, koja može pomoći tisućama beznadno oboljelih da steknu zdravlje. Cinizam i bezdušnost razotkrivača ovdje je nesumnjivo prešla sve dopuštene granice. Uz to, neka od djece su još i prepoznala u novinaru - strićeka, koji po Lapšinovoj metodi radi u Moskovskom institutu za čelik i legure. Tad je postalo jasno, zašto je Nikonov mirno čitao tekst koji su mu držali, ne ispred očiju, već desno, pored uha. Kako sam već spominjao, tako se isprva čita radarskim vidnim poljem, zbog pomicanja slika za 60-90 stupnjeva. Ukoliko je posljednja pretpostavka točna – onda, ono što se događalo nije jednostavno glupost i duševna gluhoća, već će prije biti, unaprijed isplanirana podlost.

Neobično je da su organizatori prijenosa iskoristili u svojstvu eksperta ne stručnjaka, već novinara. A u sali su bili profesionalni liječnici sa nesumnjivom reputacijom, znanstvenici sa slavnim imenima, koji su osobno poznavali i samog Lapšina i djecu koju je izliječio. Uzaludno su stručnjaci molili asistente produkcijske kuće da im daju riječ. Iz nekog je razloga snimanje iznenada završeno, pregrijali se reflektori, isteklo dodijeljeno vrijeme od studija? Ma, doslovce sve nedaće istovremeno!

I ja sam također pokušavao objasniti režiseru prijenosa nekorektnost ovakvih senzacija. Sve je bilo uzalud. Pamtim čak i to, da je snimatelj ovog umjetnog suda izjavio: „Ovdje nešto nije u redu. Ja sam radio na temi o Lapšinu na Tverskoj medicinskoj akademiji. Tamo su istinski slijepi, i oni su apsolutno mogli čitati".

Taj sadržaj je kasnije izašao u eter bez raskrinkavajućih makinacija Nikonova. Od daljnjeg navođenja na protuzakonito djelovanje je spasilo to, što je Saša zaista bio slijep. Organizatori emisije nisu računali sa tim, da će na njihov „sud" dovesti slijepo dijete. Oni su, očigledno, mislili da su svi uokolo spletkaroši, poput njih samih.

Ovaj slučaj me je čvrsto ujedinio sa Lapšinom. U njegovom odnosu prema meni se pojavila nekakva srdačnost. Počeo mi je više pričati, sa većim povjerenjem se odnosio prema mojim idejama i projektima.

To što sam počeo otkrivati, zapanjivalo me je. Svijet, prikazan Lapšinom, pokazao se kao potpuno skladan i dinamičan sustav. Pri čemu je, osim široko poznatih ezoterijskih konstrukcija, on sadržavao u sebi takve detalje, o kojima nije mogao znati netko kome je stran taj svijet, i koji ga izučava isključivo preko poznatih literarnih izvora. Meni, kao profesionalnom informatičaru, posebno su bila zanimljiva njegova razmišljanja o informacijskim osnovama Svemira.

Mnoge večeri smo ostajali sami, a on mi je objašnjavao:

- Informacija – to je označavanje oblika prostora. Ako je za svakog čitatelja knjiga – neka autorom napisana informacija, onda je za mene knjiga – međuprostorna pukotina, rupa, u kojoj se nalazi mnoštvo nekih biti, a ja sam tim bitima, na neki način pastir. Ja znam kako raditi sa njima. Knjige koje stoje kod vas na polici, mogu vas sutra pojesti potpuno, zajedno sa cijelom utrobom, ili vas, naprotiv, izliječiti. To nije šala. Objasnit ću k čemu sve to vodi, zašto se kroz nas ostvaruje translacija te informacije, zbog čega mi pišemo knjige, što se uopće događa sa tom informacijom i kako sa tim postupati. Objasnit ću svoje gledište u odnosu na to, kako sa tim radim, kako s tim živim.

Pritom je često spominjao Bibliju:

- U prvim redovima Biblije čitamo riječi o tome, da su na početku postojali Svjetlost i Tama. Bog je odvojio Svjetlost od Tame. Malo tko obraća pažnju na to da se pojavljuje i treća komponenta. Svjetlost, Tama i nešto između – što razdvaja jedno od drugog, prava linija. Znate li kinesku proročansku „Knjigu promjena" Ji Ching? Heksagrami po „Knjizi promjena" imaju dva tipa linija: jedna neprekidna, druga isprekidana. Isprekidana linija označava interakciju dva prostora: Svjetlosti i Tame. Po simbolici brojeva, neprekidne linije se nazivaju „devetke", a isprekidane – „šestice". U prvom slučaju su zatvoreni prostori, koji ne surađuju međusobno, u drugom slučaju dolazi do uzajamnog djelovanja prostora, što u konačnici vodi do iskrivljavanja prostora u obje sfere. Oblike izobličavanja, deformacije prostora, čovjek je označio kao informaciju.

Razumiješ li, u „Knjizi promjena" sva pažnja je posvećena objašnjenju kvaliteta i svojstava, koji su postavljeni u središnji položaj, u liniju koja ih dijeli. Ako se na ovaj problem pogleda iz malo drugačijeg kuta, onda se pojavljuje nešto drugo, poput tehnologije knjižne magije. Ukoliko se razvije ta linija, dobiva se ravna površina. Ta površina oponaša različite materijale, na kojima čovjek nešto zapisuje, uključujući i kompjuterske diskete.

Drugim riječima, prva pojava informacije, vezana je za pojavljivanje Svjetlosti i Tame. Postoji određeni oblik izobličavanja u prostoru Svjetlosti, kao i u prostoru Tame. I postoji informacija, koja se pojavljuje kao proizvod uzajamnog djelovanja Svijetlosti i Tame, upravo u središnjem položaju. Obično se takav središnji prostor još naziva tibetanskom riječju Bardo – međuprostor, gdje se, po podacima navedenim u „Apokrifima drevnih Kršćana" – nalazi „pet stabala u raju, koja su nepokretna i ljeti i zimi, i njihovo lišće ne opada. Onaj, tko ih upozna, neće iskusiti smrt".

- Ovdje se u vidu imaju strukture – svoja objašnjenja on, po pravilu prati crtežima, – prva, druga i tako dalje, iako se za označavanje struktura središnjeg prostora koristi šest linija. Ali je potrebno orijentirati se ne na linije, već na prostore između njih. U ovisnosti od tome kako dolazi do prekida između prostora u tom središnjem dijelu, ovise očitovanja različitih informacija.

Razmotrit ćemo jednostavniju varijantu. Prostor Svjetlosti, u kojem se ti i ja nalazimo – to je astrološki prostor, to jest prostor Boga Sina. Neastrološko – nematerijalno, anđeosko prostranstvo – to je svijet Boga Oca. Međuprostor – je svijet Svetog Duha. Informacija može biti kao prostor, iskrivljena prema Svjetlosti, to jest, materijalnom svijetu, ili prema Tami, to jest nematerijalnom svijetu.

Na taj način – rezimirao je on, – postoje tri vida informacija: nematerijalnog svijeta, materijalnog svijeta i međuprostornog Bardo-svijeta.

Nadalje je govorio o tehnologiji, koja je, kako se kasnije pokazalo, vrlo bliska onome, što sam imao priliku spoznati iz osobnog iskustva.

- Središnja bardovska informacija (ideja) – utjelovljuje se isprva s lijeve strane, kao nekakva virtualna stvarnost, kao projekt (nematerijalni prostor), i zatim kreće u ostvarivanje desno, u materijalni prostor. Upravo točno kao skica, koja stigavši u tvornički pogon, dobiva oblik i funkcionalna svojstva proizvoda.

Eto, tako u Lapšinovom tumačenju izgleda Svemir. Postoji naručilac (tko?), postoji projektantski institut, u kojem se njegove ideje oživljavaju u projekte i skice (oblike), i postoji tvornica, u kojoj u skladu sa tim skicama nastaje sve što se želi, na primjer (ako se tiče ljudske zajednice) revolucije, građanski ratovi. Ili obrnuto: stabilizacija, procvat.

Istina, ukoliko se pažljivo proanalizira povijest, pravo na narudžbu, to jest ideju, imaju u najmanju ruku dvije suparničke strukture (inače se različite stvari neće uklopiti). To su nekakve dvije svemirske korporacije „Svjetlost" i „Tama". One neprestano vode konkurentsku borbu za promet svoje robe u materijalnom prostoru Svemira. Potrošači smo u prvoj etapi mi, ljudi. A u drugoj će, u ovisnosti o tome čiju smo robu ili usluge koristili za svoje potrebe, pojesti nas same. Tko? Jedna od dvije najstarije, zaslužne korporacije – ili „Svjetlost" ili „Tama". A sve se to zajedno naziva – osnovna informativna interakcija. I rijetko tko će se uspjeti otrgnuti iz lanca ponavljajućih spiralnih uzajamnih odnosa materijalnih i nematerijalnih prostora.

To, o čemu je pričao Lapšin, uvijek je na mene ostavljalo prilično čudan utisak. Imao sam osjećaj da se u njemu, kada na određeni način usredotočuje misao, uključuje nekakav prijenosni mehanizam koji je kroz njega objavljivao vrlo složena, a ponekad čak, i vrlo neshvatljiva predavanja. Pri tome se on, nesumnjivo, nije razumio ni u osnove fizike, ni u osnove medicine, na čijim je njivama dostizao izuzetne rezultate, pred kojima su blijedjeli ugledni akademici. Trebalo je da se taj primopredajni sustav isključi, kako bi se trenutno pretvorio ne čak ni u običnog, već bih prije rekao, u osrednjeg čovjeka. Ali je on znao manipulirati svojim stanjima „uključivanja" i „isključivanja", i malo tko je mogao naslutiti tu neobičnu osobinu njegove svijesti.

Ja sam, po pravilu, provjeravao sve što mi je saopćavao Lapšin, i nailazio s vremena na vrijeme na vrlo zanimljive paralele u svijetu zvanične znanosti, naročito kod fizičara.

Na rusko-američkom seminaru „Vision of the Future" („Vizija Budućnosti", Sankt-Peterburg, 1993.g) fizičari A.V. Moskovski i I.V. Mirzalis su imali referat „Svijest i fizički svijet". U njemu se tvrdilo: „Ukoliko se doslovno prate strukture kvantnog formalizma, onda djeluje kao da se cijeli svijet raspada na dvoje. Prvi je – svojevrsni kvantni odraz u ogledalu, gdje istovremeno postoje i po svojevrsnim zakonima uzajamno djeluju potencijalno moguća stanja Svemira. Evolucija ovog svijeta se opisuje, na primjer, Shröedingerovom jednadžbom, tako da se može govoriti o neprekidnoj bujici interferirajućih potencijalnih mogućnosti, „virtualnih putova", „sjenki", „oblaka vjerojatnoće" itd.

– skup metafora se može nastaviti, ali je u ovome najbitniji paradoks, budući da je u klasičnom svijetu nemoguće uzajamno djelovanja onoga, čega kao da i nema. Drugi plan – jest stvarni, makroskopski svijet, prostor stvarnih događaja, u kome nema mjesta neodređenosti, dvosmislenosti, a ukoliko je to i moguće, to je samo zahvaljujući našem neznanju o tome što se zapravo događa".

Još radikalnije djeluje pozicija američkog fizičara, dobitnika Nobelove nagrade, Eugenea Wignera, koji je smatrao da se konačni „raspad" kvantnog valnog paketa događa u svijesti promatrača. Isključivo svijest posjeduje jedinstvenu osobinu – da bude svjesna same sebe. Kao platno u kinu, koje daje mogućnost fotonima iz svjetlosnog toka da dobiju određeno mjesto u prostoru, koje oni, do zajedničkog djelovanja sa njim, nisu imali.

Sa te točke gledišta, „princip stvarnosti" je sadržan ne u fizičkom svijetu, već u ravni svijesti. Ili točnije, Svijesti. To jest, sve je potpuno suprotno, od općeprihvaćenih kozmogonijskih teorija: fizičko je – efemerno, a psihičko je – stvarno.

Nije manje radikalan pristup koji razvija Everet, koji je došao do zaključka da naš svijet nije jedini, već da postoji u nebrojenom mnoštvu ravnopravnih kopija, iz kojih naša svijest nekako odabira jedan scenarij svijeta. Drugim riječima, život ne određuje svijest, već naprotiv, svijest određuje život.

Nećemo sada ulaziti u analizu tvrdnji kako osnovni faktor u formiranju Svemira nije njegov samorazvoj, već utjecaj nematerijalnog polja informacija. Očigledno je da se ovakve koncepcije pogleda na svijet moraju razmatrati aktivno i svestrano. Hajdemo bar konstatirati tu činjenicu - osnove za ovakvu promjenu akcenata postoje, i one su bitne. Zato što se ispostavilo: u tajanstvenoj „praznini" vakuuma, neobjašnjivim načinom je utisnuta informacija još prije nego što se izrazila. I više od toga, na materijalnoj razini Postojanja, kakav god da je bio prauzrok, upravo je informacija postala presudna sila koja stvara novu stvarnost.

Može biti, prije usana se već rodio šapat,
I u bezdrvlju se kovitlalo lišće,
I oni, kojima posvećujemo iskustvo,
Prije iskustva su stekli osobine.

O. Mandelstam

Svijet je preplavljen pametnim strojevima i mehanizmima. Novi informacijski prostor silovito se samoorganizira, usavršava, opskrbljuje novim intelektom, lišenim pređašnje rasipničke emocionalnosti. Današnji čovjek bilo gdje da jest, više nije upravljač i organizator, već je isključivo opslužujući personal ili korisnik globalnih kompjuterskih sustava, koji, kao da počinju živjeti vlastitim životom, nezavisnim od njega. Duhovna stremljenja ljudi, njihova moralna traganja, koja se sve više i više obezvrjeđuju u ovom tehnološkom svijetu, sve manje su u stanju utjecati na životno važna društvena rješenja. Unifikacija masovne kulture, u punom smislu te riječi, uništava čovjeka kao osobnost, stimulira njegovu prosječnost, nivelaciju i standardizaciju.

Napredne zemlje su već odavno krenule putem izgradnje informacijskog društva, u kojem prioritetni značaj ima ne proizvodnja materije i energije, već stvaranje novih tehnologija. Ali, što su više napredovali, tim su sve više postajali ovisnici o svojim tvorevinama.

Od normalnog rada infrastrukture, od intenzivnosti informacijskih razmjena, potpunosti, pravovremenosti i vjerodostojnosti informacija koje cirkuliraju kroz kompjuterske i telekomunikacijske sustave, neposredno ovisi cijeli život suvremene države. Zato što ni jedan, čak i najveći stručnjak, ne može objektivno procijeniti projekt predložen od strane informacijskog supersustava, bez pomoći samog supersustava.

Kompjuterska tehnika, zahvaljujući otkriću akademika E.V. Jevreinova, o mogućnosti distribucije obrađenih informacija – sada funkcionira sa ukupnim brzinama većim od brzine svijetlosti, iako je brzina rada računala – principijelno drugačija brzina, ali za nas, korisnike računala, u praksi ova činjenica znači, da je u principu nemoguće suparništvo između čovjeka (u tom obliku, u kakvom on postoji na sadašnjoj etapi razvoja), i svijeta „pametnih strojeva" koje je sam stvorio. To je zato, što dok učimo – naša znanja beznadno zastarijevaju. U školi se čitanjem, ponavljanjem, bubanjem napamet, kod djece gube najefikasniji oblici pamćenja – eidetski, i uopće se ne uzima u obzir da je intuitivno mišljenje, neusporedivo efikasnije od logičkog.

I više od toga, iluzorni standardi „obrazovanosti" blokiraju, a ne razvijaju intelekt ljudi. Jer, oni se najčešće uče mislima, a ne sposobnosti da misle.

Čini se da su opravdane strepnje filozofa, kako su uspjesi tehničkih znanosti izrodili stanje, po kojem se u čovjekove biti ubrajaju samo one, koje se u principu prepuštaju matematičkom i tehničkom modeliranju. Samim tim se otvara nova stranica povijesti: ne formira čovjek tehniku po svojoj slici i prilici, već naprotiv, suvremene tehnologije sa njihovom brzinom rada, neosjetljivošću na smetnje i ostalim funkcionalnim svojstvima, počinju iznositi svoje zahtjeve o sustavu organiziranja i funkcioniranja ne samo individua, već i društva u cjelini. Zanimljivo, je li nam potrebna ta i takva stranica povijesti? Čime mi, duhovne osobnosti možemo njoj uzvratiti?

Ali, Lapšin do takvih finesa nije dosezao. I sve češće mi se činilo da smo on i ja - na različitim stranama Svijetlosti i Tame. Uostalom, mene su u to vrijeme sve više mučili preobražaji moje svijesti.

Činilo se da ih je moj mozak, upivši u sebe nove energetske linije prostornih i vremenskih koordinata, dešifrirao i odazvao se čudnovatim slikama iznova stvorenog svijeta. Ostalo mi je samo prikupiti hrabrost kako bih doznao: kakav je to svijet i koje je vrijeme?

****

Ješua se zaustavio na pragu i okupljene za susret sa njim obuhvatio dugim pažljivim pogledom. Domaćin kuće, farizej Šimun, opazivši pokornost, malo se pridiže sa klupe, na kojoj je bio u poluležećem položaju po rimskom običaju, a lice mu je ozario osmjeh dobrodošlice. Šimun je sebe smatrao čovjekom širokih pogleda i volio je sve, što je drugima dokazivalo iskrenost i jednostavnost njegovog srca. Te, eto i sada, pozvavši u svoj dom tog putujućeg propovjednika iz Nazareta, on mu je ostavio počasno mjesto na klupi, u krugu izabranih, za stolom, gdje se je mogao osjećati kao jednak među jednakima.

- Čekali smo te, učitelju – potvrdi on poziv u svoj dom, koji je propovjedniku poslan preko sluge. – Evo mjesta za stolom, sjedi i podijeli obrok sa nama.

Dok je on govorio, crna, sijedim vlasima prošarana brada je skakutala gore-dolje, kao u vrijeme propovijedi u sinagogi.

Izuvši sandale i stavivši ih pored ostale obuće kod ulaza, Ješua pređe prag i zaustavi se na debelom, grubo tkanom tepihu. Opazivši da mu Šimun nije krenuo u susret zbog poljupca u znak poštovanja, on reče: „Mir tebi, mir domu tvom, mir svemu tvom".

Šimun se pokloni u odgovor, po običaju odgovorivši: „Neka te blagoslovi Gospod. Uđi, pokorni".

Nekoliko niskih, obojenih stolova u prostranoj odaji, bilo je okruženo niskim klupama-ležaljkama. Na stolovima su bile velike posude sa rižom, mesom i voćem. Samo je jedno mjesto, odmah pored domaćinove klupe bilo slobodno, i shvativši da njegove učenike neće pozvati za trpezu, Ješua, spustivši pogled, pođe ka naznačenom stolu.

Kuća od tesanog kamena, bez obzira na uličnu vrelinu, čuvala je svježinu i prohladan zrak. Otvoreni prozori i vrata sobe, izlazili su na veliku drvenu galeriju, odakle se pružao pogled na zapadnu obalu Galilejskog mora. Iza galerije, stupovi i krovni vijenci koji su bili obavijeni bršljanom, odisali su obećavajućim odmorom i mirom. Gosti fariseja Šimuna, blaženo opustivši tijela na ležaljkama, klimali su glavama u znak pozdrava, primajući u svoj krug čovjeka, o kome se širio glas kao o nekome tko je sposoban da radi čudesa.

Gost je prilegao na mjesto pripremljeno za njega, i obazreo se. Nitko se od slugu nije približio sa zdjelicom i malim bokalom, kako bi mogao oprati ruke prije jela, nitko se nije pobrinuo oko toga, da se ispoštuje kanon. Ješua se osmjehnu i zavuče u hranu spretne prste, i sa priličnom izvježbanošću poče utoljavati glad. U svim njegovim pokretima se primjećivala navika da se ne usteže zbog pravila i obreda, te se okupljenima ote uzdah olakšanja – to nije Mesija, kao što govore o njemu obični ljudi, on je čovjek.

Postupno se kuća punila sve novim i novim ljudima. Doznavši o dolasku propovjednika u Magdalu, požurili su kod Šimuna susjedi, kojima se ukazala rijetka prilika da poslušaju i malo debatiraju, što je bio istinski praznik. Oni su se tiskali duž zidova, opkolivši *ležaljke odabranih gostiju, potisnuvši nazad učenike pristigle sa propovjednikom.*

U gostu nije bilo ničeg zagonetnog, i oni su se u nedoumici pogledavali među sobom, kao da se bez riječi pitaju: „Je li to onaj, o kome govore?"

Opazivši sve napetiju sumnjičavost, domaćin dobaci gostu, kao slatki mamac svoje svima poznate slatkorječivosti, pitanje puno poštovanja:

- O tebi svjedoče da si izvrstan govornik. Gdje si stekao to znanje i taj dar da uvjeravaš ljude? Jer, poznato je da u Nazaretu, odakle si rodom, nema ni Bet-midraša, ni Bet-rabana. Ti čak znaš i pisati iako te nitko nije učio.

Nagnuta nad tanjurom, propovjednikova glava, podijeljena točnim ravnim razdjeljkom, se pridiže. Njegove spokojne oči se okrenuše prema onome tko je postavio pitanje.

- Moj Učitelj je u meni. Od njega sve znam.

Zbunjeno se obazrijevši, kao da traži svjedoke tome, kako se nepristojno ponaša gost, Šimun primijeti:

- Što može govoriti u nama, osim glasa božanske prirode, od koje svi učimo i na čiji poziv idemo, kada nas poziva k sebi?

Ješua mirno pusti da mu mimo ušiju prođe banalno ulizivanje i netremice se zagleda u Šimuna.

- Vi ne učite, vi kradete – nedelikatno izjavi on, ne skidajući pogled sa domaćinovog lica, koje je buknulo zbog žestine uvrede. – Kradete njene obrasce, ali ne razumijete njenu bit. I put zvjerskog čovjeka, kojim vi idete, osvjetljava vam svjetlost zvjerskog kruga. Uskoro će se on odraziti i u nebeskom ogledalu Božjem i vi ćete ugledati u njemu – kakvi ste.

- Ti nas optužuješ kako ne znamo putove Gospodnje? – sa gnušanjem u glasu duševno čestitog čovjeka, zaprepasti se Šimun i pridiže na svojoj ležaljci. – Ali, mi se ovdje svi poznajemo i svakoga dana uznosimo molitve Gospodu našem i idemo u hram, prinosimo žrtve i poštujemo zakone svetosti. Za što nas onda netko može prekoravati? – upita on tonom neokaljanog čovjeka, kao da je Sam Gospod.

Ali se putujući propovjednik nije zbunio zbog njegovog vatrenog odgovora. Sjenka neveselog podsmijeha mu pređe preko lica.

- Molitvi nije potreban hram – sumorno dobaci on. – Molitvi je nužno čisto srce. A žrtve se prinose svećenicima, a ne Bogu. I zakone svetosti vi stvarate, kako biste ljude što lakše gurnuli u grijeh. Povedite računa da sami ne upadnete u tu jamu. Nije li upravo za vas opravdana poslovica: „Je li od obilja srca, usta govore?"

- Usta su i stvorena da bi govorila – zajedljivo primijeti jedan od Šimunovih kolega koji je sjedio lijevo od njega, skoro točno preko puta propovjednika iz Nazareta.

- Ne pogani čovjeka to što ulazi na njegova usta, već ono, što izlazi iz njegovog srca – u trenutku odbi podsmijeh neobičan gost, kome se nije moglo negirati njegovo oratorsko umijeće i smisao riječi, koje uznemiruju srca. – Vi se klanjate Bogu u hramu – nastavi on, – a ja se klanjam Ocu u duhu i istini. Za to nisu nužni oltari, niti su potrebni služitelji oltara.

- Hoćeš reći da smo mi slijepi, i da ne znamo svoj put? – pojasni Šimun.

- Sve što vi vidite, dolazi iz Tame. Sve što vi čujete – iz šutnje. Ako vam kažu: idite na Istok, i vi krenete, stići ćete na Zapad. Ukoliko vam kažu – to je sin Božji – vi ćete prasnuti u smijeh. Tko smatra da krošnja raste iz korijena – neka sazrijeva u korenu. Bog ukazuje, ali ne naređuje – volja je ostavljena čovjeku.

- Ma, tko je taj izabrani, koji je vidio upute Božje? – u očajanju što je slatkorječivost pristiglog propovjednika zatamnjela njegov govornički dar, dreknu Šimun.

- Budi kao dijete koje trči ka majčinskim rukama raširenim za zagrljaj – tiho odgovori Ješua, – i otkrit ćeš put.

Odjednom je njegovu pažnju privukla žena, koja se probijala iza leđa ljudi koji su stajali oko stolova. On je ugledao ne samo njen, za njega prikovan pogled, profinjenost njenih pokreta, gustu valovitu kosu i gipko tijelo, koji su privlačili poglede muškaraca, već i ono, što je bilo nedostupno pogledu običnih ljudi – prelijevajući raznobojni sjaj oko njenog tijela. Iz ženine glave su, kao odbljesci dragog kamenja, izbijali uvis ustreptali plavičasti i narančasti zraci, i odlazili nagore kroz prekrivenu tavanicu. Na čelu joj je blistala srebrnkastom bojom metala, nevidljiva za bilo koga, osim za njega, omanja pločica sa zlatom ispisanim imenom. „Marija" – pročitao je Ješua i sjetio se svog *predodređenja.*

Žena se probijala sve bliže i bliže. Primijetivši je, Šimunovo lice prekri prezriva grimasa i on se namršti.

- Ne dopusti joj da ti priđe – posavjetova on gosta, – ona će te oskrnaviti.

Njegova zlobna aluzija nije ostavila nikakav utisak na propovjednika. Ovaj samo na tren skrenu pogled sa žene, kako bi uočio nezadovoljne grimase na licima okupljenih, te joj se otvoreno obrati.

- Sjedi pokraj mojih nogu, ženo – spokojno reče.

Lice nepoznate u trenu ozari osmjeh sreće. Hitro i spretno, skliznuvši kroz ljude koji su opkolili stolove, ona se spusti na pod, gledajući ga ispod oka, pronicljivo zagledajući crte onog koji ju je pozvao.

- Ti možda ne znaš, ponizni – iznova progovori Šimun, – ali, ta pala žena je nedostojna biti na našem skupu. Ona će nas okaljati. Što ti treba da se poznaješ sa takvima?

- Nije zdravima potreban liječnik, već bolesnima. I tko, izuzev Oca, zna, čega je dostojan ovaj, a čega – onaj. – Okrenuo se prema Šimunu. – Ništa nemoj željeti za sebe – ni dobro, ni loše. Budi na zemlji – zemlja, u zraku – zrak, u vodi – voda, u plamenu – plamen, ali ne zaseban dio njih. Samo tako će se sjediniti čisto sa čistim.

On je govorio jedva čujno, ali su ga svi čuli. I posebno ona, koja je bila pokraj njegovih nogu. Lice ženino je čas bilo prekriveno rumenilom, čas je blijedjelo od uzbuđenja.

- Ne boj se ničega, Marija – obodrio ju je Ješua, i istog trenutka se po prostoriji razlegao žamor zaprepaštenja.

- Kako je saznao njeno ime?

- Znaju li se oni?

- On zaista vidi nevidljivo!...

Marija nepokretna, kao da je začarana, promatrala je propovjednika iz Nazareta, i odjednom joj glava iznemoglo pade na njegove noge, te ih ona obrisa svojom kosom, kao svecu. Za pojasom joj je bila nevelika purpurna jednostavna posudica sa skupocjenim svetim uljem. U nekakvom zanosu ju je otkinula sa pojasa i, izlivši na dlan dragocjeni melem, poče ga utrljavati u stopala i cjevanice čudnovatog čovjeka, koji je znao njeno ime, a koje mu nitko nije rekao.

Odozgo, on je vidio samo obrise njenih obraza i podbratka, i prelijepe usne, malo otečene od plača. Neodlučno se osmjehnuvši, on poče da joj otvara ruke sa takvom snagom da su pobijelile na mjestima gdje ih je on stezao svojim prstima.

Marija utihnu, ne dižući glavu, a njemu na noge kapnu nekoliko vrelih suzica. On se isto tako trže od iznenađenja, i drhtavica njegovog tijela se prenese na njeno. Ona podiže ka njemu tako ogromne, tako napaćene oči, te ju je on, ne mogavši se suzdržati, obodrio pomilovavši je po obrazu.

- To nije čovjek, već korov. Nije vrijedna žaljenja – skoro zapovijedi Šimun, promatrajući događaj.

Njegove oči – dvije crne nepopustljive rupe – izbljuvale su prijezir na ženu spuštenu pokraj nogu gosta.

- Naš Nebeski Otac – vrtlar – iznova se tiho odazvao Nazarećanin. – On je želio, da u Njegovom vrtu rastu isključivo prekrasni cvjetovi. On ih je njegovao i zalijevao. Ali, mnogo raznolikog raslinja, iz nekog razloga, nije otvorilo svoje pupoljke, zato što i cvjetić također mora zaželjeti da postane savršen i predivan, on mora letjeti na krilima mašte. Ukoliko to nije poželio – koga kriviti? Treba odvojiti ono, što hoće da postane bolje. Zato što se sve u ovom svijetu ostvaruje, ne u ime prošlosti, već u ime budućnosti. Bog je – vrtlar... Malo li toga raste i razgranava se u vrtu Njegovom?...

- Ti govoriš tako, kao da znaš – zamišljeno prizna Šimun. – A što ti znaš? Tko je tvoj učitelj? Gdje je put tvoj i zvijezda vodilja tvoga puta? Tko će posvjedočiti, da ti nisi skrenuo sa pravog puta ka Ocu našem? I, zar ne ideš ka propasti, slijepče, odvlačeći za sobom i ostale?

Učenici Ješuini su se uznemireno pogledavali, začuvši ove opasne prijekore.

- Otac Sam nalazi one, koji Njega traže – odgovori gost. – Došao sam u dom tvoj, a ti mi ni vode za noge nisi dao. A ona mi je suzama oblila noge – klimnuo je on glavom ka Mariji, – i kosom sa glave svoje njih je obrisala. Ni poljubac mi nisi dao, a ona, od trenutka kad je stigla, ne prestaje mi cjelivati noge. Glavu mi nisi uljem namazao, a ona mi je melemom dragocjenim namazala noge. Opraštam joj mnoge njene grijehe zbog toga što je zavoljela mnogo. Uistinu vam govorim – samo će onaj postati tama, koji ne postane svijetlost. Tražite u sebi put u Carstvo Božje, a ne izvana. Ako ne umrete ovdje, onda nećete

umrijeti ni na nebu.

Uvjerenost sa kojom je govorio Nazarećanin, nesumnjivo je proizvela utisak. Čak je i Šimun, koji nikada sebe nije smatrao ortodoksnim vjernikom, nalazio u izgovorenom izuzetnu poeziju i logiku, ali mu nešto iznutra nije dopuštalo da u tom loše obučenom lutajućem propovjedniku prizna uzvišenog proroka ili Mesiju, kako su tvrdili mnogi. U njemu nije bilo ničeg tajnovitog, iako su njegove riječi opčinjavale. Ma, zar je malo onih koji u Judeji znaju prekrasno govoriti!...

- Ako je ovaj svijet stubište ka Carstvu Božjem, zašto je u njemu toliko mnogo nepravde i patnje? – iznenada upita Marija, još sjedeći pored Ješuinih nogu.

On okrene glavu prema njoj i upita:

- Zar ne stiže žena kroz patnje do radosti materinstva, a dijete u život? Zar je moguće stići u radost Carstva Božjeg ne doživjevši muke zemaljske? Kako ćeš inače spoznati – što je radost, a što stradanje? Kako ćeš postati svjesna vrijednosti darovanog? Da bi se dobilo – treba zamoliti, da bi se našlo – treba potražiti, da bi otvorili – treba pokucati.

- Mi smo čuli da si u Nainu uskrsnuo mrtvog. Kako je to moguće? – upita netko iz gomile.

- Niko nije mrtav za Boga, dok On sam ne uništi ravnotežu vidljivog i nevidljivog. Bog je u svakome od nas – pa je tamo i Carstvo Božje, govorio sam vam već o tome. A tko ne dospije u Carstvo Božje, taj će biti u Carstvu mrtvih.

- A gdje je ono? – nepovjerljivo upita Šimun, već se skoro sasvim uvjerivši u to da će lutajući propovjednik, koji tako vješto zna narod napraviti budalom, postati izuzetan dobitak za partiju fariseja.

Ješua nije skidao pogled sa gospodara kuće i, doslovce kao da mu je pročitao skrivene misli, odgovori:

- Ti si pitao gdje je Carstvo mrtvih? Ne znaš li valjda, mrtvacu?

- Otkud ti znaš da sam ja mrtav? – podrugljivo se osmjehivao Šimun.

- Vidim – lakonski odgovori Nazarećanin.

- Kako ti možeš vidjeti ono, što nama ne otkriva svjetlost? Kakvim to očima? – podsmjehivao se Šimun.

- Kome je dano, taj može opažati i bez očiju. Pogledaj...

On pruži ruku i skide sa Marijinih ramena maramu.

Nazarećanin prekri oči maramom i zaveza je na potiljku. Čim je tama postala potpuno neprozirna, on je zapovjedio da iz drugog prostora iskrsne blještava bijela točka i da se rasprostre na sve strane svijeta. Sad je Ješua vidio sve onako, kao da mu oči nisu bile pokrivene maramom. Čak i bolje od toga – on je vidio ne samo ispred sebe, već i sa strane i otraga. Sada je mogao vidjeti i ono što se događalo pored, ali i ono što je bilo daleko, kao i ono, što je bilo u prošlosti, i što će se dogoditi u budućnosti.

Čudni gost je ustao iz svoje lože i sigurno prošao između stolova. Prišavši slugi koji je stajao kod vrata sa tanjurom, na kojem se izdizalo brdo voća, on pokaza na veliku jabuku i upita, okrenuvši se prema Šimunu:

- Želiš li jabuku – lijepa je, vidiš kako je sunce zarumenjelo ovu njenu stranu? Ili, možda želiš da ti dam ovu izvanrednu datulju?

I nepogrešivim pokretom podiže duguljasti plod sa tanjura. Lica prisutnih se izdužiše od zaprepaštenja. Sluga koji je držao tanjur zadrhta, usta mu se objesiše, i odande na pod skliznu pljuvačka.

- Obriši pljuvačku – naredi mu Nazarećanin. – I ne tresi se, inače ćeš ispustiti tanjur. Ne, izvini, predomislio sam se, dat ću Šimunu zrno grožđa.

Njegova ruka se bez ikakvog oklijevanja pružila prema velikom grozdu i otkinula jedno zrno. Isto tako sigurno se vratio do Šimunovog stola i pružio mu žućkasto zrno.

- Uzmi.

- Možda ti kradomice viriš? Možda osjećaš dobro? – Šimun izrazi svoju nedoumicu, prihvaćajući zrno rukom.

- Odavde gdje ja stojim, dvorište se ne vidi? – upita Nazarećanin.

- Ne vidi se – potvrdi Šimun.

- Izađi na galeriju. Vidi, tvoja sestra je uzela lopatu i nosi je prema zidu. Spustila ju je pored kestena.

Šimun je uradio onako kako mu je naređeno, i pogledao dolje. Na njegovom licu se odražavala preneraženost.

- Ti si uistinu izuzetan čovjek – stenjući prizna nesporno. – Kako to radiš?

- Postoji unutarnja svjetlost kod čovjeka svjetlosti, i ona obasjava

cijeli svijet. Ako ne osvjetljava, onda je tama...

I ljudi, poskakavši s mjesta, također potrčaše na galeriju. Marija, koja se ponovno spustila pored Ješuinih nogu, obgrlila je njegova koljena i priljubila uz njih obraz. Njeno lice je u tom trenutku djelovalo skoro djetinje.

- Poći ćeš sa mnom? – upita Ješua, a Marija šutke klimnu glavom.

- Ja ću također krenuti sa tobom, ponizni – iznenada odluči Šimun, okrenuvši se prema stolu.

- Ne, ti nećeš moći – odvrati Nazarećanin. – Teško je pronaći put onome, koji je izgubio svoje oči.

$$*******$$

Je li to legenda, predskazanje ili nešto drugo? A naši učenici vide isto tako, po tim istim zakonima, predskazanim prije dvije tisuće godina. A možda i više?

Tako je od iskona uređeno i u povijesti filozofije i u povijesti ljudskog roda, da se neprestano bore dvije linije shvaćanja svijeta i njegovog uređenja. Jedna od njih je idealistična: svijet je stvoren Bogom, i samo je to činjenica. Idealističnim pravcem se bavi, prije svega, religija. Drugi govore: ne, svijet se slučajno rodio (nešto je „fluktuiralo" u prostoru), počeo je da se samorazvija, da se strukturira na neki način, i tako je materija – jedino što može postojati. I, što reći? I ovo je istina, i drugo je istina. Ako imamo istovremeno dvije istine, znači – pravo je vrijeme da potražimo nešto treće – istinu.

Izgleda da i jedno i drugo čine neko jedinstvo. I ni jedno, ni drugo ne mogu postojati jedno bez drugog. Stvoritelj i stvoreno nastali su istovremeno.

Kada religija pokušava objasniti ideju samorođenja Boga, onda istovremeno treba brižljivo proučiti i procese razvitka svijeta – budući da jedno ne biva bez drugog. To su, jednostavno, različite razine postojanja jedinog živog organizma. Zaista, nitko ne smatra da glava i tijelo ne čine jedinstvenu cjelinu. Ali, oni imaju različite funkcije, i potpuno različite specifičnosti postojanja.

Mnogi znanstvenici danas tvrde, da u živom Kozmosu pojmovi neživog – doslovce ne postoje. Život i intelekt su svojstveni, kako materijalnim strukturama na razini atoma i molekula, tako i subatomskim česticama, koje se nalaze iza praga našeg prostora.

Kada je Einstein srušio iluziju prostora i vremena, on to nije uradio samo u svojoj uobrazilji. Dogodilo se nešto izuzetno stvarno – iščeznuo je jedan od „zakona" prirode, koji se smatrao apsolutnim. Ukinuvši linearno vrijeme, Einstein je zajedno sa njim ukinuo i trodimenzionalni prostor. On je ukazivao: „U osnovi stvarnosti, pojam linearnog vremena nestaje".

Dakle, postoji takva stvarnost, u kojoj nema linearnog vremena. Neki čak tvrde – da postoji izvanvremenost, to jest VJEČNOST. Tako se u suvremenoj fizici pojavio NADPROSTOR, zato što je u VJEČNOSTI izgubio svoje granice prostiranja.

Kako novi pogled na svijet može utjecati na naš život, u konkretnim životnim situacijama?

„Snaga svemoguće Prirode iz tog razloga nam ne pada teško, jer ona svemu živom daje osjećaj vidljive slobode" – pisao je Samuil Marshak. Pokretljivost tijela se u strojarstvu mjeri stupnjevima slobode. „Ta slatka riječ sloboda" uzbuđuje narodne mase na različitim krajevima planeta. A do koje mjere je čovjeku nužna sloboda? Razmišljajući o tome, ponovno sam se sukobio sa Lapšinom.

5. Poglavlje

Lapšin se, kao i obično, pojavio predvečer u mom hudlitskom uredu. On je sjedao za niski pomoćni stolčić, a ja sam se smjestio preko puta. Sekretar Tamara Viktorovna Filatova, koja iz nekog razloga nije baš voljela mog čudnovatog prijatelja, ipak bi, znajući običaje gostoprimstva, odmah prostirala na stol bijeli stolnjak, stavljala tanjur sa suhim kolačićima, dodavala čaj ili kavu.

On je pio čaj, skoro nikad ne dotičući kolačiće, i iznenada „uključivao" u sebi neobični unutarnji prijenosnik.

- Prvi sat: ako hoćeš da postaneš bog – budi on.

- A drugi sat?

- Duša čovjekova je – diada - dvovalentni element. Nju čine materijalna i nematerijalna zračenja vakuuma – organizirajuće sile. A oni su kao led i plamen. Njihovo međusobno djelovanje često se

97

završava kataklizmama. Biološki život je – mehanizam, u kome je moguća suradnja dvije suprotnosti, i polje borbe, gdje prvobitne sile pokušavaju pobijediti jedna drugu. Zato moraš naučiti vladati svojim osjećanjima. Ljudski um je – točka presjeka ili spajanja podsvjesnih i nadsvjesnih procesa. Upravo ta točka jest naša svijest. Ukoliko u njoj nadvladaju centripetalne sile – ona kolabira. Ako su centrifugalne – ona se rastvara u bezgraničnom. Opasno je i jedno i drugo, ukoliko svijest ne postane svojevrsna homeostaza dvije suprotnosti. Najvažnije je upamtiti: nema ničeg nemogućeg, što ne može biti proizvedeno mišlju. Moguće je, na primjer, gledati istovremeno u svim pravcima, ne okrećući glavu, moguće je prolaziti kroz zidove, odlaziti iz svijeta u ne-svijet ili Bardo.

- Zašto u Bardo?

- Bardo je međuprostorni tunel. On je kao lift između katova. Svaki kat je – novi svijet. Ukoliko uzmogneš sazdati Idama u Bardou – kod tebe će početi djelovati program besmrtnosti i postat ćeš neuništiv.

- A tko je to – Idam?

- Nešto poput dvojnika, u koga se može, ukoliko je to nužno premještati.

- A hoću li moći letjeti između svjetova?

- Bar na dimnjačarskoj četki.

- Što će nam takve čudne prednosti?

- Da bi zavladao svijetom.

- Uh, baš imaš globalne ciljeve – smijem se.

On odgovara dugim prodornim pogledom.

- Ukoliko budemo zajedno, neće nam biti teško osvojiti svijet. Posjedujem nužna znanja za to. Ti čak i ne naslućuješ kakve me moćne sile podržavaju. Imam vlast nad milijardama dolara. Ja mogu utjecati na događaje i usmjeravati ih u nama potrebnom smjeru.

- Pa, što ću ti ja? Ti si – mag, ja – čovjek. Kakav je smisao u takvom udruživanju? Slon u savezu sa mravom?

- Ti ništa ne znaš o sebi – opet ozbiljno odgovori on. – Ti vladaš najmoćnijim vidom magije – riječju. Pamtiš li, prsti Božji su bili položeni na knjigu? Ne na zemaljsku kuglu, ne na mač – već na knjigu.

- Evo vidi: papir – on uzima sa ivice mog stola list papira, uzima nalivpero i probode list. – Vidiš, napravio sam rupu. Izimitirao sam pokidano prostranstvo. Što se pri tom događa? Struktura polja lista se mijenja. Sada kroz tu rupu teku bujice: jedne gore, druge dolje. Djeluje kao sitnica – probili smo list papira, napravili smo rupicu. A ustvari, ti i ja smo sada dobili najmoćniji generator. Sjeti se kako u bajkama govore: „Što je napisano perom – nećeš srušiti sjekirom". To jest, ovakva sitnica se može pokazati opasnijom od sjekire.

- Ja sad mogu napisati ovdje nekakav znak ili zakletvu, da stvorim misaoni oblik – i objekt će dobiti potpuno drugačije kvalitete. Pojavljuje se najmoćniji tunelski prolaz, teku veze sa kozmičkim prostranstvom, nastaju takve interakcije, kakve je teško čak i zamisliti. Upravo tu tehnologiju koriste demoni, da bi potakli ljude na ratove, na bilo kakva, njima željena djelovanja.

- Probost ćemo listić – i što ćemo dalje raditi? – zbijam šalu s njim.

- Za početak ćemo osvojiti vlast. Nije tako teško, kao što se čini. Okretat ćemo sve ovdje oko malog prsta, kako god poželiš.

- A što ih sam ne okrećeš, sam?

- Ti si mi potreban – nije baš ozbiljno, ali ni naročito šaljivo odgovorio.

- Sad mi zaista nije do toga – odbijam iskušenje da osvojim vlast u državi. – Meni sada preko biokompjutera takve stvari pokazuju, da mi je krajnje vrijeme otrčati u crkvu.

- Pa, ti si nevjernik.

- Ma, sad sam nekako, po malčice počeo i vjerovati. Stvarno je već bolno kako sve uvjerljivo prikazuju.

On podiže šalicu, lagano ispija, pita, kao onako uzgred:

- Što ti pokazuju?

- O Kristu.

Lapšin se sav napeo.

- A podrobnije?

Pričam mu posljednje slike misterija i opažam rastuće otuđivanje u njegovim očima.

- Ma, krenula je stara, uvijek ista pjesma. Bogovi su stvorili ljude, ljudi su stvorili bogove – i sad ne znaju što raditi jedni sa drugima. Pa, što si se upleo u tu gnjavažu?

- Ma, zar sam ja sâm...

Sa Lapšinom se očigledno događa nešto neugodno.

- Odavno ti taj film puštaju?
- Ma, ima već dvije godine...
- Što mi ranije nisi pričao?
- Mislio sam da te neće zanimati.
- Uvalio sam se sa tobom u izmet Kristov – mršti se Vjačeslav. - Sad se više nećeš oprati.

Ne razumijem o čemu to priča. Mislim, jednostavno se šali. I osmjehujem se.

****

Pojavio se kod mene novi dar – dar proroka. Nekoliko mjeseci prije kolovoskog državnog difolta* 1998. godine, ugledao sam u snu sva predstojeća događanja, vezana za približavajuću krizu i opću ekonomsku situaciju, koja proizlazi iz nje. I više od toga, odjednom su mi postale jasne i one konkretne mjere, koje je bilo nužno da poduzmem u „Hudlitu", kako bih spriječio njegovu istinsku neminovnu propast.

Hitno sam sazvao sastanak cijelog kolektiva. Razumije se, ne zbog toga da pričam o svojim snovima. Jednostavno sam napravio preciznu mjesečnu analizu razvoja događaja sve do rujanskog, izloživši program suprotstavljanja narastajućim, po mom mišljenju, negativnim faktorima u ekonomiji zemlje.

To što sam ispričao zaprepastilo je okupljene ljude. Izvana gledano, sve je djelovalo upravo suprotno. Nova vlada, na čelu sa Kirijenkom, ostavljala je utisak pismenog rukovodstva, sigurnog u sebe i svoj ekonomski kurs stručnjaka. Tisak, komentari televizijskih analitičara, bili su preplavljeni najružičastijim nadanjima, a ja predlažem da privremeno ograničimo naše inozemne programe, da odmah prijeđemo na režim najžešće štedljivosti deviznih sredstava, kako bi se stvorile dolarske rezerve, aktive prenijele u štedljive banke uz najnižu kamatnu stopu.

Gledali su me, blago rečeno, zbunjeno. Jer, prije samo pola godine, ja sam uvjeravao kolektiv u suprotno. Dokazivao sam rentabilnost naših inozemnih projekata u Njemačkoj i Francuskoj. Nekoliko puta

---

* suvereni difolt – nemogućnost ili odbijanje vlade suverene države vratiti svoj dug u potpunosti - 1998. g - Ekonomska kriza Rusije

smo putovali, moj zamjenik Sergej Georgijević Kolesnikov i ja, u München i francuski grad Dre, gdje smo uvjeravali partnere da nam daju višemjesečne odgode plaćanja za narudžbe „Hudlita". Zaključili smo povoljan ugovor sa mađarskim izdavačkim koncernom. U biti, na račun tih odloženih plaćanja, mi smo prešli na režim kreditiranja svojih projekata sa postotkom zapadnih banaka, koji je bio više od deset puta niži od domaćeg. I više od toga, zapadni krediti su postali rezervoar obrtnih sredstava koja mi nismo mogli imati u Rusiji, zbog jasno izraženog vladinog kursa da uguši vlastita državna poduzeća, upravo kroz mehanizme poreskih pritisaka i otkazivanje kreditiranja projekata.

Kredit nam je omogućavao da odložimo poreska plaćanja do razumnih, prihvatljivih rokova. On je rješavao i drugi problem. A evo sad, sve što je tako uspješno započeto, ja predlažem da se odmah privremeno obustavi i da se ponovno preorijentiramo na rusku tiskarsku bazu, koja je i kvalitetom svoga rada neusporedivo niža od inozemne, a kredite, uz to, ne daje.

U sali gunđanje. Ljudi me odbijaju shvatiti. I mora se priznati - za to imaju temelja. Izgubili su se čak i moji zamjenici. Činilo se, da jedino glavni knjigovođa Inara Borisovna Stepanova, koja je ujedno i fenomenalan ekonomista, hvata bar kakav-takav smisao u tome što govorim. Ona postavlja pitanja, ponešto precizira od onoga što se već uključilo u njenu svijest i proces analize.

Još je izuzetniji stav glavnog urednika Valerija Sergejevića Modestova – jednog od veterana nakladničke kuće, čija je glava osijedjela među ovim zidovima, i čiji je autoritet među suradnicima izuzetno veliki. Modestov ustaje, a ja sa strepnjom iščekujem što će on reći u povodu moje nepredvidivosti i nedosljednosti. On reče:

- Ja se uopće ne razumijem u ekonomiju, štoviše u današnju. Ali znam, da nije bilo Arkadija Naumovića, „Hudlita" odavno ne bi bilo. I naš Pegaz bi pasao bilo gdje, samo ne na brežuljcima literarnog Olimpa. To, što je on sada govorio, uopće ne odgovara onome, kako ja sagledavam situaciju. Ma, kako je ja mogu sagledati, kad sam maloprije pošteno priznao da se uopće ne razumijem u ekonomiju? Mislim da se ni ostali prisutni ništa više u nju ne razumiju. Izuzev, možda, dvoje-troje ljudi. Iz tog razloga, ja jednostavno vjerujem našem direktoru. Znam ono najvažnije – on ne želi ništa loše ni za nas, niti za nakladničku kuću. I, pozivam vas da isto tako, jednostavno povjerujete. Da povjerujete ne umom, već srcem. Povjerovati i kraj. Treba shvatiti – to što bismo sad ovdje drobili, savjetovali, teško da bi bilo od koristi. Osim jednog – našeg povjerenja.

Poslije tog izuzetnog govora Valerija Sergejevića, svi se odjednom nekako smiriše – uznemirenost i žamor prestadoše, salu je zapljusnuo topao val jedinstva i razumijevanja. Okupljeni ljudi su smogli snage obuzdati prvobitni udar emocija, i oraspolože za konstruktivan rad.

Kao rezultat, sve prijeko potrebne odluke, iako ne i bez određene doze sumnje, bile su prihvaćene. Pristupili smo preorijentaciji naših projekata sa inozemnih tiskarskih baza na domaće, i ka stvaranju deviznih rezervi, što nas je kasnije i spasilo od kolovoske tragedije, kada je u navedenim danima propalo na tisuće mnogo uspješnijih poduzeća, nego što je bilo naše. Iz difolta 1998. godine smo, zahvaljujući unaprijed poduzetim mjerama, izašli, ne samo ne izgubivši ni jednu jedinu rublju, već se čak dogodilo obrnuto, da smo na račun povećanja razlike tečaja američke i ruske valute, dobili spasonosnu stabilnost u krizi neplaćanja dugova, koji su pratili urušavanje ekonomije.

Neko vrijeme poslije našeg razgovora o Kristu, Lapšin se nije pojavljivao kod mene, već me je čak, na neki način, i izbjegavao. Potom se neočekivano pojavio. Spremao se otići na mjesec dana u svoj rodni grad, Feodosiju. Objasnio mi je da će tamo imati susrete sa ljudima, koji će nam pomoći u našem radu. I netremice me gledajući u oči, predloži:

- Hajdemo otputovati zajedno.

Strelovito sam proanalizirao situaciju: posao u nakladničkoj kući se stabilizirao, lijepo je vrijeme, i ako povedem Nadeždu i još nekoga od djece – mogao bi ispasti predivan odmor.

Doslovce čitajući moje misli, Vjačeslav pojača pritisak:

- Za smještaj ne brini – osigurat ćemo ga što bliže plaži. Feodosija je vrlo lijep grad, uz to i jedno od središta najjačih energetskih tokova. Spremam se tamo sprovesti magijske obrede. Sve ćeš moći vidjeti vlastitim očima. Tebi kao piscu, nužno je potrebno u tome uzeti učešće. Odlučio sam i počeo se pripremati za put. Od djece, radosno su se složili da putuju sa mnom starija kći Nađa, i mlađi sin Kolja.

Iznenada se našoj već oformljenoj grupi pridružio i Anatolij Ivanović Berežnoj. Baš veselo društvo.

U Feodosiji smo zaista bili smješteni nedaleko od mora. Ljetno vrelo vrijeme privuklo je djecu na plažu i u vodu. Anatolij Ivanović i ja smo nastojali što više vremena provoditi sa Lapšinom.

On je živio u središtu grada, pored Armenske crkve. Točnije rečeno, nije živio, već je namjeravao živjeti, budući da je njegova bivša kuća više ličila na ruinu, negoli na mjesto za stanovanje. Izgorjela je prije nekoliko godina iz nepoznatih razloga.

Na padini brda, usred velikog imanja, ograđenog kamenim zidom i zelenim bodljikavim šipražjem, stajale su ruševine jezerskim školjkastim krečnjakom obzidane građevine. Pričalo se da ju je udarila loptasta munja i da je kuća u trenu izgorjela. A to, da je ona udarila baš u Lapšinovu kuću, nitko od susjeda, pa ni sam Vjačeslav Mihajlović, nisu bili skloni vidjeti kao slučajnost. Ljude su činile opreznim sumnjive družine, koje su se stalno okupljale u Lapšinovom dvorištu noću, šamanski obredi sa zveckanjem praporaca i prodornim kricima. Odvijao se nekakav drugačiji život od ustaljenih normi, i to se nije moglo ne odraziti na atmosferu Lapšinovog boravka u Feodosiji – prema njemu su se odnosili sumnjičavo, sa oprezom.

Poslije nekoliko dana, Vjačeslav je saopćio da je sve spremno za vrlo važan obred međusobnog djelovanja sa prirodnim silama.

-Pored crkve je bilo groblje. Ono je iseljeno, ali je ostao međuprostorni tunel u Carstvo mrtvih. Eto, njim se i koristimo – ozbiljno nas je uputio u svoje planove. I tek na samom kraju tirade preko njegovih usana je skliznuo osmijeh.

Ni ja, ni Anatolij Ivanović nismo pridali poseban značaj njegovim riječima o Carstvu mrtvih i međudjelovanje sa njim. U posljednje vrijeme smo mnogo toga u riječima Vjačeslava shvaćali kao šokiranje.

Slijedećeg dana smo zatekli Lapšina u ozbiljnim pripremama. Nasred dvorišta je stajao stol za stolni tenis, okolo su bile klupe. Na stolu statua žene, koja je sjedila na podvijenim nogama.

- To je okultna stvarčica – objašnjavao je Vjačeslav, prodorno nam gledajući u oči, – Majka Zemlja. Nju su pronašli u skitskom kurganu. Ja imam, pored nje, još jednu mogućnost da dobijem žezlo vlasti. Ostalo mi je da nađem treću komponentu egregora – Zlatnog konja.

Njega je, nekada, ovdje sakrio Mamaj, poslije poraza na Kulikovom polju. Ukoliko ga nađem – vlast na Zemlji će pripasti meni.

Anatolij Ivanović i ja smo se podrugljivo pogledali. Naši pogledi su vrlo rječito govorili: „Čim god se dijete zabavljalo, važno je da nam je zanimljivo".

Petnaestak Lapšinovih učenika je raščišćavalo mjesto od krhotina ruševine zbog budućeg sakralnog čina.

- Tamo je tunel – pojasnio nam je Lapšin. – U dvanaest sati počinjemo.

- Hoćemo li se malo igrati šamanizma? – podsmijevao sam se.

Lapšin me je procjenjivački promatrao. Činilo se da on do ovog trenutka još nije ustanovio, tko sam ja u našim odnosima – saveznik ili protivnik. Moje podrugljive primjedbe i apsolutno nemanje želje da zauzmem jasan stav u odnosu na njegove čudnovate poduhvate, nesumnjivo izbacuju Vjačeslava iz ravnoteže. On me pokušava urazumiti, i izvući me iz mog šeretskog raspoloženja.

- Čovjek mora zauzeti stav homeostaze između Svijetlosti i Tame. Tada će ih on postaviti u ovisnost o sebi. Treba prevariti i jedne i druge. To je srednji put.

Sjedamo oko stola. Slušamo.

- Upravo se sada obavlja priprema za pojavljivanje novih ljudi. Uskoro će se pojaviti čovjek sa potpuno drugačijim kvalitetama. On će poznavati do savršenstva informacijske procese i koristit će ih za svoju vlast. Svi ostali su - osuđeni na propast. Kod njih će započeti psihičke mutacije, i oni će iščeznuti.

- Svi će umrijeti, a mi ćemo ostati? – iznova pokušavam pokolebati njegov patos vođe.

- A zašto da ne? – prihvaća izazov Vjačeslav. – Čovjek odlazi iz života samo zbog toga što sam ne zna, iz kog razloga je ovdje potreban. On odlazi iz ovog sustava neznano kuda. Budući da je središte njegovog ponovnog spajanja, kao i prije, ovdje, na ovom planetu, on se uništava ovdje, a umire tamo – u beskonačnosti.

- „Tamo" – gdje je to? – doslovce se kvačim kao čičak.

- U Carstvu mrtvih.

- Ti si baš siguran da trebamo tamo ići?

- A gdje da se nađeš – svi ćemo biti tamo! – Vjačeslav prebacuje moju kontrapoziciju na šalu.

- E, pa eto, neću tamo ići – tvrdoglavo ću ja.
- A što će tvoj zmajčić? Glave se, možda, umnožavaju? – Vjačeslav vadi svoj adut iz rukava.

Savladavam svoje neslaganje i sliježem ramenima. Sa zmajčićem se zaista događala nekakva čudnovata priča, koja je neposredno povezana sa mojom sudbinom.

Pojavivši se kao nekakav heroj događanja u području unutarnjih vizija, gdje mi je pomagao i štitio me, zmaj se odjednom, neočekivano, napola promolio, ukoliko se to tako može reći, i u našoj stvarnosti. Stvar je u tome, da na energetsko-informacijskoj razini, preko ekrana unutarnjih vizija, nije teško vidjeti ne samo čovjekovu auru, već i cijeli niz informacijsko-upravljačkih struktura, te da je djelujući na njih, moguće postići razno-razne ciljeve, uglavnom vezane za čovjekovo zdravlje i dobrobit. Jedna od takvih struktura je – zaštitni kvadrat. On okružuje čovjeka u vidu informacijsko-geometrijske figure. I u njoj se, pod utjecajem različitih kozmičkih djelovanja, očituju arhetipske slike, sa kojima je povezan taj ili drugi zodijački utjecaj. Tako se, prije izvjesnog vremena kod mene na vrhu kvadrata pojavio, ili točnije, očitovao zmaj. On je rastao, sazrijevao, i uskoro mu je umjesto jedne glave izraslo, ni manje ni više nego tri. Vidoviti su ga primijetili i bili zadivljeni. Glave zmaja su bile okrunjene krunama, a tijelo je bilo posuto smaragdima. U vrijeme liječenja bolesnih, nerijetko sam se njemu obraćao za pomoć. I on je, na neki meni nepojmljiv način, zaista ostvarivao efikasno i skoro trenutačno izlječenje.

Kada sam pričao Vjačeslavu o svom zmajčiću, on je trenutačno postao razdragan i počeo se šaliti:

- Odgajaj, odgajaj zmajčića. Samo, nemoj zaboraviti – s njim ćeš još morati odmjeriti snage. I neizvjesno je tko će koga – hoćeš li ti njega kopljem probosti ili će on tebe zajedno s utrobom smazati.

Nisam shvaćao, na što aludira, iako sam naslućivao da postoji neki zagonetni smisao u njegovom bockanju. Zato što mi je više puta ranije, kao uzgred, skretao pažnju: „Svatko, prije nego što postane čovjek, mora pobijediti zmaja u sebi. A kako ga pobijediti – kad je on besmrtan? Ubiti se ne smije, a pobjeći je nemoguće".

Da, sa zmajčićem je zaista nešto povezano – skriveno i mistično.

On se uopće nije bezrazložno pojavio na mom zaštitnom kvadratu i tako aktivno razgranao „razne glave". I tko zna hoće li on uvijek biti tako dobrodušan pomoćnik, kakvim se sada prikazuje. Neće li mu se zaista prohtjeti jednog, meni nepoznatog dana, razjapiti svoju zubatu čeljust i isprobati kakav je ukus njegovog domaćina, koji ga je othranio svojim oduševljenjem za ezoteriju. A možda gazda nisam ja, već on?

Vjačeslav, kao da je pogađao moju unutarnju paniku, dolijevao je ulje na vatru.

- Pa, koliko sada ima glava? – cerio sa kroz osmjeh.

- Tri.

- O, pa dobro ga hraniš! Već si zmaja Goriniča othranio – ushićivao se sa lažnim poštovanjem. – Obrati pažnju, da se još više glava ne pojavi. Budući da se čak i Georgije Pobjedonosni samo sa jednoglavim zmajem borio. Njeguješ li sebe kako bi bio spreman za dvoboj?

- Pa, on i ja, izgleda, nemamo namjeru zametati kavgu – lakomisleno sam odbio misao o borbi sa bezazlenim i korisnim hologramom na vrhu mog zaštitnog kvadrata.

- Ma daj – uozbilji se odjednom Vjačeslav. – Ni ja ti, također, ne bih savjetovao da se sa njim svađaš. Bolje se dogovorite o uzajamnoj suradnji. Jer, on ti pomaže, zar ne?

- Pomaže – nevoljno se suglasih.

Uvečer su se počeli okupljati ljudi koje je Vjačeslav pozvao na šamanski obred. Publika je bila najraznolikija, uglavnom, prijestolnička – tamo je bio i bivši savjetnik Mihaila Gorbačova, i nekakvi znanstvenici, čak i zaposlenici specijalnih službi. I još mnogo djece, obučavane po Lapšinovoj metodi, i koja vladaju vidovitošću.

Na mjestu raščišćenom od krhotina, izravno je na pepelu bio obilježen sitnim kamenčićima krug. U središtu je bila figurica Majke Zemlje. Fenjer sa svijećom unutra usmjeravao je na nju čudnovat, zamršen crtež nekakvog tajnog, meni nepoznatog znaka. Vjačeslav se vrtio blizu njega, popravljajući poziciju fenjera u odnosu na statuu. Pored su bile klupe i stolice za goste, promatrače magijskog obreda. Jedan od njih mi je prišao.

- Dobra večer, Vjačeslav mi je pričao o vama. Ja sam Dimitrije, radim u fondu Gorbačova. Gatam na runama.

Dimitrije je bio visok, sa prijatnim finim manirama.

- Magistar ordena zmaja – kao da sam bio potaknut ironijom, po inerciji razgovora sa Lapšinom, ja se predstavih.

- Ma, znate, ja sam već navikao da se ovdje može naići samo na najneobičnije – složi se sa razoružavajućim osmjehom moj novi poznanik. – Pa čak i da sada ovamo doleti vještica na metli, ni tada se ne bih odveć iznenadio. Kod Vjačeslava treba biti spreman na sve. To sam još prije tri godine shvatio, kada sam prvi put dospio ovamo.

Raspričali smo se. Dimitrije mi je ispričao mnogo toga zanimljivog o životu bivšeg predsjednika države, koji je, po njegovim riječima, pao kao žrtva svoje dobrote i čovječnosti. U tome sam se sa njim slagao – Gorbačov mi je zaista uvijek bio simpatičan. Da je imao malo više čvrstine – zemlja se ne bi iznova našla u revolucionarnim reformama, vođena ljudima koji su sposobniji za uništavanje, negoli za stvaranje.

Nedugo do početka mistične predstave (tako sam se barem ja odnosio u to vrijeme prema onome što se događa) došlo je do neobičnog, kratkotrajnog, ali vrlo jarosnog skandala. Jedna djevojčica je odjednom odlučno odbila sudjelovati u poduhvatu koji je pripremio Lapšin. Njoj je bila određena uloga zodijačkog znaka, za što ju je dugo i brižljivo pripremao Vjačeslav. Sad ju je bezuspješno nagovarao – isprva blago, potom nedvosmislenim prijetnjama. Buntovnica se jednostavno okrenula i udaljila od njega.

Nikada nisam vidio Vjačeslava tako razjarenog. Prijetnje, psovke, očajanje – sve je to bilo izmiješano u njegovim kricima uvreda na račun nezahvalne djevojčice, za koju je on tako mnogo učinio i koja mu je podvalila u najodgovornijem trenutku. Uzaludno smo ga Anatolij Ivanović i ja pokušavali smiriti. Djetetovo odbijanje je, činilo se, zaista rušilo nekakav unutarnji duboki smisao događaja, i svelo na nulu dug i istrajan Vjačeslavov trud.

- Ovakav dan biva samo jednom u životu! – u očajanju nam se žalio. – Ona je sve upropastila. Nemam je s kim zamijeniti.

- Ma, stavi bilo koga drugog – lakomisleno sam mu savjetovao. – Kakva ti je razlika, tko će od djece i gdje stajati u krugu, i što sobom predstavljati - zvjezdicu ili leptira?

- U tome i jest stvar, što postoji razlika, i to upravo bitna – zaurlao je kao odgovor. I oči su mu pri tom planule fluorescentnim plamenom.

Poslije još jednog bezuspješnog pokušaja da smiri neočekivanu pobunu, Vjačeslav je odabrao nekog od svojih novih učenika i na brzinu je ga počeo podučavati o predstojećoj ulozi u mističnoj predstavi.

Negdje pred ponoć, Vjačeslav je upalio svoj fenjer i razmjestio po posebnoj shemi oko figurice dvanaestoro vidovite djece. Onda je pozvao u krug mene i Anatolija Ivanovića. Skinuli smo čizme kao što je običaj, i bosi ušli u središte zbivanja, na scenu ezoterijskog događaja.

Specijalno pozvan za poduhvat, profesionalni šaman nas je upozorio:

- To, što se sad bude događalo, vrlo je ozbiljno. Molim vas da se prema tome odnosite bez podsmjeha. Zaželite želju – i ona će se, najvjerojatnije, ostvariti.

Istog trenutka sam zamislio želju: da napišem mnogo-mnogo dobrih knjiga. Što je zamislio Anatolije Ivanović ne znam, budući da nije želio da mi kaže, a i zato što se unekoliko ozbiljnije od mene odnosio prema događanju.

Uskoro sam se uozbiljio i ja. Kada je šaman, zveckajući praporcima obilazio oko nas, zavijajući i prizivajući kricima elemente zraka, zemlje, vode i vatre, odjednom su se, u potpunom muku ljetne feodosijske noći, kada je bilo moguće, kako se činilo, začuti čak i šapat zvijezda, neznano otkud, pojavili izuzetno snažni udari vjetra. Vjetar nije samo udarao po našim licima, već je proizveo i nekakav zvuk, nalik na riku, koji se polako stišavao. A umjesto njega je odozgor, izravno na figuricu boginje, pao blagi zrak, sa mjesečevim preljevima. Bio je jedva primjetan, lelujav, ali ipak potpuno vidljiv. Vidjeli su ga svi – i sudionici, i gledatelji.

Sada je činu pristupio Vjačeslav. On se obratio, svakom po redu prirodnom elementu, pitajući ih jesu li spremni na suradnju. Potom je zahtijevao da otvore u središtu kruga kanal ka planetarnom jezgru. Ja sam stajao u središtu kruga pored Anatolija Ivanovića, i nisam primijetio ništa posebno. Ni moj običan vid, niti ekran unutarnjih slika nisu opazili bilo kakve neobične pojave, osim onih kratkotrajnih, koje su se dogodile ranije i koje je moja svijest do tog trenutka potpuno mirno i materijalistički tumačila kao slučajne udare vjetra, i neobičnog kuta vidnog polja.

Vjačeslav je nešto izvikivao. Ako bih povjerovao u ono što je govorio, pred njim se zaista široko razjapio bezdan. I odatle su mu obećavali vlast i žezlo moći, koje će moći iskoristiti za uspostavljanje svoje vlasti na Zemlji. Ali, to je čuo, kako mi se tada činilo, samo on. Zato što ja ništa nisam ni čuo ni vidio, a kao i prije, sva događanja sam doživljavao kao igru, kao određeni materijal za moj literarni rad.

Čini se da je Vjačeslav postigao ono čemu je stremio. Show je, očigledno, ostavio snažan utisak na sve prisutne. Možda su oni, za razliku od mene, zaista vidjeli to što je Vjačeslav predskazivao. Posredno je to potvrdio novi prekid u predstavi: dječaku, koji je neočekivano za sebe samog zamijenio u krugu djevojčicu koja se pobunila, odjednom je pozlilo. Žurno su ga odveli u stranu.

Bez obzira na to uzastopno ometanje zbivanja u scenarističkoj zamisli, čin se odvijao svojim tijekom. Vjačeslav je, dobivši obećanje o vrhovnoj vlasti, objavio zatvaranje kanala, zahvalio na suradnji prirodnim elementima i završio ceremoniju.

Djeca su se razišla, fenjer su ugasili, figuricu odnijeli.

- Ja ovo sad ovako shvaćam – ti si postao tamni Vladar Svemira – jogunasto se obratih Vjačeslavu. – I što ćeš sada raditi? S čim ćeš biti suglasan?

Kao odgovor sam dobio podrugljivi pogled. Dobro raspoloženje je zračilo iz njega duševnim mirom.

- Sada treba uzeti vlast – nježno mi je objasnio. – Ne odmah, razumije se, već postupno. Ali, i ne otežući suviše. Računam na vašu pomoć i suradnju, kolege.

- Akademija zemaljske kugle ili galaktike Mliječnog Puta! – ushićujem se ja. – Odličan ti je zamah, širok. I što je najvažnije, bez ikakvih kompleksa! A hoće li biti dovoljno znanja da se takvom grdosijom upravlja? Jer, donedavno si na groblju nadgrobne ploče dlijetom dubio – a sad si se neočekivano namjerio stati na čelo na cijelog planeta.

- S vašom pomoći, s vašom pomoći – uopće se ne uvrijedivši, precizirao je Vjačeslav. – Budući da ste vi, za razliku od mene, istinski akademici, bit ćete savjetnici pri mom tronu.

Ne, danas očigledno ništa nije moglo pokvariti njegovo dobro raspoloženje. Očito, on je zaista vjerovao, kako je te noći dobio mandat za upravljanje Zemljom. Želio bih u tom slučaju znati – tko mu ga je predao i tko potvrdio. A možda mu uopće – nitko nije ni predao, niti potvrdio, već su mu samo obećali. A obećano se, kao što je poznato, tri godine čeka. A za to vrijeme – oho, toliko toga se može dogoditi.

####### *******

Svih slijedećih dana, Vjačeslav je ključao od ushićenja i entuzijazma. I dok su se moj sin i kći izležavali na plaži, on je vukao Anatolija Ivanovića i mene po brdima, pričao o povijesti Feodosije, o Ajvazovskom, koga je imenovao kao jednog od Posvećenih i tvrdio kako je taj veličanstveni umjetnik svoje slike slikao uz pomoć biokompjutera.

- I uopće, sve genijalno i značajno, stvoreno je na Zemlji uz pomoć biokompjutera – sa strastvenim oduševljenjem je uzdizao svoju himnu tajanstvenim silama postojanja – iako je sam biokompjuter samo uređaj, uz čiju se pomoć može za tren ili nešto malo duže, uliti u nečiju praznu glavu nužna informacija za razvoj čovječanstva. Sjedi takav mislilac bilo gdje, u nekakvom uredu, mršti čelo na praznoj glavi, a netko odozgo – pucne prstima i u glavicu kupusa uđe ideja. I eto ti ga, gotovo otkriće!

- I knjige se tako pišu? – interesiram se ja.

- Nego kako još? – podsmješljivim pitanjem odgovara Lapšin.

- Znači, sve što sam napisao – to je neki striček odozgo uradio za mene? – propitujem ga, iako naslućujem koji je Vjačeslavov odgovor.

Lapšinu se ozarilo lice sretnim osmjehom, nalik suncu.

- Oh, najzad si se i ti malo opametio, Arkaša. To, što ti gordo nazivaš čovjekovom osobnošću – jest samo koža, skafander. Prava osobnost se skriva iza te kože i vješto manipulira nogama, rukama, jezikom. I ako se hoćeš osloboditi od tih manipulacija, treba postati svojevrsna homeostaza između kozmičkih i zemaljskih utjecaja. Pamtiš li, citirao sam ti apokrife drevnih Kršćana: „Onaj koji je pronašao sebe – svijet ga nije dostojan". Treba učiniti tako da i Zemlja i Kozmos postanu zavisni od nas. Ne mi od njih, razumiješ li, već oni od nas.

Nikako da shvatim – šali li se Vjačeslav ili govori ozbiljno? Čak i ako se njegova pozicija smatra svjesnom i uvjetno se to što on govori prihvaća kao istina – ipak se znak jednakosti ne dobiva. Izrazio sam svoje sumnje, obraćajući se za podršku Anatoliju Ivanoviću. Ipak je izjednačavanje više u njegovom djelokrugu, kao profesora matematike.

- Možeš li sebi predstaviti identičnost – pitam ga jedva se uzdržavajući od smijeha. – Vjačeslav Lapšin je jednako Kozmos plus

Zemlja?

Anatolij Ivanović uznemireno počeša potiljak čitavom šakom.

- Ja se takvim jednadžbama ne bavim.

- Nepromišljeno se smiješ – primjetno je razdražen Vjačeslav. – Gledaj da ne zakasniš na diobu kolača uz takav neodlučan odnos prema ozbiljnim pitanjima.

- Ma, tvom kolaču se i ne približavam – i ja se također počinjem ljutiti. – Štoviše, mene u toj fantastičnoj teoriji, najviše uznemirava moralni aspekt. Kozmos je rodio sve živo – i Zemlju, i čovjeka. To jest, kako god da okreneš – on je naš roditelj, je li tako?

- Tako je - usuglašava se Vjačeslav.

- A ti kažeš: hajdemo nasamariti oca i sami ćemo svime početi kormilariti. I više od toga, svog roditelja ćemo natjerati da igra kako mi sviramo. Takav li plan djelovanja proizlazi?

- A ti kao nećeš upravljati Zemljom? – precizira Vjačeslav, i u očima mu se ogleda nedvosmisleno nijemo zaprepaštenje. – Sva vlast, sve financije će biti u našim rukama. Shvaćaš li bar, što se te noći dogodilo? Meni su obećali žezlo vlasti. A vi ste mi potrebni.

- Tko ti je obećao? – pokušavam točno utvrditi.

Vjačeslav skriva pogled. Čini se da on ne želi nikakvu određenost po ovom pitanju.

- Postoje moćne sile, koje će nam pomoći – neodređeno objašnjava on.

Pomno ga promatram i ne mogu pojmiti: gdje se završavaju izvanredne, jedinstvene sposobnosti i gdje započinje šizofrenija? Zar on zaista ne shvaća, koliko toga je potrebno znati i umjeti, da bi netko postao predsjednik zemaljske kugle? S čim bi to bilo u suglasju?

Naše rasprave i razgovori, činilo se, nisu toliko zabavljali, koliko su iscrpljivali Anatolija Ivanovića. Uvečer, kada bismo sjedili pod sjenicom uz lubenicu, a djeca odjurila jesti roštilj, on mi je držao prodiku:

- Što si se za njega zakvačio. Ma, on nema čak ni više obrazovanje. Njegov vidokrug – jedva da izlazi izvan granica osnovne škole, a ti sa njim hoćeš o Kozmosu, o Svemiru.

- Pa, ukoliko je on takav kao što govoriš – opet se pokušavam domoći istine, – što onda mi ovdje radimo, što pokušavamo naučiti?

- Utoljavamo znatiželju, gorimo na plaži, kupamo se – nabraja Berežnoj. – Zašto se svemu pridaje takav pompozan smisao? Treba jednostavno odvojiti racionalno od iracionalnog.

- Ma, što je ovdje racionalno? Žezlo vlasti ili Slava Lapšin – Predsjednik Zemaljske Kugle, što?

- Opet ideš iz krajnosti u krajnost – ušutkuje me Berežnoj. – Budalaština, razumije se. Ali, on slijepima vraća vid i liječi dijabetes! Kako to? Znači, naša tradicionalna znanost zaista nešto ne uspijeva razumjeti do kraja, ispušta iz vida nešto važno i ne želi priznati da je bespomoćna. Te smo mi dužni pojmiti, naći smisao, i skrenuti pažnju društva na ovaj fenomen. A njegova trabunjanja o svemirskoj vlasti, neka s njim i ostanu. Od njih nikome nije ni vruće, ni hladno. Najvažnije je shvatiti mehanizam toga, kako se ljudima vraća zdravlje.

****

U Feodosiji sam opet imao viziju. Ali se njen sadržaj izmijenio poslije šamanskog obreda. To je već bio potpuno drugi film, i prikazivali su mi ga već sasvim drugi majstori svemirskih iluzija.

Kao i prije, vizija se razlikovala od snova izuzetnom jarkošću prizora, praćenjem zbivanja uz uključivanje svih čula. To je bila na neki način druga stvarnost. A možda, čak i prva, zato što je sve što se tamo događalo bilo neusporedivo jasnije, od onoga kako smo uobičajeno navikli primati u ovom životu.

...Ugledao sam Kozmos nekako nedaleko od Zemlje. I u njemu je bilo tako tiho, doslovce kao da su umrli svi zvuci. Nekakva čudnovata konstrukcija od sfera, spojenih u piramide, nepomično se zamrznula u beskraju. Jedna od tih sfera me privlači, mami k sebi. Ona je najniža u donjem trouglu. Ali i ispod nje postoji sfera, koja je, iako ulazi u zajedničku konstrukciju sfera, smještena zasebno. Bez ikakvog napora, kao da golemi prirodni element bezzračnog prostora ne stvara nikakve probleme mom postojanju u njemu, ja se premještam ka toj sferi. Ona raste, postaje sve veća. Plavi planet sa obrisima kontinenata. To je Zemlja, i ona je sve bliže. Ulazim u atmosferu, letim nad površinom, a njene majčinske energije me obavijaju, miluju, uspavljuju. Osjećam

se kao beba u kolijevci. Meni je dobro, ugodno, bezopasno na tim valovima energije Zemlje. Zatvaram oči i drijemam na dlanovima milog planeta. Lančići nekakvih asocijacija izranjaju u svijesti, nizovi simbola, slova, zodijačkih znakova, svetih imena plove pred unutarnjim pogledom. Takav je osjećaj kao da ja znam i razumijem - što oni sobom izražavaju. Ali, odakle u meni to poznavanje čudnovatog kozmičkog kompjutera, gdje nije teško naći bilo koju bit informacija ili unijeti svoje vlastito htijenje i nalog u nebrojene programe, unakrsnih uzajamnih djelovanja, kroz povezivanje simbola, stvorenih voljom i sviješću?

Otvorio sam oči i shvatio da sam spavao. Zato što se ničim drugim, negoli snom, nije moglo smatrati događanje. Ležao sam na hladnom kvadratnom kamenu u tijesnom i zagušljivom podrumskom prostoru. Zidovi od rastresitog sivog pješčenjaka su se mrvili, erodirali, a jedan od njih je visoko gore presijecala napuklina, kroz koju je padao tanak, ravan kao daska, mlaz svjetlosti. Ni vrata, ni prozora u podzemlju nalik na grobnicu nije bilo.

Odnekud me je nenadano zapljusnuo val ustajalog, na trulež zaudarajućeg zraka. Spustio sam pogled i primijetio kako mi se pod nogama zaljuljao pod. Kao prljava, masna, močvarna voda. Hladnoća straha mi je smrtonosnim spazmom stegla grlo: ovo je zaista grobnica. Grobnica, u kojoj sam zatočen zamršenim spletom okolnosti, slučajnih sila ili halucinacija.

Doslovce kao izbačen uvis oprugom, podigao sam se sa kamena na kojem sam ležao, i stao na njegovu ivicu. Pod mojim nogama su skliznula na pod duga ljigava stvorenja i, nestala dolje. Spustih oprezno nogu, kao da isprobavam blatnjavu nestabilnu podlogu prekrivenu travom, koja ispod skriva sebe bezdan. I noga mi propade u nešto gadno i opasno.

„Što sad – pomislih sa nekim iznenadnim olakšanjem – postoji samo jedan častan odgovor smrti – pljunuti joj u lice“.

Odjednom sam osjetio da se tama oko mene jedva primjetno mijenja. Odozdo je po nogama krenula hladnoća, i ledene iglice su se zabadale u kožu. Njihovi česti ubodi se podižu sve više i više, i svuda, dokle stižu njihovi napadi, tijelo se umrtvljuje i kao da postaje neživo. Podigavši se do grudi, hladni udari se smiriše kod samog srca. U tom trenutku, kada sam pomislio da se sve završilo, oštra bol mi probode kralježnicu. Mene, kao da su proboli ledenim kopljem, i ono završi unutra, kao pribadača entomologa kroz tijelo leptira. Noge se odvojiše od ploče, i visio sam u zraku na osovini neizdrživog bola. Odostrag je dopro slabi uzdah, i nešto me trzajem okrene prema nekakvoj mrlji na crnoj masnoj površini pod nogama, u čijoj je dubini nastala nejasna igra sjenki. Uz ogroman napor sam razgledao ispod sebe čudnu kockastu konstrukciju od pravokutnih ogledala, čija se površina prelijevala raznobojnim titranjem energija i boja. Trenutak kasnije, u jedva primjetnom zrcalnom mreškanju, pojavio se bljesak, prema kome sam osjetio čudno emocionalno privlačenje, kao prema plamenu vatre u zloslutnoj, neprohodnoj šumi. Svijetlost je bila hladna, čista i vrlo nestalna. Iz tog bljeskavila se razlijegao glas – dubok i melodičan. Nije bilo moguće ustanoviti, kome pripada – muškarcu ili ženi.

- Treba odlučiti, inače više nećeš biti u prilici ni da živiš, ni da razmišljaš. Zasad se još možemo dogovoriti.

- Tko si ti? – savladavajući bol ja upitah.

- Posrednik – stigao je lakonski odgovor.

- Između koga i koga?

- Između čega i koga – ispravili su me.

Poslušno sam se složio:

- Između čega i koga?

- Između smrti i tebe – spokojno odgovori glas.

- Treba li se uplašiti?

- Zašto? Smrt je - samo cijena, koju plaća život kod vrata, koja vode ka smirenju.

- Pa ipak, smrt po svojoj volji nitko ne bira. Što ja trebam uraditi?

- Donesti odluku.

- Kakvu odluku? – upitah kroz muku bola.

- Odluka je jedna, a putova ima tri: kuda treba, kuda se hoće i kuda se dospije. Istina, moguće su i varijante, - na primjer, u „kuda treba" se može dospjeti i preko „kuda hoćeš". I u „kuda hoćeš" se može preko „kuda dospiješ". Kako ti se posreći.

S naporom shvaćajući što se događa, sabrah ostatke snage i promuklim glasom upitah:

- Što me ugrožava?

Iz treperave svjetlosti ponovno se začu uzdah i stiže skoro šapatom:
- To, čemu si upravo htio pljunuti u lice.

Shvaćajući da je moja žestina bila beskorisna, posljednjim naporima umirućeg tijela, izbacih iz sebe još malo zraka zaostalog u plućima, i on otkide sa usana laki, poput pamuka, zvuk:
- Fuj...
I grobnicu ispuni jauk:
- Zašto?

U tom istom trenu, ja kao da sam bio raznijet u komadiće na atome, i svaki od njih me je pojedinačno počeo piliti turpijom.

„A ipak sam pljunuo" – zadovoljno sam uspio pomisliti. I prestadoh biti jedini čovjek.

Sa svakim trenutkom, postajalo je sve teže i teže osjećati svoje fizičke granice, ustanoviti, gdje se završava tijelo i gdje započinje sila koja ga uvlači u sebe. Tama koja me je obujmila, kovitlala se, pulsirala, zgušnjavala se uokolo narastajućim osjećajem nijeme smrtne prijetnje, upijajući u sebe ono, što je nekada bilo moje tijelo. Njega, raznijetog na atome i čestice, koje je prestalo da bude nešto materijalno, doslovce je rastvarao u sebi živčanim spazmatičnim kretnjama crni oblak, koji je, kako sam naslutio, i bila Smrt.

Nije ostao ni vid, ni sluh, tek samo posljednji gasnući osjećaj najelementarnijeg emocionalnog reagiranja: „Znači, tako ona dolazi". U isto vrijeme sam shvaćao: još malčice-malčice – i izgubit ću čak i slabašan osjećaj svog prijašnjeg „ja".

Odjednom sam začuo u sebi nekakav postojani signal, nalik na Morzeovu abecedu. Slabi impulsi su odzvanjali sve upornije, u onolikoj mjeri u kolikoj sam ja gubio svoju prijašnju bit, i koliko god to čudno bilo, probudili su u meni suprotstavljanje događajućem. Iznenada mi je energetska konvulzija na trenutak zaustavila daljnje raspadanje tamom skoro izjedenih biopolja. Ljutita misao mi je probadala svaku od njegovih rastrgnutih čestica: „Sa mnom još nije gotovo!" I zajedno sa tom mišlju, nahrupila je volja da se suprotstavim, koliko god se to besmislenim činilo u tim uvjetima. Pritajenim impulsom još koliko-toliko sačuvanog jedinstva svijesti, naredio sam energijama svoje biti da se počnu sjedinjavati. Tamom izjedene čestice su zaustavile svoj zalet i, doslovce su, kao suho lišće na neujednačenom, hirovitom vjetru, zaigrale na mjestu, nemajući snage da nastave kretanje na bilo koju stranu.

Kao da je urlik ranjene zvijeri probio okolinu, i odjednom mi se vratio sluh, potom i vid, i ja ugledah blago zamućenu mrlju svjetlosti u crnoj, paklenoj tami.

Spoznaja o mogućem spasenju se probudila u meni, i neprimjetna zračenja nade su se razjurila na sve strane, nadjačavajući suprotstavljanje tame, obnavljajući oslabjele veze čestica i koncentrirajući energetska polja u mojoj biti. Sa svakim trenom rastao je osjećaj da borba sa Smrću još nije završena, i da sve mogućnosti suprotstavljanja njoj, još nisu iscrpljene.

Obavijen tamom, grumenčić misaone energije se izvijao, grčio spazmima i sve se više i više sažimao u svijetleći kamičak plazme, koja je počela odbacivati sa sebe ljepljive pipke nepostojanja, krećući se po njegovim posjedima svojom voljom, ka svom cilju.

Da nije bilo ranije neprimijećene slabe svjetlosti koja je pokazivala pravac, mogao sam zauvijek ostati zarobljenik tame. Te, jedva se probivši kroz crnu neprozirnost, glas svjetlosti mi je probudio u svijesti skoro neprimjetan nagovještaj o mogućem izbavljenju, a ja sam mu povjerovao i počeh se pokretati posljednjim snagama u susret tom spasonosnom navođenju. Razgonio sam tamu snagom unutarnje energije, i tama je sikćući skretala u stranu, ustupajući put, paleći se o plazmu, užarenu prenapregnutošću volje.

Gotovo posljednjim naporom, iznemogao, osjećajući da će mi samo za jedan tren volja presahnuti, i da će Smrt rastopiti u sebi nezaštićenu i jedva prikupljenu, ne tako jaku vezu energije i razuma, ja načinih trzaj i ispadoh iz tame koja me je proždirala, iznova na kamenu ploču. Ispustivši svoj dobitak, Smrt je iz utrobe zagrmjela, te valovi energetskih udara protresoše grobnicu, ali sam ja opet stajao na svojoj nadgrobnoj ploči, već ne mrtav, ali ipak, ne još i živ.

Sada sam nanovo imao tijelo. Ispravivši se u potpunoj svojoj visini, osvrnuo sam se uokolo i shvatio što se pojavilo kao spasonosni svjetionik. Svjetlost, koja je padala odozgo na uljanu površinu bezdana, plamtjela je zasljepljujućim ognjem duginih boja, koji je bio uokviren crnim prostranstvom. Pogledao sam u dubinu svjetlosti i ustuknuo. Iznutra me je promatralo užasavajuće stvorenje – čovjek sa oderanom kožom, po čijim je ogoljelim mišićima strujala krv. Podigao je ruku prema očima i zastenjao od gnjeva – umjesto ruke je imao okrvavljeni splet mesa i mišića. Odraz u svjetlosti, bio sam ja sâm.

Krv se cijedila i padala sa tijela na sivu površinu kamena. Iscrpljen od osjećanja uzavrelih u meni, savio sam koljena i sjeo na hladnu hrapavu ploču. Zgrbio sam se i zadugo utihnuo od slabosti i očajanja.

Onda sam, među golim zidovima, izgubio pojam o vremenu. Odjednom sam pomislio kako bi bilo bolje da sam se predao Smrti, umjesto što sam se iščupao iz njenog zagrljaja ovakav, kakvim sam postao. Istog trenutka, kao da odgovara ne moje neizgovorene misli, začuo se poznati, tihi ulagivački glas:

- Ako želiš, možeš spavati. Probudit će te kada bude bilo potrebno, poslije stoljeća ili milenija.

Apatija je utonula u iznemoglost, ali ipak upitah:

- Tko će me probuditi?

- Nužnost – zašumio je eho.

Nepodnošljiva tišina, uznemiravajuća, opasna, počela je obavijati svijest.

- I nema nikakve nade da se izbjegne ta sudbina? – apatično se zainteresirah.

- Nada je – kći snage, a snaga je – sestra volje. Gubiš li jedno, iščezava i drugo.

Ovog puta su boja i modulacija glasa bile vrlo jasno ženske.

- Ako zaspem, što ću ugledati?

- Fatamorgane radosti i sreće.

- A ukoliko ostanem budan?

- Ugledat ćeš put koji vodi ka cilju, koji nitko nije znao, nitko ne zna i nitko neće saznati.

- Ponižavajući strah pred nepoznatim neće me zaustaviti – sa neočekivanom muževnošću izgovorih.

- Riječi – sa blagim podsmjehom razlijegao se odgovor.

- Mogu se zakleti na sveto raspeće, da je sve tako – povisio sam glas. I podigoh okrvavljenu ruku, da bih napravio znak križa, ali me je nevidljiva sugovornica zaustavila.

- Zašto sebe opterećivati beskorisnim? Raspeće je – sitnica Svemira, tek samo znak koji označava put za bojažljive duše – nasmijao se

glas. – Može se i u strahu zagrliti, i cijelog života iščekivati sumnjivo spasenje. I što će se izmijeniti? Nije valjda da ne znaš o tome? Ma, možda si, želeći staviti na glavu mučenički vijenac od trnja, potajno maštao o vijencu vladara svih svjetova? Zar nisi znao da vijenac vladara, ponekad izaziva ne manje jaku glavobolju, negoli vijenac od trnja?

- O čemu ti pričaš? – kriknuo je u očajanju okrvavljeni komad mesa na nadgrobnoj ploči.

- O tebi – dopro je ulagivački šapat. – Pa, sam si želio proći put kao čovjek.

- Tko si ti? – bijesno dreknuh.

- Ja imam mnogo imena – sa uzdahom tuge začu se odgovor. – Neki me zovu majkom, drugi smrću!

- Zašto si me povratila, mamice?

- Da bih ti pokazala slijedeći dan.

- Ne želim doživjeti takvu budućnost! – vrisnuo sam očajnički. – I tako je sve jasno – sa mene su oderali kožu života.

- Ma, ti si sam htio proći put kao čovjek – opet me podsjetiše. - I, zar ne znaš: svjetlost i tama, život i smrt, desno i lijevo su – braća jedni drugima. Zato i dobri – nisu dobri, i loši – nisu loši. I život nije život, i smrt – nije smrt.

U mojoj svijesti su trenutno eksplodirale varijante smrću izmodeliranih predstojećih događaja, i istopile se na putovima budućnosti.

- Vidio si?

- Da.

- I što misliš o tome?

- Otkud ti znaš, da će se sve dogoditi baš tako?

- Teško da ćeš sada razumjeti, ali ću ti odgovoriti. Svakog trenutka ja upijam u sebe informaciju sa svake trunke bilo kog od svjetova. Sve je podvrgnuto analizi i proslijeđeno kroz vrijeme. Šansa da se ma što izmijeni je – ništavna. Isključivo Jedini može izmijeniti budućnost - i ti, ukoliko odgonetneš put. Ali, da bi ga prepoznao – moraš se sjetiti budućnosti. A ti si je zaboravio.

Podsmijevanje zbog mog slabog pamćenja je pogodilo cilj. Podigavši glavu uvis, ka zraku, ja zažmirih. Odmah začuh u sebi oštro pitanje:

- *Što je s tobom?*

- *Zaslijepljen sam svjetlošću – misaono priznah.*

- *Tko je zaslijepljen svjetlošću, taj mora vidjeti tamom pronicljivosti – smjesta se začu savjet. Bio je nešto poput sugerirane misli, poput poziva.*

- *Najednom sam osjetio sebe u grobu.*

- *Ti si sam sebe sahranio u grobnicu svojih prijašnjih želja i riječi. Sad ispravi savršeno. Jer, mi možemo sklopiti savez. Inače ćeš zaista ostati u njoj.*

- *I trulit ću, kao i svi?*

- *Tvoja riječ odavno razdire srce moje biti, te ja isto tako patim zbog tvoje krivice – optužio me je bezdan. - Ovaj način, nadam se, razumiješ?*

- *Zašto me okrivljuješ? – ozlojedio sam se. – Jer, sve što se događa sa mnom u svijetu, odavno je završeno unutar tebe. Sama si govorila o tome. Ili ono što si rekla, nije istina?*

- *Istina je – nije istina... Rijeka tvog života je zasad između mojih obala. U svojim granicama, ti si slobodan plivati po toku, iskakati uvis, roniti u dubinu, plivati od obale do obale, pa čak i boriti se, ukoliko imaš snage, sa brzacima vremena i događaja. To će ti pomoći pojmiti potencijal kretanja i mirovanja. Ali, u programu može doći i do zastoja. Ti si i ranije bio vrlo nepredvidiv. Ja želim pripaziti na tebe. I bolje mjesto za to, teško da se može naći.*

- *U predstavi smrti, moja ovacija će biti smrt. - ne pitajući, već tvrdeći, ja sam se odazvao, iz nekog razloga znajući o budućnosti. I to, što sam iznenada osjetio i otkrio, uopće nije odgovaralo onom što sam izgovorio naglas.*

Kao odgovor dolete nešto poput prigušenog frktanja:

- *Možda, smrt, možda samo preporod. Čak ni ja nemam mogućnosti da razjasnim tvoju ,,tamnu" budućnost. Ali ovdje, u ovoj grobnici, ti si kao igračka u mojim rukama.*

- *Koliko li si ih imala – nije valjda da ti je to još uvijek zanimljivo?*

- *A čim drugim da se bavim? – uvrijedila se nevidljiva sugovornica. - Ja znam samo obmanjivati i uništavati. Ja sam proturječnost, zatvorena sama u sebi, negirajuća ono što je tvrdila, pretvarajuća ništa u nešto, a nešto u ništa. I sve što je moguće, meni je moguće*

119

samo u ovim granicama.

- Znači, ja se trebam dobrovoljno predati zagrljaju smrti?

- Zar se bojiš iznova postati dio mene, kako bi sazrio za novo rođenje? – upita bezdan. – Nemaš povjerenja?

- Da, bojim se – potvrdio sam. – Predati se smrti, uvijek je smrtonosno.

„Ali, neki su uspijevali savladati svoj strah, nije valjda da ne pamtiš?"- umiljatim šapatom mi je proletjelo kroz mozak.

- Čime mogu pojačati svoje šanse?

- Vjerom u sebe.

- Čime ih mogu oslabiti?

- Nevjerovanjem u mene. Zaista ti predlažem savez.

- Može li netko osujetiti osmišljeno tobom?

- Da, već sam ti govorila – svi su slobodni u granicama svog ropstva.

- Odavde mora da postoji izlaz.

- Već sam ti objasnila – ima ih tri.

- Ma, objasnila si mi zagonetkom...

- O, uzvišeni Bože! Kada bih mogla, pocrvenjela bih za tebe. Pogrešno je čak i to, što tako dugo razgovaram sa tobom. Nitko ne može narušavati zakone Iskonskog. Najvažniji od njih je: svatko sâm odabire svoj put. Ti si prekoračio preko jedne od mojih stepenica Bitka. Ali, to je malo. Ti moraš utjeloviti u jedno jedino razdvojenost svojih života u svim prethodnim dimenzijama. Samo sjedinjujući ih, moći ćeš se dizati sve više i više.

- A, moram li onamo? - sa sarkazmom sam upitao i podigao se u svojoj punoj visini. – Zar je tamo potreban ovaj komad mesa iz kojeg lipti krv, koji ne pamti svoju prošlost, a boji se svoje budućnosti? Ovaj bijedni čovjek? - i prasnuh u neobuzdani smijeh, nezaustavljiv, kao bezumlje događajućeg.

- Eto vidiš, nama je bolje da se dogovorimo i ne traćimo snagu na borbu.

- Meni su to jednom nagovijestili. Ali, gdje su one, moje snage?

- Sve se može izmijeniti – začu se odgovor.

- Čini mi se da smalaksavam.

- Da, gubiš krv.

- Mogu li umrijeti?

120

- *Pravilnije je reći – usnuti.*
- *Točno. Ti si već govorila o tome. Znači, granica našeg općenja ipak postoji, da tako kažem, prirodna granica – zaliha krvi u meni?*
- *Da.*
- *I ti ćeš odgovarati na moja pitanja, dok sam u stanju da ih postavljam?*
- *Hoću – potvrdi glas.*
- *Onda mi odgovori: što je ispod mene?*
- *Bezdan tamnih svjetova.*
- *A nada mnom?*
- *Blistava dubina gornjih svjetova.*
- *A zbog čega je ovdje kocka od ogledala?*
- *Ukoliko pogodiš, to staro će ti pokazati novo, kada uđeš u dubinu biti, i nevidljivo će izraziti sebe kroz vizualno i virtualno.*
- *Opet zagonetka?*
- *Nije baš tako složena za onog, tko je od biti Bitnog.*
- *Imam utisak, da mi više nije ostalo vremena za daljnji ugodan razgovor – priznah ja i sa naporom se podigoh na noge. – Ako sam pogriješio, ne dopusti da budeš ljuta na mene. Trudio sam se biti dostojan tvog čudnovatog suosjećanja.*
- *Dobro – sa tugom se razliježe u grobnici.*

Podčinjavajući se munjevito planulom instinktivnom osjećaju, prikupio sam snagu i napregao se tako, da se činilo kako se od ogromnog naprezanja mogu pokidati spletovi mišića, koji su u trenutku povratili nekadašnju snagu, te skočih kroz gustu crnu uzburkanu tekuću smjesu na svjetlošću prelijevajuću glatku površinu kocke, na koju je odozgo bila usmjerena dolazeća zraka.

Nisam začuo zvuk iz široko rastvorenog bezdana ispod mene. Nije ga ni bilo. Jednostavno je blješteća, pulsirajuća površina nečujno uvukla u sebe tijelo palo na nju, i ja ponovno dospjeh iz zagrljaja smrti u naručje sudbine.

Svijet, u kojem sam se našao, bio je čudan, neobičan, i kao da se sav sastojao od pokretnih, razmekšanih kontura i energetskog sjaja. I ja sam iznenada postao nekakva moćna svjetlucava energija u preljevima, koja je iz trena u tren mijenjala svoj oblik. I evo, ja rastem, širim se, osjećam kako u meni ključaju energije regulirane u

121

bujice, i počinju cirkulirati, osiguravajući uzajamno djelovanje čudno povezanih polova. Kozmička zračenja eksplodiraju dospjevši u mene, obrazujući bezbrojno mnoštvo raznobojnih kovitlaca, čime hrane moje novo tijelo.

Očiju više nemam, a ja vidim nekako cijelom svojom biti istovremeno – gore Sunce, zasljepljujuće beskrajnim fluorescentnim bljescima, i dolje Zemlju, po kojoj klizi moja gigantska sjenka, obasjana preljevima pulsirajuće u meni, unutarnje svijetlosti.

Ja čak mogu promatrati svoju unutrašnjost. Moje novo tijelo sada jesu – polja, energije, kombinacije i uzajamno djelovanje vakuuma, astrala, gravitacije, materije i antimaterije, molekularnih i submolekularnih veza. Sva ta mora i vodopadi energija, rijeke koje ih spajaju, potoci i slapovi uzajamnog djelovanja sila – to je moja nova zastrašujuća bit. I ja sam slobodan odabrati, po vlastitom nahođenju, bilo koju od nevjerojatnih, ranije nepoznatih sila i to sručiti na sve što se usudi suprotstavi mi se.

Preplavilo me je oduševljenje.

Postupno sam počeo vidjeti izoštrenije i preciznije. I otkrio sam sebe u obliku velike prelijevajuće raznobojne kugle. Ali i taj oblik nije dugo ostao stabilan. Ona se okretno njihala i počela naizmjenično dobivati sve novije i novije obrise – čas crnog olujnog oblaka, koji ključa munjama i gromovima, čas čile zračne zmijice, koja vijuga po krivinama energetskih valova, i preplavljena je ushićenjem od tog razigranog prebacivanja...

Vrlo dobro sam osjećao svoj položaj u prostoru nepoznatog svijeta, vibracije kozmičkih bujica, glasove zvijezda i zvjezdanih skupova, udaranje valova neutronskih oceana i fotonskih tokova. Shvatio sam da se mogu preobraziti ogromnom brzinom u bilo koje oblike života i energija.

Prespojivši magnetne linije sila svojih polja, promijenio sam smjer utjecaja gravitacije, tako da me je ona sada privlačila duž Zemlje, prema kugli Sunca koja je sijala nad horizontom u oker preljevima.

Ogromnom brzinom sam jurio po prostranstvu, i što sam više promatrao okolinu, tim više mi je sve uokolo djelovalo vrlo poznato. Dolje nije bilo uobičajene Zemljine kore. Ali, promatrajući lelujave, pulsirajuće obrise njene površine, cvijeće, drveće, nije bilo teško dosjetiti se, da se sve te energije izlijevaju iz njenog materinskog okrilja. Vinuvši se uvis, vidio sam kako zeleno-žućkasti otoci šuma ravnomjerno zapljuskuju šarolike energije otvorenih prostranstava.

Gledao sam gore i više nisam primjećivao ogromnu brzinu ni Sunca, niti bilo kojih drugih zvijezda, ali su se brzine osjećale po jedva primjetnim obrisima odraza, od nježno-ružičaste, zlatasto-purpurnih i plavih isijavanja koja su ispunjavala prostor. A to prostranstvo nije bilo pustinjsko. Eterična živa bića, koja su se ranije pojavljivala u trenucima duševne napetosti ili sna, letjela su sa svih strana, okruživala me horovodom*, te najzad shvatih, što su mi ona željela reći.

- Pozdravljamo te, gospodaru! – odjekivale su uokolo njihove radosne misli.

I ja sam im isto tako odgovarao, ne riječju već mišlju:

- Drago mi je da vas vidim!

- Vratio si se! Ti si ponovno sa nama!

Jedno od eteričnih bića mi se sasvim približilo. Ono nije bilo ni muškarac, ni žena, i kroz poluprozračno tijelo, obavijeno zlaćanim sjajem, vidjeli su se sudovi, po kojima je strujala ne krv, već energija.

- Budi obazriv. Migen te traži.

- On je vrlo moćan. Ima pravo prvog udarca.

- Carica Zemlje mu pomaže – došapnu netko.

Počeo sam skenirati prostranstvo i otkrio, protegnute do svijesti, pipke nečije uznemirenosti. Prošavši kroz uspostavljeni kontakt po labirintu energetskih stupova upletenih u pletenicu, otkrio sam potreban mi lik i uvećao ga. Prizor je isprva bio dvodimenzionalan, potom trodimenzionalan i na kraju je dobio jasnoću hologramske kopije. Prekrasno žensko lice je hladnim podrugljivim očima uhvatilo moj pogled. Naporom svoje volje sam stvorio, preko puta izazvanog lika, novi lik – svoje lice. I dao sam mu izraz neumoljivosti i surovosti. Usta tog hologramskog lika su se pokrenula i ispustila zvuk:

- Mogao bih te sad odmah transformirati, ali se prvo hoću snaći u svemu.

Žensko lice se osmjehnulo kao odgovor na prijetnju, i čvrsto stisnulo usne:

---

* horovod - rusko narodno kolo sa pjevanjem

- Snaći se?... Ja sličnih pretenzija nemam. Bolje da se ne svađamo, a? Tim prije što si iza sebe ostavio mali dug, nisi zaboravio, nadam se?

Žena se ponovno osmjehnula dok sam ja proučavao njeno lice, i odmah je mnome izazvanu sliku, protiv moje volje, zanjihala i, nestala.

- Sa njom na taj način nećeš izaći na kraj – ona je sada vrlo moćna. I neće se uplašiti tebe. Nisi smio pokazati neprijateljstvo – pojasnio mi je jedan od starih prijatelja.

- Ni ja se nje ne bojim – hvališem se lakomisleno.

Odjednom se preko puta mene iznova pojavljuje lice carice Zemlje.

- Hoćeš da ti pokažem prognoziranu fazu, junače? U knjizi vremena postoji i takva varijanta. Možemo se dogovoriti dok nije kasno.

Ja šutim, začuvši ponovno nedavni prijedlog „dok ne bude kasno" i poznatu mi intonaciju glasa. Ali je moja suglasnost, činilo se, tražena formalno.

- Pogledaj u sebe..

Promatram se i vidim: spiralni vrtlozi se podižu nagore, skoro rastvorivši u beskraju prvobitnu tvorevinu, potom se spuštaju, sažimajući duh u materiju. I ja znam: u središte se može vratiti samo onaj, tko je nekada izašao iz njega, zato što se, prije nego što dođe do sažimanja, mora dogoditi širenje. Jedino se tako može naći vrelo vlastitog postojanja.

Meni je dobro, udobno, spokojno. Odjednom se sve uokolo trenutno mijenja. Ja sam u nekom pećinskom hramu. Nad glavom mi je masa gigantske litice, kroz čije pukotine se probijaju snopovi svijetlosti. Stojim na ivici nevelikog podzemnog jezera, nag, okružen sa dvanaest prelijepih žena u dugačkim haljinama. To su mnogobožačke svećenice. Površina vode je posuta laticama ruža. Ja pamtim, ja znam: ruža je – Kristov cvijet, i ona simbolizira rođenje, život i smrt. Smrt, poslije koje će se neizbježno dogoditi uskrsnuće.

Žene me brižno pridržavaju ispod ruku i pomažu mi da se spustim u vodu, gdje me prihvaćaju ruke drugih svećenica. Takav je osjećaj, kao da su me opili narkotikom: apatija, bezvoljnost, odsutnost bilo kakve vlastite želje. Ravnodušno prihvaćam ruke prelijepih žena koje mi miluju tijelo, pripremajući me za tajanstveni obred.

Oprale su me u vodi i podigle. Čini se da mi se snaga vraća, i kao da to shvaćaju, žene mi sve jače stišću članke, laktove, te me više *ne pridržavaju, koliko obuzdavaju. One me skoro na silu vode prema ogromnoj statui u središtu špilje. To je ona ista figura koja je bila na šamanskom obredu kod Vjačeslava. Samo je sada ogromna, njena glava doseže do same kupole pećinskog hrama. Noge su joj podvijene ispod nje, a između razdvojenih koljena je napravljen udoban carski ležaj. Mene spuštaju na njega, i nekakva sila me zadržava, privlači, ne dopuštajući mi da se podignem na noge. Pokušavam se suprotstaviti toj sili, ali, bez obzira na njenu, čini se, mekoću, ljepljivost, ona me čvrsto drži prikovanog za ležaj. Svećenice se smještaju uokolo – po šest sa svake strane.*

Iz tamne dubine hrama, pojavljuje se ona prelijepa žena sa krunom na glavi – carica Zemlje. Na njenim ramenima je zeleni plašt sa skerletnom postavom. A pod plaštem je naga. Ja znam tko je ona i što će biti dalje. Carica Zemlje stupa na ležaj. Ona stoji nada mnom, prekoračivši preko ispruženog tijela, i netremice me gleda u lice. Osmjeh sklizne preko njenih usana.

- Ti nećeš rat u svijetu, ti želiš harmoniju svijeta, ali si zaboravio da se za sve mora platiti. Potrebna je žrtva – umilnim glasom govori ona i, zabacivši skute plašta, spušta se na moje tijelo. Osjećam njenu nježnu, toplu kožu, njene snažne ruke, koje su me gurale u grudi, kada sam pokušavao da se pridignem. – Krist je iskupio Zemlju na Križu. Tvoje iskupljenje je kudikamo prijatnije – na ležaju – podruguje se ona. – Ma, pristani, pristani...

Sad joj je lice vrlo blizu. Ja pokušavam nešto učiniti sa svojim tijelom, da ga nekako pokrenem – sve je uzaludno, neprimjetni okovi čarobnjaštva su jači od mojih mišića.

- Zašto se suprotstavljaš? Budući da potajno, i sam želiš ono što će se dogoditi. I zatim – savez Neba i Zemlje mora biti plaćen – govori ona, i njeni prsti nježnim umirujućim pokretima klize po mojim grudima. – Ti si Car, a ja Carica – i sve uokolo je naše carstvo. Zar nisi maštao o tome?

Njene riječi nisu agresivne, već spokojne. Osjećam moć njene ljepote i odazivam se na nju. I ona, kao da je osjetila privlačnost koja se pojavila, sjedinjuje svoje tijelo sa mojim.

- Arkadije, Arka, Arkada, most preko duge, preko sedam prostranstava – umiljavajuće izgovara ona, darujući svojim kretnjama,

nalik na valove, osjećaj najuzvišenijeg zanosa.

Osjećam kako su popustili okovi koji su me zadržavali, ali ne odgurujem ženu, već naprotiv, nježno klizeći dlanom po njenom tijelu, ja potičem i podržavam iznikli osjećaj sjedinjavanja. Moj dlan klizi po njenim leđima, i ja osjećam kako se ispod kože kotrljaju moćne čvrste tvorevine. Naslućujem: tamo se pojavljuje i iščezava hrbat zmaja. Carica je – žena – zmaj, i pod opčinjavajućim ženskim utjelovljenjem, skriva se žestoka bit Iskonskog Zmaja. I ako to ne iznevjerimo – uskoro ćemo se sjediniti u jedno biće – Nebeski Adam i Zemaljska Eva. Rađa se Androgin, koji će imati jedno tijelo i dvije glave – mušku i žensku. To će biti Novi čovjek – vladar Zemlje, u kom će se pomiriti Zemaljsko i Nebesko. I od koga će započeti Zlatno stoljeće – izuzetno sretno vrijeme. Ono će potrajati tisuću godina u uobičajenom zemaljskom računanju.

Moj dlan sa nježnošću klizi po njenim leđima, nad kotrljajućim pokretnim kvrgama koje se pokušavaju otrgnuti iz zatočeništva tijela zmajske biti njenog bića. Ona prepoznaje, shvaća da je nježnost iskrena, da je njeno iskazivanje izazvano ne razumom već osjećanjem, da sam ja obuzdao u sebi kompleks zarobljeništva i žrtve. I u taktu sa takvim osjećanjima, njene kretnje gube energiju grubog otimanja, a vibracije koje zrače postaju mnogo tanahnije, nježnije. To više nije nasilno ovladavanje jednog nad drugim, već sjedinjenje, zbližavanje, stapanje dvije moćne kozmičke energije, dvije iskonske harmonije postojanja – ženske i muške.

Grčevito čupanje zmajevog hrbata iz njene kralježnice se zaustavilo, i odlazi u dubinu unutarnjeg kozmosa carice. Sada je ona jednostavno žena, koja je došla do željenog. I nije važno što je ona učinila da bi se to dogodilo – pobijedila je, da bi se podčinila, da bi stala pored svoga cara, da bi pronašla svoje carstvo.

U posljednjem trenutku, gubeći život zbog užitka, ja zabacih unazad glavu i ugledah nad sobom u visinama zadovoljno, nasmiješeno lice Majke Zemlje.

Vizija je iščezavala i više se nije vratila. Što je to bilo? Iz kakvih dubina podsvijesti je izvučeno? Ja sam osjećao da sam dospio u labirint, koji će se protezati kroz život. I svaki korak ovdje ima značenje ne samo kao pouka, već i u oblikovanju vlastite sudbine.

126

****

Vrativši se iz Feodosije, s novim entuzijazmom sam se bacio na posao. Ne znam zašto, ali sve sam uspijevao nekako lako, bez ikakvih posebnih napora. Imao sam osjećaj da mi pomažu. Istovremeno sam vodio nakladničke poslove, pisao knjigu o Lapšinu, sudjelovao u radu na scenariju o dostignućima Akademije, čitao desetine ezoterijskih knjiga, pokušavajući proniknuti u bit onoga što se događalo sa mnom. Nikada prije, čak ni u mojim najproduktivnijim, osamdesetim godinama, nisam uspijevao uraditi ni mali dio onoga što se sada odvijalo lako, bez ikakvog napora, kao da je čarolija. Bio sam pun snage, energije i čak sam počeo zaboravljati gomilu neizlječivih bolesti, koje su po svim zakonima ove vrste, trebale zagorčavati godine moje, skoro već nastupile starosti.

Ali, starost nije napredovala, već je naprotiv, uzmicala. Bolesti su me prestale mučiti – želio sam raditi, postavljati sebi sve složenije ciljeve i dostići ih, usprkos stereotipima o predmirovinskom periodu. Prvo sam uspio završiti knjigu o Lapšinu. Izdao sam je o svom trošku, i ona je Vjačeslava odmah učinila poznatim. Knjigu su vrlo rado uzimale knjižare, i ona se vrlo brzo rasprodala našavši svoje čitatelje.

Uskoro bi trebalo da bude završen i film o Akademiji. Istina, s njim je bilo problema. Na Akademiji nije bilo novca za njegovu produkciju, iako su svi shvaćali povezanost njegovog prikazivanja na televiziji, sa tim istim financijskim uspjehom Akademije, čiji je nedostatak zadržavao snimanje. Proizlazilo je kao kod Kozme Prutkova: „Gdje je početak tog kraja, kojim se završava početak?" Iako u to vrijeme moje materijalno stanje nije bilo baš sjajno, ipak sam pronašao šest i pol tisuća dolara, nužnih za završavanje snimanja. Skoro istu toliku svotu je uspio pronaći i drugi scenarista, koji je istovremeno bio i direktor snimanja u filmskom studiju. Dobio je taj novac stavivši hipoteku na svoj stan, prirodno, uz Lapšinovo obećanje da će, kao predsjednik Akademije, vratiti dugove budućim prihodima od prodaje filma, od očekivanog priljeva klijenata, koji će, svakako, biti privučeni tim filmom ka iscjelitelju iz Feodosije.

Ali se očekivano zbilo samo napola. Sve što se ticalo slave za Slavu Lapšina – to je upravo ispalo i mnogo bolje, čak iznad svih očekivanja, a eto, ono što se ticalo njegove časne riječi, kao časnog čovjeka, da će sve pošteno vratiti, tu su kod njega iskrsnule komplikacije – ne sa njegovim pamćenjem, ili njegovim poštenjem. Ja sam ostao bez novca, a direktor filmskog studija zamalo da nije ostao bez svog stana, mada se to, ipak, dogodilo kasnije. A dotad... do tada je sve išlo svojim tijekom, u skladu sa drugim scenarijem, u čijem su pisanju sudjelovali, kako se kasnije uspostavilo, neusporedivo talentiraniji majstori, no što je vaš pokorni sluga.

Svaki događaj ima svoju točku presjeka, svoju nultu koordinatu. U tom slijedu događaja, koji su tako neočekivano i stvaralački blagotvorno prodrli u moj život, feodosijski obred je, nesumnjivo, imao nekakav vrlo važan smisao, iako me u bit zbivanja nitko uopće nije uputio. Jednostavno se tako dogodilo, ja sam u tome sudjelovao, i to je počelo utjecati na moju sudbinu.

Vjačeslav, sa kojim sam se u to vrijeme viđao toliko često kao nikada do tada, bio je vrlo brižan prema meni, ostavljao je bilo koji posao kada bih svratio kod njega, odgovarao na bilo koje pitanje u povodu pročitanih ezoterijskih knjiga, od kojih mi je većinu on sam preporučio. On se otvoreno bavio mojim okultnim obrazovanjem, iako sam to što sam izučavao, uglavnom prihvaćao kao gomilu vrlo sumnjivih znanja, u kojima bi trebalo pronaći znanstveno zrnce istine, prije negoli vjerodostojna tajna znanja, koja su stigla do nas iz dubina stoljeća. Zbunjivalo me je i to, što se Lapšin s vremena na vrijeme ponovno vraćao svojoj najmilijoj temi - otimanju vlasti.

- Uz pomoć tih tehnologija mi možemo utjecati na događaje – tvrdio je on. – Mi moramo stvoriti tajni red i podrediti mu sve.

- Sa kojim ciljem? – poslovno se informiram.

- Da bi se vladalo – odgovara Lapšin.

- A iz kojih razloga natovariti na svoja ramena vladanje? – nisam se suzdržao. – U što ćemo povesti narode, prema kakvoj čarobnoj viziji ili blistavom vrhu? Imaš li viziju za sve?

- Zar sadašnji vladari vode ka viziji?

- Ne – slažem se. - Ali se oni barem pretvaraju da izvlače narod iz one tamne šume, u koju su ih odveli prethodnici.

Vjačeslav jedva suzdržava smijeh.

- To je čarobna šuma. Ona je beskrajna, ukoliko ne znaš njene tajne puteljke. Ma, zašto uopće sebe mučiš takvim pitanjima? Glavno je – uzeti vlast. I kada je uzmem, neću imati nikakve nedoumice – što raditi, kako raditi? Ja ću prekinuti taj javašluk. Svi će izvršavati ono, što ja naredim.

- A ako netko neće?
- Toga ću zveknuti žezlom vlasti po glavi. I glava će se razletjeti u komadiće. Ti si čitao o ekstrasensima ubojicama? Dakle, njihovi izgledi, u usporedbi sa onim koje daje žezlo vlasti – podjednaki su izgledima mrava u borbi sa divom.

- A što se od mene zahtijeva?
- Da uđeš u moju mafiju. Potreban je treći, po uvjetima igre. Dvoje već imamo.

- Koga?
- Mene i još jednog, ti ga poznaješ.
- Pa, što će vam onda treći? Zar vam je udvoje dosadno da vladate zemljinom kuglom?

- Ma, rekao sam – po uvjetima igre, – osmjehuje se Vjačeslav.
- Znači, to je igra?
- Aha – potvrđuje Vjačeslav. – Samo, ja u toj igri nisam iz šale, već sam najozbiljnije već tri puta polagao ispite pred sotonom.

- O, u kakvo društvo me hoćeš uvući – tobože se plašim. – Ne, u vašu trojku ja nikada neću ući. Ja, na kosmate i rogate od djetinjstva imam alergiju. Vi se tamo nekako sami snađite.

- Ne mogu – odgovara Vjačeslav. – Tvoj kod sudbine se pojavio na beskonačnosti. Bez tebe se konstrukcija ne može održati.

- Auh, što sam ja važna figura – smijem se, i dalje smatrajući da se Vjačeslav sprda sa mnom. – Bez mene, znači – ni ovamo ni onamo.

- Točno – potvrđuje Lapšin. I on se isto tako smije. – Ni ovamo ni onamo. Te tako, prestani se opirati središtu vlasti, dok te još zovu. A ono, zamisli, odjednom bez tebe se mogu snaći, pa ćeš zažaliti.

- Ma, ne žuri, daj da se snađem u tome. Budući da su kod mene, evo opet, zmajeve glave počele rasti – izvlačim se ja šalom. – Knjigu sam napisao – glava je izrasla. Film smo napravili – još jedna se pojavila. I to takve neobične, sa krunama. Vidovita djeca su me baš jako namučila. Kažu, da čak i kod tvog zmaja postoje samo tri glave bez kruna. A ovdje, razumiješ li, već ih ima pet. Pa, što s njima da radim?

To, što kod mog zmaja ima više glava nego kod Lapšinovog, čini se, pogađa Vjačeslava.

- To, što kod zmaja glave rastu, naravno da je važno – slaže se on.
– Ali je još važnije – kod koga je žezlo vlasti. A ono je, kao što znaš, kod mene.

- Pokaži – zahtijevam.
- Zašto da ti pokažem? Svejedno ga nećeš vidjeti! Jer, ono nije u materijalnom prostoru – Lapšin mi odbija podnijeti dokaze o punomoćju.

****

Jednom prilikom sam ipak odlučio da se pobliže upoznam sa mojim čudnovatim sustanarom u informacijskoj strukturi, koju Lapšin naziva zaštitni kvadrat. Nisam osjećao nikakav antagonizam prema zmaju, tim prije, što je on zaista više nego očigledno rješavao ne samo moje probleme sa zdravljem, već nikada nije odbio pomoći ni drugima. I ta pomoć uopće nije bila virtualna, već sasvim stvarna.

Uopće mi nije jasno, zašto se ja tako mirno odnosim prema toj, apsolutno neobičnoj činjenici strane prisutnosti, pri tom u vidu tako kontroverzne osobnosti, kao što je zmaj. Na Istoku, njemu se klanjaju, smatraju ga Učiteljem Svjetlosti, ali na Zapadu, naprotiv, plemeniti ljudi istrebljuju sve te učitelje uz potpunu suglasnost Crkve.

Bilo je vrijeme da strastveno sprovedem ispitivanje, do najmanjih sitnica. I počeo sam se pripremati za to.

Jednu večer sam sjedio zajedno sa svojom učenicom Tamarom. Ona je „uključila" svoj ekran unutarnje vizije, i mi smo počeli komunicirati sa tim izuzetnim gostom iz virtualne stvarnosti po unaprijed pripremljenom planu.

- Krune blistaju i zasljepljuju – počela je svoje promatranje Tamara. – Njihova zupčasta kruništa su – latice trokutastog oblika. Nad njima, na zlatnim stabljikama, kao zvončići, vise brilijanti. Na sredini njihovih čela, nad očima su ogromni rubini. Vrat je kao kod žirafa – gladak i dugačak, oči su duboko usađene, čeljusti su nalik na krokodilske. Rep je pokriven zelenom krljušti. Po grebenu kralježnice je također drago kamenje. Krila su vrlo lijepa, šarena, krljušt na leđima je zlatna, a na stomaku srebrena. On – riga vatru. Okreće glavu i promatra me.

- Upitaj ga – može li se s njim porazgovarati? – počinjem pojačavati naše odnose.

Tamara ga pita i dobiva dopuštenje za razgovor.

- Što označava pet glava zmaja sa skupocjenim krunama? Je li to program? – pita Tamara.

- Nije program, već vrlo važna misija.

- Koliko mu je godina potrebno da bi je ispunio?

- Osam godina. Trebala bi izrasti još jedna glava.

- Što obuhvaća misija?

- Znanstveni rad, s kojim će započeti nova etapa ljudske evolucije.

- Što označava slika zmaja u zaštitnom kvadratu?

- Viši razum.

- Kakvo mjesto u kozmičkoj hijerarhiji zauzima zmaj sa skupocjenim krunama na šest glava?

- Treće mjesto. Šest glava je – dvanaest aspekata moći.

Ja zamrijeh od slatkog osjećaja svog visokog položaja.

- Lapšin – da li je čovjek ili je iz Kozmosa?

- Iznjedren je.

- Kako?

- Iz čahure.

- Tko je on?

Zmaj stvara pored sebe sliku. Na njoj je čovjek sa glavom ptice. Ona nalikuje na glavu gavrana.

- Zašto postoje biokompjuteri u čovjekovoj energetsko-informativnoj strukturi?

- Oni uključuju i kontroliraju programe razvoja, i također predstavljaju instrumente i sredstva veza.

- Sa kim?

- Sa bogovima, bitima, hijerarhijama.

- Što oni još rade?

- Ukoliko čovjek gubi smisao za lijepo u životu i ne privlači ga više da živi, oni utvrđuju to stanje.

- I što onda?

- Kada čovjek prestane stremiti ka socijalnom uspjehu, ka stvaralačkim dostignućima, ka novim znanjima, on postaje nezanimljiv za biokompjuter. U tom slučaju se oni oslobađaju čovjeka i iniciraju smrt.

- Zmaju, tko je naložio program?
- Jupiter, otac bogova.
- Njegov cilj je?
- Ostvariti potpunu suradnju Sunca i Jupitera, energije Yin i energije Yang. Kodiranje procesa kreće iz jezgra Galaksije. Kozmička čula kontroliraju njihove odnose.
- Da li tamo, gdje se završavaju materijalne čestice – postoji život? – pitam preko Tamare.
- Da, tamo žive biti, projekti, egregori, koji se materijaliziraju kroz ljude u ovom prostoru.
- Čemu sve to?
- Da bi čovjek mogao stići do vrha evolucije, on se mora usavršavati. On umire i iznova se vraća u život, da bi odradio svoj karmički program. Krist je odradio svoj karmički program. Sada On ima egregor sa kojim se sjedinio. Sada je On – Bog!
- Ali, On je sin Stvoritelja!
- Čovjek može dostići te visine i postati sustvaratelj Kozmosa. To je težak put, ali je moguć. Jer, Krist je mogao... Vi ste svi stvoreni po slici i prilici Božjoj. Iskra Njegove duše je – u svakome od vas. I svatko od vas sam odlučuje – uspeti se na vrh, kotrljati nadolje ili stajati na mjestu, kao vitez na raskrižju.

Ja potpuno razumijem, kakav čudan utisak mogu proizvesti ovakvi dijalozi na one, koji se nikada u životu nisu susreli ni sa čim sličnim. Ma, ja sam se sreo, zar ne. I dužan sam ispričati o svom iskustvu. Siguran sam da će ono pomoći mnogim ljudima da se točno obavijeste. Osim toga - prije dvjesto godina teško da bi netko od ljudi shvatio princip rada televizora ili predavanje suvremenog znanstvenika o radijaciji. Radijaciju je nemoguće vidjeti očima, a u to vrijeme, uređaja za njeno mjerenje i registriranje nije bilo. Kako povjerovati u ono što je nemoguće vidjeti, opipati, probati jezikom? Koliko god djelovalo čudno, malo se što promijenilo od tog doba. Ako neki čovjek izjavljuje da, navodno, ima nekakav tajanstveni ekran unutarnjih slika, a tisuće drugih ništa slično nemaju, onda će tih tisuću ljudi uvijek smatrati nenormalnim upravo tog jednog, normalnog među njima.

Povijest je sačuvala za nas ne mali broj slučajeva spontanog otkrivanja „biokompjutera". Sokrat je, ako povjerujemo Ksenofonu, vladao darom predviđanja i objašnjavao je svoje proročke sposobnosti uz pomoć božanskog bića, dajmoniona*, koji se pojavljivao u njemu i došaptavao mu što treba raditi. Sokrat je tvrdio da dajmonion ni jednom nije pogriješio u svojim prognozama. (Istraživači antičke filozofije razlikuju termin „dajmon", to jest „posebno božanstvo", od „dajmonion", što je nešto apstraktnije, a manje određeno – uopćeno „božansko").

Pitagora, Platon, Heraklit, Albert Veliki, Dante, Paracelzus, Ivana Orleanska, René Decartes, Wilhelm Leibnitz, sir Isaac Newton, Emanuel Swedenborg, Johann Wolfgang fon Goethe, Franz Anton Mesmer – svi su se oni služili mogućnostima da dobivaju znanja iz onih istih fenomenalnih svjetova, koje je tradicionalna znanost dugo negirala, samo na osnovu toga, što nije bila u stanju da razradi pouzdan instrumentarij za izučavanje ovakvih pojava. A stvarno, to je problem same znanosti, a nikako onih, koji već praktično koriste mogućnosti koje su im se otvorile. Primitivnim dogmatskim negiranjem, ništa se, osim mirnog života, ne može postići. Povijest nas uči da se kretanje znanosti unaprijed događalo upravo onda, kada su se znanstvenici svjesno i dosljedno okretali „netočnim pojavama". Prelistajte svoje enciklopedije i – uvjerit ćete se - u formulama suvremene znanosti neusporedivo jače odjekuje glas izuzetaka, a ne onoga, što se smatralo pravilom.

Znameniti Carl Gustav Jung je upozoravao, da isključiva racionalnost zdravog razuma može biti najgore od svih preduvjerenja, zato što mi nazivamo razumnim samo ono, što se nama takvim čini.

Mendeljejev je otkrio svoju čuvenu tablicu Periodičnog sustava u snu kao objektivnu stvarnost, preko biokompjutera koji se svojevoljno otvorio, i tek je poslije toga počeo tragati za zakonitošću, koja sjedinjuje kemijske elemente u jedinstveni sustav. To jest, isprva je dobio znanje, a tek kasnije počeo prikupljati objašnjenja za to.

---

* dajmonion – tako Sokrat naziva onaj unutarnji glas, koji on smatra božanskim nadahnućem, a koji ga odvraća i opominje da ne učini nešto nepravedno, nekorisno ili zlo

Fenomeni Džune, Kulagine, Kuleschove, Vange, Uri Gelera, Shri Satya Sai Babe, Joanna Buschina, Jana Sinja, pa čak i Copperfielda, koji se ustrajno pretvara da je mađioničar, također su neposredno povezani sa radom biokompjutera. Samo, šteta što je svatko od njih ponaosob morao, nekako naslijepo pipajući, proći put spoznaje zakonitosti rada tog jedinstvenog mehanizma uzajamnog djelovanja sa drugim prostorima.

Prije godinu dana, kada sam krenuo u istraživanje fenomena, nisam ni pretpostavljao da ću uplesti u taj rad skoro sve svoje rođake, prijatelje, kolege. Kod mnogih od njih su se, posebno kod onih kojima smetnja nije bila starosna dob ili nedostatak vremena, otvorile sposobnosti, kako su obećali stručnjaci naše Akademije. Pa čak i oni, koji nisu dostigli maksimalne rezultate, mogli su zaista bitno popraviti svoje zdravlje.

Ma, donedavno sam upravo ja bio jedan od najžešćih protivnika ekstrasenzorstva. Sjećam se prvih satova, kada sam sa velikim naporom uspijevao obuzdati svoju skepsu.

Instruktori su nam objašnjavali da u vrijeme energetskih vježbi, mi kao da radimo sa plazmom. Trljajući ruke, mi izazivamo priljev krvi u šake i na račun toga, stvaramo elektromagnetni napon, u kom razvlačimo na razne strane suptilne energije, primoravamo ih da se kreću prvo prema katodi (negativnoj elektrodi), a potom ka anodi (pozitivnoj elektrodi). Izvršavajući te prilično jednostavne zahtjeve, osjećao sam se kao djetešce u vrtiću. Kasnije su mi do ruku došli materijali istraživanja, koja su se sprovodila u biokemijskom laboratoriju Rosery Hill collagea (Buffalo, država New York). I prestao sam se osjećati kao djetešce. U eksperimentima je sudjelovao poznati ekstrasens Oskar Esterbani – Amerikanac mađarskog podrijetla.

Biokemičarka Jasta Smith se specijalizirala na enzimima – velikim bjelančevinastim molekulama-katalizatorima, koji ubrzavaju tok biokemijskih reakcija. Zapazivši, da se pri obradi enzima snažnim magnetnim poljem, njihova kemijska aktivnost povećava, ona se zainteresirala – da li, možda, ruke Esterbana emitiraju taj efekt. Eksperiment se sastojao u tome, da Esterbani drži epruvetu sa enzimima, dok su u isto vrijeme asistenti uz pomoć infracrvenog spektrofotometra svakih petnaest minuta provjeravali razina njihovih kemijskih aktivnosti. Oni su otkrili da su se enzimi ponašali kao da su bili smješteni u magnetnom polju, reda 13000 gausa. To je dvadeset šest tisuća puta više od magnetnog polja Zemlje, ali, magnetometri pri mjerenjima nisu pokazivali oko ruku Esterbana nikakve anomalije magnetnog polja. U drugom eksperimentu su mjerili razinu hemoglobina u krvi pacijenata, koje je Esterbani liječio metodom polaganja ruku. U periodu šestodnevnog rada, razina hemoglobina se kod pacijenata povisila prosječno po 1,2 grama na 100 kubnih centimetara krvi. Pacijentima koji nisu koristili usluge ekstrasensa, razina hemoglobina se nije povećala.

Kasnije sprovedeno istraživanje vode koju je obradio Esterbani, pokazalo je da u njoj postoje vrlo jasne spektrofotometrijske razlike u odnosu na vodu, koja nije bila podvrgnuta njegovoj obradi. O tom uspješnom efektu je izvijestilo istovremeno, potpuno nezavisno, nekoliko laboratorija. Situacija se zaoštrila još i time, što su molekule vode, obrađene ekstrasenzornim utjecajem, bile blago ionizirane.

Drugačije se to ne može nazvati, nego kao izazov fizici. Zato što proces pretvaranja atoma i molekula u ione zahtijeva značajnu energiju. Pa, kakva je to tajanstvena sila koja je sposobna katalizirati subatomske utjecaje?

Međutim, ukoliko pretpostavimo da je energija, koju zrači ekstrasens, u stanju da na račun unutarnjeg atomskog djelovanja stvori vanjsko električno polje, onda je nadalje potpuno moguće objasniti, već svima poznate pojave iz fizike. U skladu sa fizikom plazme, u takvom vanjskom polju koje premašuje električno polje u mikroobimu ljudskog tijela, nastali elektron i ion se ubrzavaju, i u sudaru sa atomima sami djeluju kao ionizatori, formirajući nove naelektrizirane čestice na svom putu. Na taj način, narasta lavina dostavljača pod nabojem, dolazi do proboja izolatora, po pravilu tamo, gdje čovjek ima bilo kakve tjelesne patologije. Na račun toga, započinje proces liječenja.

Predstave o mikroplazmi i sa njom povezanim ekstrasenzornim efektima, dobili su neočekivanu teoretsku podršku od strane, reklo bi se, tako daleke od tog znanstvenog područja, geologije. Još su V.I. Vernadski i V.V. Dokučajev, istražujući mehanizam razvoja zemljine kore i evolucije nežive materije u živu, označili kao najznačajniji faktor geoloških procesa, takozvani bioenergetski potencijal Zemlje. Kasnije je bilo ustanovljeno da visoko energetska plazma, koja se formira u zonama aktivnosti pucanja zemljine kore, stvara moćni naboj, koji je nužan kristalima kvarca za začeće organskih struktura.

Po svojim fizičkim karakteristikama, geoplazmatična energija odgovara gama-zračenju, te je, prema tome, u stanju dovesti jezgre elemenata u uzburkano stanje. Sunčevi protonski mlazovi doprinose formiranju neutralnog omotača oko skeletne strukture (čovjekovog skeleta). Pri čemu za plazmu nema granica prodiranja, budući da njen potencijal premašuje sve nadmoćne veze čvrstih struktura.

U svjetlu novih činjenica, postaje vrlo vjerojatnom hipoteza, po kojoj se upravo kroz plazmu, izgrađenu planetarnom jezgrom Zemlje u sudaru sa protonskim sunčevim mlazom, ostvaruje informacijsko kodiranje svih planetarnih procesa razvoja i uzajamnog djelovanja.

Meni se čini da je izuzetno važan zaključak o informacijskoj organiziranosti biosfere kroz geoplazmatične procese. Očigledno se preko tog mehanizma ostvaruje začeće i ukorjenjivanje u svijesti i životu iznenadnih spoznaja i ideja, koje ćemo mi kasnije materijalizirati na našoj razini postojanja.

Hajdemo napokon ustanoviti: ukoliko neka neobjašnjiva ili od strane znanosti odbačena pojava, ipak počne igrati postojanu ulogu u životu društva, znači da iza nje postoji nešto, što zahtijeva proučavanje.

I Okena, i Jean Baptist Lamarcka, i Chembersa su svojevremeno gazili strogi čuvari „istinske" znanosti, ali se pojavio Darwin, koji je propovijedao tu istu herezu, samo poštujući kanone znanstvenog izlaganja – i svi dželati svjesni krivice, oborili su glave: tobože, mi smo prostodušno griješili, ali nam je vrijeme otvorilo oči. A koliko ih je još bilo – Sokrata su otrovali, Bruna spalili, Galileja natjerali da se odrekne, Wawilowa su ubili u tamnici...

Kvantna fizika je izmijenila predstave o strukturi svijeta. Pokazalo se, da je svijet – refleksija naše svijesti, koja ga i usvaja. Svi mi se nalazimo u neobičnom kinu, u kojem je tajanstveni kvantni zračeći element spreman predložiti nam bilo koju stvarnost, u ovisnosti od osobnih mogućnosti opažanja. Čestice, koje su kvanti zračenja, sjedinjujući u sebi nešto nemoguće, sa točke gledišta racionalnog razuma – tjelesnu usredotočenost u prostoru (korpuskulum) i prostornu decentraliziranost (val), spremne su vam pokazati bilo koji aspekt stvarnosti, koju su u stanju prihvatiti vaša čula. Ali je problem upravo u tome i sadržan – ma što, a i čime, vi to možete primati?

Kozmičko polje energije i informacije, nikada se ne prestaje preobražavati. Ljudi, to apsolutno ne shvaćajući, su stalni abonenti jedinstvenog informacijskog prostora. Čovjekova bioplazma, iznjedrena elektromagnetnim oscilacijama, vibracijama njegovog tijela, ujedinjujući se sa planetarnim informacijskim strukturama, u stanju je stvoriti postojani kanal veza sa noosfernim super-kompjuterom. Ne više znanstvenici, već nam praktičari pokazuju, kako se kod ljudi sve zamašnije očituju, skrivene do današnjih dana, sposobnosti poimanja raznorodna polja i zračenja, to jest empirijskim putem je naznačeno rješenje osnovnog pitanja nadolazećeg milenija: „Što će biti s nama?"

To, što mi nazivamo čovjekovim razumom – jest osobita pojava prostora i vremena. Svi mi se sastojimo iz atoma, koji imaju, kao minimum, pet milijardi godina. I praznina unutar svakog atoma pulsira razumom. Svaka stanica – nije ništa drugo do razum, koji organizira interakciju nebrojenog mnoštva komponenti. U svakoj od njih se, u svakoj sekundi, odvija ne manje od devet trilijuna reakcija. Kolike snage je nužan kompjuter, da bi upravljao cjelokupnošću ovakvih procesa!

Skoro da nitko nije primijetio, da se kod nas već dogodila skrivena revolucija, povezana sa praktičnim korištenjem kapaciteta ljudske svijesti, sposobnog da osigura globalni prodor u sva područja znanja.

Rusija je bogata, ne samo svojom dušom. Moguće, da je ona predodređena za rađanje novog (zasad nedostupnog uobičajenom poimanju) života.

Već danas mnogi znanstvenici predskazuju da će se u najskorije vrijeme pred čovjekom otvoriti takve mogućnosti, kao što je očuvanje u nama i u prostranstvu informacije o svemu viđenom, čutom, promišljenom, što se duboko osjetilo i doživjelo, kroz kompletan emocionalni i mentalni život svakog pojedinca. U biti, to je alternativa kompjuterskom čuvanju informacije. Predskazuje se mogućnost postojanja neuništivih oblika suptilnih struktura svijesti, koje otvaraju put ka stvarnoj besmrtnosti.

I više od toga, predskazanje se počinje ostvarivati na najaktivniji način. Iako, na početku, nije baš u onolikoj mjeri, u kolikoj se očekivalo.

6. Poglavlje

Obavijestili su me o nekoliko slučajeva, kada su kod djece koja su učila na Akademiji i otvorila svoje biokompjutere, počela uznemiravajuća psihička odstupanja od normi ponašanja. To nisu bile psihičke bolesti – i do klinike, na svu sreću nije došlo. Ali su noću imala košmarne snove – mrtvace i slične nečiste sile. S obzirom na stalne razgovore sa Lapšinom o osobnom prijateljstvu sa sotonom i radu na tehnologijama Carstva mrtvih, ovakva informacija nije mogla ostati zanemarena.

Pri svakom susretu sa Vjačeslavom, ja sam pokušavao dobiti odgovor zbog sve većeg broja negativnih saopćenja o zdravlju djece, školovane po njegovoj metodi. Moja upornost glede tog pitanja, očigledno ga je razdraživala.

- Oni su sami krivi. Uključili su si biokompjutere i uz njihovu pomoć se zavlačili po cijelom finom materijalnom svijetu. Eto, kod njih i počinje patologija svijesti. Sve ih unaprijed upozoravam o tehnici zaštite, govoreći im: nikuda se ne smijete zavlačiti. A oni me ne slušaju. I, koji je tu problem? Da li sam ja kriv ili njihova pretjerana znatiželja?

- Ma, oni su – djeca, i ljubopitljivost je trebalo predvidjeti, - prigovorio sam mu. – Ako smo im dali u ruke tako neobičnu igračku, oni će se petljati sa njom, dok je ne polome.

- Koga – igračku ili sebe? – napadački je precizirao Lapšin.

- Ma, igračka i jest dio njih samih. Morao si o tome povesti računa. Zašto su se ranije biokompjuteri otvarali samo onima koji su prošli određeni put duhovnog razvoja?

- Ranije - to nije danas. Sada se biokompjuteri sami otvaraju. Od troje djece koja dolaze kod nas, dvoje je već sa razrađenim biokompjuterima. I što, zar sam i za njih također odgovoran ili ostankinski televizijski toranj?

- Kakve veze ima toranj?

- Takve, što svojim zračenjem izaziva otvaranje biokompjutera. I još mnogo toga. Zašto nitko od Akademije znanosti ne traži odgovornost? Vaši akademici su životnu sredinu do te mjere izmijenili, da su potakli sve te ispade magova, vračeva, telepata, ekstrasensa. Oni i stvaraju ljude sa protuprirodnim moćima kroz sav svoj pogani znanstvenotehnički progres, a zasjeli su i u Znanstveno istraživačkom institutu. A oni, primjećuješ li, nemaju ama baš nikakve veze sa ovim! Oni su stvorili samo kompjutere! A što će sutra svi ti obični kompjuteri ljudima učiniti, jesu li razmišljali? Njima uopće ne ide u glavu čega ima lošeg u tome, što nameću ljudskom rodu, navodno na korist. A sutra će svi ti kompjuteri stvoriti globalnu, usmjerenu protiv čovjeka, suptilnu materijalnu civilizaciju i počet će isisavati iz vaših mozgova njima nedostajuću komponentu svijesti. Vi čak nećete ni primijetiti kako i sami postajete roboti u službi tih štaka za mozgove.

Kada bi se Vjačeslav tako zapjenio, vrlo često bi se izlanuo. U normalnom stanju je ipak, koliko-toliko kontrolirao svoje monologe. Na predavanjima je, na primjer, mogao satima govoriti na zadanu temu, i pri tom je u biti uspijevao ništa ne reći. Doslovce – ništa. Ne jednom sam pokušavao analizirati sa kaseta snimke njegovih predavanja – i to otkrivenje se nije moglo drugačije nazvati, osim da ljudima puni uši glupostima. Tamo je sve bivalo postavljeno naglavačke – terminologija, pojmovi, opisivanje suptilnih materijalnih konstrukcija.

Ali se ipak moglo naslutiti da on zaista zna nešto važno, o čemu se neprekidno boji progovoriti.

I tako, u tim trenucima otvorenih sučeljavanja, on bi iznenada izrekao nešto, od čega bi mi se zaledila krv u žilama. On je iznosio, činilo se, meni bliske misli, ali je moju zabrinutost pretvarao u parodiju, zlurado se podsmijevajući čovjeku.

- Vi i dalje nikako ne shvaćate da ste samo marionete. Vama manipuliraju iz svijeta koji vam ostaje neprimjetan – brzalicom je prorokovao, doslovce me bušeći svojim oštrim tamnosmeđim očima. Vjačeslav je očigledno ulazio u predavačku ekstazu, i ovog puta se nisam želio prepirati sa njim i remetiti ga svojim neslaganjem. – Vi promatrate svijet oko sebe i ne primjećujete da je to parodija na svijet (baš čita moje misli!), koji ste stvorili u obliku znanosti, obrazovanja, kulture. To uopće nije u suglasju sa onom prvobitnom osnovom, koja u čovjeku postoji od iskona. Na čovjeka utiče sve – zmaj zemaljski, aždaja nebeska, bit praćenja, bit pokoljenja, bit prakulture podzemne civilizacije, biti početaka „sjenki", biti prijelaza. Postoje još i biti prokletstava. Sve to guši čovjeka, manipulira njim, vuče ga od jednog do drugog problema, od lake do teške bolesti. Svim tim smo okruženi, i mi se u svemu tome batrgamo. Ako hoćeš znati, bilo koja bubuljica na licu – jest čvor energetskog parazita. A ti mi govoriš o nekolicini dječaka i djevojčica kojima je postalo loše od moje metode.

- Ma, to je činjenica - odlučujem prigovoriti.

- Činjenica je, – neočekivano se suglasi Vjačeslav. – A koliko ljudi ubijaju u bolnicama! Poslušaj malo što ljudi pričaju. Mi smo od njih daleko. Ni jedan zlotvor toliko zla neće nanijeti, koliko dobri ljudi u bijelim kutama. I ni za što nitko neće odgovarati. Tamo ima toliko prljavštine, takva je solidarna zaštita i neodgovornost, da sam ja za njih anđeo s krilcima.

- A ti, ipak, tko si – anđeo ili suprotnost? – iznenada ga pitam, podređujući se nekakvom dubokom podsvjesnom nadahnuću. Očigledno da vještičarenje u Feodosiji nije prošlo bez posljedica za mene.

Vjačeslav me opet probada svojim tamnosmeđim zlim očima. Koleba se i izbjegava odgovor.

- Zao-dobar, anđeo-vrag – sve je to relativno. Mi nismo sami po sebi. Nas već sad oblikuju, vajaju iz budućnosti.

- Tko?

- Buduće neokulture. Ali, samo su za nas buduće, a za neke su već prošlost. Događa se zajedničko djelovanje sustava, struktura. Ako čovjek svjesno usvaja te procese, on postaje aždaja.

- Oh, slavna osobnosti! – nisam se uzdržao od uzvika. – Na ovom mjestu, molim, podrobnije.

Lapšin se iznenada osviesti da je izgovorio mnogo toga suvišnog.

- Može se, svakako, i o tvojoj aždaji govoriti, ali mi, u vezi tebe, i dalje ništa nije jasno – jesi li sa mnom ili protiv mene?

- Ti iznova o tome, kako da osvojiš vlast nad svijetom?

- O tome – nije poricao Vjačeslav.

- Već sam ti govorio da ne gorim od želje da sa zemaljskom kuglom igram nogomet, ne privlači me.

- A što te privlači?

- Da pomažem ljudima čime god mogu. Nove knjige hoću napisati. Uzgred, tamo u Feodosiji sam, prije nego što sam ušao u krug, upravo to zamolio tvoje prirodne sile.

- Da-da - primjećujem. Trčiš, kao Danko sa vatrenim srcem u

rukama, a muškarci ispod suhog granja gunđaju: kud juriš sa svojom bakljom, ne daš nam spavati! – nasmija se Vjačeslav.

U tijeku noći, poslije mog razgovora sa Vjačeslavom, iznenada mi se opet uključio stari film, koji se nakratko prekinuo u Feodosiji. Vratio se Krist, i vratio se put koji su, iz nekog razloga, prikazivali meni.

****

Mračno prostranstvo je bilo beskrajno i stvaralo čudan osjećaj udaljavanja od onoga, što se otkrilo njegovom pogledu.

Ispod drveća, kao u mnogo puta ponavljanom snu, on je opet ugledao „ovce stada svog", iščišćene uz pomoć propovijedanog učenja: „Marko, koga je privukao ulagivački probuđeni književni dar, moćni Jakov, maštar Ivan, skromni Filip, načitani Bartolomej, bojažljivi Matej, lutalica Toma, vječno sumnjičav u svemu. Savivši se u klupko i obgrlivši torbu sa skrivenim kratkim mačem u njoj, hrče u snu žestoki, hrabri Petar, a pored spokojno spava prvi rabijev učenik Andrija. Kao da predosjeća nadolazeću nesreću, Tadej se meškolji, dotičući u snu Šimuna. Ostali, koji su slijedili Rabina spavaju.

Nema samo Jude Iskariota, koji je usprkos svoje skrivene ulagivačke ljubavi, osuđen na vječnu ulogu izdajnika. On već vodi u Getsemanski vrt stražu hrama. Juda mora svojom sudbinom pokazati svima, da se ne smije prodati ljubav, kako bi se za dobiveni novac kupila sreća. On će jedini smrću svojom dokazati istinitost predskazanja proroka Zaharije: „I uze trideset srebrnjaka".

Kako je malo vremena ostalo da se iznađe mogućnost da se jednom i zauvijek izmijeni ustanovljeni hod ka vječnoj tragediji. Sjećanje na njima spoznano u gorama Nazareta, sada je uslužno izbacivalo iz svojih dubina sve više novih podrobnosti.

Prisjećao se budućnosti – lica vojnika, podivljale gomile, svećenika i točno shvaćao da nitko od njih nije bio siguran u njegovo savršenstvo. Posebno svećenici – vječni neprijatelji Sina čovječanskog. Oni su, razapevši ga, sebe prve proglasili slugama Isusovim i prisvojili ono, što je njemu bilo predodređeno. Pokazalo se izuzetno ugodnim – da budu sluge vladaru, koji im ne može zasmetati da vladaju. Oni su unakazili, izvitoperili, prilagodili svojim ništavnim potrebama njegovo uzvišeno učenje, brutalno raznijevši njegove odvojene dijelove po svojim posjedima – hramovima i štalama, svetištima i jazbinama. Njega, koji je otkrio ljudima put ljubavi i sloge, iskoristili su za neprijateljstvo i mržnju. U ime Isusovo objavljivali su se ratovi i pljačkali narodi, osuđivani su na smrt najbolji od najboljih – oni, koji su kroz neizvjesnost i mukotrpnu borbu sa očiglednim nesavršenostima svijeta išli ka istini, koji su njegovali duh svoj, a ne samo vjeru svoju.

Oh, kako je Ješua prezirao te licemjere! Ali je njegov prijezir privremeno bio bezopasan za krvnike, koji su usrdno uznosili nebeskog gospodara.

On je sada shvaćao zašto se sve završilo suprotno promišljenom. Ali, po starom, i dalje nije znao što treba učiniti kako bi se ispravio tijek veličanstvenog djela, rastrganog u komadiće od njegovih lažnih služitelja i skrojenog njima iznova, za svoje podle potrebe, sklonosti i tajne sitne strasti.

Ješua je prvi začuo buku gomile iz pravca grada. Uskoro su se pojavili – stražari hrama, predvođeni Judom. U lelujavom, promjenjivom svjetlu baklji, rulja se činila ogromnom. Oni su okružili glasovima razbuđene učenike i, zagledajući lica, počeli tražiti učitelja.

Juda je prvi ugledao Rabbina. Nikome ništa ne rekavši, on se približi učitelju. Zaustavio se ispred njega, da bi poljupcem, prema dogovoru sa stražarima, ukazao na onoga, koga treba uhvatiti.

Vidjevši da se izdaja već sprovodi u djelo, Ješua je sa svoje strane, šutke uzeo u ruke lice svoga apostola koji je preuzeo na sebe ulogu izdajnika i, naklonivši se, poljubio ga.

Suze navriješe na oči Judine.

– Nije na meni da sudim što ti činiš – prošapće on. – Ali, još nije kasno, Rabbine. Idemo odavde.

– Ne. Moj križni put je već označen, i sa njega se ne smije skrenuti - iznova, kao i onda, u viziji kod grobova proroka, odgovarao je on. – Ti si sve uradio valjano, kako treba, Judo. Sad idi. Oni nam već prilaze.

Juda se odmaknuo u stranu, a Ješuu su sa svih strana okružili vojnici hrama.

– To je on, uhvatite ga – viknu netko. Grube, snažne ruke zgrabiše Rabbina, konopac obmota članke ruku i steže ih. Iskešeni, sa zluradim osmjesima na licima, zbijeno su stali oko žrtve. I iznenada, sa izrazom *užasa odskočiše na sve strane. Sa divljim krikom, bacio se iz mraka na vojnike hrama silni Petar, i mač bljesnu u njegovim rukama. Oči njegove su pri svjetlosti baklji gorjele jarosnom usredotočenošću, i svatko tko ih je ugledao, shvaćao je: ovaj čovjek se neće zaustaviti pred neminovnošću prolijevanja krvi.*

I on ju je prolio. Jedan od slugu – da li izuzetno hrabar, ili što nije uspio da baci pogled na Petrove oči – koraknu ka njemu. Kao munja je sijevnuo u tami mač apostola, i glava stražara je mogla da se otkotrlja na zemlju, da Ješua koncentriranim naporom volje nije odbacio u stranu oštricu mača. Napadač je platio samo svojim uhom i, cvileći od bola, pobježe u mrak.

Došavši k sebi poslije straha, vojnici isukaše oružje i već su se približili Petru, kada se zaori glas:

– Spustite vaše oružje, spremite vaše mačeve u korice, inače će svi koji posegnu za mačem, od mača i poginuti. Moram ispiti pehar koji mi je namijenjen.

Teško uzdahnuvši, Petar se povinova i odstupi ka gomili učenika i apostola. Umirili su se i vojnici. Grčevito uhvativši konopac, oni povukoše zarobljenika pred sud sinedrija*.

Kod vrhovnog svećenika Kaife te noći su se okupili mnogi članovi sinedrija. Došle su također starješine i judejski znalci knjiga. Vojnici hrama su izveli prijestupnika, okrivljenog za skrnavljenje svetosti religije, izložene u Talmudu. Postavili su ga u središte prostorije i upalili dvije svijeće pored njega, kako bi svi vidjeli bestidno lice i lažljiva usta hulitelja.

Kaifa se okrenuo prema prijestupniku i usmjerio pogled u njega – prodoran i nemilosrdan.

– Ti li si taj čovjek koga nazivaju Mesijom, Sinom Božjim?

Debeli zidovi sale, koji su gordo nosili breme pravičnosti i zakonitosti, prijetećim ehom su se odazvali na riječi vrhovnog svećenika.

Ješua se osmjehnuo:

– Da, tako je.

Tišina u sali je eksplodirala gunđanjem negodovanja.

– Bogohulnik!

---

* sinedrij – vijeće, skupština

- *Lažljivac!*
- *Bezumnik!*
- *Sin vražji!*

U glasovima je podrhtavao užas, ali je Ješua znao da je njihov strah licemjeran i neiskren. Okrznuo je pogledom ljude koji su ga okruživali. U njihovim očima je bila ravnodušnost, a usta su bila iskrivljena od prijezira i gađenja.

- Što će nam još i svjedoci? Sada ste i sami čuli njegovo bogohuljenje. Kako vam se čini? - ponovno se začuo, sada već podsmješljivi glas Kaife.

Odazvali su se drugi odobravajući glasovi, odjekujući od zidova:
- *Smrt njemu...*
- *Krivcu smrt...*
- *Smrt...*

Sve je kao i prije. Kao u prorokovoj viziji kod izvora. Ti poznati glasovi, koji ga šalju na Golgotu besmrtnosti.

Buduće muke Ješuine su rasle, množile se u njemu, a zajedno sa njima je rasla, množila se i pulsirala silina moći, koje je već bilo u dovoljnoj količini da se obruši kamena ploča krova na ljude koji su sjedili u kući.

Čudo, treba pokazati čudo, kako bi svi povjerovali u njega, božanskog, ali... Ješua je obuzdavao val ljutnje koji je buknuo u njemu. Ovdje su ljudi. Oni će izgubiti živote. Danas su užasni, a već sutra mogu postati svoja suprotnost. I, da li se sve može ispraviti čudom?

Kosa, mokra od znoja, ljepila mu se za oči. On je podigao vezane ruke i pomaknuo pali pramen. Taj uobičajeni pokret ga je konačno umirio.

- A još govore kako si tvrdio da možeš razrušiti hram Božji i za tri ga dana podići ponovno? – opet je galamu nadjačao glas.

- Ma, što šutiš? Možda ti je malo tri dana da izgradiš hram? Samo reci, razumjet ćemo – hladnim omalovažavanjem je grmio Kaifin glas.

On je mogao izvesti čudo za tri dana. On je uzmogao da misteriju* stvorenu u Egiptu, na otoku File, prenese sa kazališne scene u život. On ju je i izvodio na ulicama i trgovima istinskih gradova u obećanoj

---

* misterija – religiozna drama na biblijske teme

144

zemlji, sa nebom, gorama, jezerima i drvećem umjesto scene, sa pravom masom i nepatvorenim emocijama ljubavi, zlobe, mržnje, sa pravim čavlima i stvarnim stradanjem.

Ali je u scenariju postojala greška, koju je valjalo ispraviti. On je htio to uraditi. Međutim, svi izvođači tragedije su suviše dobro znali svoje uloge i nisu obraćali pažnju na improvizacije glavnog lica.

- On nas ne želi udostojati odgovora. Mi smo ništavna prašina pod nogama božanstva! – podrugivao se Kaifa.

Ješua se udaljio od svojih gorkih razmišljanja i podigao pogled ka vrhovnom svećeniku.

- Zrnce prašine je nalik Kozmosu, i sve je slično Božanstvu. Što je gore, to je i dolje – skromno odgovori on.

- Jeste li čuli! – kriknu Kaifa..

- On bogohuli...

- Prašinu je usporedio sa Bogom...

- Zaslužuje smrt! – iznova se zaoriše glasovi...

- Ti si sam sebi izrekao presudu, nesrećo - potvrdi Kaifa to, što su govorili uokolo. A njegov glas je ovog puta bio tih i prigušen.

Rano ujutro, opet u petak, prvosvećenici i starješine judejske su priveli vezanog prijestupnika na suđenje kod Pilata, da bi potvrdio sinedrijem donijetu presudu.

Pilat izađe pred njih na balkon i ugledavši članove sinedrija, upita:

- Za što optužujete ovog čovjeka?

- On kvari narod, zabranjuje da se daje danak caru i naziva sebe Kristom carem – odgovoriše mu.

- Ti si car judejski? – upita Pilat, znatiželjno ispitujući pogledom stojećeg pred njim. Krotak, u poderanoj odjeći, sa krvavim otocima po licu, osuđenik nije odavao utisak zlikovca ili prijestupnika.

- Zbog čega bi mi trebalo da budem car ove zemlje? – pitanjem na pitanje odgovori Ješua.

Pilat se napregnuto zagleda u njegove oči, kao da je jednim pogledom mogao pojmiti stoljeća uzaludnih stradanja, koja su bila ispunjena bolom mudrosti.

- Pa, oni potvrđuju. Znači li to da si izgovarao neke riječi iz kojih su to mogli zaključiti?

- Riječi, koje neki na jednom mjestu razumiju ovako, na drugom ih

- shvaćaju drugačije, nije valjda da to ne znaš?

Pilat je ulovio ton podrugivanja u njegovom glasu i munjevito je odbio udarac:

- Meni nije potrebna tvoja osuda, boj se moje...

- Vlast je opasna. Njeno posjedovanje zamagljuje pogled i udaljava od mudrosti. Koristeći vlast protiv drugih, sam sebi postaješ najgori neprijatelj – sa gorkim sažaljenjem odgovori Ješua.

Pilat ga je pomno promatrao.

- Ti si suviše obrazovan, i tvoj um je izuzetno istančan za običnog propovjednika. Tko si ti? – Upita on i niz lice mu skliznu kap znoja. Ovaj beznačajan događaj je izazvao srdžbu namjesnika. Zašto li on ovog vrelog dana stoji na balkonu? Što mu je stalo do čovjeka koji govori umne riječi, a koje se trenutno preokreću u gluposti, i koji dosljedno nema nikakvu želju rastjerati nepravedne optužbe?

- Dakle, ti si car? – upita Pilat.

- Car - hladno potvrdi Ješua. - Ali carstvo moje nije sa ovoga svijeta.

- Maštar - kroz zube procijedi namjesnik.

- Jeste li čuli što govori ovaj bogohulnik, taj bezvrijedni Galilejac? – šumjela je šapatom gomila.

- Zar je Galilejac? – obradovao se Pilat. – Zašto ste ga onda doveli ovamo? Da mu sudi – jest stvar galilejskog cara Heroda Antipe.

Okrenuvši se, namjesnik odlučno krenu između razmaknutih vojnika ka vratima, zadovoljan što se tako domišljato otarasio neugodnog posla.

U sumornoj zamišljenosti, Poncije Pilat se vratio u dvorac. Ulična vrelina, koja ga je razdraživala na balkonu, trenutno je prošla. Ovdje je bilo svježe i prohladno. Pilat je sjeo u fotelju, koja je stajala na podu od mozaika uz fontanu. Prezrivim pokretom ruke je otpustio sluge i vojnike. Vodom rashlađen zrak je doživljavao kao blaženstvo, te namjesnik zadrijema, uživajući u čudesnim osjećajima.

Sanjao je Rim i Klaudiju Prokulu – unuku imperatora Augusta i Tiberijevu pastorku. Zbog nje se Pilat odrekao svog uzvišenog životnog poziva, svoje strastvene želje, i zbog nje je on, konjanik i sin zapovjednika legije, postao glumac, kako bi, ne u životu, već na sceni pobjeđivao kao Orest, izgubio život kao Kserks, stradao kao Prometej.

Jednom je Klaudija prozrela njegovu igru, i obuzela ju je

146

neobuzdana strast. Ona, učenica velikog Seneke, nije mogla ostati ravnodušna prema talentu lijepog mladića, i pokorivši se u trenu razbuktanom osjećaju, naredila je svojim robovima da je iznesu u amfiteatar. Glasom, preplavljenim istinskim uzbuđenjem, ona uzviknu Pilatu u lice: „Kunem ti se svim bogovima da ću zauvijek biti tvoja najnježnija voljena, makar me to primoralo da pokidam veze sa cijelim svijetom, zato što nas samo smrt može rastaviti!"

Takva spremnost na samopožrtvovanje zahtijevala je uzvratnu žrtvu. Pilat je napustio kazališnu scenu i oženio se Klaudijom. Tiberije ga je postavio za namjesnika Judeje i dopustio mu, usprkos običajima, priklanjajući se toliko jakim izražajima ljubavi, povesti sa sobom i ženu.

Tako je Klaudija neprestano bila uz njega, ispunjavajući njegov život potpunom slašću najdivnijih dana. Visoku, vitku, prilagodljivu, sanjao je u lakoj prozirnoj odjeći u bračnoj postelji ljubavi. Njeno prekrasno lice se naginjalo nad njim, a tamni pramen kose je milovao njegovo obnaženo tijelo, izazivajući drhtavicu strasti i želje.

Nečije blago kašljucanje mu iznenada otjera ugodan san. Namjesnik otvori oči. Njegov sekretar je stajao blizu, sa izrazom krivice na licu.

- Što ti treba? – upita Pilat.

- Oni su ga doveli nazad.

- Koga?

- Onog, koji se naziva carem...

Namjesnik se osmjehnu podrugljivo:

- I na što ga je osudio Herod?

- On ga je proglasio nevinim i, obukavši ga u čistu odjeću, poslao vama – odgovori sekretar.

- Pa, neka ga puste, ako je nevin - razjario se namjesnik, ustavši iz fotelje. – Zašto su opet dovukli Judejca ovamo?

- Prvosvećenici su uporni i zahtijevaju potvrdu njihove presude.

- Krvožedne nakaze! Što im je potrebna smrt šaljivog maštara?

- Starješine smatraju da je najopasniji od svih onih koji zaslužuju smrt - ravnodušno odgovori sekretar. - Okupili su veliku masu ispred dvorca. I još kažu, da se objesio jedan od učenika Galilejca, po imenu Juda Iskariot. On je bacio novac, dobiven za izdaju, pred noge prvosvećenika Kaife, i tumarao po ulici mumljajući: „Nema čuda,

nema čuda".

- Neka dovedu okrivljenog - naredi namjesnik.

Bijesan što su ga otrgli od predavanja prekrasnom snu, bio je ispunjen pritajenom mržnjom prema prvosvećenicima i njihovoj neobjašnjivoj upornosti.

U salu gurnuše prijestupnika. On je zaista bio obučen u bijelu odjeću nevinosti, ali je ruke zatvorenika, kao i prije, stezao konopac.

- Ostavite nas - naredi namjesnik.

Pilat je bio suviše ogorčen zbog svoje bespomoćnosti da se oslobodi neugodnog posla, da bi to mogao prikriti. Namrštio se, doslovce kao da ga kida nekakva muka, te zainteresirano upita kada su svi izašli:

- Zašto te mrze?

- Zato što im, dok sam živ, smetam da budu mali kumiri u gradu - reče Ješua. Glas mu je bio odmjeren, kao šum gorskog potoka.

- Zar hoćeš dati svoj život kako bi doveo do istine skotove koji na ulici zahtijevaju tvoju smrt, i koji žele tvoj nestanak? – iznenadi se Pilat. – Na koji način ih hoćeš pokrenuti?

- Od nadanja do vizije, od vizije do istine - odgovori Ješua, a na njegovim usnama se pojavi blagi polu-osmjeh.

- Te ljude, sklepane od prljavštine i naivne vjere? – sa gorčinom u glasu uzviknu Pilat. – Zatvori oči, maštaru, i ne otvaraj ih dok ti ne svane pred očima. Jedan od tvojih učenika se već objesio. Zvao se Juda.

Ješua se trže i suza mu kanu iz oka.

- Svijetlost će otići ka svjetlosti, a tama ka tami - šapnu on i pogleda u namjesnika tako, kao da su njim izgovarane riječi značile nešto drugo, a ne ono što je on želio izraziti njima.

- Ti i sam znaš koliko je u njima nemorala, proturječnosti, kolebljivosti – ostajao je pri svome namjesnik.

- Da, znam – složio se optuženi, ne izbjegavajući prodoran ispitivački pogled. – Ali, to nije njihova krivica. U njima odzvanja suviše mnogo glasova ovoga svijeta, da bi mogli bez tuđe pomoći sliti se u zajednički jednodušni hor suglasja.

- Sačekaj me - reče namjesnik i izađe na balkon.

Kod kapija dvorca galamila je masa, predvođena prvosvećenicima. Pilat podiže ruku i svi zamukoše odjednom. Namjesnikov pogled je bio *nepokolebljiv i tvrdoglav.*

- Doveli ste kod mene Galilejca kao nekog tko navodi narod na zlo. I eto, ja sam pred vama sproveo istragu i nisam našao njegovu krivicu u onome, zašto ga vi optužujete. Poslao sam ga kod Heroda, i Herod također nije našao u njemu ništa što zaslužuje smrt. Te tako, najbolje je da ga kaznim i pustim.

Prvosvećenici i starješine prvi zagalamiše:

- Oslobodi nam Barabu! A tog, koji sebe naziva Kristom, predaj smrti.

I svi ostali uzbuđeno povikaše:

- Ne njega, već Barabu!

- Treba ga raspeti na križ!

- Neka bude razapet!

- Baraba je ubojica – usprotivio se namjesnik.

- Pusti – urlala je gomila, - oslobodi Barabu!

Pilat im je naglo okrenuo leđa i ušao u dvorac. Vrata za njim zatvoriše vojnici, a galama gomile skoro se više nije čula.

Okrivljeni dočeka namjesnika spokojnim pogledom.

- Oni zahtijevaju tvoju smrt – reče Pilat.

- Ne bojim se smrti. U svakom čovjeku se neprestano nešto rađa i nešto umire.

- Značenje tih riječi se mijenja, ukoliko se ne govori filozofski, već o raspeću na križu! – razjari se Pilat. – Ja sam suviše sputan običajima, zakonima i dužnošću, da bih postupao kako hoću, a ne kako moram.

- Postupi kako moraš - odlučno ga je posavjetovao Ješua.

- I tada će ti ostati samo jedan put, na Golgotu!

- Svi moji putovi, kuda god krenuli, vode na Golgotu - rastrzan proturječnim pobudama, promrmlja okrivljeni. – Znam, kako će ti teško breme pasti na srce zbog takve odluke, i suosjećam sa tobom.

- Teže od križa, koji tamo očekuje tebe? – upita Pilat, i pokretom glave usmjeri misli Judejca prema buci mase iza vrata.

Uzdrman, okrivljeni koraknu unazad. Njegovo lice se zgrčilo zbog budućeg bola, a iz očiju njegovih je izbijala patnja. Jedva se obuzdavši, on sa gorčinom odgovori:

- Težak je ne križ, već breme mržnje i zla.

Stegavši zube zbog navale gnjeva u grlu, namjesnik ponovno

149

izađe na kamenu ploču balkona. Sa gnušanjem odmjeri pod njegovim pogledom utihlu gomilu.

- Još jednom vam kažem, ne nalazim u njemu krivicu - prijetećim tonom izgovori on.

I opet prvi zaurlaše prvosvećenici:

- On mora umrijeti, zato što je sebe proglasio Sinom Božjim!

- Prijetio je da će srušiti jeruzalemski hram i za tri ga dana nanovo izgraditi snagom svoje riječi!

- Mi imamo zakone, a po našem zakonu, on mora umrijeti!

- Razapni, razapni ga!

Iznova se zalupiše vrata iza njega, te spasiše Pilata od urlika mržnje.

- Čuješ li?

- Ne muči sebe, učini kako oni zahtijevaju – odgovori okrivljeni.

- Jesi li si zaista obećao razrušiti jeruzalemski hram i za tri ga dana snagom svoje riječi podići iznova? – pogleda ga u oči Pilat

- Da...

- Je li bilo svjedoka tome?

- Bilo je...

- Nesretniče - izgovori Pilat i okrenu se.

Njegovo sažaljenje se očitovalo suviše očigledno. Ješua je poželio obodriti namjesnika.

- Ja sam dužan pobijediti prošlo zlo, ne obraćajući pažnju na žrtvu, i trebam pokazati ljudima put, kamo trebaju ići – reče on. – Kakva god bila odluka, nisi je donio ti.

- Pa, što mogu – suglasio se Pilat. - Ja sam bespomoćan da bih se borio protiv njih, a i protiv tebe istovremeno, i želim ti da ugledaš u snu, u posljednjem samrtnom času, sanjaru, kako se sve željeno tobom ostvaruje.

Pljesnuvši dlanovima, on pozva stražu.

- Preuzmite ga i učinite kako oni hoće - naredi Pilat, naglašavajući intonaciju na riječi „oni“, dajući joj nekakav osobit, prezriv smisao.

Kada su osuđenog doveli na Golgotu, vojnici mu dadoše kiselog vina, pomiješanog sa narkotičnim travama, kako bi mu olakšali patnje. Ali, on nije htio popiti.

Uskoro je sve bilo spremno, i vojnici razapeše Ješuu. To je bilo oko podneva. Pored njega su razapeli i dvojicu zlikovaca, jednog s desne, a drugog s njegove lijeve strane. Nad glavom su na križ ukucali daščicu sa natpisom: „Isus Nazarećanin Car Judejski".

Uznemireni glasovi, dopirući iz daleka, povratili su mu osjećaje. Ješua nije znao koliko je vremena prošlo od onda, kada se zbog bolova od čavala koji su mu probadali tijelo, on sklonio u tamu nesvjesnog stanja. Skoro da je izgubio pojam gdje se nalazi i što mora uraditi. Otvorivši oči, ugledao je brdašce, pokriveno niskim grmom, koji se čvrsto zakvačio za pukotine u kamenu, i neveliku grupicu ljudi, koja je stajala podalje od vojničkog kordona obrane. Primijetivši da mu se vratila svijest, netko povika:

- Ako je on car Izraela, neka siđe sa križa, i mi ćemo povjerovati u njega!...

I još jedan glas se pridruži:

- Rušeći hram i u tri dana ga ponovno sazidavši, spasi samoga sebe! Vidjet ćemo!

Ismijavali su ga. On je za njih bio samo mrcina koja visi na križu. Na nekim licima su se skamenile grimase gađenja.

Ješua je grčevito izdahnuo zrak i prisilio se da izroni sa dna neizdržive pospanosti. Snagom volje je oživio sakralnu energiju moći koja je drijemala u trtičnoj kosti. I, zavrtjevši je, doslovce kao zračni vrtlog oko koštanog zametka, hitnuo ju je uvis duž stupa kralježnice u glavu, spustio niz grudi i stomak nadolje, i ponovno podigao nagore. Pulsacija energije je počela narastati u njemu i on je, poslije mučne borbe sa nemogućnošću da izgovori riječi sa svojih posivjelih i beskrvnih usana, ipak uspio razgovijetno otrgnuti iz sebe:

- Ispunit će se!...

Nastala tišina je, činilo se, bila nalik na molitvu. Kratka riječ, koja je odjeknula sa Golog brda, usred žege koja sve uokolo pretvara u pepeo, bila je ili bogohuljenje ili proročanstvo. Grad Jeruzalem se prostirao nedaleko odatle, i svi pogledi se nehotice usmjeriše prema bijeloj mramornoj gromadi hrama, pokrivenog na suncu blistajućom pozlatom. On je sam po sebi očitovao veličanstvenost i neuništivost.

- Bogohulnik!

- Čak je i na križu nepopustljiv! – razlegnuše se uzbuđeni glasovi.

- Treba ga kamenovati!

Ješua je primorao sebe da zaboravi na masu i usredotoči misli.

Kratkim impulsom je poslao topao val kroz tijelo, prateći kako se on razlijeva duž leđa prema umrtvljenim udovima, savladavajući obamrlost nadolazeće tišine. Pokrenuo je prste koji su se jedva savijali od bola, i naporom volje je od sebe odbio zadah smrti.

Tišina, ispunjena bolom i naprezanjem, nastala je uokolo. Primijetivši da se život, iako lišen takvih mogućnosti, očigledno vraća polu-lešu na križu, utihnuli su i oni koji su ga proklinjali.

Neodređen osmjeh je dotakao usne razapetog, i trenutno mu se lice skamenilo u mračnom iščekivanju. Oči su mu odjednom postale neprirodno tamne, kao dva grumenčića noći. Od naprezanja su mu se nadule vene. Grizao je usne, kao da je izvanjska bol mogla potisnuti unutarnju, ili da je u krajnjem slučaju zadrži pod kontrolom. Iz kože je kapala gnojna sluz od ujeda obada i muha i curila niz obraze. To ga je odvuklo i nikako nije mogao postići nužnu koncentraciju. Ipak, nešto se izmijenilo naokolo. Iznenada se uskovitlao vjetar i počeo zasipati prašinom ljude koji su stajali nedaleko od križa.

Trebalo se usredotočiti na blistavi krov od zlata jeruzalemskog hrama. Ješuin pogled je dostigao potpunu napregnutost. Ugledao je kako se na krov jeruzalemskog hrama sručila bujica svjetlosti. Most između vanjskog i unutarnjeg svijeta, preko koga je on mogao utjecati na kozmičke sile prirode, bio je uspostavljen. Goleme prirodne sile vječnosti su bile spremne odazvati se na najmanji poticaj njegove volje. I on usmjeri svu svoju mentalnu energiju na iskazivanje svoje volje.

Novi nalet vjetra je udario po Golom brdu, a njegova odlučnost je postajala sve primjetnija. Ljudi uokolo se su počeli uznemireno osvrtati oko sebe, ne shvaćajući razlog iznenadnog nevremena. I samo je razapeti na križu, nad čijom je glavom bilo napisano „Car Judejski", djelovao kao da je opet ispunjen prijašnjom snagom. Njegove oči su plamtjele nezaustavljivom usredotočenošću i bile uprte na krov jeruzalemskog hrama.

Visoki piskavi zvuk je ispunio prostranstvo i, kao da je pojačan snagom njegove volje, prerastao u tutnjavu orkanskog vjetra koji se približavao. Moćna silina stihije udarila je po razapetom na križu i izbacila mu zrak iz pluća, ali je on ipak smogao snage promuklim glasom izgovoriti skupini ljudi, koji su pokrivali svoje glave:

- Ispunit će se!...

Njegov hripavi glas koji je krkljao duboko u grudima, stigao je do ljudi koji su stajali pored križa. Ipak, nitko od njih nije podigao ruke za vatreni blagoslov.

Pulsacija energije je počela narastati u njemu, i Ješua je iznova usredotočio svoj pogled na krovove hrama. Nad brdom i gradom su se navlačili olujni oblaci, a iz uskovitlane tame iznenada se oteo ognjeni mač munje.

Ljudi zavrištaše i u panici se baciše u bijeg. Samo su vojnici i stražari, nabacivši na glave ogrtače, ostali na dužnosti, poštujući naredbu. Crni oblaci su se, kovitlajući se u pobješnjelim zvucima stihijske moći, već oblikovali u visinama, i nevrijeme se razbjesnjelo svom svojom silinom. Vjetar je na brdima obarao drveće, neumoljivo istiskujući i zasipajući prljavštinom i prašinom sunčevu svjetlost. Na grad Jeruzalem je iz razjapljenog neba takvom jarošću prokuljala kiša, kao da započinje drugi biblijski potop. Sve je potonulo u kaos oluje.

Provala oblaka se obrušila na brdo sa tri križa na vrhu. Činilo se da nebo hoće izbičevati zemlju moćnim kišnim bičevima za zlo izvršeno toga dana na brdu nazvanom Golgota, što je značilo: brdo-lubanja. Zemlja nije mogla primiti tu količinu vode, te je u bujicama kuljala dolje ka gradu, a na koji se sa sve većom i većom snagom obrušavao vjetar.

- Ispunit će se! – prokrkljao je raspeti na križu kroz stisnute zube, i njegov glas je razgovijetno poletio kroz zavijanje vjetra i riku oluje. Nekakva sjenka se iščupala iz oluje i, boreći se sa vjetrom, zaklonila sobom krov hrama. Ali je Ješua bio toliko usredotočen na usmjeravanje onoga što se događa, i toliko zanijet ostvarenjem svoje vizije, da nije primijetio promjene koje su se dogodile. U to vrijeme je jedan od vojnika, savlađujući otpor vjetra, uspio stići do njega. Njegovo oštro koplje se podiglo, naciljalo u srce razapetog i, rastrgnuvši tijelo, metalni šiljak se jednim trzajem zabio između rebara.

- Zahvali namjesniku – bijaše posljednje što je čuo.

****

Ovi dosljedni sadržaji iz Kristovog života– u koječemu slični, a

153

u ponečemu i različiti od poznatih tekstova iz evanđelja – unosili su određenu kolebljivost u moje ustaljene predstave o životu. Razumije se, shvaćao sam da je svaki ovakav događaj izazivao nekakve transformacije u mom doživljavanju svijeta, pa čak i više od toga, mijenjao je same principe mog života. Zbog toga sam postao vrlo pažljiv prema onome što ranije uopće nije zaokupljalo moju pažnju. To je ličilo na ono, kada privučeni sadržajem tuđe sudbine, vi najprije kao da sve zajednički proživljavate sa glavnim likom, a potom počinjete sudjelovati u događajima zajedno sa njim, popravljajući usput neke scene mijenjajući scenarij. Ali – to samo tako djeluje. Zato što u stvari, promatrano mnome nije bilo nešto odstranjeno iz mene ili se razvija nekako samo od sebe. Meni se iz nekog razloga činilo, da se teme pojavljuju kao neke dosljedno stavljene u pokret riječi moje vlastite svijesti, a koje prenose određenu povijesnu informaciju u strukturu mozga, gdje se ostvaruje njeno dekodiranje.

Neke posredne navode sam nalazio čitajući radove drugih ljudi koji su istraživali fenomene svijesti. Tako mi je do ruku dospio rad doktora medicinskih znanosti, akademika V.P. Kaznačejeva „Fenomen čovjeka: kozmički i zemaljski izvori", gdje je iznio zanimljivu hipotezu:

„Cijelokupna evolucija Kozmosa, počevši od Velikog praska, započinje iz živog kozmičkog prostranstva – gigantske sveukupnosti živih kozmičkih tokova i organizacije, u kojoj smo mi – tek mali djelić".

Stotinama tisuća godina unazad, kod prvobitnih ljudi koji su naseljavali naš planet (akademik V.P.Kazančejev ih naziva protohominidima), u mozgu se skupilo 13-14 milijardi neurona – svojevrsnih kompjutera provodničkog tipa. Oni su regulirali ponašanje tih bića u obliku instinktivnih reakcija. Ali, nastupila je kozmička faza pojave novog čovjeka i intelekta. Na pojedinim područjima planeta, dogodio se neočekivani proces: u glavi protohominida se tih 14 milijardi neurona, u kojima je već u svakom postojao soliton-holografski oblik žive materije, živopisnom eksplozijom fuzioniralo u jedan gigantski soliton*.

---

* Izraz „soliton" je izveden iz engleskog „solitary wave" (u prevodu: „usamljeni val"). U širem smislu, pod njim se podrazumijevaju valovi koji su ograničeni u prostoru (lokalizirani) i kreću se ne menjajući svoj oblik. (prim. prev.)

„Sve rodovske formacije su bile povezane solitonskim poljima, a to znači da, na koje god bi se rastojanje udaljio član porodice ili prvobitne horde, svi ti ljudi su vidjeli, znali o njemu sve, to jest djelovala je telepatija, udaljena veza, slikovito viđenje jedno drugog u hologramskim slikama. I to je bila osnova našeg intelekta. Ne izdvojena osobnost, već upravo grupa, objedinjena jednim zajedničkim poljem, bila je osnova prvobitnog ljudskog planetarnog intelekta." (Novosibirsk; Kn.Izd. 1991, st. 16-18).

Ove pretpostavke znanstvenika su bile bliske mom vlastitom doživljaju svijeta. U meni je u to vrijeme raslo uvjerenje: što god da smo radili, kuda god da smo išli, mi smo se kretali prema jednom cilju – ka samome sebi, ka uspomeni na sebe. Ljudi, izgubivši uspomenu o svojoj prošlosti i svojoj budućnosti, liče na djecu koja su spremna da se dan za danom neumorno voze na jednom te istom najdražem vrtuljku. Ponešto se mijenja uokolo – čas sja sunce, čas pada kiša, ozelenjuje drveće, čas opada lišće, čas neki dolaze da pogledaju kako se bezbrižno vrte na vrtešci podjetinjili ljudi, čas dolaze drugi. Mi letimo po zatvorenom krugu, cičimo od zadovoljstva zbog brzine, zaboravljajući da smo i sami u prošlosti mogli letjeti, da su sva naša oduševljenja – samo maglovita podsjećanja na to, tko smo nekada bili.

Znanstveno su utvrđene činjenice: u stanju afekta, ljudi su podizali betonske ploče teške više tona, spašavajući se od smrtne opasnosti, skakali su u vis i u dalj, što je teško pojmljivo bilo kom od današnjih šampiona u odgovarajućim disciplinama. Iscjelitelj Porfirije Ivanov je u njemačkom logoru bio podvrgnut istoj torturi kao i general Karbišev – zamrzavali su ga u ledeni stup. Ali, za razliku od generala, on je ostao živ.

Neotkrivene ljudske moći – su bezgranične. Čovjek može osjećati ne samo prošlost, već i budućnost. Dobro su poznati mnogobrojni slučajevi vrlo točnih predskazanja. O nekima od njih smo već govorili. Ali, evo još jednog primjera. Pročitajte tekst srednjevjekovnog doktora i ezoterije, Philippea Dieudonnea Noela Olivatijusa, pokušajte sami, bez došaptavanja, dosjetiti se o kome piše taj vidoviti čovjek, nekoliko stoljeća unaprijed, prije tog događaja: „Francuska i Italija će donijeti na svijet neobično biće. Taj čovjek, još mlad, stići će sa mora i usvojit će jezik i manire francuskih Kelta. U doba svoje mladosti, on će savladati na svom putu tisuće prepreka uz podršku vojnika, čiji će generalisimus postati kasnije... On će tijekom pet i više godina ratovati u blizini svog mjesta rođenja. U svim zemljama svijeta će predvoditi ratove sa velikom slavom i hrabrošću; uspostavit će ponovno romanski svijet, stavit će točku na ustanke i užase u keltskoj Francuskoj, i bit će kasnije proglašen ne kraljem, kako se prakticiralo ranije, već imperatorom, a narod će ga dočekivati sa dobrodošlicom i ogromnim entuzijazmom. On će tijekom deset i više godina natjerati u bjekstvo prinčeve, vojvode i kraljeve... Dat će narodima mnogo zemlje, i svakome od njih će darovati mir. Stići će u veliki grad, stvarajući i ostvarujući gigantske projekte, zdanja, mostove, luke, slivnike za odvođenje vode i kanale. Imat će dvije žene i samo jednog sina. Otići će ratovati 55 mjeseci u zemlju, gdje se ukrštaju paralele i širine. Tada će njegovi neprijatelji spaliti veličanstveni grad, a on će ući u njega sa svojom vojskom. Napustit će grad koji je pretvoren u pepeo, i počet će propast njegove vojske. Nemajući ni kruha, ni vode, njegova vojska će biti izložena užasnoj hladnoći, zbog čega će dvije trećine njegove vojske umrijeti. A polovica od onih što su ostali živi, nikada se više neće vratiti pod njegovo zapovjedništvo. Tada će se istaknuti muškarac, napušten od prijatelja koji su ga izdali, naći u položaju da se brani i biće ograničen i progonjen čak i u svojoj zemlji od strane velikih europskih naroda. Umjesto njega, vratit će se svojim pravima kralj drevne krvi Kapetinga. Otjerat će ga u izgnanstvo, boravit će 11 mjeseci u istom mjestu gdje se i rodio i odakle je krenuo; okruživat će ga svita, prijatelji i vojnici... Poslije 11 mjeseci, on i njegovi sljedbenici će se popeti na brod, i stat će iznova na zemlju keltske Francuske. Ući će u veliki grad gdje kočoperno sjedi kralj drevne krvi Kapetinga, koji će pobjeći, odnoseći sa sobom obilježja kraljevskog položaja. Vrativši se u svoju pređašnju imperiju, donijet će narodu odlične zakone. Tada će ga ponovno prognati trojni savez europskih naroda poslije tri mjeseca i deset dana, i iznova će postaviti kralja drevne krvi Kepetinga".

Vrijedi li govoriti o predskazanju iz 1898. godine učinjenom od strane pisca Morgana Robertsona u njegovom romanu „Jalovost" o nesreći „Titanika"?

Napomenut ću samo slijedeće činjenice: naziv broda je - izmišljeni „Titan", stvarni „Titanik". Dimenzije i oprema su skoro potpuno iste, oba putnička broda su imala po četiri cijevi i tri elise. Dužina „Titana" je – 260m, a „Titanika" – 268m. Zapremnina: 7000 tona - 6600 tona; kapacitet: 50.000 k.s. - 55.000 k.s. Maksimalna brzina je: 25 čvorova – 25 čvorova. Razlog, mjesto i vrijeme katastrofe su jedni te isti. Kao na „Titanu", tako su se i na „Titaniku" nalazili predstavnici visokog društva; u obje stručne procjene - nije bilo dovoljno čamaca za spašavanje. Spisak podudarnosti je toliko veliki i nesporan, da vas primorava zapitati se: kako je uopće bilo moguće da se ostvari takvo proročanstvo?...

Shvaćanje da pređašnja, linearna, uzročno-posljedična konstrukcija svjetskog poretka ne odražava činjenice nagomilane samom znanošću, postale su razlog što su fundamentalne discipline počele iz korijena mijenjati paradigme svojih koncepcija, sve odlučnije oblikujući novi pogled na svijet (a točnije je reći - zaboravljeni stari) u dodirnim točkama: materijalno – idealno, prošlost – budućnost, smrtno – besmrtno.

Ne samo zbog duhovitosti, istraživači sve češće govore o „pamćenju" molekula, atoma pa čak i subatomskih čestica. Možda su upravo u tom dubinskom sjećanju i skrivene ne samo naša prošlost, već i naša budućnost, koje do prve prilike, ostaju mirno ležati na polici, na kojoj se čuvaju video-filmovi osobne sudbine. U nekom trenutku, kada naše unutarnje stanje i razvoj budu spremni prihvatiti složenije sadržaje, netko će pritisnuti nepoznati nam prekidač na molekulu dezoksiribonukleinske kiseline u dubini jezgra jedne od stanica – i eto već novog sadržaja filma koji se vrti u svijesti. Sve je uokolo isto – dekor, glumci, ali tijek radnje postaje drugačiji, u skladu sa tim, kakve ste voljne napore poduzeli, kako biste se oslobodili kolotečine vama samima stvorenih ovisnosti. U biti, događaji slijedeće razine iskrsavaju samo onda, kada vaša svijest, vaš osobni razvoj, postaju adekvatni potencijalu nove duhovne razine.

Moguće da su energetski treninzi kojima sam se bavio na akademiji, aktivirali to genetsko pamćenje, točnije informacijsko skladište DNK, i probudili nove potencijale organizma? U svakom slučaju, prihvaćao sam ono što se događa dovoljno mirno i bavio se samopromatranjem, u većoj meri kao znanstveni istraživač, nego kao glavni glumac sadržaja. Čak i ako u potpunosti uklonim sebe kao neposrednog sudionika u nizu novih događanja, teško da je to moguće. Zato što se to, ipak, događalo meni, a ne filmskom junaku na platnu u kinu. Zato što sličnost procesa ne svjedoči o njihovoj istovjetnosti.

****

Odnosi sa Lapšinom su postajali sve lošiji i lošiji. On revnosno koristi moju knjigu i film o sebi – kao samoreklamu. Njemu odlaze gomile ljudi, ima mnogo novca, a on, čini se, i ne pomišlja vratiti pozamašne svote ni meni, niti direktoru studija.

Kada sa njim započinjem razgovor o vraćanju novca, on se raspoloženo kesi, i nekako me čudno prekorava:

- Ti bi, razumije se, i od Boga tražio novac.

- Kakve veze ovdje ima Bog? – odbrusih mu. – Film nismo napravili o Njemu, već o tebi.

- Kako znati, kako znati? - umiruje me zagonetnom frazom.

Ne popravlja naše odnose ni rad filijale, koju smo otvorili u podmoskovskom gradu Puškinu. Prije nekoliko mjeseci sam predložio Lapšinu da iskoristimo prostorije neaktivne nakladničke kuće „Kultura“. To je bio nekakav prijateljski korak, koji je izlazio u susret njegovim neprestanim zahtjevima da se otvori što više filijala Akademije. Upoznao sam ga sa rukovoditeljima okruga, nabavio sve potrebne dozvole – i što?

Filijala radi, novac ide Lapšinu, a on čak ni komunalna davanja neće platiti. Čini se da ga je poslije feodosijskog vještičarenja, zaista nekuda ponijelo, kad on tako nedvosmisleno pravi aluzije o svojoj istovjetnosti sa Bogom.

A ja, kao i prije, i dalje pišem o njemu članke u novinama i časopisima, ne obraćajući pažnju na njegovu rastuću maniju veličine. Ne sviđa mi se kako se ponaša, ali se ne mogu osloboditi opčinjavajućih činjenica: pred njegovim čudnovatim darom zaista se povlače i neizlječive bolesti. Štoviše, te objektivne činjenice ne priznajem samo ja. I specijalisti – liječnici su prinuđeni to priznati.

Eto, uspio sam uz pomoć mog prijatelja Viktora Gluhova – direktora čuvenog filmskog studija „Riječ“ – organizirati ozbiljnu ekspertizu činjenica izlječenja slijepih i otvaranja alternativnih vidova liječenja na oftalmološkom Institutu Helmholtz. Osamnaest doktora znanosti, na čelu sa direktorom, okupilo se na ovom znanstvenom skupu.

Dječak, koji je još do nedavno bio štićenik jednog od specijalnih centara za slijepe, pokazao je svoju sposobnost da vozi klizaljke, čita uobičajene knjige, gleda televiziju.

Jednoglasan zaključak je bio: „Nešto od nesumnjivog značaja". A potom – lagano, mirno slabljenje dužne pažnje. Pri čemu to nije samo u ovom određenom slučaju.

Privukao sam na prikazivanje fenomena poznatog novinara i televizijskog voditelja Aleksandra Bovina. On sve vidi, provjerava i uvjerava se, te osobno odlazi kod predsjednika Ruske akademije znanosti Osipova, da mu ispriča o činjenicama koje su ga uzdrmale. Taj ga odmah umiruje:

- Mi takvih čudotvoraca na desetine godišnje raskrinkavamo.

Otkuda mu to o raskrinkavanju, ukoliko znanstveno-istraživački instituti koji su u sastavu Ruske akademije znanosti ne poriču, već naprotiv, potvrđuju činjenice izlječenja nevjerojatnim, neznanstvenim psihofizičkim djelovanjem?

Uostalom, psihološki je to objašnjivo. Svakom tko živi na državnoj plaći, bilo da je predsjednik Akademije ili običan liječnik, dovoljni su i rutinski poslovi. Uostalom, i kod svih drugih je tako. Svatko, nazovi neobrazovan, ima svoje mišljenje o onome što se događa uokolo. I kada u život iznenada prodre nešto izuzetno, što zahtijeva duševni i duhovni napor, i ponovnu procjenu vrijednosti – malo tko će se odazvati na zov nepoznatog. Mi smo odrasli ljudi, hajdemo ostaviti romantiku i slične besmislice teenagerima, a očaravajuće bajke polupismenim bakama. To je zaštitna reakcija organizma, naviklog na određeni, možda, izvana gledano, i ne sasvim zadovoljavajući ritam. Bolje je sa starim bolestima u tijelu i načelima duše – to je već prešlo u naviku.

Kada tako razmišlja (neodgovorno) malograđanin, to se naziva tradicijama društva. Kada na sličan način opravdava svoje gledište znanstvenik – to je konzervativizam, koji ubija znanost. „Znanstveni vršnjak Galileja nije bio gluplji od Galileja. On je znao da se Zemlja okreće, ali je imao obitelj". I tako dalje, po poznatoj pjesmi Jevgenija Jevtušenka.

Kasnije sam pokušavao shvatiti zbog čega se tako događa. Stotine, tisuće je bolesnih ljudi, kojima je zvanična medicina izrekla svoj nemilosrdni zaključak: „Mi ne možemo pomoći", kad, iznenada se ta pomoć pojavljuje. Ljudima se vraća zdravlje, otkrivaju se u njima nekakve tajnovite moći, a Ruska akademija znanosti, po starom tavori, drijemajući u stanju blažene neupućenosti u ono što se zbiva.

I stvar, vjerojatno, nije u tome, da netko od rukovodilaca domovinske znanosti hoće sakriti istinu od ostalog dijela čovječanstva. Jednostavno, oni žive u potpuno drugom svijetu, gdje ničega poput toga nema, niti može biti. Njihovi parametri su predodređeni dominantnom razvijenošću lijeve hemisfere velikog mozga i povezani su sa osobitošću njegove percepcije. U ovom svijetu, znanstvenik je dužan ustanoviti i smatrati stvarnim samo ono što se može promatrati golim okom ili aparatima, što se može opipati, izmjeriti, probati po ukusu, izračunati po određenoj formuli. Oni su odavno zaboravili da su aksiomi geometrije uvjetni, da je konstantna linija vrlo relativna, i da se uglavnom cijela znanost drži na časnoj riječi. Oni uopće ne žele razmišljati o tome, kako doslovce na nekoliko centimetara od, za njih uobičajenog svijeta, postoji ulaz u drugo, četvorodimenzionalno prostranstvo. Taj ulaz se naziva desnom hemisferom velikog mozga. Ali, ukoliko oni ne žele naći taj ulaz, onda, kako bi mogli priznati da je nešto tako moguće? Kako se osloboditi svoje lijeve poluloptaste premoći, koja ih zaista u biti ograničava? Svakako, postoje izuzeci – takvi, kao Natalija Petrovna Behtereva. Ali je kod nje, nesumnjivo, sve u redu i sa desnom i sa lijevom hemisferom.

Koko bi se otkrila pacijentova bolest, liječnici koriste složene uređaje, vrše skupe analize. Oni, u svakom slučaju, uzimaju određene isječke iz jednog organizma, kako bi shvatili bit bolesti i njene razmjere. Pri tom, oni mogu neke dijelove organizma ispitivati dobro, a druge ne baš. Čak i kompjuterski tomograf daje izuzetno ograničenu informaciju o bolesti. Na primjer, on vidi tumor, ali vrlo rijetko može vidjeti metastaze. Ma, čak i kad bi vidio... Jules Henri Poincaré je, podsjetit ću na tog korifeja, govorio o postulatu relativnosti! O tome, da bilo koji uređaj ima masu nedostataka!

Čovjek sa ekranom unutarnje slike, kod koga, izražavajući se znanstvenim jezikom, koherentno rade neuroni desne i lijeve hemisfere, u stanju je vidjeti cijelu sliku u organizmu bolesnika do najsitnijih detalja, sa međusobnim vezama i međusobnim ovisnostima. On pri takvoj analizi koristi četvrtu dimenziju. Onu istu, u koju se nikako ne mogu progurati lijevo-hemisferni mislitelji visokih čela. Iako s vremena na vrijeme, pod vidom umnih, autoritativno izgovaraju gluposti, kako u stvari, ta četvrta dimenzija jest prostor našeg postojanja. Moguće da će tako biti uskoro. A za sada, ona je dostupna samo pojedincima. I tada se događa čudo. Za slučajne neznane osobe, to je – čudo. Za iscjelitelje je to – rezultat dugotrajnog rada.

Akademik Viktor Ivanović Pašković – jedan je od najznačajnijih vojnih kirurga. Već je nekoliko puta pričao na televiziji o zapanjujućem slučaju. O tome, kako je na jednu operaciju pozvao nekolicinu djece, kod kojih je bio otvoren ekran unutarnje vizije. Na operacijskom stolu je ležao bolesnik. Kompjuterski tomograf je kod njega utvrdio prisutnost malignog tumora u području želuca. Kakvo je bilo akademikovo zaprepaštenje kada su mu klinci rekli da, osim tumora, postoje i metastaze. I pokazali su mu gdje su one raspoređene. U biti, oni su izmijenili plan operacije. Akademik je već poodavno pažljivo proučavao mogućnosti čudnovatog „biokompjutera", te je zato imao povjerenja u njihovu zajedničku tvrdnju. Kada je počela operacija, potvrdilo se sve, na što su djeca unaprijed ukazala. Kao rezultat, teenageri sa naše akademije su spasili čovjeku život.

Kasnije je Viktor Ivanović još nekoliko puta pozivao vidovite na svoje operacije. I nikada nije požalio zbog toga. Ali, on to ne može stalno raditi. Djecu tada treba odvlačiti sa njihovih satova, treba im (oprostite mi na prozaičnosti) i platiti. Samo, iz kojih fondova?

Pri korištenju vidovitosti, nema potrebe raditi sa rendgenom, obavljati eksperimente, i prikupljati podatke. Odgovor se dobiva uz pomoć najsavršenijeg aparata na svijetu – ljudskog mozga, koji je u stanju prelaziti na druge razine postojanja. I treba priznati da, ukoliko se gleda na svijet sa nove razine svijesti, on izgleda potpuno drugačije. Sjetite se, kako su prije nekoliko decenija znanstvenici-liječnici iznenada zaključili kako je slijepo crijevo – zakržljala, bespotrebna izraslina. I da je sigurnije vaditi ga odmah kod novorođenčadi, nego kasnije operirati sa rizikom po život za odraslog čovjeka. Oni su, iz nekog razloga, umislili, da bolje od Stvoritelja znaju tijelo koje je On stvorio. Počele su (naročito u Kini) masovne operacije. Milijuni ljudi

161

su imali povjerenja u autoritet znanosti, te su prepuštali sasvim malu djecu nožu kirurga. Tko je zbog toga priznao svoju krivicu, tko je za to odgovarao?

A slijepo crijevo – nije samo slijepa ulica za prehrambene otpatke, kao što smatraju anatomi. Ono ispunjava neobično važnu funkciju regulatora rezervnog imuno sustava organizma. I ostvaruje tu funkciju na račun hologramske projekcije lijeve hemisfere mozga na desnu. Ukoliko se taj mehanizam naruši, nećete se moći djelotvorno suprotstavljati infekcijama. A osim toga, zajamčene su vam neprestane glavobolje zbog povećanja unutar-lubanjskog pritiska. Pa čak iako apstrahiramo vidovnjačko stanovište, i onda je slijepo crijevo izuzetno važno kao svojevrsni „depo" bifidobakterija. Periodično, u vrijeme redukcija, ono izbacuje u crijeva nužne bakterije i sprječava disbakterioze. Ako nema disbakterioze – znači da je stanje imuno-sustava normalno. Eto što su nam predlagali da uklonimo liječnici i akademici, svim mogućim autoritetom medicinske znanosti. I tko je zbog toga priznao krivicu? Koga su zbog toga lišili akademskih zvanja?

Hajdemo pogledati, kuda su u stanju zavesti čovjeka novotarije strogo logične svijesti lijeve hemisfere.

Čovjek, umislivši da je gospodar planeta, koji čuva istinu u zadnjem džepu svojih modernih hlača, postaje globalna propast. Zbog korisnih ciljeva, on neprekidno isušuje močvare (kod nas u Rusiji), ili uništava vrapce-gotovane (u onoj istoj Kini). Ravnoteža prirode je za njega – na razini njegove dvije noge.

Hajdemo se prisjetiti: tko je bio drugi dobitnik Nobelove nagrade od ruskih znanstvenika? Točno, Ilja Mečnikov, genijalni fiziolog, propagator kefira. Prvi od ruskih laureata je bio – Ivan Pavlov (1904.g), a drugi – Mečnikov (1908.g).

Te su tako, u Europi pred prvi svjetski rat, po preporuci Mečnikova, ušle u modu operacije uklanjanja debelog crijeva. Tobože, uklonit ćemo tu nepotrebnu tvorevinu – i čovjekov život će se poboljšati. Kako da ne, dogodilo se obrnuto: operacije nisu samo značajno otežale život pacijentima- entuzijastima, već su ga i skraćivale: poslije godinu-dvije dana jadničak je umirao. Ali, tko se danas sjeća te kobne greške čuvenog znanstvenika? Odgajaju li na njoj sadašnje liječnike?

Uvjeren sam da će medicina budućnosti bez vidovitosti biti nemoguća. Zato što je uz pomoć proširene svijesti (a vidovitost – upravo jest proširena svijest), moguće ne samo utvrditi poremećaje i smetnje u radu vašeg tijela, već ih je moguće bez posebnih problema i iskorijeniti. Treba biti potpuno ograničen, pa se dobrovoljno odreći ovakvih mogućnosti.

Uzgred, uz pomoć vidovitosti nije teško pratiti kako se ostvaruje ovo ili ono značajno otkriće. Kao po pravilu, to je slučajni prodor u informacijsko polje Zemlje, gdje sve moguće tehnologije već postoje kao objektivna stvarnost, kao program evolucije Zemlje, i svega što je naseljava.

Sve je u ovom slučaju izvanredno, osim riječi „slučajni". Premda, ako se jednom „dogodilo", ima sve više šansi da se opet prokrči put do mreže Kozmičkog Interneta. Ali ipak, ukoliko se to događa, recimo, kao rezultat uobičajene procedure pristupa informacijama, onda je nekako pouzdanije i produktivnije. Zato što je uz pomoć vidovitost sve vrlo dobro vidljivo: to što nas okružuje – planeti, zvijezde, galaksije - nije samo od sebe nastalo. To je dio gigantskog razumnog organizma, koji napokon dopušta ljudima da se služe malom količinom njegovog intelekta, njegovih znanja. Ne odbacujte dar Kozmosa! Bit će nam kudikamo skuplje!

Želim isto tako primijetiti, kako oblikovanje novog pogleda na svijet – znanstvenog i religioznog istovremeno – nije izolirano, pa čak ni bitno pitanje filozofije, već je to traganje za alternativnim putem razvoja, preživljavanja čovječanstva.

****

Uoči 1999. godine, dobio sam neobičan novogodišnji poklon. Stigao je poštom na moje ime u nakladničku kuću „Hudlit". U lijepoj službenoj kuverti nalazio se dio špila karata, uredno pričvršćen kopčom u kutu. Karte su bile raskošno urađene na skupocjenom uvoznom materijalu. Tri devetke, ukoliko se razdvoje, skrivale su glavnu kartu špila – adut as herc. Neobična je bila i kutija za karte. Napravili su je od svjetlucavog srebrnkastog materijala. U to vrijeme sam znao, da je srebro – boja Svetoga Duha.

Firma, koja mi je poslala poklon, nazivala se „Duplo-V" i specijalizirala se za nabavku uvoznog tiskarskog materijala. Za pragmatike-poslovnjake, koji su razaslali taj novogodišnji suvenir, smisao je, vjerojatno, bio samo u tome da oni na toliko originalan način izvješćuju stvarne i potencijalne klijente o dolasku 1999. godine. Ali za one koji znaju o postojanju Delikatnog plana i njegovim mogućnostima, suvenir je imao drugi, dubinski smisao: dolazeća godina je bila završnica dugog kozmičkog ciklusa preobražaja. Upravo je on skrivao prethodni Armagedonov period evolucijskog razvoja čovječanstva na Kraju epohe, određujući pravac događaja slijedeće godine milenija – godine promjena. I to, što je poklon stigao iz organizacije sa nazivom „Duble -V", što se može pročitati kao „dvostruka pobjeda" također nije bilo slučajno, iako, ogradit ću se ponovno, pošiljatelji suvenira, po svoj prilici, nisu ni naslućivali o drugom, dubinskom smislu pošiljke. A još manje – o trećem.

Uostalom, o trećem smislu u to vrijeme nisam znao ni ja. Bog voli trojku, ali ne dopušta uvijek čak ni Svojim izabranicima da je vide odjednom. Što raditi, za sve važi Njegova sveta volja!

Božićni praznici su mi pružili dugo očekivanu priliku da nađem smisao u svemu što se tako neočekivano otkrilo preko ekrana unutarnje slike, a u vrijeme zajedničkog rada sa onima, kojima smo mi otvorili biokompjutere na satovima na Akademiji.

Osim toga, žestoki raskol sa Lapšinom također je trebalo rastumačiti. Tim prije što to nije bio osobni raskid dva neodgovarajuća karaktera koji se nisu podudarali u stavovima, već proturječnost dva pogleda na svijet, iza čije se fasade skrivalo iskonsko pitanje: što je dobro? Što je zlo?

A to, što je kulisa tih događaja bilo čuveno zdanje na Basmanovoj, sa istim onim ezoterijskim brojevima u numeraciji (1+ 9 = alfa + omega), teško da je slučajnost. Koliko je velikih pisaca šetalo po tim hodnicima u potrganim hlačama i pohabanim cipelama, u kojima su stranicu po stranicu opisivali naše zlosretno vrijeme, i u kojima su tomovi nevjerojatnih gluposti i velikih mudrosti oblikovali etape Života po kojima se ljudski rod pokušavao uzverati na vrh svoje evolucije!

Po svoj prilici se, ni u jednoj drugoj zemlji na svijetu, osim Rusije, nitko ne bi mučio potragom za dubokim smislom običnog novogodišnjeg poklona ili kriptografije, uplićući se u sudbinu znamenaka. To je moguće samo u našoj zemlji, u kojoj se ne samo profesionalni pisac, već i najbjednija skitnica na samom dnu života, muči oko sudbonosnog pitanja na Tolstojevsko-Dostojevskoj razini: kako živjeti sa Bogom? I gdje je put do Hrama?

Pitanja, pitanja, pitanja...

Iznova i iznova sam vraćao u sebi niz događaja koji su se dogodili, sistematizirao ih i pokušavao pojmiti: kakav film mi vrte na ekranu mog uma?

Postavljenje u „Hudlitu", susret sa Lapšinom koji je poput katalizatora stavio u pogon proces unutarnje alkemije moga duha i svijesti, rad na Akademiji, čudnovati šamanski obred... Druženje i svađa sa Lapšinom, koji je javno objelodanio da je učenik sotone. Kuda me je to odvelo?

Bilo je vrijeme da shvatim zašto se to događa. Zašto se tako lančano uključuju jedan program za drugim? I što ja time dobivam: put po kome idem, ili naprotiv, put na kojem ja postajem ja sâm?

Gdje je budućnost Rusi? Gde je moja budućnost? I ako je uistinu „na početku bila Riječ" – da li je onda zaista kraj svim dugotrajnim teološko-filozofskim sporovima?

U to vrijeme sam osjećao da sam prešao na drugačije vrijednosti. Odavno imam na zubu tradicionalnu medicinu – i po vlastitom iskustvu, i po problemima bližnjih. Procijenite sami: medicinske znanosti su – sve temeljitije, liječnici – sve profesionalniji, lijekovi i slični preparati – reklo bi se ne mogu biti više usavršeni. Bez obzira na to, stanovništvo sve više boluje. Posebno djeca. Kažu da po zvaničnim pokazateljima, u zemlji ima manje od 20% zdravih školaraca. Dok pišem ove redove, brojka će postati još strašnija. Tko je kriv? Socijalni uvjeti? Ekološki? Ma, razuman čovjek je sam dužan razvijati svoju životnu sredinu. „Noos" ili „Nus" kod drevnih Grka, znači – razum. „Noosfera" – je područje razumnog čovjeka. U znanost su taj pojam uveli P.Tejar de Sarden i Eduard Le Roy. Naš Vladimir Vernadski je dao njegovu točnu razradu, povezavši ga sa geokemijom i Kozmosom, uz prošlost i budućnost planeta. Kako se u taj globalni sustav uklapa biokompjuter?

Tako je bio surov sadržaj misli koje su prethodile slijedećem koraku u mojoj sudbini. A kao njegov rezultat je došlo do stvaranja mog, nezavisnog od Lapšina, kako formalno, tako i po tehnologiji - Centra bioinformatvnih tehnologija. Otvorio sam ga u podmoskovskom gradu Puškinu. Kasnije smo se preselili u Moskvu, a u Puškinu je i dalje naša filijala.

Jezgro tima su činili specijalisti sa Akademije, koji su se odavno mučili zbog čudnovatog načina općenja - deranjem, uvredama i Lapšinovim prijetnjama u odnosima sa svojim suradnicima. I posao je krenuo...

O našem centru se počelo govoriti već poslije nekoliko mjeseci. Ljudi koji su dolazili kod nas sa vrlo teškim bolestima – astma, dijabetes, čir na želucu – bivali su izliječeni neobjašnjivim, za njih tajanstvenim načinom, bez ikakvih operacija i lijekova. Pojavilo se mnogo novih ljudi, kod kojih su se otvarali biokompjuteri. Oni ne samo da su mogli čitati knjige zavezanih očiju, već su preko ekrana unutarnje slike dobivali informaciju u vrijeme učenja i ispita, neophodnu za dobar rezultat. Lako su postizali uspjehe u umjetnosti, lingvistici, sportu, pa čak i u egzaktnim znanostima, poput fizike, kemije, biologije, matematike.

Ne samo ja, već i mnogi drugi znanstvenici, prije svega privučeni mojim pozivom da rade u Centru, počeli su dolaziti do paradoksalne, do jučer još heretično bogohulne paradigme: između materijalnog i mentalnog ne postoji nepremostiva barijera – i jedno se savršeno uspješno može transformirati u drugo. Može se čak sasvim pouzdano tvrditi: misao i um, pod određenim uvjetima, postaju zaista opipljivi u svom izravnom djelovanju na materijalne objekte. I više od toga – to se svakodnevno potvrđuje našim konkretnim radom u Centru, gdje učimo ljude upravljati biološkim i fizičkim procesima svog organizma.

Kao rezultat se događalo to, što se može nazvati čudom: gluhi – čuju, slijepi – vide, astmatičari se prestaju gušiti, ranije neizlječive bolesti smanjuju svoj pritisak, a često i jednostavno iščezavaju. Kako se sad ne sjetiti, što je govorio na početku epohe Augustin Blaženi: „Čudesa ne proturječe zakonima prirode. Ona proturječe samo našim predstavama o zakonima prirode".

Danas sa potpunom sigurnošću mogu reći: materija, odvojena od svijesti - ne postoji. I mi smo svi malčice čarobnjaci, zato što upravo kroz čovjekovu osobnost svijet dobiva mogućnost samoodređenja. Čovjekova svijest je kadra izmijeniti tijek događaja, čak preokrenuti bilo koji događaj u suprotnost. Na primjer: bolest – u zdravlje, nesreću – u sreću, smrt – u besmrtnost.

Čovjek uvijek ima izbor – životariti, tegleći svoje bivstvovanje, ili izgrađivati, što uključuje i samog sebe. Prva stvarnost je – javna, druga je – tajna. Da bi izgrađivali samoga sebe – treba se promijeniti. I tada ćeš čuti ono, što nikada nisi čuo, vidjeti ono, što nisi vidio. Ljudi vrlo griješe, misleći da postoji samo ono što oni mogu vidjeti, osjetiti, opipati. Biokompjuter je (premda, je li to biokompjuter?) apsolutno sposoban savladati poredak stvari, uobičajen za većinu.

Europska medicina, u svojoj ukupnoj tradiciji, ne uzima u obzir prvenstvenu važnosti suptilnih energetskih veza u čovjekovom organizmu. Kao rezultat takvog ortodoksnog materijalističkog poimanja svijeta, pojavilo se kod naših liječnika mišljenje kako je moguće obnoviti funkcije organa lijekovima, da se organi mogu skratiti, isjeći, spajati pomoću umjetnih proteza. Pri tom je malo tko obraćao pažnju da, kako bi započeli liječiti jetru, uskoro bi oboljelo srce, a ukoliko bi liječili članak na nozi – počela bi boljeti koljena.

Zato što prisutnost barem jednog energetskog zastoja u meridijanskim kanalima ili bioaktivnim točkama, može dovesti do pojave desetaka teških oboljenja.

Danas sam više nego ikad siguran: uskih specijalista u medicini uopće ne smije biti. Liječnici trebaju biti iscjelitelji, to jest oni, koji čovjeku vraćaju cjelovitost. A tehnologije koje smo mi razrađivali u Centru, omogućavale su nam postizati te izvanredne rezultate.

****

Napokon su moji i Lapšinovi odnosi postali jasni – napisao sam izjavu o napuštanju društva osnivača Akademije. To je bila istinska svađa ideoloških protivnika. U biti, ja sam izrekao svoje uvjerenje da njegova metoda ne samo da ne pomaže ljudima, već je naprotiv, vrlo opasna za njih u dugoročnoj perspektivi, da ona podčinjava njihovu svijest, da doslovce, kao pauk u paukovoj mreži, upetljava svoje sadašnje i buduće žrtve u energetske stege i ovisnosti. Vjačeslav je bio razjaren kada je izlazio iz mog ureda.

Već u tijeku noći mi je iznenada, ničim izazvan, proradio ekran unutarnjih vizija, i počeo mi prikazivati takva čudovišta, pred kojima su izblijedjeli holivudski filmovi strave i užasa. Shvatio sam: Lapšin je uključio ranije pripremljenu vezu, i pustio svoj program psihofizičkog utjecaja na svijest. Htio me je uplašiti, ali sam ja, iz nekog razloga, vrlo mirno, bez posebnih emocija, promatrao moćne zmijske prstene koji su me obmotavali, te nisam reagirao na tehniku pojačavanja – snažno drmanje kreveta i slične efekte djelovanja. Moje spokojstvo, izgleda, nije bilo predviđeno u tom scenariju pripreme pacijenta za bolničku sobu broj šest.

I tada sam razgovijetno, zapovjedničkim tonom naredio: „Dosta je pokazivati grozotice!" Film se prekide: prvo su se pojavile linije i treperenje, kao pri kvaru programa, potom su slike počele nadolaziti puzeći jedna preko druge. Na kraju krajeva su potpuno iščezle. I doslovce je, kao da učvršćuje pobjedu, iz prošlosti (ili iz budućnosti) iznova pojavila poznata Kristova silueta.

****

Kada se usnuli probudio, još je bio u Judeji. Trebalo je samo pogledati strme planine i gole vrhove, šumarke cedrova i pinija, doline sa pašnjacima i terase sa maslinicima, kako bi srce, prije negoli razum, uspjelo proraditi milijarde varijanti, i odgonetnulo: Palestina. Bog je stajao na uzvisini koju su sa dvije strane stisnule klisure, i promatrao vinograde koji su okruživali snježno bijele kuće. Kuća nije bilo mnogo, i bile su opasane zidovima. U daljini su svjetlucali valovi Sredozemnog mora.

Počeo se spuštati sa brda i odjednom, iza okuke staze ugleda čovjeka koji je sjedio na kamenu. Tamna kosa, tamnosmeđe oči, mršavo tijelo, crna kovrčava brada i radostan polu-osmjeh zbunjenosti, nisu ga ostavljali u nedoumici da je pred njim Judejac.

– Mir tebi, – pozdravi Bog nepoznatog čovjeka na kaldejskom jeziku.

Judejac ustade, uznemireno promatrajući čovjeka koji se pojavio.

– Tko si ti? – upita on na aramejskom

– Putnik – predosjećajući neugodna objašnjenja, odgovori Bog na

tom istom, uobičajenom jeziku Palestine.

Judejac je šutio, pomno razmišljajući o onome što je čuo.

- Čudno – napokon odgovori. – Sjedim odavno ovdje, a na brdo se može popeti i spustiti samo ovuda.

- A što iščekuješ? – zaobilazeći njegovu sumnjičavost novim pitanjem, upita Bog.

- Careve! - lakonski odgovori crnobradi.

Sad je Krist bio potpuno siguran da ga nije slučajno izvuklo iz Varljivog Vremena u drevnu Judeju. Očito da je njegov mozak čuvao neku skrovitu važnu tajnu, koju je mogao razriješiti samo ovdje.

- Zašto? – iznova upita on.

- Vidiš put dolje? – pokaza rukom Judejac.

- Vidim.

- Parćanski car Vologez je ustupio Rimu Armeniju. Uskoro će ovuda proći armenski vladar Tiridat sa još dva carevića, svitom i skupocjenim poklonima za imperatora Nerona.

- Hoćeš ih napasti i oteti poklone? – podigavši obrve upita Krist, iako je pročitao misli Judejca prije nego što je pitao.

Judejac sumnjičavo baci pogled na njega i učini pokret da ga udalji.

- Oni su odavno na putu i putuju vrlo sporo. A u okolici se čuju raznorazne glasine, koje su kudikamo brže od ovog poslanstva. Priča se da carevi-čarobnjaci idu tragom zvijezde, koja ih vodi ka Vitlejemu.

- A doista? - ne želeći ispustiti ovo neočekivano i neškodljivo zadovoljstvo, navodio ga je Bog.

- U stvari oni, razumije se, idu ne za zvijezdom, već za tijarom koju Tiridat treba dobiti iz ruku gospodara svijeta. Ali, koga ovdje u Judeji zanima, što njih zaista pokreće?

- Zar tako? – upita, ne gubeći ozbiljnost Bog.

- Upravo tako - oštro, skoro grubo potvrdi Judejac. – Zato što je iza vidljivog skriveno nevidljivo.

Njegova blesava oholost je pomalo zamarala, ali je govorio zanimljivo, te ga Krist nastavi zapitkivati:

- Kakvo nevidljivo ti imaš u vidu, brate? – On je namjerno uporabio prisni oblik obraćanja, kako bi izazvao naklonost čudnog promatrača.

- Računam da ne želiš da postanem izdajnik vlastitog djela, čime bih uništio spone solidarnosti?

- Razumije se da ne! - iskreno je izrazio protest Bog. – Jednostavno želim shvatiti što se događa.

- Događa se povijest - nasmija se crnobradi. – Oni su nas pobijedili mačem, razrušili hram i protjerali Boga. Ali, umjesto starog Jahve, pojavio se novi, mladi Bog. Pričaju da su ga, kada se on rodio, pastiri došli pozdraviti. Ma, tko bi se poželio klanjati bogu pastira? Ja ću posvjedočiti da su se njemu poklonili magovi. Takvom Bogu nitko neće odoljeti.

- A ako ga ubiju?

- Neće ga ubiti, zato što su ga već ubili. Sada ti rimski psi više neće izaći na kraj s njim. Oni ne mogu ubiti onoga, tko je već jednom izgubio život. Oni su nas pobijedili brojnošću – mi ćemo njih pobijediti Bogom. Našim novim Bogom, pred kojim će oni pasti na koljena: nevidljivim, koga neće moći uhvatiti, nepobjedivim, zato što je bestjelesan. Njegovo ime je Krist.

- Slušao sam o Kristu - potvrdio ja Krist, a njegov glas je bio ispunjen iskrenom tugom. – Njega su Rimljani razapeli na Golom brdu.

- On je bio naša krv. Više ga neće savladati. Uskoro će cijela rimska imperija, od Dunava do Eufrata, nastradati od kratkovjekog religioznog iscrpljivanja.

Čudnovati Judejac je govorio sa takvim žarom, da mu je Bog odlučio polaskati:

- Ti si propovjednik, učitelj?

U očima Judejca buknu plamen.

- Ma, rečeno je: „Ne stvaraj od sebe idola“. To je znatno više od judejskog zakona, to je istina – podsjeti ga Bog.

- Stari zakoni su se ofucali. Nužni su novi, koji će pomoći da se osvetimo.

- Znači, iz tog razloga želiš sresti karavanu?

- Da, kako bih što uvjerljivije uspio ispripovijedati o magovima, koji su se poklonili djetetu. Stvorit ću svetu knjigu i vjerodostojno ću opisati čudo...

- Decenijama kasnije? I koga, zapravo, nije ni bilo? – prekori ga Bog oštrije nego što je želio. – Baš imaš široki zamah!

Sada je u svom punom obliku izbila nesumnjiva, ničim skrivena, jasna vlastoljubivost.

Judejac odgovori. Ipak, ne tako uvjerljivo i nadmeno kao prije:

- Meni je potrebna ta laž koja pojačava istinu - i problijedi. – Tko si ti, koji si sišao sa gore, na koju se nisi ni popeo?

- Onaj, koga ti hoćeš slagati – Krist je utvrdio činjenicu ozbiljno, bez samilosti. – Tvoja laž može imati samo žalosne, nesagledive posljedice po svijet, a koje će biti nemoguće nabrojati.

Judejac pade na koljena u trenu, kao pokošen, ne obraćajući pažnju na bol koja mu je probadala noge.

Krist ga pogleda i sjeti se vojnikovih riječi na Golgoti: „Zahvali namjesniku. Ti čak nisi ni primijetio da si postao mrtvac“.

Još se sjetio kako se njegovo tijelo na križu iskrivilo u samrtnim mukama i u trenu omlitavilo, te kako se vojniku učinilo da postaje prozračan i da vjetar puše kroz njega, i kako je pogledom, ispunjenim prijekorom zbog nezamoljene samilosti, bestjelesnim vidom promatrao „spasioca“.

Sjetio se kako je crni oblak u visinama izgubio svoje užasno značenje, kako se sve raspršilo i iščezlo. Ostao je samo vječni, samotni muk.

7. Poglavlje

Mene sve više i više uznemirava to što radi Lapšin. Proces mog samo-razvoja mi je, uz pomoć ekrana unutarnje vizije, omogućio da se uvjerim da on nije mnogo blefirao kada je govorio o globalnim planovima da uzme u svoje ruke upravljanje Zemljom. Biokompjuter je - zaista vrlo moćno oružje, uključujući i oružje zombiranja. Sad mi je postalo jasno, zašto je tako uporno zahtijevao od svih koji rade po njegovoj metodi, da pojavu duhovne slike nazivaju, ne baš odgovarajućim terminom „biokompjuter“.

U izučavanju nekih aspekata psiholingvističkog programiranja i neurofizioloških istraživanja bez izravnog dodira, izvansenzorskog uzajamnog djelovanja energoinformacijskih veza mozga, koje je sprovodila na Akademiji, a zatim i u Centru bioinformacijskih tehnologija, Olga Ivanovna Kojokina, rukovodilac laboratorije mozga Znanstveno-istraživačkog instituta tradicionalnih metoda liječenja, pomogla mi je da se snađem s tim, ne baš lakim pitanjem. I to što sam shvatio, užasnulo me je.

Čovjek, kao fizički objekt stvarnosti, nalazi se u stanju homeostaze u odnosu na vanjske sveobuhvatne utjecaje. Središte orijentacije u tom subjektno-objektnom fenomenu je – naša svijest. Upravo ona predstavlja osnovu i istovremeno usmjeravajući mehanizam za psiho-mentalne percepcije stvarnosti.

Ukoliko vi razvijate svoju svijest, orijentirajući se na visoke duhovne vrijednosti, shvaćajući i prihvaćajući da je čovjek zaista stvoren po slici i prilici Božjoj – vi odabirete Put.

Ako, podčinjavajući se autoritetu, krenete ga slijediti iz dana u dan, iz mjeseca u mjesec, nazivajući vašu svijest biokompjuterom, onda će jednog, ne baš radosnog dana, ona zaista postati takva. I onda nećete baš dugo morati čekati znalca, koji će doći i spojiti vaš „biokompjuter" na svoje upravljanje preko svoje svijesti. Vi čak nećete ni primijetiti, niti ćete moći pojmiti, zašto su se neki ljudi koji su vam bili bliski i ugodni, odjednom udaljili od vas, a neki drugi su zauzeli neizmjerno značajnije mjesto u vašoj sudbini i životu. A vi ćete biti spremni da bez ikakvog protivljenja date tim ljudima sve što požele. Nikada nećete shvatiti, kako je došlo do pripajanja, kako se izgradio nesvjesni kontakt, u kome vam je unaprijed dodijeljena uloga podčinjenog i ovisnog.

Pišem ove redove sa gorkim osjećajem stida i duševne patnje, zato što nisam uzmogao da se u nekom periodu svog života udaljim od hipnoze, izvana gledano, pristojnih programa za pomoć bolesnoj djeci, razvoju čovjekovom, njegovom stvaralačkom potencijalu i ostalom, ostalom, ostalom... Čak i više od toga, vrijedno sam pomagao tim programerima da se probiju u vrhove društvene pozornosti i uspjeha. Želim da se ogradim, ja nisam protiv razvoja ovakvih tehnologija, čak što više – ja sam za. Ali, vrlo važnom smatram određenu društvenu kontrolu ideološke komponente procesa. Zato što se to tiče svih nas, čak i više – budućnosti čovječanstva.

Zarad rezultata u manipuliranju tuđom sviješću, vrlo je lako presjeći bilo kakve kanale za dobivanje vjerodostojnih informacija. Čovjek, zapravo, gubi mogućnost da preko svojih čula i osjećaja odgovarajuće poima svijet. Njemu se, recimo, sviđa biti bolestan. On nadoknađuje u tom slučaju neudobnost krevetskog režima koncentracijom na sebe, osjećajući patnje rođenih i bliskih, ne znajući, da su ti osjećaji za neke tamne biti fino materijalnog svijeta - nešto poput odabrane poslastice. I upravo preko biokompjutera (zaista ne više kroz svijest), oni otimaju iz drugih ljudi važne komponente njihovih osjećaja i osjećanja, njihovih duša. Neki su, istina, slušali o energetskim vampirima, ali, malo li je toga što slušamo.

Ranije se to nazivalo – opsjednutost zlim duhovima. Sada je drugo vrijeme, druge su sile. One poput virusa nastoje ući u našu svijest kako bi upravljale njom, i na kraju krajeva je razore. One su pronašle, prividno znanstvene, moderno zvučne termine, ali zbog toga, ni u kom slučaju, nisu manje opasne. Usred njih je – „biokompjuter". Proanalizirajte, koliko je ljudi koji su posljednjih godina oboljeli od kompjuterskih igara, te su zbog tih strasti izgubili svoje zdravlje, postavši manijaci. Sada govorim o običnom kompjuteru. Ali su Lapšinov biokompjuter i običan kompjuter, izašli iz istog tvorničkog pogona. A taj pogon se nalazi mnogo niže od površine zemlje, tamo gdje svijetli Sunce-2 – plazmatska jezgra planeta, ili pakla.

U svojstvu izuzetno karakterističnog primjera, pogubnog utjecaja kompjutera na čovjeka, mogu navesti riječi akademika V. Gluškova, bivšeg potpredsjednika Akademije znanosti Ukrajine, koji je rukovodio Institutom kibernetike AN USSR. On je utvrdio, da su „mogućnosti kibernetike i kompjutera zaista bezgranične". Do 2020. godine čovjek će dati kompjuteru i svoj um... učinivši sebe praktično besmrtnim. Čovjek će „početi osjećati, da je on – on, i da je u isto vrijeme on – taj stroj. Dogodit će se, kako god, razdvajanje samosvijesti". (G. Maksimović, „Razgovori sa akademikom V. Gluškovim". M. „Mlada garda", 1976).

Zanimljivo, i sam Lapšin je stalno u našim razgovorima citirao tog ukrajinskog akademika. Čini se da je ideju o biokompjuteru pozajmio upravo od njega, a kasnije ju je valjano razradio, i lansirao u mase. I krenulo-odletjelo: „Tijekom razvoja elektronske civilizacije, pojavit će se viši razum i taj viši razum će postati onaj Bog, koji će stvarno upravljati ne izdvojenim planetom, već cijelim Kozmosom" („Narodne novine", 11.7.95.).

A prije nekoliko godina, znanstveno-tehnička i politička elita vodećih zemalja svijeta, bila je uzdrmana izjavom jednog od vodećih teoretičara suvremene znanosti Stevena Howkinga, o tome, da će u slijedećih trideset pet godina Homo Sapiens iščeznuti kao intelektualno vladajuća vrsta iz reda planetarnih živih sustava. Howking je svoje zaključke temeljio na činjenici da je biosfera Zemlje, uključujući čovjeka, već ušla u period intenzivne alogeneze, to jest perioda, koji karakterizira pojava osobite populacije sa novim obilježjima.

Izjava Howkinga ni najmanje nije ustupak društvenoj modi raznih užasa. Tijekom evolucije neprekidno nastaju različite disharmonije i nestabilnosti. Ukoliko se one ne kompenziraju, onda će se sustavi biocenoza neminovno kvariti i postati građevinski otpad, iz kog se stvaraju temelji novih anti-kaotičnih sustava.

Steven Howking je, proanaliziravši situaciju, izveo zaključak da je nastavak naše evolucije moguć samo u tom slučaju, ukoliko se na osnovi dostignuća kibernetike, mikroelektronike i genetskog inženjeringa iskonstruira novo biće – umjetni besmrtni nadčovjek, koji će istisnuti iz nove supkulture sve zastarjele oblike života.

Predložena je ne obična subjektivna vizija razvoja budućnosti – istaknut je bezalternativni, matematički provjeren ideal, koji je baziran na simbiozi čovjeka i kompjutera kao jedinog zajedničkog besmrtnog organizma – gospodara Univerzuma. Ova okolnost dodjeljuje događaju ozbiljan socijalno-politički status i omogućuje da se u Bijeloj kući razmatra izlaganje Stevena Howkinga, kao najfundamenatlnijeg projekta u razvoju tehnološke civilizacije XXI stoljeća.

Predviđanje je izazvalo šok još i zbog toga, što ga je uradio čovjek koji je već, u velikoj mjeri, oličenje budućih promjena – paraliziran bolešću, Howking se faktički spojio preko svog superkompjutera sa „mislećim oceanom" Interneta, gdje je sazdao svoj vlastiti virtualni svijet.

Teze genijalnog mozga sraslog sa kompjuterom, o neminovnosti pojavljivanja „umjetnog super-čovjeka", bile su toliko uvjerljive, da su SAD odmah pristupile analiziranju socijalno-ekonomskih posljedica tog procesa i izradi nove koncepcije buduće supkulture.

Tiskani mediji nas već „raduju" saopćenjima, da će se uskoro pojaviti unaprjeđena kaciga za kontakt sa virtualnim svijetom Interneta i specijalna odijela kozmičkog tipa, koja će nam osigurati životnu sposobnost organizma – čistit će tijelo od znoja, izmeta, mokraće, sperme i ženskih lučenja (kraće rečeno, od svih otpadaka,

174

koji će pratiti život u „virtualki").

U ne tako dalekim vremenima, obećavaju nam kompjuterski geniji, naša tijela će biti raspoređena na džinovskim stijenama, gdje će automatika održavati njihovu životnu sposobnost. Ljudi će se u tim periodima naći u novim, njima samim odabranim tijelima, kako bi živjeli u virtualnom svijetu, kao u stvarnom. Tamo će se naći sve što postoji u životu: ljubav, ubojstva, novac, cigarete, whiskey... A najvažnije – tamo će biti savršeno stvarne slike gradova i prirode, osjećanja, mirisi, itd. Virtualni svijet će postidjeti materijaliste: sve će djelovati savršeno stvarno, ali će se događaji razvijati ne na površini zemlje, već samo u našoj svijesti.

U slijedećoj etapi ljudi će naučiti stvarati fantastične virtualne svjetove, čija će stvarnost biti pozajmljena iz najdražih znanstveno-fantastičnih romana, ratnih, ljubavnih, priča strave i užasa, itd. Svatko od vas će moći sam sebi odabrati, ne kratku virtualnu seansu na sat ili vikend, već ŽIVOT kakav bi njegova duša željela.

I najzad, virtualna stvarnost će pomoći riješiti problem besmrtnosti. Kada čovjek iscrpi sve mogućnosti pomlađivanja koje mu može staviti na raspolaganje medicina budućnosti, on će si odabrati virtualno tijelo i, oprostivši se sa fizičkim, prijeći će zauvijek u novi svijet. Tamo će živjeti onoliko dugo, koliko dugo bude mogao opstati kompjuter i program koji podržava to postojanje. U neku ruku situacija će ličiti na ono, što su oduvijek tvrdili okultisti: Čovjek neće umrijeti, on će prijeći iz jednog stanja u drugo. Iz grubog fizičkog svijeta, preselit će se na suptilni, nevidljivi plan. On će to učiniti bez razmišljanja, a teoretičarima će ostaviti zadatak da izučavaju kako se uzajamno odnose virtualni i onostrani (ili astralni) svjetovi. Je li to isto ili postoje „dvije ogromne razlike"?

U biti, pitanje je sadržano u tome, kako će se nastaviti naša evolucija.

Čovjeka će, po svoj prilici, najprije izgurati na ivicu novog puta ka svijetloj budućnosti, a potom...

Uostalom, što će biti poslije, nije se teško dosjetiti. Konflikti ljudi sa robotima već su opisani u mnogim djelima fantastike. Prisjetite se bagdadskog lopova i mnogoruke mehaničke ljepotice za sultana. Nekada su se slične stvari shvaćale kao bajka, a sada američki časopis „Future Sex" saopćava o stvaranju umjetne žene, sa kojom se može razgovarati, uključivati je u seksualne igre. Robot za seks je u stanju da zapamti sve vaše sklonosti i obijesti. Memorija osnovnog programa je 7-10 megabajta.

Novi seksualni programi se promatraju kao izuzetno unosan biznis, a oni koji ih razrađuju ne žele da obrate pažnju na protivljenja onih koji smatraju da će opasna novotarija vrlo brzo uništiti tradicionalne osnove uzajamnih odnosa muškaraca i žena. Gori udarac na temelj ljudskog drušva – porodicu – teško je sebi predstaviti. Zato što se urušava pređašnji besprijekorno djelujući mehanizam samo-obnavljanja našeg života.

Seks-svjetovi, dovitljiva industrija zabave u bogatim zemljama, s jedne strane, i guranje u ponor sveobuhvatne zapuštenosti u siromašnim zemljama, s druge - sasvim su mogući scenariji samo-istrebljenja ljudskog roda. Uznemiravaju i sve učestalija saopćenja o tome da kompjuteri sve češće izmiču kontroli, stvarajući novu vlastitu stvarnost, počinjući da se ponašaju kao Kiplingova mačka, koja hoda sama od sebe.

Upravo računalni strojevi danas sve više prodiru u sferu, u kojoj se donose odgovorne odluke. Čak je i upravljanje nuklearnim bojevim glavama povjereno elektronici.

Tko zna kako će se ponašati poluljudi-polukompjuteri, napravljeni od strane onih, koje očarava perspektiva slična besmrtnosti, i čiju li će stranu oni prihvatiti u novom povijesnom suprotstavljanju? Očigledno je to, da šanse na pobjedu ljudi u takvoj situaciji nisu baš velike. Ali, dinamika samo-razvoja neumoljivo nas približava stvaranju novog čovjekovog oblika – tehnološkog. Ideolozi tog pravca smatraju da je samo takvim načinom moguća simbioza čovječanstva i znanstveno-tehničkog progresa.

Suvremena frankensteinijada po Howkingu, u biti čini od čovjeka samo biološku komponentu novog kompjuterskog programa tehničke evolucije, u kojoj smo, govoreći riječima Andreja Platonova, sami „doveli sebe do vječne odvojenosti od blistave moći života". Sve su bolje ujedinjene i organizirane strukture proizvodnje, atomske centrale, kompjuterski sustavi, roboti se transformiraju u superstrukture, kod kojih se oblikuje kolektivna tehnološka svijest, i osobna vrijednost samo-razvoja i nagona za samoodržanjem. Oni se pretvaraju u super individualnosti planetarnog značaja. Sa ovim zadatkom se i formira novi tehnološki, kompjuterski, besmrtni super-organizam.

U današnje vrijeme, zapadna znanost se u potpunosti usredotočila na vlastite fantastične sadržaje. Jasno je što pokreće Howkinga: on hoće izbjeći „entropijsku zamku", u kojoj bi svi napori znanstvenika bili beznadno izgubljeni u labirintima komunikacija. Obim znanja je već toliko velik, da njegovo svladavanje zahtijeva neusporedivo više vremena, nego što ga čovjek ima na raspolaganju. Već danas su kompjuteri NASE preopterećeni informacijama, te kasne čitavih osam godina. Takvo stanje stvari znanstvenike lišava inicijative, pretvarajući stvaraoca u pasivni objekt tehničkog super-sustava.

A svaka nova tehnologija aktivno oblikuje ne samo dekor i životne okolnosti, već i sam način poimanja svijeta.

Kompjuteru i televizoru se lako može dodijeliti uloga organizatora sretne potrošačke svijesti. „Glupa kutija za idiota" (po točnom izrazu pjesnika) potpuno je u stanju da zamijeni sobom osnovne konture stvarne stvarnosti. Ali je vrlo opasno pripremati ljude na takav potrošački pogled na svijet. Pred nama je teška borba za opstanak, na čijem putu će se rješavati problemi promjena u organskom svijetu planeta. Mi smo dužni vratiti sebi cilj postojanja i unutrašnju postojanost. Čovjekov mozak ima bezgranične mogućnosti samo-razvoja. Treba najozbiljnije usmjeriti napore društva upravo u tom smjeru.

******

U to vrijeme je kremaljski vulkan izbacio na domovinsko nebo narednu porciju kamenčića.

U našoj struci je opet revolucija. 6. srpnja 1999. godine objavljen je Ukaz Predsjednika „O usavršavanju državne uprave u području sredstava masovnih informacija i komunikacija", u vezi sa čim je Goskompečat (Državni komitet za štampu) likvidiran. Umjesto njega je formirano Ministarstvo Ruske Federacije za poslove tiska, televizijskih i radio emisija, i sredstava masovnih komunikacija. Na mjesto ministra je postavljen M.J. Lesin. Ne vjerujem da je potrebno predstavljati ga. O njemu se tako mnogo pisalo i govorilo na televiziji, kako u vezi sa kriminalnim razračunavanjima, tako i o sumnjivom novcu za „Porodicu", te, ukoliko i mali dio onoga što je objavljeno odgovara istini, onda je taj čovjek zaista uživao u svim neizbježnim porocima, neophodnim za upravljanje ideologijom zemlje.

Svake treće godine vlast sa manijakalnom upornošću reorganizira ovaj resor: čas komitet u ministarstvo, radi sjedinjavanja sa televizijom, čas obrnuto, razdvajajući tiskane medije od televizije. Prvi utisak je – iznova ista otimačina, kojom smo, ne jednom pije ovoga, udarani.

Potom nedoumica: a tko je udaren? Sve te reorganizacije tuku uglavnom po strukovnim poduzećima. Onima koji to započinju, po pravilu nije ni vruće, ni hladno. Prije će biti da im je korisno, budući da timovi koji dolaze kormilariti, uspijevaju riješiti neke svoje osobne probleme, poslije čega bez traga bježe u nepostojanje.

Istina, posljednja uprava Goskompečata, na čelu sa Ivanom Dmitrijevićem Laptevim, bila je jedna od boljih. Možda su im zbog toga i ukinuli skoro sve strukovne izvore financiranja. Ali se deficit financija dopunjavao srdačnim prijateljskim odnosom sa rukovoditeljima poduzeća, razumijevanjem u kakvim teškim uvjetima, smišljeno stvorenim samom državom, oni rade. I to nije malo vrijedilo – suosjećanje, savjet, podrška.

Odmah poslije objavljivanja Ukaza, otišao sam kod zamjenika predsjednika Goskompečata, Vladimira Mihajlovića Žarkova, kako bih saznao posljednje novosti, vezane za narednu reorganizaciju. Zatekao sam ga u pakiranju. Njegov stol je bio pretrpan stvarima, knjigama. Svugdje kutije u koje ih je pakirao.

- Što se dogodilo?

Vladimir Mihajlović se izgubljeno osmjehnuo.

- Evo, Arkaša, gotovo. Radio sam tolike godine u struci, čak ni „hvala" nisam dočekao. Jutros su pozvali sekretara telefonom i naredili mu, da me do ručka više nema u uredu. Sad imaš novog nadzornika – Grigorjeva. Onog istog iz „Vagriusa", koji je htio postati direktor „Hudlita", a ti si ga na natječaju pretekao. Pogađaj...

- Kako, zar se oni nisu ni susreli sa vama, nisu porazgovarali? Pa, vi ste zamjenik ministra.

- Tko su to „oni"? Naša vlast, kada ritne kopitom, gleda u svijetlu budućnost, a ne u žrtvu. – Vladimir Mihajlović raširi ruke. – To je novo pokoljenje, koje je odabralo „Pepsi". Nemaju vremena za razgovor.

Oni su materijalno osigurali izbor Jeljcinu i sad su dobili na grabež djedovinu bojara u nemilosti... Žuri im se, moraju mnogo pokrasti. Napraviti sheme, kako privatizirati federalni književno izdavački programi, pripremiti pravne popratne dokumente, rasporediti svoje ljude. Sad im Ministarstvo financija ništa neće odbiti. Ljudi obitelj.

- A Ivan Dmitrijević?
- Ista stvar, naređeno je da što je moguće brže napusti zgradu.
- Telefonom?
- Prirodno. Dečki su došli bez kompleksa. Dobro je bar to – što nogom u stražnjicu nisu udarili.

Poslije nekoliko tjedana, dobio sam iz ministarstva dopis o raskidanju ugovora sa mnom. Kako je bilo naznačeno, „u cilju osiguravanja normalnog funkcioniranja organizacije". Istim pismom su mi predložili privremeno obavljanje funkcije direktora. Mjeseci „privremene funkcije" se otegoše. Nisu mi telefonirali, nigdje pozivali, nisu se interesirali ni za što.

Paralelno sa ovim stvarnim događajima, razvijali su se i drugi, koji se uvjetno mogu nazvati virtualnim. Oni su se događali neočekivano, i obuzimali su me sa toliko nevjerojatnim osjećajem stvarnosti koji zahvaća čitavo biće, kao da je netko htio upravo kroz moju svijest predati nešto skriveno, izuzetno važno. I ja sam sve više i više shvaćao, da te vizije nisu slučajne, da su one nekakvim nepojmljivim načinom zaista u suodnosu sa mojom sudbinom, mojim životom.

Činilo se da ih je moj mozak, upivši u sebe nove energetske linije prostornih i vremenskih koordinata, dešifrirao i odazvao se čudnovatim slikama iznova stvorenog svijeta. Trebalo je samo prikupiti hrabrost kako bih doznao: kakav je taj svijet i koje je vrijeme?

Usprkos svemu, vrlo mnogo radim. Imam ideju na koji način mogu, uz pomoć ekrana unutarnje vizije i usmjeravane vidovitosti, utjecati na energetsko-informativnu matricu (individualni plan, po kojem je bio stvoren čovjek) i da kroz nju korigiram bilo koje patologije organizma. Ali, to je samo početak – u općim crtama već su se ocrtavale mogućnosti obnavljanja staničnih tkiva tim načinom, te da se čak i regeneriraju izgubljeni ili povrijeđeni organi. Proizlazi, i to je dobro vidljivo kroz ekran unutarnje slike, u svakom organu su posebne stanice, stanice-lideri. U njima se čuva informacija o organu u cijelosti, o tome, gdje i kako treba biti raspoređena svaka stanica, neovisno o tome kojoj komponenti cjelokupnog sustava ona pripada. Te izvanredne stanice znaju sve o funkcijama i određenju ostalih svojih sestara. I u slučaju da dobivaju impuls za realizaciju rezervnih funkcija, pristupaju poslu. Izvanjski, to je slično diobi stanica raka, ja mislim u pogledu brzine; obnavljajući procesi stvaraju ne bolesne, već zdrave stanice. Bitna je razlika, zar ne?

Poznato je da kod nekih ljudi koji žive do sto godina, ponovno izrastaju zubi. Na ekranu unutarnje vizije, jednostavno je pratiti kako se, u ovom slučaju u koštanom tkivu, bude stanice, čija jezgra sadrži informaciju o predstojećoj rekonstrukciji sustava za žvakanje. Stanice se počinju dijeliti i stvarati nove i nove slojeve cakline, dentina, pulpe i kore korjenčića istovremeno, od vrata davno izgubljenog zuba.

Razumije se, to je približna shema. Njena praktična realizacija zahtijeva ne samo sigurno vladanje tehnologijom suptilno-materijalnih procesa, već i najvažnijeg – dobrog instrumenta. A instrument, u ovom slučaju jest čovjek, koji je za mnoge godine intenzivnog rada uspio preustrojiti svoju svijest tako, da dobiva dopuštenje raditi sa sviješću drugog čovjeka. To je ogromna odgovornost, i onaj, tko je uzima na sebe, mora moći obuzdati svoje niske želje, obavezan je stremiti ka neprekidnom samo-usavršavanju, razvijati u sebi spremnost na samopožrtvovanje, radi drugih ljudi. Prisjetite se, Krist je često pomagao drugim ljudima izbaviti se od bolesti i izuzetno oprezno je rabio riječ „čudo". On je pomagao ljudima, a nije izvodio čudesa. Zato što ga je riječ „čudo" mogla odmah uznijeti na pijedestal. A Bog na pijedestalu – to je već veliki problem, problem univerzuma. Zašto ka nečemu stremiti, nešto dostići? Gospod će reći, što je nužno uraditi. Sjest ćemo oko Njega, pričekat ćemo, što On zapovijeda.

Po svoj prilici, vidovitost je - univerzalni put za dobivanje neograničene informacije. Istina, ona je čvrsto povezana sa procesom samo-razvoja. Koliko sam puta stvarao shemu regeneracije svoje žuči. Bila mi je odstranjena prije deset godina zbog kamenca. U prvo vrijeme sam radio na informativnoj razini. Bilo mi je potrebno nekoliko mjeseci dok nisam naučio izgraditi informativni kostur nedostajućeg organa. Poslije dva mjeseca sam uspio pustiti u taj kostur energetsku strukturu. Vidoviti su se doslovce uskomešali od iznenađenja: „Kako ste to uradili?" Organa, kao takvog, nije bilo, ali je u isto vrijeme bio tu i ispunjavao svoje osnovne funkcije u dvije stavke od tri.

Ali, pustiti u pogon proces dijeljenja stanica, koji sam teoretski već shvaćao, praktično nikako nisam uspijevao. Stalno je nešto nedostajalo. I to što je nedostajalo, malčice se otvaralo u točnom suglasju sa skrivenim procesom unutarnje evolucije. Kao da su me zadirkivali: to, što ti hoćeš dobiti, već je blizu, samo poradi na sobi još malčice. Radio sam. A u procesu rada mi se otkrivalo ne samo ono ugodno.

Ne bih htio davati zloslutna predviđanja. Ali, očigledno, nije ispravno ni šutjeti o tako očevidnim, prijetećim i ne tako dalekim problemima čovječanstva. Svijet očekuje ili kolaps cijele svjetske ekonomije, koja je posljedica ekološke katastrofe, ili promjena puta razvoja.

O tome već uvelike pišu u periodičnim časopisima. Evo jednog od takvih zaključaka, koji šeće Moskvom u vidu samoizdanog rukopisa:

„Homeostatska ravnoteža je narušena – to je očigledno. Ali, vodeći razgovore o ekološkim problemima, nama ne pada na pamet da je najveća opasnost koja se polako nadvija nad nama – nespremnost da radimo sa energijom i informacijom.

Čovječanstvo je stvorilo potpuno novu sredinu životnih djelatnosti, i malo tko shvaća u kakvoj se sada situaciji nalazimo. Ne posjedujući zaštitna sredstva i kvalitetu, u odnosu na novu super-dinamičnu životnu sredinu, mi smo postali taoci vlastite tvorevine.

Proces se produbljuje u pogledu umnožavanja novih problema u čovjeku: neprilagođenost opažanja informacija nužne kvalitete i obima, a također i stvaranja tehnike visoke klase i stupnja organizacije, čije je zajedničko djelovanje teško pojmljivo većini žitelja planeta. Pojačava se nespojivost čovječanstva i znanstveno-tehničkog progresa. To vodi ka sazrijevanju globalnih kriza, i do stvaranja u XXI stoljeću sociuma neuračunljivih, koji teško da mogu nastaviti evoluciju ljudi kao samostalnog oblika".

Problem ni najmanje nije izmišljen. U osnovi svih fizičkih pojava i procesa, bez izuzetaka, leže svuda prisutna informativna polja. A alternativa tehnološkoj besmrtnosti koju je predložio Steven Howking, bezuvjetno jest besmrtnost, vezana za čovjekovu sposobnost da upravlja svojim biokemijskim procesima uz pomoć svoje svijesti, stvarajući tijelo mnogo višeg stupnja.

****

Imam novog učenika – Igora Arepjeva. On se pojavio nekako slučajno – pod čudnim, nepojmljivim okolnostima. U svakom slučaju, on čak ni sada ne shvaća bit onoga što se dogodilo. Što ga je natjeralo, stanovnika provincijskog okružnog centra Trosna Orlovskog područja, da iznenada ostavi svoj dom, posao u okružnom centru unutrašnjih poslova? Za doslovce dva tjedna je trebao biti postavljen na mjesto zamjenika načelnika odsjeka, i dobiti slijedeću časničku zvjezdicu. A on je, tek tako, iznebuha, krenuo tražiti novu sudbinu u moskovskom području.

Formalan povod je, recimo, postojao. Kako inače bez njega? Igorov otac (odavno sam ga znao) mi je pomagao srediti struju u novoj kući koju sam zidao. Dolazio je s vremena na vrijeme i dovodio u red, koliko je mogao, moju dugu izgradnju, koja se zbog nedostatka sredstava otezala skoro deset godina. Ovog puta se ocu pridružio i Igor. Njegova se odluka ne može nazvati ni logičnom, ni razumnom: tek tako odbaciti posao i krenuti iz Orlovštine u Podmoskovlje u pečalbu, kod nepoznatog čovjeka, kojeg nikada prije nije vidio. A on, eto, dođe. Rekao je da će pomagati ocu. I počeo je pomagati – i to tako, da je zaista bio pravi užitak promatrati ga kako radi. Vatreno, sa ljubavlju prema poslu, bez pauza i praznih razgovora. Sve u svemu, svidio mi se. Ni sam ne znajući zašto, rekoh mu jednom prilikom: „Postoji jedna metoda kojom – otvaramo vidovitost. A to su vrata u drugi svijet, koja mi, po pravilu, ne vidimo, ali koja izuzetno snažno utječu na ono, što se ovdje događa. Hoćeš li otvoriti ta vrata?"

Pristao je. Počeli smo učiti. Pokazao sam mu jednu vježbu, drugu, treću. A on se prema satovima izuzetno ozbiljno odnosio. Uvečer bi u slobodno vrijeme ponavljao, učio. Ni tri tjedna nije prošlo, kada je iznenada rekao:

- Arkadije Naumoviću, vama je disk na kralježnici iskočio. Dajte, sredit ću ga.

- Otkud znaš?

- Vidim.

- Otvorio se ekrančić?

- Da, već prije tjedan dana – odgovori Igor. – Ja sam mu se

jednostavno prilagodio. Sada vidim – i auru vašu, i organe, pa čak i stanice. Hajdemo vam popraviti kralježnicu i obnoviti energiju.

Te smo tako i krenuli – ja ga učim, a on na meni vježba, u korist mog zdravlja. I baš se u pravi čas to dogodilo, pravovremeno, budući da sam na poslu imao jedno uzbuđenje.

Novo rukovodstvo Ministarstva se dosjetilo, kako je vrijeme pozabaviti se nečim pozamašnim, povijesnom. Počeo je razmišljati zamjenik ministra Grigorjev: kako osloboditi federalne tokove novca, kako bi se na vrijeme ili možda i ranije, određeno samim Grigorjevim, našli na određenom mjestu. Smišljao je. Kako sprovesti strukturnu reorganizaciju, kako bi se na čelu proslavljenih nakladničkih kuća našli, osobno njemu potrebni ljudi, a da ostali potpuno iščeznu sa literarnog Olimpa. Razmišljanje mu je bilo vrlo logično. Zato što je Grigorjev, po starom, bio gospodar nakladničke kuće „Vagrius", čiji je simbol bio duhovno blizak gazdi magarčića. A svoje magare, kao što se zna, treba prehranjivati. I osim toga, ne bi smetalo unaprijed sa tržišne trkačke staze ukloniti raznorazne konkurente. Najprije su stvorili federalnu komisiju koja određuje kakve će nakladničke projekte financijski podržati. Tri puta su nam veselo saopćavali da je ta komisija donijela rješenje o financiranju naših projekata, budući da su među najboljim od ponuđenih. Vrlo su nas hvalili. I što? Tri puta je zamjenik ministra Grigorjev „Hudlit" svojeručno brisao sa spiska. I to u našoj pred-jubilarnoj godini, u čast sedamdesetgodišnjice.

Ili ovakvo novouvedeno pravilo – anulirati prethodne ugovore svih direktora državnih nakladničkih kuća i cijele godine ne zaključivati nove. Zanimljivo im je, primjećujete li – hoće li se zbog toga povećati proizvodnja u izdavačkim kućama kojima oni rukovode, ili će, naprotiv, opasti? Eksperiment, razumiješ...

A za one koji teško shvaćaju, koji nikako ne mogu pravac misli novog gospodara odgonetnuti, svakog tjedna iz Ministarstva stižu papiri, naređenja, rasporedi. I to ne bilo kako, već preko kurira, sa strogim direktivama - danas se dobije, a sutradan se polažu računi. Po proračunima njihovih psihologa, za sto dvadeset dolara mjesečne plaće, takav moralni pritisak, teško da će netko izdržati. Jedan cijenjeni direktor jedne od najvećih nakladničkih kuća, uzgred, dopisni član Ruske akademije znanosti, nije izdržao i krenuo je kod Grigorjeva da se rasprave. Te je naš ljubitelj magarčića četiri sata držao u cijeloj zemlji poznatog, zaslužnog radnika kulture, u svojoj čekaonici. A onda ga je petnaest minuta podučavao, kako treba rukovoditi nakladničkom kućom. Završio je svoju lekciju potpuno providnom aluzijom, da ovakvo otkriće košta mnogo novaca.

Mucajući zbunjeno i problijedjevši kad mu je sinulo pred očima, kakav je gigant misli došao upravljati nakladničkim kućama, član akademije znanosti tiho upita:

- Novac, razumije se, unaprijed?...

Tako su iscjeliteljske sposobnsti mog novog učenika apsolutno došle u pravi čas. I to, što je ministarska staračka nemoć za jedan dan uništavala u mom živčanom sustavu, Igor Arepjev je uvečer obnavljao. Pri tome je, iz dana u dan, radio sve bolje i bolje. On je jednostavno pred mojim očima postajao vodeći ekstrasens, doslovce za nekoliko tjedana savladavši etapu učenja, za koju su drugima potrebne godine.

Čim sam počeo raditi zajedno sa Igorom Arepjevim – počela su se događati čudesa. Sjedili smo u mojoj kući, u uredu na prvom katu. To je najugodnije mjesto za ovakav rad – nad glavom kupola, čija geometrija stvara uzdižući energetski mlaz, kao u crkvi. Ovog puta sam htio sa Igorom provježbati program vizualizacije likova u boji. Vježba nije posebno složena – uključujemo ekran unutarnje vizije i na moju zapovijed zamišljamo razne slike. Film se, uglavnom, odvija. Može se poletjeti u Kozmos na kozmičkoj letjelici, može se popeti na Everest. Samo, ovoga puta je netko drugi odlučio rukovoditi nama. Uključili smo ekrančiće i nismo uspjeli reći još ni jednu riječ, kad se iznenada sve preobrazilo. Promatram Igora i ne vjerujem očima – on je u panciru, sa kacigom. Na leđima ogrtač crvene boje, za pojasom mač, u ruci koplje. I odora nije svakidašnja, ne kao kod običnog ratnika. Jedan rubin na kacigi koliko li samo košta. Knez, to i nitko drugi.

Igor isto tako zuri u mene. Po svemu se vidi – izgubio je glavu.

- Što se dogodilo? – zabrinuto upitah, već naslućujući da je i moj izvanjski oblik pretrpio promjene. A Igor nije htio odgovoriti, već pita.

- Jesi li ti ovo uradio?

- Što?

- Pa to – sa mnom i sa tobom?

- Ne, pošteno ti priznajem, iako bih zaista bilo laskavo da se bar na minut osjećam kao čarobnjak.

- Znaš li, tko si sada? – sa očiglednom zabrinutošću u glasu, moj prijatelj je povećavao emocionalnu komponentu situacije.

- Isto sam vojnik? – pokušavam se dosjetiti.

- Ne – uznemiren zbog nužnosti da mi otvori oči o pravom stanju stvari, negira Igor. – Ti si sada konj sa krilima.

- Pegaz? – naslućujem ja.

- Moguće, i Pegaz – sa nekom iskricom sumnje se usuglašuje novopečeni knez Igor. – Bijeli je, ima velika krila. Na čelu mu je dragocjeni kamen. Iz njega blistaju zrake. Zar ne osjećaš da si postao konj?

Okrećem se oko sebe, pokušavajući vidjeti fasadu svoje nove fino-materijalne konstrukcije. Prva misao kada ugledah kopita, sapi i krila, bila je tužna: „Zbog čega?"

Bio sam čovjek. Loše nikome nisam činio. Radio sam dok nisam osijedio – neka Bog i drugima dâ toliko raditi. Što se dogodilo? Igor je – knez, a ja – Pegaz?... Sredstvo za kretanje, pomoćni transportni objekt od mesa i kostiju? Jedina radost je – kamen, rubin na čelu. Tek tako, ovo ne biva. Možda nešto ne shvaćam u potpunosti i žurim sa zaključcima?...

Najednom odozgo pada zraka, i odnekud se razliježe glas – moćan, zapovjednički:

- Slijedite zraku.

Igor me gleda. Razumijem njegovo nijemo pitanje. Suglašavam se:

- Sjedi, kad su tako odlučili.

Igor mi se penje na leđa. Vrpolji se neko vrijeme, smjestio se. Iako je iz orlovske zabiti, bogu iza nogu, ali se čini, da ne samo što nije na orlovskim rasnim kasačima ranije jahao, već ni na običnim kolhoznim kljusinama. Zato se nastojim kretati pažljivo, da ga ne bih nehotice zbacio. Skačem za zrakom ravno uvis. Raširio sam krila, kopitima se ovlaš odbijam od oblaka i plovim, doslovce kao ptica, sve više i više. Pri tome primjećujem da će mi brzina biti veća nego kod aviona. Otvoreno rekavši, ta brzina je ogromna. Čim sam skočio – kuće su dolje poput najsitnijih kamenčića, još jednom sam se zanjihao – i sasvim smo iščezli. Samo se polja i šume sa te visine mogu razgledati.

Podigli smo se za zrakom mnogo više, nego što avioni mogu letjeti.

Dovela nas je do nekakvog čudnovatog svoda. Ulaz vodi nekuda, gdje mi ranije nikada nismo bili. Osjećamo da moramo ući. Čudnovato je, razumije se, - prostranstvo, a u njemu je svod jedva vidljiv. Ipak, uđosmo.

Mjesto na kome smo se našli, nalik je na vertikalni tunel ili okno jame. Iznutra je srebrnkaste boje. U središtu je – zraka, koja nas vodi kao Arijadnina nit. Skačem za zrakom uvis. Po stranama, kao katovi, nekakve razine. Ulaze u njih zatvaraju vrata. Desno su vrata, i lijevo su vrata. Brojim razine – jedna, dvije, pet, devet. Evo ga ono – carstvo na kraju svijeta. Znači, bajke ne lažu. Desno, lijevo, u sredini – ima tri prostora. Množimo sa devet razina, i što se događa? Desno sjedi mladić u bijeloj platnenoj rubaški, promatra nas sa dobrodošlicom i pušta bijele golubove. Golubovi lete uvis, duž zrake. A pod njima, iznenada, neznano otkuda, pojavila se vojska. U simetričnim redovima idu konjanici i pješaštvo. A vojsku predvodi konjanik na konju sa krilima. Zurimo – pa to smo mi, Igor i ja ispred nebeske vojske. Zašto, iz kojeg razloga je ovolika čast?... Iz glave su mi odmah nestala sva pitanja u povodu mog četveronožnog položaja. Počeo me je ispunjavati osjećaj gordosti, izabranosti.

U glavi, kao anestezirajuća reakcija na nova duševna uzbuđenja, odjekuje nečiji glas: „Ponositi se, jest dopušteno, oholost – je nedopustiva".

Vojska je prošla mimo nas i iščezla. I mladić sa golubovima je također nestao. Kuda dalje ići? A Igor odozgo stenje:

- Teško mi je od tih energija, hajdemo se vratiti natrag.

Neobično, ja se na ovim razinama dobro osjećam, kao da sam i ranije bivao ovdje. Takav je osjećaj, da mi je ovdje sve poznato. Ali, ako je Igoru loše, treba se vratiti. Spuštamo se. Izašli smo kroz svod. Osvrćem se. Pored ulaza crvenom neonskom svjetlošću gore prezimena nekakvih ljudi. Moguće onih, koji su pije nas ovdje boravili. Nisam se uzdržao od iskušenja. Ispustio sam iz svog rubina na čelu crvenu zraku i slovima, skoro kilometarske visine ispisao svoje ime i prezime. Natpis se nepomično skamenio na nebesima.

- Što misliš, hoće li se vidjeti na Tibetu? – upitah Igora.

On se odazva jedva čujnim glasom:

- Vidjet će. Vodi me brže kući. Loše mi je.

****

Neočekivano je stigao poziv od Lapšina: da se sretnemo i pomirimo. Pojavio je povod za susret – u Moskvi, nedaleko od stanice Malenkovskaja, otvarao se Svjetski klub Lapšina. Poziv je, kao i obično u takvim slučajevima, donio profesor Berežnoj. On se iz nekog razloga vrlo mučio zbog nesređenih odnosa dva glavna osnivača Akademije i sa entuzijazmom je preuzeo ulogu mirotvorca. Dugo mi je, metodično i vrlo uvjerljivo dokazivao da, ukoliko se sa bilo čime ne slažem, to se treba rješavati unutar Akademije, a ne naše uzajamno neprijateljstvo pokazivati cijeloj Moskvi.

- Na kraju krajeva, u vašem neslaganju cijelo predsjedništvo Akademije je na tvojoj strani - uvjeravao me je. – Hajdemo se sastati, da poslušamo njegovo izvješće, iznesemo mu svoje prigovore i ograničimo ga u njegovim odlukama. Bit će obavezan pokoriti im se.

- Ma, ti vrlo dobro znaš, kakve on besmislice širi glede svoje misije da upravlja zemaljskom kuglom - nisam se složio. - To je pravo pravcato vražje djelo.

- Ma, ti opet o dobru i zlu, o tami i svjetlosti - razgnjevio se Anatolij Ivanović. – Shvati, ako je Stvoritelj stvorio i jedno i drugo, znači da je to iz nekog razloga nužno. Ne treba se prema tome odnositi toliko emocionalno. Takva je konstrukcija kozmičkog mehanizma. Jedan plus, bez minusa, ne može inicirati snagu električnog toka. Plamen se stvara sudarom suprotnosti.

- Shvaćam – izgubljeno se složih, savlađujući u sebi duboki osjećaj neprijateljstva prema Vjačeslavu. A trenutak kasnije iznova nastavljam izražavati svoje neslaganje: - Upravo zato što zlo nije u potpunosti zavladalo, ono se, može se reći, ponaša odgovarajuće, prilagođavajući svoje namjere sa stupnjem pružanja otpora. Ukoliko se suprotstavljanje ne predvidi, zlo će vrlo brzo zaboraviti na adekvatnost svog pojavljivanja.

- Ma, suprotstavi se, tko ti brani? – kao stara mudra zmija, osmjehivao se Berežnoj.

- Suprotstavljam se. Stvorio sam svoj Centar. Otvaramo unutarnja promatranja i preko toga činimo ljude dovoljno snažnim, kako bi se suprotstavljali zombiranju zla. Ukoliko oni budu ujedinjeni u sustav, onda im nitko ništa loše ne može učiniti. I više od toga, oni sami će biti apsolutno stvarna snaga koja će se suprotstaviti, i pri tom, vrlo energično, bilo kojem zlu.

- Ma, možda bismo mogli pokušati unutar same Akademije to uraditi? – predlaže Berežnoj. – Da tako kažem, na prvoj liniji obrane. Možda sam Lapšin nije toliko štetan, kako se tebi čini. Zato te poziva na susret. Znači, svađa ga tišti. Možda se i u njemu vodi njegov mali rat, i dobro u njemu pobjeđuje? Jesi li na to pomislio?

Što se tome može prigovoriti? Teoretski je to zaista moguće. Hoće li tako ispasti u životu – Bog će znati.

Lapšinov Svjetski klub je smješten u dvije omanje sobe nekakvog tvorničkog Doma kulture. Za svečano otvaranje kluba bili su određeni sala i foaje.

Faksovi su poslani na adrese stotine organizacija, nagovješćujući demonstraciju fenomena i koncert virtualnog cirkusa. Obećali su također da će razjašnjavati tajne vizija kroz biokompjuter od strane značajnih znanstvenika. (tako su oni po Lapšinovom zahtjevu, uporno nastavljali imenovati vidovitost). Kao rezultat, bilo je mnogo slušatelja. Tisak i televizija su dopunile događaj odgovarajućim sjajem, koji je primjeren planetarnom značaju.

U sali nas je sačekao jedan od najbližih suboraca Lapšina, šesnaestogodišnji dječak Kiril. Čudan dječak. I ranije smo se sretali, i ukoliko bi on počeo govoriti, moglo se samo slušati. Ne zato što ga nije bilo dopušteno prekidati. Jednostavno, on je govorio takve stvari, koje ja nikada ranije nisam mogao pročitati ni u jednoj knjizi. Njegova znanja i govornička umješnost, apsolutno su nadilazili mogućnosti i samog predsjednika Akademije, ali je više volio ostati u sjeni i nije se uplitao ni u kakve službene dužnosti. I to uopće nije zbog uzrasta. Na kraju krajeva, on je zaista znao i mogao više od bilo kojeg drugog suradnika Akademije. Jednostavno, on je tako želio. A kako je htio – tako je uvijek i bilo.

Ugledavši nas, lice mu se razvuklo u smiješak.

- Za vas je Vjačeslav Mihajlović naredio da ostavimo mjesta u sredini prvog reda. Najpočasnija mjesta – značajno je naglasio. – Hajdemo, ja ću vas ispratiti.

Scenu je ukrašavao ogroman transparent „Svjetski klub Lapšina". Svjetski Lapšin je sjedio ispod njega, okružen novim aktivistima i poštovateljima. Lice mu je bilo vrlo strogo i važno. Napregnuto je promatrao redove u sali, i ugledavši mene i Anatolija Ivanovića, jedva primjetno je klimnuo glavom. Znači, odobrio je nazočnost. I ponovno je oštrim pogledom odmjeravao lica ljudi koji su ispunili salu. Nastupali su predstavnici raznih akademskih filijala, znanstvenici, pedagozi. Svi su govorili o Lapšinovoj genijalnosti, o tome, kakav ogroman doprinos u razvoju čovjeka novog milenija donosi njegova metoda.

A kasnije, poslije svakojakih govora o svjetskom događaju koji će uskoro, bezuvjetno, utjecati na tijek svjetske povijesti, Anatolija Ivanovića i mene pozvaše u sobu iza scene, u koju je uskoro ušao i sam predsjednik Akademije okružen suradnicima.

Bio je veselog raspoloženja, činilo se, raspoložen da javno primi razbludnog sina, to jest mene, u zagrljaj novog sretnog poretka stvari, a kojeg je on utjelovljavao na ovom planetu.

- Pa, hoćemo li jedan drugom pružiti ruku – predložio je Lapšin. Odbiti ga, u tom trenutku mi je bilo nekako neugodno. Program za djecu od sedam do sedamdeset godina je utjecao čak i na mene. I što ako neočekivano, Lapšinove napoleonske ambicije zaista nisu suviše visoka cijena da djeca budu tako talentirana i toliko sretna?

****

Uoči Nove 2000. godine, došao je kod mene kući Boris Orlov. Kao i obično, kasno. Lice tamno, izmoždeno. Vidjelo se da nije spavao dva ili tri dana. Oči su mu duboko upale, tuga je u njima i beznadnost. Odmah sam shvatio: dogodilo se nešto ozbiljno.

Ušli smo u kuću. Boris nije bio sam. S njim je i njegov prijatelj Edik Griščenko. U posljednje vrijeme oni rade zajedno i često skupa dolaze kod mene da popričamo o novim za njih, ezoterijskim sadržajima. Osobito je ta tema uzbuđivala Edika. On je sportaš, karataš, a tajna znanja su predmet njegovog interesa po opredjeljenju. Posebno astralni karate. Bio je u stanju razgovarati o ovoj temi satima, često i ne opažajući da kazaljke sata pokazuju dosta iza ponoći. Uostalom, ni ja također često nisam primjećivao vrijeme: obojica su zaista vrlo zanimljivi sugovornici. Mnogo znaju, mogu, uvijek su u tijeku svih novosti. Sve u svemu, razgovor sa njima je - pravo zadovoljstvo.

Ali, ovog puta ih nije dovela prijateljska želja da se ispričamo, već ozbiljan problem. I činilo se da su već znali kako mi to izložiti što točnije.

Sjeli smo u kuhinju. Uobičajena slika – čaj, poslužavnik sa biskvitima. Ovoj dvojici radoholičara džip sa svim svojim udobnostima zamjenjuje kuću, i teško da bi se negdje zaustavili prezalogajiti u dežurnoj pekari.

- Arkadije, - čudnim, strogim, skoro zvaničnim glasom započe Boris. – Moj i Edikov prijatelj, sa kojim smo još od Taškenta u vrlo bliskim prijateljskim odnosima, član našeg tima, u biti naš brat, imao je tešku saobraćajnu nesreću. Doslovce je zdrobljen u sudaru. Liječnici se ne nadaju da će preživjeti,.

Sada je na reanimaciji u Botkinskoj bolnici. Zabranili smo da ga isključe sa aparata za održavanje u životu. Sve u svemu, ovako: ukoliko ono, što mi znamo o tvojim mogućnostima, bude uspješno odradilo i u ovom slučaju – bit ćemo tvoji dužnici do kraja života. Spasi, Denisa. Sve što ti je za ovo potrebno – mi ćemo osigurati. Ukoliko i ne uspiješ – nikakvu odgovornost nećemo natovariti na tvoja leđa. Shvaćamo da se poslije zaključka liječnika, možemo uzdati samo u čudo.

- Što je s njim? I ukoliko je moguće, što podrobnije.

- Lakše je nabrojati što nije povrijeđeno - uzdahnu Boris i poče nabrajati: - Jetra je u vrlo lošem stanju, bubrezi praktično ne rade, rebra su polomljena, crijeva također pokidana. Na brzinu su ih zakrpali, ali ima mnogo hematoma. Liječnici kažu da ne mogu raditi svaki dan po deset operacija na jednom čovjeku, kako bi izašli na kraj sa posljedicama tih unutrašnjih izljeva krvi. U uvjetima kada se bitno mijenja kemija krvi, crijeva će jednostavno iznutra početi trunuti i zatrovat će cijeli organizam. Postoji još jedan ozbiljan hematom zbog povrede lubanje i mozga. I grlo mu je presječeno staklom.

Sve u svemu, oni su nabrojali sedam razloga, zbog kojih je Denis trebalo biti na groblju, i ni jedan, zbog kojeg bi mogao živjeti.

- Sutra ujutro dođite autom po mene – suglašavam se. U mojoj glavi čak nema nikakvih sumnji, trebam li se toga prihvatiti. Moli me prijatelj, i moram učiniti sve što mogu. Ne zato što u ovoj ekstremnoj situaciji želim ispitati novu tehnologiju. Ne. Jednostavno, kroz cijeli moj život, sve što sam u njemu iskusio, što sam propatio, dovelo me je do niza definitivnih zaključaka. A među njima je najvažniji: ne odbijati prijatelja, posebice ako je u nevolji. Moja je dužnost pomoći. Čak iako se čini da je pomoć uzaludna, svejedno treba pokušati sve, koliko god je to moguće, i podijeliti sa prijateljem to breme odgovornosti koje ne može skinuti sa svoje duše, i u čemu se pouzdao u tvoju pomoć.

Slijedećeg dana smo poveli sa sobom dvije vidovite djevojčice iz puškinske filijale Centra. One su živjele jedna pored druge, i bilo je zgodno spojiti ih u jednu spasilačku ekipu. Edik i Boris su, bez obzira na to što su izašli iz moje kuće oko tri sata, došli točno u devet.

Jurimo ka botkinskoj bolnici. Na prilazu odjelu za reanimaciju, parkirano je nekoliko automobila. To su Edikovi i Borisovi prijatelji i partneri. Očekivali su naš dolazak. Neki nisu otišli odavde cijelu noć.

Penjemo se do odjela. Doktor, koji je operirao Denisa, vrlo je zbunjen. On ne shvaća, u čemu od koristi može biti akademik iz drugog znanstvenog područja, kako se sve to može ukrstiti sa konkretnom sudbinom čovjeka, činjenično već osuđenog na smrt. Ipak nam daje bolničke kute i dopušta da ostanemo jednu-dvije minute pored bolesničkog kreveta. Brinem se zbog djevojčica: nije li užasno da vide tako nešto? Ne, drže se odlično. Raspoloženje je kakvo treba biti, misle na posao.

Izlazimo iz bolesničke sobe i silazimo. Liječnik također kreće sa nama. Boris ga je zamolio da navede sve, u slučaju da ekstrasensi surađuju. A ekstrasensi su – naše djevojčice, tako ih Boris zove.

Sjedamo u džip. „Ekstrasensi" stavljaju poveze preko očiju, počinjemo raditi.

Promatramo energije. Srčana čakra – zatvorena. Ostale još i rade koliko-toliko, osim Muladhare u donjem trokutu moći. Ona je crvena i, kao i preaktivna. Sve se sada drži samo na njoj. Nad glavom je boja jorgovana – što znači, energija se u potpunosti prebacila na astral.

Djevojčice promatraju, objašnjavajući mi što vide. Doktor sluša o čakrama, upravljanju energijom. Ne izdržava. Njega interesira soma, isključivo soma*.

- Ne znam što vi radite, ne znam kako to može pomoći Denisu. Ali, ako ste zaista čarobnjaci, budući da su vas doveli ovamo – taktično,

---

* soma – tijelo

191

ali sa jasnim nagovještajem kako su ga uvukli u nekakav apsurdni poduhvat, on nam ipak skrene pažnju - pokušajte normalizirati rad jetre. Ako se to ne uradi u naredna dva-tri dana, umrijet će.

Dalje – nastavlja liječnik, - nužno je uspostaviti rad makar jednog bubrega. Mi to, zasad, ne uspijevamo. Vremena više nema. Slijedeće: debelo crijevo i dvanaesterac. Tamo su hematomi. Točnije rečeno – oba ova organa su jedan kompaktan hematom. Dodat ću, kao i prije – ukoliko se hematomi ne resorbiraju, on će umrijeti. Teško je stanje sa plućima – počela je upala, a i sa srcem. I još ima jedan izuzetno opasan hematom u glavi. Ukoliko ste zaista u stanju, ako vi zaista shvaćate u što se upuštate, ne smijem vam smetati – uz posljednje riječi liječnik otvori vrata auta i izađe iz njih.

Bilo je više nego očigledno, da je on svime što je vidio, bio potpuno obeshrabren. Jednostavno nije mogao pojmiti, kako se takvim glupostima mogu baviti normalni ljudi. Sudioništvo akademika u događajima, potpuno je cijelom postupku pridodalo shizofreni karakter. Djevojčice-ekstrasensi sa povezima preko očiju, tobože razgledaju organe čovjeka koji se nalazi iza debelih zidova odjela za reanimaciju... A na susjednom, psihijatrijskom odjelu je - skup sličnih tipova. Ali, zašto tik uz njih, normalni odrasli ljudi, potpuno mirno prihvaćaju ovaj cirkus? Pa još i akademik, pokazavši isprave u čiju se vjerodostojnost ne može sumnjati, i koji mu je pola sata prije toga poklonio svoju knjigu „Ključ ka nad-svijesti". Kako to razumjeti? Možda je zaista u znanosti došlo do revolucionarnih promjena, koje su njega mimoišle? Jer, stalno u novinama pišu o psihotropnim utjecajima, koji se ostvaruju daljinski. Tko zna, možda i u tome postoji zrnce istine?

Sve ove sumnje su se ogledale na njegovom licu. I više od toga, nije ih bilo teško pročitati u njegovoj svijesti.

On je otišao, a djevojčice su nastavljale raditi. One, razumije se, nisu imale pojma o medicini. Ali se njihov misteriozni pomoćnik čak prilično dobro razumio. On je znao sve: kako je organizirana stanica (najsloženija biokonstrukcija ljudskog organizma), kako je moguće staviti u pogon, kroz djelovanje na nju, mehanizam regeneracije, kako obnoviti njene resurse, kako ukloniti negativna djelovanja, kako ispraviti informacijski program održanja života. I mnogo, mnogo drugog.

Djevojčice vide kroz ekran unutarnjeg promatranja svu užasavajuću sliku rasula unutar Denisovog tijela. Jetra, bubrezi, crijeva, slomljena rebra, otekline u plućima, koji će svakog trenutka izazvati upalu, vide krvne sudove bijele boje od vrata do mozga. Posljednje ih posebno brine. Stanice se ne hrane, zbog narušenih kapilarnih veza. One umiru. Iza obrisa Denisovog tijela su dvije sjenke: jedna bijele boje, kao ispran čovjek, a druga je crne boje. Druga sjenka je desno, malčice iznad bijele. To označava proces razgradnje energetskih sustava organizma, njihovu oduzetost, isključenost, odvajanje od polja napajanja struktura upravljanja.

Denisova svijest se u potpunosti isključila. Ona ne želi trpjeti bol, ne želi živjeti, ne zna, zašto da živi. Može se bez preuveličavanja reći - on je mrtav devedeset devet posto. Samo ga aparati održavaju na životu, sa kojih ga nisu isključili samo zbog Borisovog pritiska, njegovog novca i moćnog tima, koji je dežurao dan i noć na odjelu za reanimaciju. Na silu mu zadržavaju svijest u tijelu.

Znači, prvo što treba uraditi je – povratiti mu cilj postojanja, njegov smisao, kako bi sam poželio boriti se za svoj život.

Kako to učiniti? U Denisovom umu se osvjetljava slika: malena beba. Uvećavamo sliku. Denisu se nedavno rodila kći. Tako je, to će upravo biti cilj njegovog života, njegovog postojanja. Energetski pojačavamo hologram.

Ekran unutarnjeg promatranja nam pokazuje kardiogram i encefalogram. Treba pojačati moždane impulse. Denis je zaplakao. Čudnovato, kako čovjek može plakati, nalazeći se u komi?

Krvni sudovi su vrlo stegnuti. Treba ublažiti energetsko šikljanje koje izazivamo, moramo raditi sporije. Suviše brz režim rada može izazvati opasne vrtloge energije. Ujednačavamo impulse mozga, ublažavamo energetski pljusak. Uspostavljamo prolaženje sunčeve i zemljine energije – vrlo blago, zasad samo u alfa ritmu.

Denis se smiruje. Radimo na njegovoj kralježnici. Ovdje je potpun energetski zastoj. Srebrnim zrakom obrađujemo sva tamna područja. Radimo na hematomima, jetri, bubrezima, oteklinama u plućima. Otvaramo srčanu čakru, koja je već bila u potpunosti zatvorena. Zrakom vrlo nježno prelazimo po hematomu u mozgu.

Gotovo, zasad se ne smije više raditi. Mozak ima granicu svojih mogućnosti. Njegovi neuroni će uskoro opet početi preuzimati kontrolu rada organa, i može se dogoditi da ne izdrže bol. Moguć je šok. Ekrančić zaustavlja naše djelovanje.

Slijedeća seansa je navečer. Ali sada nije više obavezno da idemo tamo. Ekrančić je uobličio i učvrstio Denisovu auru, koja je, između svega ostalog, i sustav identifikacije osobnosti. Dovoljno ju je pokazati na ekranu unutarnjeg promatranja – i podaci iz finih materijalnih struktura Zemlje, gdje se čuvaju informacije o bilo kojem bio-objektu našeg planeta, bit će stavljeni na raspolaganje operatoru.

Započinje naporan, strpljiv rad na obnavljanju organizma. U biti – Denisa iznova sastavljaju – stanicu po stanicu. Poslije nekoliko dana, Boris mi je ispričao o reakciji liječnika u svezi onoga što se događa. Oni su, blago rečeno, u dvojbi. Proradio je prvo jedan, a potom i drugi bubreg. Hematomi su se resorbirali, oteklina u plućima jednostavno iščezla. Sa glavom, također, sve ide nabolje. Svih sedam razloga zbog kojih je Denis, suglasno zakonima medicinske znanosti, trebalo biti na groblju, više ne vise tako odlučno nad krevetom njihovog pacijenta.

Poslije još tjedan dana, Boris je sa oduševljenim izrazom lica doletio do mene.

- Sad sam bio kod Denisa - odmah kod vrata kuće poče dijeliti svoju sreću sa mnom. – Pričao sam mu o poslovima, o tome, kako o njemu brinu svi naši dečki. Stegnuo mi je prstima šaku. On me čuje. Ja stopostotno jamčim da me on čuje! Zamolio sam ga da mi stegne ruku, ako me razumije. I on ju je tad, baš tad kad sam ga zamolio, stegnuo. Arkadije, vaše tehnologije djeluju! One zaista izuzetno moćno utječu na procese u organizmu na bilo kojem rastojanju. Liječnik, koji liječi Denisa, skoro više uopće ne sumnja. Zamolio me je da ti prenesem da još poradite na jetri. Shvaćaš li što to znači? On te moli za pomoć. Znači, on je ustanovio u sebi, iz kojeg razloga se Denis oporavlja. I srce ga također zabrinjava.

Prošlo je još nekoliko dana. Denis je počeo otvarati oči. Još ne može govoriti, ali očima i stiskom ruke potvrđuje da mu je mnogo bolje.

Jednom smo počeli raditi sa Denisom i ugledali, kako mu skalpelom prave rez da izvade kateter. Na mjestu reza je, kao malena eksplozija, buknula crvenom bojom i u ranu prodrla infekcija. Ekran unutarnjeg promatranja je istog trenutka potvrdio: rana je inficirana, imunitet je možda neće uspjeti savladati. Denisov život je ponovno bio u opasnosti. Odmah smo telefonirali Orlovu i rekli mu što smo vidjeli. Sretnim stjecajem okolnosti, ovog puta je bio baš pored odjela za reanimaciju. Boris je istog trenutka izašao iz svog auta i vratio se u bolnicu. Liječnik je, kada je vidio da se vraća sa kamenim izrazom lica, shvatio: nešto se dogodilo.

- Kako je Denis? – strogo je upitao Boris.
- Ma, samo što si izašao odavde – iznenadio se liječnik. – Što se moglo dogoditi za pet minuta?
- Nešto ste radili Denisu?
- Skinuli smo mu kateter. Sve je kod njega u redu, i više mu nije potreban.
- Upravo ste mu unijeli infekciju. Tko je radio rez?
Liječnik je problijedio.
- Rez se radi kako bi lakše izvukli cijev. Kod nas je sve sterilno, i nemoguće je nekoga inficirati. U to sam apsolutno siguran.
- Zarazili ste ga. Sad su mi telefonirali iz Puškina. Oni su vidjeli kako se to dogodilo.

Liječnik je šutio, preneražen time, da netko, tko se nalazi skoro pedeset kilometra od bolnice, vidi što se događa u sobi za reanimaciju.

Navečer je Denisu naglo skočila temperatura, i počela je nova etapa u borbi za njegov život. Djevojčice su uvele dežurstvo i nisu ga ni na trenutak ostavljale samog. One su podržavale Denisa energijom, pružajući mu mogućnost da se odupre infekciji.

Krajem mjeseca, Denis je već mogao ustati, te su ga otpustili iz bolnice. Načelnik odjela za reanimaciju je, opraštajući se od Borisa Orlova, a koga su svi već smatrali svojim prijateljem, priznao:

- Slučaj je neobjašnjiv, a rezerve ljudskog organizma su nedovoljno istražene. Ma, i mi smo se, vidio si to i sam, trudili iz sve snage.

Ovog puta sam se ponovno uvjerio: čak iako na Zemlju ponovno dođe Krist i oživi nekog mrtvog Lazara, naši liječnici će samo slegnuti ramenima uz reći: „Što se sve ne događa!"

8. Poglavlje

Pozvali su me da se susretnem sa akademikom Grigorijem Petrovićem Grabovojem. Dogodilo se to nekako neočekivano. Radeći kod mene u Centu kao zamjenik, doktor psiholoških znanosti, akademik Ivlijev se u posljednje vrijeme vrlo interesirao o svemu što je bilo povezano sa tim zagonetnim čovjekom. On mi je pričao o potpuno nevjerojatnim slučajevima spašavanja ljudi na rastojanju, i tehnikama, ostvarenim od strane Grigorija Petrovića. Uz to, svaki ovakav slučaj je utvrđen od strane kompetentnih stručnjaka, ovjeravan kod javnog bilježnika i dopunjavao se pismenim izjavama onih, kojima je bila ukazana pomoć.

Prva čuvena senzacija je bilo predskazanje, koje je dao Grabovoj u vrijeme tiskovne konferencije u Bugarskoj, a u svezi buduće Kozlodujske atomske centrale, kojoj su proricali katastrofu. Naš zemljak je uvjeravao: „Eksplozija atomskog reaktora ne prijeti u slijedeće dvije godine. Jedino što je nužno učiniti – prije isteka te dvije godine treba poduzeti preventivne zahvate u sustavu hlađenja". Sve na što je unaprijed ukazao Grabovoj, dogodilo se. Poslije dvije godine, u državnim „Ruskim novinama" (br 18, od 30. siječnja 1998. godine), u rubrici „Tiha senzacija", bio je tiskan članak „Katastrofe se ne sprečavaju sutra". U njemu je bila navedena činjenica, potvrđena na višoj državnoj razini, i razotkrivena Grigorijem Grabovojem, o nedostatku na Kozlodujskoj atomskoj centrali u Bugarskoj, a koji je mogao dovesti do nesreće, podjednakoj mnogobrojnim Černobilima. Katastrofa koju je Grabovoj uspio spriječiti, bila je opasna za cijeli svijet: znanstveni proračuni su pokazali, da pri takvoj nuklearnoj eksploziji, blizina kod atomske električne centrale podzemnih slojeva sa povišenom elektro-provodljivošću, dovodi do stvaranja vakuumskog izlijevanja, a koje usisava atmosfera Zemlje. To izlijevanje, zbog ogromne brzine bujice čestica, do 2000. godine bi raspršilo planet u oblaku prašine, a zaustaviti takav rušilački proces suvremenim tehničkim sredstvima, bilo bi apsolutno nemoguće. Radi sprečavanja stvarno mogućih katastrofa globalnog karaktera, Grigorije Grabavoj je ne jednom nagrađivan od strane vlada i društvenih organizacija mnogih zemalja.

Upravo mi je Ivlijev dao da pročitam ponešto o Grabovoju, i to je za mene bilo otkrivenje. Mi smo išli, kako se kaže, paralelnim smjerovima. Budući da je Grigorije Petrović odigrao u mom životu, može se reći, odlučujuću ulogu, dužan sam ga predstaviti mnogo podrobnije mojim čitateljima. Bolje od bilo čega, taj rad će predstaviti odlomci iz knjige Vladimira Sudakova „Fenomen milenija Grigorij Grabovoj", izdane 1999. godine u izdanju Kalašnjikova.

„1996. godine Grigorij Petrović je napunio 33 godine, a izgledao je mnogo mlađe. Sebe pamti od pelena: ne znajući još govoriti, shvaćao je o čemu odrasli govore (on i sada razumije strance na razini misli). Od pete godine je vidio događaje unaprijed – pošalje ga majka na biciklu da kupi domaći sir na tržnici, a on razmišlja: „Tamo nema sira". A uskoro je stigla i susjeda sva zapjenjena. Uspostavilo se da je milicija od jutra rastjerivala trgovce, te sira zaista nije bilo...

On sam, prirodno, tada nikakav značaj nije pridavao svojoj sposobnosti, smatrajući da drugačije ljudi jednostavno ne mogu živjeti, tim prije, što nikome od njegovih vršnjaka iz kazahstanskog sela Bogara, naselja Kirovskog, ni na pamet nije padalo kakav je fenomen među njima. Ipak, sa 12-tak godina, Grigorije je počeo shvaćati da nije isti kao ostali. A kako bi tek bilo, pita se, da se usvoji njegovo umijeće mijenjanja tijeka događaja? Znajući da ga neminovno očekuje neugodan susret, on bi počinjao razmišljati o tome da čovjeka koji ga čeka, mogu odvući druge, mnogo važnije brige, to jest, mijenjao je slojeve mišljenja, usredotočujući svoju pažnju na alternativne detalje. I bivalo je tako, kako je on htio.

Grigorije je od djetinjstva shvaćao namjere životinja i mogao je njima telepatski upravljati.

A ekstrasenzorna snaga, kako sam priznaje, nije se od tada ni povećala, niti smanjila; jednostavno je sa odrastanjem počeo se brižljivije odnositi prema svom unutarnjem blagu, nije ga rasipao na djeliće, već ga je trošio samo u ekstremnim slučajevima – na primjer, kada treba spasti čovjeka. A posljednjih godina, Grigorije sve češće govori o tome, kako da spasi od katastrofe, sad već ne pojedince, već cijeli svijet.

Do spoznaje o svojoj korisnosti za ovu misiju, Grigorije je došao radeći u taškentskom konstruktorskom uredu strojogradnje, kamo je dospio univerzitetskom raspodjelom. Tamo su razrađivali kozmičku tehniku, a Grigorije se, pored svega ostalog, počeo baviti teorijom katastrofa. I sazrijevala je u njemu vlastita koncepcija o nedopustivosti tih katastrofa.

... Još kao student, pripremajući se za ispitni rok, sjedio je sa knjigom u rukama. Iznenada je osjetio neobjašnjivu vibraciju u tijelu. U mislima je ugledao atomsku električnu centralu, dim, plamen, ljude koji jure. Bilo je to mjesec dana prije Černobila. A tri dana prije tragedije, vizija se ponovila: gore grafitni štapovi. I otvorio mu se vizualni prikaz Shrödingnerove jednadžbe, koja se tiče zakona mikrosvijeta: tunelski prijelaz (pojam u kvantnoj mehanici), i srebrnkasta trunka prašine, energija elektrona, uzaludno pokušava prijeći s jedne razine na drugu. Grigorije se zgrozio: svakog trenutka će, samo što nije zatutnjala eksplozija, zato što je sadržaj grafita u procesu znatno viši od norme!

Sve ovo se pojavilo Grigoriju na razini vidovitosti. Upitao sam ga zašto nije bacio sve i odjurio kamo treba, zašto nije počeo udarati na sva zvona?... „Obavio sam tada utjecaj na daljinu za smanjenje posljedica katastrofe, zato što reakcija službenika na vidovitost u to vrijeme nije postojala", - reče on neveselo. Međutim, da se tada na Grabovojevom putu našao pametan službenik, mogao se spriječiti događaj. Sam Grigorije Petrović nije od onih koji kucaju na zatvorena vrata. Djeluje samostalno, računa isključivo na svoje mogućnosti nadvladavanja globalnih prijetnji u cijelom svijetu. Prema prilikama, ukoliko kod ljudi postoji razumijevanje i potreba, nastoji objasniti situaciju. Obučava ih svom sustavu spasenja.

A čovječanstvo će na posljedicama černobilske eksplozije, još dugo vremena morati raditi: „Ja sam vidio kako su se vertikalno, na četiri strane zemaljske kugle usmjerile najsnažnije bujice neutrona. Oni se mogu pojaviti na genetici ljudi već kroz 120 godina..."

Vrijeme je prolazilo. Grabavoj je u svom skrivenom konstruktorskom uredu demonstrirao čudesa, dajući odgovore na neriješene zadatke, navodeći ljude da pojme što se može dogoditi, ukoliko se ne uradi to, to i to, i uvijek se pokazalo da je u pravu. I pozvao ga je Gani Mazitović Rafikov, načelnik uzbekistanske uprave civilnog zrakoplovstva, da stupi na dužnost inspektora za sigurnost letenja, i istovremeno – kao *specijalistu za ekstrasenzorno ispitivanje zrakoplovne tehnike. Druga dužnost ga je obvezivala da vidi nevidljivo, a prva mu je davala pravo da zabrani polijetanje. Što je i činio ne jednom, kada bi se njegovom „trećem oku" ukazivale pokidane elektroinstalacije ili još nekakvi kvarovi u utrobi linijskog zrakoplova. On je otkazivao polijetanja predsjedničkih zrakoplova, nastupajući u ulozi zemaljskog anđela čuvara.*

U rukama Brazilca Karmina Mirabela tvrdi predmeti su postajali žitki. Analize metalnih šipki, koje snagom svoje volje savija Izraelac Uri Geler, ukazuju na izmjenu njihove molekularne strukture... Kako oni to rade – umu je nepojmljivo, a teško da bi se i od njih mogla dobiti razjašnjenja: ne samo zato što su daleko; jedan – u vremenu, drugi – u prostoru; oni su još i suzdržani, budući da su obojica bili objekti najžešćih hajki, i obojicu su proglasili varalicama...

A Grigorij Grabovoj – evo ga pred nama, i veo tajnovitosti, čini se, malo ga brine; i on ponavlja svoje „vjeruju": "Bilo koji događaj se može izmijeniti. Moje prognoze nisu fatalne, ja uvijek tragam za konstruktivnim načinom da upozorim. Ja ne mijenjam objekt, već situaciju oko objekta".

Poslije Černobila, Grabovoj iz predostrožnosti dokumentira sva svoja proročanstva. U njegovoj arhivi su – stotine svjedočanstava, ovjerenih pečatima i potpisima uglednih stručnjaka. Evo sadržaja nekih od njih.

Avion IL-86, br 86052. Ekstrasens Grabovoj G.P. je predskazao nešto, što se ne odnosi na neispravnost - smanjenje snage četvrtog motora. Moguće da će doći do sudara sa pticom. Rezultat: poslije 7 dana, 27.01.92.g, pri spuštanju aviona, u kanal četvrtog motora je upala vrana. Piloti, znajući za prognozu, uspjeli su izbalansirati snagu potiska i spustiti avion, ispunjen putnicima do posljednjeg mjesta. Rotor i kokpit su bili malo zgnječeni. Motor je povučen iz eksploatacije.

Avion IL-62 br 86704. Ekstrasens Grabovoj G.P. je skrenuo pažnju na kršenje propisa u strukturi materijala u dijelu komore motora sa unutrašnjim sagorijevanjem br 3. Poslije 11 dana, kako svjedoči zapisnik, objavljen u avio časopisu, otkriveno je progorjelo mjesto u ispušnoj cijevi, koje se nalazi u području komore unutrašnjeg sagorijevanja motora br 3. Motor je privremeno povučen iz eksploatacije.

Avion IL-86 br 86056. Ekstrasens Grabovoj je predao informaciju o nedovoljnoj pouzdanosti opreme prednjih toaleta. Iz avionskog časopisa: "22.1.92.g. Curi voda ispod montažne ploče u prednjem toaletu. Voda je zatvorena pri polijetanju". (I ponovno, ne moramo gatati, što bi se dogodilo da je voda dospjela u sustav upravljanja avionom: elektronika pokazuje lažno otkazivanje motora, piloti ih isključuju...) Kao rezultat konstruktorski ured u kojem je konstruiran IL-86, pojačao je izolaciju u toaletima.

Ponavljam, ovakvih zvaničnih svjedočanstava je na stotine. I svako se završava rečenicom: „Informacija ekstrasensa Grabovoja G.P. u potpunosti je potvrđena". Ostaje samo da se čudimo, iz kojeg razloga aviouprave, dobivši upozorenja, nisu poduzimale odgovarajuće mjere, čekajući da se prognoze potvrde... Uostalom, same znanstvenike je čudilo nešto drugo: ma, kako to uspijeva tako mlad čovjek, nestručnjak u zrakoplovnoj gradnji, vidjeti sa daljine unutrašnjost aviona, i još točno ustanoviti što je tamo neispravno: kompjuter, šasija, transformator, dovod goriva? Jer taj, reklo bi se, još potpuno neiskusan čovjek ustanovljava neispravnosti, čak i ne izlazeći iz ureda. Njemu je dovoljno znati registarske brojeve aviona – kako je bilo po ugovoru sa sovjetsko-američkim SP „Askon"...

Također su u Fergani najviši rukovoditelji Aeroflota organizirali „eksperimentalnu provjeru" mogućnosti ektrasensa. Imenovali su komisiju, u koju su ušli stručnjaci ANTK imena Antonova i ferganske tvornice strojeva. Zadali su Grabovoju da u roku od 2-3 sekunde dijagnosticira sa rastojanja od 25m avion An-12, br 1901, koji pripada bugarskoj avio kompaniji „Air Sofija". Citiram zapisnik:

„Grabovoj G.P. se nije služio nikakvim uređajima za dijagnosticiranje, niti je imao mogućnost saznati podatke o stanju aviona zbog vremenske ograničenosti... Do dijagnosticiranja nitko nije ništa znao o kvarovima na koje je on skrenuo pažnju, i koji su tek potom bili utvrđeni od strane komisije, a urađen je i zapisnik. Kvarovi su nađeni samo tamo, gdje je ukazao G.P. Grabovoj, iako je bio pregledan cijeli avion uređajima za dijagnostiku". (A otkriveno je ni manje, ni više – korozija u uzdužnoj gredi avionskog krila u području 62 rebra letjelice...) Kod drugog zrakoplova koji je stajao

pored, An-12, br1204, ekstrasens je pod istim uvjetima ustanovio na gornjim spojevima krila naprsline, poslije čega je zrakoplov poslan na remont. Fizičkim pregledom ovi kvarovi, na koje je ukazao Grabovoj, nisu ustanovljeni.

To je bio jedan od slučajeva kada je prekognicija (percepcija budućih događaja) Grabovoja poslužila kao osnova za uvođenje ovakvih mjera prije polijetanja. Ali su se doslovce, kao snježna lavina, na Grigorija Petrovića obrušile molbe da ustanovi razloge „avio događanja"- (tako aeroflotovci bojažljivo nazivaju havarije). Tako je u VEO „Rampa" Grabovoj u odsutnosti ustanovio što se dogodilo sa avionom An-12 br 113337, 14.3.95.g, na području Bakinske zrakoplovne luke. Sve što je odgovorio ekstrasens slijedećeg dana poslije prinudnog slijetanja, kasnije je tijekom istrage potvrđeno: jedan za drugim otkazala su dva motora, postojala je neispravnost elektroenergetike, prekoračenje dopuštene težine u avionu, kršenje propisa o postupku djelovanja posade...

...6. lipnja 1995. godine u 15h, Grigorija Petrovića su pozvali u dio Centralnog stožera za hitne intervencije rudarske spasilačke službe industrije ugljena. Na jamskom kopu „Vorkutinskaja" došlo je do nesreće, i trebalo je utvrditi gdje se nalaze ljudi ispod zemlje. Dalje ću navesti zapisnik, potpisan od strane dva zamjenika glavnog inženjera centralnog štaba A. Kuznecova i A.Žolusa:

„Raspored horizontalnih hodnika je bio prikazan kao čisto eksperimentalna uvjetnost po skici ventilacije, te na taj način do početka eksperimenta nitko nije znao kakve će sheme biti predane za dijagnostiku... Grabovoj G.P. je ekstrasenzornom metodom, a da mu nije pružena nikakva informacija, za samo jednu sekundu točno odredio mjesto gdje je počeo požar, mjesto gdje se nalaze dvojica živih nastradalih u ventilacijskom hodniku, te da je zbog kršenja pravila provjetravanja u hodniku došlo do nesreće... Grabovoj G.P. je obavljao eksrasesno dijagnosticiranje po skici, nemajući informacije o mjestu gdje se nalazi rov na terenu, to jest, jednostavno sa komadića papira..."

Tu dvojicu nastradalih su uspjeli spasiti, oni nisu postali „nulti", izražavajući se žargonom rudarskog rukovodstva..

Pa ipak, rudari ginu i nastavljaju ginuti. Krivica za to je –

zastarjelost i dotrajalost rudarske opreme i postrojenja, spasilačka tehnika sa mnogo nedostataka. Pred ovakvim činjenicama ustuknula je muškost i herojstvo spasilaca.

A Grabovoj do današnjih dana čeka od Centralnog stožera obećanu mu osnovnu kartu svih ugljenokopa u zemlji, kako bi utvrdio njihovu budućnost. Karte nema – nema ni prognoze, te je vjerojatnije od svega da će se iščekivati nova iznenađenja...

Postoje mnogobrojna svjedočenja točnog dijagnosticiranja od strane G. Grabovoja, načina programske zaštite. Čitamo jedno od svjedočenja, koje je potpisao generalni direktor SP „Askon" I. Hamrakulov:

„Pri kopiranju programskog filea, sa diskete zaražene virusom na tvrdi disk, u vrijeme ektrasenzornog utjecaja G.P. Grabovoja, programski file je bio unijet na tvrdi disk u obimu 10 puta manjem od originala. Pri kopiranju virus DIR je morao biti prenijet sa diskete na tvrdi disk, ali se to nije dogodilo, što je pokazao antivirusni program ANTI - DIR. Prema tome, u trenutku prenošenja zapisa na file sa diskete virus je bio uništen".

Ali je to još, kako se kaže, bilo cvijeće. Evo i „jagodice": inženjer-programer informacijskog centra zrakoplovno-tehničke baze Radik Valjetov, saopćava o činjenicama misaonog utjecaja G. Grabovoja na kompjuter i periferne uređaje. Sa rastojanja od dva metra, on je „naredio" kompjuteru da prenese informaciju sa filea na određeni disk...

Poznati su slučajevi, kada su se na Zapadu blokirali bankarski sustavi zbog toga što su virusi pogađali blokove memorije. Zbog toga je nastradalo stotine tisuća ulagača. Još je manje ugodna neispravnost u EVM, koji upravlja kretanjem transporta, radom atomskih reaktora, sustavima transporta nafte, plina. Bilo koji od ovih slučajeva spada pod fenomen Grabovoja, kao pojasa za spašavanje.

Lidija Anatolijevna Černjak radi u kozmičkom centru uprave letenja. I sama posjedujući dar ekstrasensa, ona, ipak, svoje sposobnosti procjenjuje kao vrlo skromne. Saznavši o postojanju Grabovoja, obratila se Bogu da on „udesi" njihovo poznanstvo. I susret se dogodio – u CUP-u, odakle su pozvali Grigorija Petrovića radi dijagnosticiranja međunarodnog orbitalnog kompleksa „Mir".

Ekstrasens je u nazočnosti jednog od rukovodilaca CUP-a ustanovio poremećaj toplinske izolacije na vanjskom spoju kozmičke stanice, ustanovio mjesto preopterećenja u raketi, a također i mjesta gdje postoje brazgotine i naprsline. Na molbu američkih sudionika eksperimenta, znanstvenici su htjeli zbog provjere aparature obavi ispitivanje potisne sile brodskih motora, kako bi se stanica „zaljuljala". Grabovoj je inzistirao da je apsolutno nedopustiv takav eksperiment zbog pukotina u trupu broda. Potisna sila motora se može ispitati samo uz vanjsku kontrolu svakog segmenta konstrukcije... I još je Grigorij Petrović predskazao da će se astronauti osjećati vrlo loše u vrijeme preleta nad geopatogenom zonom Brazila. I najzad, on je već „opazio" neugodne promjene u atmosferi stanice: pod utjecajem toplote i vlage, tamo su nastajali novi sojevi bakterija, koje se mogu odraziti na zdravlje stanovnika kozmičkog uređaja.

„Moći tog čovjeka su toliko jedinstvene i zadivljujuće – izjavila je L.A. Černjak – takvima kao što je on, Rusija bi se treba dičiti, takve kao on, treba čuvati".

Pričajući o Grabovoju, ne smiju se na prvi pogled zanemariti, potpuno fantastične, ali ipak, dokumentirano zabilježene činjenice o uskrsavanju ljudi.

Sve što mi je o tom čovjeku pričao Ivlijev, što sam uspio pročitati o njemu, duboko mi je potaknulo uobrazilju. Ja sam se još petljao sa regeneracijom žuči, a netko tu blizu, bez ikakvih problema uskrsava umrle. Pri čemu sam shvatio koliko su bliske naše tehnologije. I zašto u povodu Grabovoja Ruska akademija znanosti uporno šuti? Jer, znanost se već odavno približila shvaćanju da planetarne svijesti u Kozmosu stvaraju neko jedinstvo, koje se može označiti kao NAD-UM ili polje svijesti. Konstantin Eduardović Ciolkovski je istupao sa tvrdnjom o postojanju „kozmičkih razumnih sila" i „kozmičkog mozga". „Ja nisam samo materijalista - pisao je on u svezi sa tim - već sam i panpsihist koji priznaje čulnost cijelog Univerzuma. To svojstvo smatram nedjeljivim od materije". Na pomisao o postojanju „razumnih sila" koje su prisutne u Kozmosu, pred kraj svog života je došao i A. Einstein, koji je stajao, kako je poznato, na pozicijama prirodnog znanstvenog materijalizma.

Suvremeno znanje se također sve više okreće toj misli. Kako

piše poznati sovjetski filozof I. Ačkurin, kao rezultat pregleda prirodne znanstvene slike svijeta, može se govoriti čak i o zamjeni cijele klasične mehaničke predstave o svijetu, kao velikog i složenog „satnog mehanizma", nekom novom paradigmom – opće predstave o svijetu kao o živom organizmu. U svakom slučaju, piše on, čitav niz prirodnjaka „na najozbiljniji način ispituje tu mogućnost".

Do te ideje su, u ovom ili onom obliku, dolazili i drugi znanstveni istraživači. Evo kako je formulira, na primjer, američki filozof Samuel Kram: „Univerzum je - piše on – toliko veličanstven, da je teško pretpostaviti, da on nije u cjelini jedinstveni svjetski razum, koji osjeća da sve vrvi od milijardi živih bića na svim, za život pogodnim planetima, i slično je onome kada čovjek ima blagu glavobolju... Zvijezde ili čak galaksije – su samo „neuroni" takvog mozga".

Vrlo su zanimljive činjenice prikupljene od strane novinara i popularizatora ideje o živom Univerzumu, A.A. Gorbovskog, u brošuri „U krugu vječnog povratka" (izd. „Znanje", M, 1989). U svom radu on skreće pozornost na niz otkrića:

„Prije izvjesnog vremena, dešifrirajući spektre nekih galaktičkih izvora, astronomi su pronašli u otvorenom Kozmosu mravlju kiselinu. Poslije toga je u njoj otkriveno prisutnost vinskog alkohola i etil-alkohola. I napokon, suradnici zapadnonjemačkog instituta Max Planck su, na rastojanju većem od dva milijuna svjetlosnih godina, otkrili oblak vodene pare. Sada je poznato nekoliko desetaka organskih molekula koje postoje u Kozmosu. Oni ispunjavaju plinovite oblake gigantskih razmjera, čije se prostiranje mjeri svjetlosnim godinama. To su milijarde i milijarde tona organskih materija". Dopisni član Akademije znanosti SSSR-a V.I. Goljdanski, u Kozmosu smatra mogućim stvaranje „čak i najsloženijih molekula, sve do bjelančevina".

Astrofizičari Č. Vikramasing i Fred Hoyle su, izučavajući u zvjezdanoj prašini otkrivene molekule sa organskom bazom, izrazili misao o prisutnosti mikroorganizama na grozdastoj razini u Kozmosu. Njihova masa je, smatraju oni, ogromna. Kakav je to oblik života, kakvi se to procesi odigravaju u njenim njedrima, kako utječu na neživu materiju Kozmosa – mi to ne znamo i ne možemo o tome čak ni pomišljati.

Do danas se smatralo da su kozmičke materije – zvijezde i galaksije raspoređene u prostranstvu nesređenim redom. Proizlazi da nije tako. Do tog zaključka su došli estonski astronomi sa Instituta za astrofiziku i fiziku atmosfere. Evo što je novinaru TAS-a izjavio doktor fizikalno-matematičkih znanosti J. Einasto: „Galaksije i njihova akumulacija su raspoređeni u nizu, koji nalikuje na pčelinje saće ogromnih razmjera. Čim su bliže spojevima takvih grozdova, tim je snažnije grupirana materija".

Do tog zaključka su došli istraživači, brižno proučivši raspored mase galaksija: Persejom, Andromedom i Pegazom. Na granici takvog „jata" površinska gustoća galaksija i njihove akumulacije su, uspostavilo se, četiri puta veća, nego li u njenom središnjem dijelu. Slika, dobivena od američkih astrofizičara poslije obrade podataka na EVM o milijunima galaksija, također je potvrdila grozdastu strukturu Univerzuma. Karakteristično je da unutar samih jata, galaksija skoro da i nema, sve su nagomilane u „zidovima" koji omeđuju jata. Razmjeri grozdova su 100-300 milijuna svjetlosnih godina. Po riječima B.V. Komberga, znanstvenog suradnika Instituta za kozmička istraživanja Akademije znanosti SSSR-a, „ukoliko se takvo stajalište o vrlo sveobuhvatnoj strukturi Kozmosa potvrdi, doći ćemo do slike čudnog grozdastog Kozmosa..."

Kojim silama, kakvim faktorima je uređena takva simetrična usporedna struktura?

Kako smatraju sami autori ovog otkrića, estonski astronomi M. Ljevaer i J. Einasto, „mnogobrojni eksperimenti pokazuju da grozdasta struktura može nastati putem slučajnog nagomilavanja. Mi mislimo da struktura ima primarno podrijetlo i da je nastala do trenutka kada su se formirale galaksije i akumulacije galaksija....".

Je li moguće pretpostaviti da su živa materija Kozmosa i nekakav voljni impuls, mogli utjecati na raspodjelu mase materije? Može li se tragati za takvim djelovanjem i u drugim, složenijim pojavama svijeta koji nas okružuje?

Neko vrijeme je u znanosti vladalo mišljenje, po kome se nastanak života na Zemlji objašnjava slučajnošću. Međutim, danas, polazeći od suvremenih znanstvenih znanja, slučajnost sinteze molekula RNK i DNK, koji određuju život, djeluje malo vjerojatna. I više od toga, samo vrijeme postojanja Kozmosa bilo bi nedovoljno za rađanje života na bazi slučajnosti.

Ukoliko bi se, glasi jedan od proračuna, u bilo kojem jatu prostranstva obimom u elektron, svake mikrosekunde vršilo ispitivanje po jedne varijante, onda bi za 100 milijardi godina (a Kozmos postoji svega 15-22 milijarde godina), bilo provjereno 10 varijanti na stopedesetu potenciju. Taj broj je zanemariv u usporedbi sa neophodnih $4^{1000000}$ ~ 10 na šestotu potenciju - toliko bi kombinacija od 4 „slova" genetskog koda trebalo prebrojati, kako bi se sastavila ona, koja definira život. Po proračunima poznatog američkog astronoma J. Holdena, takva šansa bi iznosila na 1 od 1,3 • 10^{30}.

Ako bi se metodom slučajnih kombinacija pokušala sastaviti makar i najjednostavnija, najprimitivnija molekula bjelančevina za svo vrijeme postojanja Kozmosa, bilo bi „izgubljeno mnogo vremena" na zanemarivo mali djelić takvih varijanti. Do ovakvog zaključka su došli njemački znanstvenici M. Eigen i R. Winkler. (Po proračunima astrofizičara C. Vikramasinga i F. Hoyla, vrijeme postojanja Zemlje je nedovoljno za nastanak i evoluciju sustava od, približno, dvije tisuće fermenata, kojima se služe zemaljski organizmi).

Te tako, suglasno posljednjim znanstvenim podacima, život nije nastao, niti je mogao nastati kao rezultat slučajnosti.

Ta odsutnost slučajnosti primijetio je u svoje vrijeme V.I. Vernadski. „Zemaljska živa bića – pisao je on - jesu tvorevina složenog kozmičkog procesa, nužni i zakoniti dio sređenog kozmičkog mehanizma, u kojem, kao što znamo, nema slučajnosti". I zaista, kao što svjedoči zemaljsko iskustvo, uvjet postojanja života jest reprodukcija njemu sličnih oblika. Može se pretpostaviti da taj zakon djeluje i u razmjerima Kozmosa. Razvijajući tu misao dalje, logično je dopustiti mogućnost da živa materija Kozmosa isto tako stremi ka stvaranju sve novijih i novijih žarišta života. Radi se o usmjerenom djelovanju na neživu materiju, o njenom organiziranju, o stvaranju uvjeta koji vode ka nastanku života.

„Lice Zemlje – pisao je o tim silama V.I. Vernadski, – mijenja se njima, i u znatnoj mjeri se njima i oblikuje. Ono nije samo odraz našeg planeta, manifestacija njene materije, njene energije, već istovremeno predstavlja stvaranje vanjskih sila Kozmosa". Radi se o vrlo pronicljivo usmjerenom utjecaju „vanjskih sila Kozmosa", zbog kojih prostor, a možda i vrijeme, ne mogu biti prepreka. Biosfera Zemlje, pisao je on, jest izvor „promjena planeta vanjskim kozmičkim silama".

I nadalje, A.A. Gorbovski daje vrlo primjeren komentar: „Engleski fiziolog K. Bert smatra, da osim nama poznatog fizičkog Univerzuma, kao polazna točka može se uzeti nekakva cjelina polja, koja stvaraju nešto poput „psihičkog Univerzuma". To su polja ili određena područja svijesti, koje imaju sposobnost „strukturirati stvarnost" i „vršiti utjecaj na materiju i prostranstvo".

Po riječima poznatog američkog astrofizičara F. Deysona, on i njegove kolege isto tako „unaprijed ne isključuju mogućnost da razum i svijest mogu imati isti status, kao i materija i energija u kozmičkom poretku".

O tome da je utjecaj svijesti na materiju moguć, govore i neka laboratorijska istraživanja u novije vrijeme, kojima su prikupljeni pozamašni statistički materijali. Te je tako, po uvjetima za jedan od eksperimenata, jedan sudionik pritiskao prekidač uređaja koji je bacao kocke za igru. Pri tome je morao slati izuzetno jak voljni impuls, želeći da kocka padne na određeni način: „šestica", „dvojka" itd. U laboratorijima samo Pitsburškog univerziteta, bilo je obavljeno preko 170 000 ovakvih bacanja. Ogledi su bili sprovedeni i u drugim znanstvenim centrima. Ustanovljeno je, ne samo značajno prekoračenje „željenih" rezultata u odnosu na srednje statističke, već i čvrsta zakonitost – broj „željenih" rezultata je pred kraj serije bio znatno niži od onih, koji su bili na početku. Stupanj slučajnosti takvog trajnog raspoređivanja rezultata je bio 1 od 30 000 000.

Još jedna potvrda mogućnosti utjecaja voljnog impulsa na materijalni svijet su – ogledi iskrivljavanja „Josepshon efekta" (protok struje super-provodnikom kroz tanki sloj izolatora). Ispitaniku su pokazivali izlazne podatke (impulsne signale) magnetometra sa super provodljivim ekranom i predlagali da snagom volje utječe na magnetno polje. Kao rezultat takvog utjecaja – već poslije trideset sekundi je frekvencija na izlazu magnetometra porasla za dva puta.

Povijest problema poznaje i druge činjenice istog reda. Tako se možemo osvrnuti na eksperimente V. Schneidera (dvadesete godine XX stoljeća), koji je snagom volje pomicao predmete u prisutnosti komisije od 54 univerzitetska profesora, koji su potvrdili istinitost fenomena. U ovu istu kategoriju pojava treba uvrstiti, očigledno, i epizodu iz života

Charlieja Chaplina, ispričanu u njegovoj autobiografiji. Jednom je, ušavši sa svojim prijateljima u bar u kojem su bila tri ruleta, iznenada osjetio u sebi neku čudesnu snagu i rekao da je u stanju natjerati rulete da se zaustave – prvi na „9", drugi na „4", treći na „7". Te tako - sjećao se, - prvi se zaustavio na broju 9, drugi na četvorci, a treći na sedmici. Pa, to je bila jedna šansa od milijun".

Spominjanja sličnih fenomena – o utjecaju voljnog impulsa na materijalne predmete – mogu se naći i kod nekih drevnih autora. Jedan od takvih izvješća pripada Josipu Flaviju (1.stoljeće nove ere). On priča o nekom Eleazaru, koji je „istjerujući zlog duha", naredio da se blizinu bolesnika stavi u bokal sa vodom ili posuda za pranje nogu. Napuštajući tijelo bolesnika, „zli duh" je po njegovoj zapovijedi prevrnuo posudu. „To se događalo u prisutnosti imperatora Vespazijana, njegovih sinova, mnogih rimskih vojskovođa i mase legionara".

To što radi G.P. Grabovoj, u potpunosti se uklapa u, samom znanošću već prikupljene činjenice i hipoteze, sa dodatkom, da takve ekstrasenzorne moći i snage nikada ranije nisu primijećene u jednom čovjeku.

Fenomen akademika Grabovoja se uopće nije uklapao u Prokrustovu postelju ortodoksne znanosti. On ne samo da je utvrdio da u Univerzumu postoje različite stvarnosti, među njima i duhovne, neočitovane, već je i vrlo uvjerljivo demonstrirao, kako one utječu na naš život. Materijalizacija i dematerijalizacija predmeta, telepatija, izlječenje neizlječivo bolesnih, uključujući i rak i AIDS, te najzad uskrsavanje umrlih, koje se odvijalo u prisutnosti stručnjaka, regeneracija nepostojećih organa – nisu izmišljotine ljudi sa prekomjerno izraženom uobraziljom, već je to svakodnevni rad tog zadivljujućeg čovjeka, koji nije nastojao dospjeti na televizijske ekrane, i nije pokušavao oko sebe pobiti nezdrave špekulacije. Grabovoj je jednostavno stvarao Novu Stvarnost u području znanja, u kojoj znanost i religija nisu suprotstavljene jedna drugoj u besmislenim trvenjima da monopoliziraju svoje pravo na istinu, već je spoznaju zajedničkim nastojanjima.

Činjenice uskrsavanja, još jednom naglašavam – registrirane su u odgovarajućem obliku, faktički su srušile uobičajenu materijalističku sliku Svemira. To je toliko zapanjilo sve koji imaju bilo kakav odnos sa znanošću, da je čak i specijalno stvorena komisija Ruske akademije znanosti – za borbu sa ovakvim mističnim anomalijama, na čelu sa akademikom Krugljakovim, u znatnoj mjeri umuknula, ne želeći reći „da", a nemajući mogućnosti da kaže „ne", povodom ove neobične pojave. Zato što u svijetu još nije bilo ni jednog živog bića, koje se vratilo u život poslije smrti, i koje je moglo ispričati o naličju Postojanja. Sada ima, i to ne samo jedno.

Tako sam ja sada imao priliku, ne samo osobno se sresti sa tim jedinstvenim čovjekom, već i ispričati mu o svojim dostignućima u našem Centru, te ga zamoliti za savjet i poduku.

Na prvi sastanak sa Grigorijem Petrovićem krenuo sam sâm, bez Igora. Ured Grabovoja se nalazio u čuvenoj moskovskoj ulici Soljanka, u susjedstvu zdanja Prezidija Ruske akademije medicinskih znanosti. Značajni susjedi. Ulaz u veličanstveno staro zdanje Prezidija, ukrašavali su antički stupovi. Njihova monumentalnost je svjedočila o čvrstini, valjanosti i vlastoljubivoj moći autoriteta institucije, čiji su ulaz oni isticali. I pored susjednog zdanja, u kojem se bave nogometnom ligom, maleni – od samo dvije prostorije – ured znamenitog čudotvorca, kadrog da regenerira nedostajuće organe kod ljudi, da bez ikakvih lijekova liječi od dijabetesa, raka, AIDS-a. Svi ti rezultati su u pisanom obliku utvrđeni i dokazani. Nekoliko puta je, na primjer, Grigorije Petrović obavljao regeneraciju nedostajućih organa izravno u operacijskoj sali, pred očima zapanjenih liječnika. I što? Tiho, malo-pomalo, prvobitni utisci o onome što se događalo su se ublažavali. Liječnici, koji su vatreno pokušavali ponešto objasniti medicinskim službenicima, posustajali su udarajući glavom o zid, a vremenom su i sami počinjali sumnjati –je li uopće bilo čuda? Možda je bila hipnoza ili priviđenje? Ili su popili previše alkohola prije operacije? Kako mi je sve to poznato...

Kod mene se događalo isto tako – napisao sam pismo o mogućnostima naše tehnologije zamjeniku gradonačelnika Moskve, Valeriju Pavlinoviću Šancevu. On je odmah naredio nekim klinikama i institutima da se povežu sa mnom i da sprovedu ekspertizu navedenih mogućnosti. Poslije mjesec i pol dana sam saznao: sve klinike i znanstveno istraživački instituti su sproveli odgovarajuće ekspertize i dali negativan odgovor. Gdje su oni obavljali svoje ekspertize? Kako? To ostaje velika tajna. Budući da se ni sa mnom, niti sa mojim suradnicima nitko od eksperata nije susreo, pa nam čak nisu ni telefonirali tim povodom. Nisu, da tako kažem, uznemiravali ni sebe, ni druge. Napisali su jednostavno: toga ne može biti, budući da proturječi činjenicama znanosti koju mi brižljivo čuvamo. A drugu znanost mi ne poznajemo. Zato, nitko ne može, niti ima prava liječiti ono, što mi sami ne možemo liječiti. Takav je, eto, stav.

Tako je bilo u svoje vrijeme sa akupunkturom, sjećate li se? Kakve su sve etikete bile prikvačene liječnicima koji su se osmjelili primjenjivati bockanje iglicama. Bili su i šarlatani, i varalice, i nedostojni visokog zvanja sovjetskog liječnika. A što je rezultat – pokazalo se da postoji takva znanost koja je kadra vrlo djelotvorno pružiti pomoć ljudima.

Eto, sa takvim čemernim mislima sam prolazio mimo Prezidija Ruske medicinske akademije, koja sa svim svojim ujedinjenim moćima nije uzmogla još ni jednog čovjeka spasiti od AIDS-a, ka suterenskom prostoru ureda Grabovoja, gdje se sve ono, što nije mogla, nije znala i nije htjela obavljati zvanična medicina – spokojno, skromno i umješno ostvaruje. Obavlja se svakoga dana sa podjednakim, istinski savršenim rezultatom.

Grigorije Petrović me je čekao, i kako se uspostavilo kasnije, čekao me je odavno, mnogo prije našeg poznanstva. Čovjek, kojeg je znao cijeli svijet, a uopće nije znala ili nije htjela upoznati zvanična Rusija, na visokom položaju - bio je mlad, ugodan, ne samo svojom vanjštinom, već i u ophođenju. Za samo jedan sat razgovora, koliko mu je uspjelo uzeti od zakazanih prijema u hodniku okupljenih bolesnika, apsolutno me je uvjerio u to, da je naš susret, u biti, bio predodređen, budući da nam je odsad predstojao zajednički rad. Ja, Igor i Grigorije Petrović smo postali od tog trenutka jedan tim, iako smo djelovali samostalno, svatko u svom djelokrugu rada.

O svemu smo se dogovorili. Počela je nova faza učenja, koja je u najkraćem mogućem vremenskom roku dovela do radikalnih promjena Igorove i moje sudbine.

Raditi sa Grigorijem Petrovićem je bilo ne samo laskavo već i korisno. Tehnologija vođene vidovitosti, koju je razradio Grabovoj, pokazala se Igoru i meni kao nov blistavi vrhunac. I mi smo bili dužni, obavezni da te visine osvojimo, tim prije što se njen vlasnik srdačno suglasio da bude naš učitelj na napornom putu. On zna da smo mi u tom prostoru kao konj i jahač. Objašnjava: „Vas su uveli u lik Georgija Pobjedonosnog. To je izuzetna čast".

18. travnja u 21h smo, po ranijem dogovoru, uspostavili telepatsku vezu sa Grigorijem Petrovićem. Zatekli smo ga u uredu, pozdravili smo se i podsjetili ga na njegov pristanak, kojim nam dopušta da uđemo u njegovu svijest, kako bismo usporedili informaciju koja je bila tamo.

On se osmjehuje, širi ruke:

- Uđite, kad sam već pristao.

Pokušavamo ući. Nikako ne uspijevamo. Glavu Grigorija Petrovića štiti kugla, koju opasavaju svijetle niti. Od vrata do zemlje je nešto poput duge suknje sa zaštitnim svjetlećim energetskim prugama. I... sada vidimo da to nije sam Grigorije Petrović, već njegov hologram. On radi sa nama preko posrednika.

Približavamo se. Grigorije Petrović je napravio drugu sferu i lako nas odmaknuo na prijašnje mjesto. Iznad zaštite je stavio trokut, i još jedan – dobila se dvostruka piramida. Ona je sa ogledalima. Sve zaštite su do razine zemlje. Kao dopunu, on stavlja kvadrat koji štiti sve zaštite ispod razine nogu. Izgleda kao staklo. Neprimjetno je. Nove transformacije – kvadrat se pretvara u kocku. Kocka čini bilo koju zaštitu nevidljivom. Nešto poput čudotvorne kape – nevidimke.

- Jasno? – pita Grigorije Petrović.

- Da - istovremeno odgovorismo Igor i ja i smjesta počesmo konstruirati sebi istu takvu zaštitu. Uspjeli smo. Sada smo nedostižni.

- Da bi se izašlo iz zaštite, treba učiniti ovako - skreće nam pažnju Grigorije Petrović i sa nekoliko divnih pirueta, zaokreta i iznenadnih prijelaza, uklanja isprva kocku, potom piramide, a zatim i ostalu zaštitu.

- Energiju uvlačimo u sušumnu - kaže on i pokazuje kako energetske niti odlaze u njegovu trtičnu kost.

- Slijedeći put ću vam pokazati zaštitu od duhova mrtvih i energetskih bujica – obećava nam i iščezava.

Ostali smo sami. Potpuno smo pošašavjeli od sreće.

- Što ćemo raditi? – pita Igor.

Ja neočekivano predlažem:

- Hajdemo posjetiti Lapšina u Piteru. Poradit ćemo na zaštiti.

211

- Posjetimo ga - složio se Igor.

Podižemo se i letimo iznad zemlje. Dolje su – polja, šume, gradovi. Dolje je – Rusija. Mi, kao ptice probijamo svojim tijelima prostranstvo. Dvije-tri minute i mi smo već u gradu na Nevi. Nešto nas bez greške vodi ravno ka cilju naših namjera.

Evo nas već u sali nekog restorana. Veliki stol, glazba, mnogo ljudi. Vidimo Vjačeslava – sjedi na čelu stola. Pored njega su dva generala i još neki ljudi u civilu. Piju šampanjac. Vjačeslav im objašnjava kako može vidjeti kroz zidove, slušati razgovore na rastojanju.

A što mi radimo sada – zar ne promatramo, zar ne slušamo?

Lapšin govori kako može čitati papire, koji su negdje daleko na stolu.

Jedan od generala pokroviteljski kaže:

- To će nam biti od koristi.

Drugi razmišlja u sebi: „Moram ga zamoliti da prati moju ženu".

Časnici, majku vam vašu! O Domovini treba misliti!

Lapšin je odjednom osjetio da Igor i ja čeprkamo po njegovoj glavi. On se vidno uznemirio. Ispričava se i odlazi od stola. Stavši sa strane iza stuba, on iznenada razvlači svoju energetsku zaštitu. To liči na rešetkasti štit, nanizan žućkastim nitima. Četiri uzdužne, četiri poprečne niti. Površina od ogledala. On podiže štit, pokušavajući presjeći upad.

Igoru i meni je smiješno. Hvatamo njegovu zaštitu rukama, odstranjujemo je i opkoljavamo Vjačeslava čudotvornom kapom-nevidimkom. Gotovo, Slava je puknuo. Nesređeno maše oko sebe svojim štitom. Vrlo je uzrujan, čak isprepadan.

Lapšin sada više ništa ne vidi. Grozničavo prebire po pamćenju moguće varijante. A on ima moćnu intuiciju. Iznenada je zamislio moju kuću. Pokušava joj se približiti. A kapa-nevidimka, čemu li služi? Još više se uplašio. Pita:

- Arkadije Naumoviću, jest li to vi?

Šutimo.

On je u panici. Ide prema stolu. Do žene.

- Ljusja, možeš li doći na minutu?

Što on radi? Odvlači ženu od zanimljivog razgovora o ženskom rublju sa susjedom.

- Ma, što ti je? – nezadovoljno pita ona.
- Hajdemo se odmaknuti – moli on.
Ona nevoljko ustaje i oni se udaljavaju.
- Imam problem – objašnjava on – kompjuter se ne uključuje. Petrov nešto radi. Ja ga ne vidim, a ni kuću. On ima moćnu zaštitu. Točno, Petrov je.
- A tko bi još od naših mogao raditi na toj razini? – apatično pita ona. Djeluje kao da je muževljevi problemi ne zanimaju baš previše.
– Katja?
- Ma, ne!
- Nađa?
- Ne govori gluposti. To je Petrov. Arkadije Naumoviću, što to radite?
- Malo smo nestašni – podrugljivo se zakikotasmo Igor i ja.
- Točno, to je Petrov - naglas obznanjuje Lapšin. – Kada ste to naučili?
Šutke uklanjamo kapu-nevidimku, puštamo Vjačeslava iz zatočeništva i, odlazimo na drugu razinu.
Uzbudljiva pustolovina – u duši ushićenje, a u srcu likovanje.
Slijedećeg dana, koristeći se zaštitom koju nam je dao Grigorije Petrović, odlučili smo istraživati planetarne razine svijesti.
Počeli smo od treće razine. Lijevo i desno su vrata. Ulaz u astralni plan nematerijalnog prostora.
Odlučili smo ići lijevo. Ulazimo. Hladno je, smrad truleži. Vidimo ljude. Oni su laki, kao balončići. To je Carstvo mrtvih. Odjeveni su u nekakve tamne, široke, duge haljine. Ovdje im je loše, neugodno. Oni nas ne vide zbog zaštite koja je na nama. Ne želimo zalaziti dublje u taj neugodan prostor.
Odlučili smo promijeniti smjer istraživanja. Izlazimo u Bardo-kanal. Druga vrata su preko puta nas. Ulazimo kroz vrata. Slika je potpuno suprotna. Miriše na proljeće. Sve je vrlo slično našoj Zemlji. Ljudi su skoro materijalni. Oni ovdje rade, kao i dok su bili u životu. Jednom će se iznova vratiti na zemaljski plan, i zaboravit će da su bili u ovom svijetu. Petlja beskonačnosti u obliku osmice. Mobiusova traka.
Ponovno se vraćamo u Bardo-kanal. Penjemo se vertikalno na

slijedeću, četvrtu razinu.

Gledamo lijevo – gore, mora, koja se protežu u beskonačnost. Nad njima crni olujni oblaci, vihori, zračni vrtlozi. Vrlo čudnovati vrtlozi! Ne znamo odakle iznenada dolazi odgovor. Kažu, to su disharmonične ljudske duše. Odgovor se jednostavno začuo u nama, u našoj svijesti. Začuo se tako, kao da je netko doslovce čitao naše misli i bio spreman dati nam nužna objašnjenja tijekom neobične ekskurzije.

Opet izlazimo iz razine i presijecamo Bardo-kanal. Izgleda da je desna strana sustava naklonjenija ljudima od lijeve. Vidimo prostranstvo oceana. Sunce nas nježno grije. Ljetni lahor nam miluje lica. To je beskraj prekrasnog. U nas se iznova, na zagonetan način ulijeva poimanje: ovdje se mogu crpsti znanja i talenti za pjevanje, slikanje, stvaranje knjiga, koja god poželimo. To je dom muza, izvor nadahnuća.

Vraćamo se na prvu razinu. Nekako smo u trenu pomislili: a da iznova posjetimo Lapšina?

On nas je cijeli dan pokušavao krišom uhoditi. Ništa nije uspio. Takvu zaštitu kao što je naša, neće probiti. Rastrojen je. Sjedi u košulji, crta sheme kako da me dohvati. Razmišlja: „To je Petrov".

Ulazim u njega. Pogoršalo mu se. Izlazimo. Zajedno sa Igorom mu pravimo dobru auru, uklanjamo grčeve.

Lapšinu je bolje. Prišao je prozoru, diše.

- Arkadije Naumoviću, to ste vi?

Šutim.

- Kako ste to uspjeli? Kada se u vama to očitovalo? Vi ste, zar ne?

U njegovoj glavi su očaj i duševna pustoš. Cijelog života je stremio ka ovome, i ništa nije uspio.

- Arkadije Naumoviću, ja, vjerojatno, u mnogočemu nisam bio u pravu.

U očima suze.

- Pa, mi smo se pomirili.

Šutke se suglašavam. I odlazim. Igor je pored mene. Vraćamo se u Moskvu.

Nedaleko od kuće osjećamo nekakvu nesreću. Zaustavljamo se sa strane, pažljivo promatramo. Nad zaštitnom polusferom kuće, kruži veliki crni gavran. Nematerijalan.

214

Aha, uzburkao se astral! Sada je već kasno uznemiravati se. Igor i ja se preobražavamo. Ja sam bijeli konj u oklopu, na meni je jahač sa kopljem i štitom – Georgije Pobjedonosni. On izvlači mač, približava se gavranu. Odlučili smo da zasad primijenimo blagu fazu suočavanja, kako nas je učio Grigorije Petrović. Pitanje „Zašto?", zamjenjujemo onim koje više priliči našem obliku:
- Što je, hoćeš koščice razgibati, uhvatiti se u koštac?
Gavran je u panici. On vidi golemog jahača, čija je glava iza oblaka. On zna što je to. Krilati konj je – Kozmos. Jahač je – snaga i um socijusa, cijelog čovječanstva. Sada su oni, za ovo vrijeme, nama stavljeni na raspolaganje. I gavran odskače u stranu, iščezava. Žestoka faza suočavanja je prešla u blagu. Uopće nije obavezno da sveti Georgije juri za svakom vranom. Razumije se, gavran i vrana se razlikuju, kao drevna legenda od suvremenih splačina, te i mi ponizismo neprijatelja ovom usporedbom. Situacija nas je obilježila. Sada oni znaju gdje da nas traže. Treba ih malčice zavarati. Neka misle da je to, valjda, ovdje, ali nije baš sasvim izvjesno da je upravo tu. Pojavio se osjećaj prijeke potrebe za nekakvom smicalicom, koju je obilježila prethodna faza. Utvrđujemo.
- Čega se boje gavrani? – pitam Igora
- Strašila za ptice.
Prisjetili smo se hologramske kopije Grigorija Petrovića. Razdvajamo se. Sad će na mjestu pored kuće stajati hologramska kopija Georgija Pobjedonosnog. Ako se netko približi kući sa zlom, upozorit će nas i mi ćemo trenutno reagirati, sa bilo koje razdaljine. Osim toga, štit može djelovati samostalno, iako ne u tolikoj mjeri slobodno, kao Igor i ja.
Opet u sebi čujemo nečiji glas: „Ne bojte se, to je nemoguće izbjeći. Počinje novo razvijanje prostora u cilju pozitivne rekonstrukcije".
- Ne bojimo se - odgovaramo naglas – zato što ne odvajamo svoja djelovanja od Onoga koji ta djelovanja obavlja – od Stvoritelja.
Zapanjeni sinkroniziranošću odgovora, pogledasmo se.
„Morate savladati tehniku upravljanja - čujemo glas, - morate odrediti, kakva stanja svijesti sa stanovišta duše, bez logičkog vođenja stvaraju fazu kojom se upravlja. Ispitajte to u radu sa materijalnim prostorom. U upravljanju stvarnim događajima je nemoguće odjednom

sve naučiti, ali se ipak događajima mora upravljati, bez obzira na sve. Što ćemo, zadatak je dobiven. On je jednostavan i jasan, kao nezaboravni poklič Iljiča: „Učiti, učiti i opet učiti!"

Slijedećeg dana izjutra, u osam nula-nula, kao savjesni učenici, Igor i ja smo već u školskoj klupi. Uključujemo ekran unutarnjeg viđenja – i odmah smo se našli u obliku: konja sa jahačem. Djeluje kao da se pripremaju za rat. Proučavamo same sebe.

Konj je zaštićen žičanim pancirom. Nad očima su metalni štitovi, koji se spuštaju u borbi i zatvaraju pogled. To je Pegaz. Konjanik ima sa lijeve strane duguljasti grimizni štit, desno je koplje, vrlo dugo. Boja koplja je tamna. Pancir, a noge su zaštićene natkoljenicama. Čizme imaju spiralne ukrase, vrhovi čizama su savijeni nagore. Na remenu visi mač, balčak mu je prekriven dragim kamenjem. Najveći ružičasti kamen završava dršku. Na sedlu su – luk i strijele. Strijele su u tobolcu, ima ih sedam različitih boja: žuta, ljubičasta, zelena, plava, smeđa, crna i bijela. Iza remena jahača je žezlo. Drška njegova je savijena, i na njoj je natpis: „Spasi i sačuvaj". Kaciga je obavijena žičanim zastorom. U njezinom središtu, iznad nosne kosti, bukti ogromni rubin. Na ramenima konjanika je vrlo dug plašt crvene boje. Na okovratniku plašta je također nešto napisano. Desno na sedlu je moćan buzdovan. Još jednom promatramo štit. Na njemu je crtež: jahač kopljem ubija aždaju. U dlaku isto kao na grbu Moskve.

Sad možemo na put. Nekoliko puta je poskočio – i već smo na drugoj razini s lijeve strane, na poligonu za vježbanje.

Proučavamo kamen na kacigi i onaj koji je na mom čelu. Iz njih izlaze zrake. Upravljamo zrakama uz pomoć svijesti. Ne znamo odakle stiže informacija, što trebamo raditi i kako. Osjećaj je da se znanje skrivalo do prve prilike u nama samima. I evo ga, sada blista iz dubina našeg bića.

Zrakom crtamo poljanu, masivan stari lokot. Crtamo žutom bojom. Provjeravamo: može li se to ukloniti? Zraka postaje ljubičasta, brišemo sve nacrtano. Zelenom bojom približavamo lokot nama, plavom ga odmičemo i smanjujemo. Kako je lukava boja! Uz njenu pomoć bilo kojeg diva možemo pretvoriti u liliputanca. Treba na to misliti, ali teško da ćemo se time morati služiti. Mi smo – Georgije Pobjedonosni! A to na mnogo toga obvezuje. Ipak, on je Vitez!

Koristimo crnu boju. Lokot se okrenuo ulijevo i postao nevidljiv. Okrećemo ga udesno – opet je vidljiv.

Smeđa zraka: lokot se smanjio i poletio uvis, kao balon. Okrećemo ga suprotno od kazaljke na satu – vratio se nazad i stao na prijašnje mjesto.

Belom zrakom ga hvatamo i vučemo za sobom, kuda nam se prohtije.

Sada isprobavamo luk. Polažemo na tetivu strijelu, ciljamo u lokot, gađamo. Što je dobro... Lokot se survao, kao da ga je tresnula interkontinentalna raketa. Uzimamo koplje. Crtamo zaštitu kao što je Lapšinova – kvadrat, razbijen žutim linijama u dijelove. Udaramo kopljem: štit se izlio na zemlju, kao otopljena hladetina.

Raspalili smo se. Treba nam aktivan protivnik. Stvaramo aždaju. Igor iz korica dohvaća mač, razmahao se, udara po vratu prije nego što je aždaja razjapila čeljust, kako bi nas ugrijala svojim bacačem plamena. Glava joj kao glavica kupusa leti na zemlju.

To smo razjasnili. Kompliciramo zadatak. Crtamo Zmaja Goriniča. Iz nekog razloga vrlo dobro znamo da je njegova lijeva glava – tamna sila, središnja glava su – znanja, moć, vještine, lukavost. Desna je – najopasnija. Nju treba prvu odsjeći.

Udarac – otkotrljala se najopasnija. Srednja glava je na nas bacala plamen. Vrelina neizreciva. Igorov plašt i moj sukneni pokrivač nas spašavaju da ne postanemo Goriničev doručak: bilinsko* pečenje od zlosretnog Georgija. Igorčić zamahnu mačem – i druga glava otpade. Gorinič je malčice izgubio ravnotežu. Lijeva glava preteže, i on nikako da se namjesti kako bi nam nečim naškodio – i šapom nas pokušava dohvatiti, i udariti repom, ali je imao problem sa ravnotežom. A Igor se izvještio, te je odalamio mačem po ljuskavom vratu. Gotovo: Gorinič lipše.

Od bojevog oružja je još ostao buzdovan. Crtamo ogromnu planinu. Igor se razmahao i svom snagom udara buzdovanom po vrhu planine. E, to je moć – vrh planine se rasuo u sitne kamenčiće. Ostalo je samo jedno brdašce na njenom mjestu.

Isprobavamo posljednji dar nebesa – žezlo.

---

* bilina – epska narodna pjesma

Crtamo čovjeka. Iz žezla se ka njemu istrže zraka, pade mu na tjeme i blistavom munjom uđe u sušumnu, u središnji kanal. Čovjek oživljava, osvrće se: dali su mu život i on pokušava shvatiti što se dogodilo.

Brišemo znatiželjnika. Umjesto njega crtamo crnu pticu. Zraka joj udara u rep i glavu – ptica se osvjetljava.

Brišemo pticu, crtamo zeca. Kako njega da oživimo? Djelujemo zrakom na noge i glavu, potom vrškom žezla dodirujemo sliku, materijaliziramo. Uspijevamo. Znači, dosljednost se pojavila: isprva ideja, potom energija i onda materija.

Baš zanimljivo. Pospremamo za sobom i spuštamo se na prvu razinu.

Stojimo na zemlji i vidimo, kako se uokolo kovitlaju imena, formule, geometrijska tijela. Sve je to nalik na milijarde niti. Uspijevamo uhvatiti jednu od njih i puštamo je u sebe. Sad je to kao filmska traka. Zrakoplovi, helikopteri, brodovi, erupcije vulkana, katastrofe, tajfuni – sve je to sada u nama.

Hvatamo drugu nit. Mi smo pod vodom. Oko nas su ribe, koraljni grebeni, vidimo što tamo živi, razvija se i umire.

Slijedeća nit – grad, automobili, kompjuteri, spajanje mreža, ekologija, vrlo napeta situacija.

Mijenjamo traku – zvijezde, Mjesec, sateliti, rakete. Stiže informacija o opasnosti zbog mogućeg sudara Zemlje s asteroidom. Od udara će Zemlja ubrzati svoje kretanje. To će biti užasna katastrofa.

Informacija se širi vrlo brzo, u obliku brojeva. U nama se opet čuje glas da smo mi drugi koji su dobili pristup toj informaciji, i da je to početak druge etape naših života. I ukoliko je budemo znali prijeći i spasiti Zemlju, stići će najvažnija etapa, treća.

Jedna od informacijskih niti je uznemireno zatitrala. Hvatamo je. Vidimo kuću, nešto poput svojeručno izrađenog oltara. Stol. Na njemu je amulet*, gore svijeće i stoji moja fotografija. Pored stola je žena. Ima oko pedeset pet godina. Punašna, ispod lijevog oka mladež. Kosa joj je crna i duga, i trepavice kao umjetne.

Žena izgovara usrdne molitve. To je ritual, i on je usmjeren

---

* amulet - amajlija

konkretno protiv mene. Cilj rituala je – informacijsko kodiranje. Igor uzima strijelu i gađa u stol. Djelovalo je kao da je tamo počeo zemljotres. Sve se ljulja, pada. Svijeća je zapalila fotografiju, izgorio je kut. Žena je u panici. U njenoj svijesti je strah. Ona je shvatila da se sukobila sa nečim mnogo moćnijim od sebe. Grozničavo gasi svijeće. Ostaje nadati se da će joj lekcija biti od koristi. Gubi se, primitivna vještičurino.

Podižemo se u Bardo-kanal da završimo proučavanje razina. Peti razina je s lijeve strane. Tama, uragani, kovitlaci, munje, stanje čovjeka i prirode. Leti ogromna pčela: jedna strana joj je prugasta, kao kod bumbara. To je hipnoza.

S desne strane je potpuna suprotnost – plavo nebo, paperjasti oblaci, proljetna nepogoda. Sunce, milujući vjetar, breze. Ma, i ovo je hipnoza.

Probat ćemo kako to djeluje. Skačemo na odmorište. Crtamo dvije kuće. U svakoj živi po jedna obitelj. Oživljavamo sliku. Skačemo gore. Sakupljamo dvije vrećice hipnotičkih vizija. U jednu skupljamo vjetar, tamu, vlagu. U drugu – proljetni nježni vjetrić, pejzaže sa brezama. Iz prve vrećice izručujemo sadržaj na kuću – nešto se lomi, ništa nije skladno, svi se u obitelji svađaju, ne mogu se dogovoriti. Iz druge vrećice sipamo na drugu kuću. Tamo se svi osmjehuju, blistaju, smiju, rade. Šesta razina lijevo. Ovdje se odvija stvaralački proces, ali nekako čudnovat – netalentiranost, grafomanija, uzaludni napori. Desno – grandiozna nadahnuća genijalnih ljudi. Ovdje stvaraoci stječu vizionarstvo, da bi napisali knjigu, naslikali sliku. Meni je ovdje divno, ugodno, ne želim otići. Ali je Igor već umoran. Trebamo se vratiti.

****

Znanje o strukturi upravljanja Zemljom je izazvalo, sa svoje strane, kaskade novih informacija. One su se pojavile odjednom u mojoj svijesti kao danost – neznano otkuda, nepoznato zbog čega. Ja sam, iz nekog razloga znao, da se razine obrazuju zbog okretanja Zemlje oko svoje ose, kao rezultat procesa elektromagnetne separacije. I svaki planet Sunčevog sustava ima neku svoju strukturu utjecaja u tom planetarnom mehanizmu upravljanja. Pri čemu razine idu poput piramida, ne samo nagore nad Sjeverni pol, već i nadolje, ka planetarnom jezgru. Dobivaju se, sve u svemu, dvije piramide, spojene svojim osnovama za zemljinu površinu.

Tu strukturu sam vrlo brižljivo iscrtao na čvrstom listu debljeg crtaćeg papira. Dobila se vrlo aktivna slika. Bardo-kanal, svijetao, srebrnkaste boje, presjekao je tu konstrukciju odozgo nadolje. Još jedan isti takav kanal horizontalno je presijecao prvi. Vrlo jasno i nedvosmisleno se pojavio križ. „I Bog je odvojio svijetlost od tame". Čime je odvojio? Proizlazilo je da Bardo-kanal, ispunjen zagonetnom srebrnkastom bojom, i jest nekakav Božanski razdjelnik. I njegovo ime je – Sveti Duh.

„I Bog je sazdao dva golema nebeska svjetlila: veliko svjetlilo za upravljanje danom, a manje svjetlilo za upravljanje noći, i zvijezde". Sa velikim svjetlilom je sve više-manje jasno. Sunce je – zvijezda našeg planetarnog sustava. A ovo malo svjetlilo je izazvalo dvojbu: gdje je ono? Jer ono nije za zvijezde – one su izdvojene. Možda je to Mjesec? Njegov utjecaj na događanja na našem planetu je ogroman. Ali su me mučile sumnje. Osjećao sam da moram naći odgovor na to pitanje, tim više što je Lapšin ne jednom govorio o nekakvom tajanstvenom Suncu 2. I povezivao je sa njim planove, ni manje ni više – svoje financijske moći. A budući da sam poodavno nadišao stadij kada sam se prema njegovom napoleonskom ponašanju odnosio kao prema shizofrenim proljetnim pogoršanjima, na ovo pitanje sam morao dobiti odgovor. I što brže, to bolje.

Sad je pravo vrijeme da ne odveć iskusnog čitatelja unaprijed upozorim na jednu osobitost vidovitosti.

Kao prvo jedan jednostavan primjer. Kada netko ima problema sa srcem, njemu prvo rade kardiogram. Teško pojmljiv grafikon ne odražava, razumije se, sav složeni rad naše „pumpe", već pruža predstavu o nekim stranama njegovog rada, i liječnicima je najčešće ta slika ne samo nužna, već i dovoljna.

Mi zasad ne znamo, kako zapravo izgledaju i što sobom pokazuju te suptilne materijalne biti s kojima rade vidoviti ljudi. Ali, same te biti žele djelovati zajednički sa čovjekom. Zato se one predstavljaju vidovnjaku u uobičajenim vidovima za njegovu kulturu i odgoj, razgovaraju sa njim na njegovom materinjem jeziku, koristeći, opet, njemu od djetinjstva poznate izraze u govoru.

Čovjek je obolio od srca, on se obratio vidovitom, a taj vidi vražićka koji steže aortu. Ne kardiogram, već tog „nečistog", kakvim ga mi zamišljamo po ilustracijama u bajkama. Vidoviti može potpuno stvarno razgovarati sa njim – ne naglas, istina, već misaono, ali oni razumiju jedan drugog. I uzgred budi rečeno, taj vražićak, stvoren tko zna kakvom i čijom maštovitošću, neusporedivo potpunije odražava bit pacijentove bolesti, od uređajem ispisanog kardiograma.

Ja mislim, kada se čovjekov mozak aktivira sa uobičajenih tri-četiri posto na pedeset, na primjer, onda on može zamisliti nekakve procese, pojave, pa čak i apstraktne pojmove, upravo u vidu prepoznatljivih biti. Inače, zašto bi ona ista aždaja, pa i vražićak, spomenut gore, imali samo jednu ili dvije funkcije, koje su, potpuno je jasno, prilično primitivna određenja. Nekakav Kerber ne jede, ne pije, ne trči za prijateljicama, već samo čuva ulaz u pećinu.

Čovjek je višefunkcionalan, sa velikim brojem stupnjeva slobode. Upravo njegova svijest stvara naš svijet, o tome se već govorilo. I tada svi ti likovi, biti, ili kako ih već nazvati – jesu samo sredstva trenutne spoznaje desne hemisfere mozga i osvajanja tih prirodnih pojava, za čije bi dostizanje lijevoj hemisferi našeg mozga bio potreban dugi niz godina.

Jednostavan primjer: prije sto godina, fizičari su otvorili vrata, čovječanstvu dotad nepoznatog, područja mikrosvijeta, svijeta atoma. Znanstvenici su od tada vrlo pažljivo i podrobno izučavali tu najmanju nedjeljivu česticu, prikupljajući svjedočanstva o njenom određenju, o njenoj ulozi u našem svijetu u izgradnji materije i fizičke stvarnosti. Pa, evo pitanja: je su li Max Planck i ostali bili među prvima koji su otkrili atom u bazi materijalnog svijeta?

Onaj, tko je proučavao drevnu povijest, zna da je postojao filozof Demokrit. I on je prije dvije i pol tisuće godina također govorio o atomima, i ostavio nam opis te čestice. A evo što je zanimljivo: opis, koji nam prikazuje suvremena fizika, i onaj, koji je ostavio filozof Demokrit iz drevnog grada Abdera, faktički su identični. Samo što je jedan već imao, recimo - Max Planck, stotinama godina prikupljane određene teorije i istraživanja drugih znanstvenika, što predstavlja nekakav temelj materijalističkog poimanja stvarnosti; kod drugog – ništa od toga nije postojalo. Jedan je već imao i uređaje i eksperimente, a drugi nije imao nikakve mikroskope, ne samo molekularne, već bilo kakve. Bez obzira na to, on je na neki način vidio, i zamislite: još prije dvije i pol tisuće godina – ponavljam, točno vidio. U biti, on nije imao nikakvih razmimoilaženja sa suvremenom predstavom o atomu. Znači, on je primio to znanje na neki drugi način, isključivo pomoću prosvjetljenja, intuicije ili, sada to možemo reći, vidovitost. Zato što danas to više nisu samo pojedinci, već mnogi posjeduju taj instrument ili tu čovjekovu mogućnost na praktičnoj razini, to jest, znaju kako da se umiješaju u procese koji se događaju unutar organizma, unutar stanice, unutar kromosoma, pa čak i gena. Mogu poboljšati u istinski savršenom smjeru negativne događaje, čime postižu ozdravljenje, a u mnogim slučajevima mogu čak i izmijeniti tijek događaja.

Kako se to postiže? Vjerojatno se pojave ove vrste odnose na područje, principijelno nedostižnu zemaljskoj spoznaji svijeta, a o kojoj je pisao Semjon Frank. Ali ću još jednom napomenuti - mi do dana današnjeg ne poznajemo ni bit elektriciteta, što nam ne smeta da se njime aktivno koristimo. Zašto onda one vizije koje se javljaju vidovnjaku ne bi preusmjerili na dobrobit?

Anđele i svece mi vidimo onakvim, kakvi su predstavljeni na ikonama, te ih zbog toga lako prepoznajemo. Zahvaljujući kanonima ikonopisa, mi razlikujemo jedne od drugih. Isto je i sa poznatim povijesnim osobama, čiji su nam živopisni portreti poznati. Ponekad su ti portreti izmišljeni, pa što onda?

Odmah iskrsava još jedan uvjet: što je vidoviti obrazovaniji, tim više vidi. Da bi se prepoznalo nešto u starcu Sokratu, mora se znati što je taj filozof bio u tom određenom vremenu. Vidoviti sa obrazovanjem šumarskog inženjera, zasigurno vidi svijet onostranih biti drugačije od zoološkog tehničara. A ukoliko budu radili zajedno, u rad će biti uključen njihov zajednički kulturni arsenal predstava.

Ovdje ima mnogo vrlo zanimljivih problema. I velika je šteta što se nitko ne bavi poviješću vidovitosti, usporednom analizom naših vizija i njihovom ovisnošću o osobnosti ekstrasensa.

Dakle, onostrani svijet želi naše sudjelovanje, ljudi su mu nužni. Kakav je krajnji cilj ove suradnje – ne znam. Ali čvrsto vjerujem da se svoje ljudske vrijednosti neću odreći.

Razumije se, ja uopće nisam prvi koji pokušava istražiti i spoznati mogućnosti suptilnog svijeta i njegove veze sa fizičkom stvarnošću. Moja prednost je samo u tome, što sam ja istovremeno i istraživač i sudionik u tom procesu. Čak su se i u bivšem SSSR-u mnogi znanstvenici odvažili izraziti svoja potpuno heretična mišljenja, sa točke gledišta tada vladajuće, marksističko-lenjinističke ideologije. Evo jednog od njih, koji pripada dopisnom članu Savezne Akademije znanosti V.I. Siforovu:

„Što se šire otvara horizont znanja, tim više osjećamo ograničenost spoznajnih i intelektualnih mogućnosti pojedinačnog čovjeka. Već je sama profesionalna specijalizacija i specijalizacija u znanosti - posljedica priznanja te činjenice s naše strane. U skladu sa tim, kako se to danas predstavlja, znanja o Kozmosu i dalje ostaju relativna istina u onoj mjeri, koliki im je značaj, po svom shvaćanju, pridavao V.I. Lenjin. Ja sam uvjeren, da ćemo se u Kozmosu susresti sa mnogim iznenađenjima, uključujući i vrlo „neobične" oblike materije. Mnogo dublje proučavanje prostora-vremena, pridodano prostoru-vremenu principa diskretnosti, otvorit će pred nama takve horizonte poimanja Kozmosa, o kojima danas ne možemo čak ni pomisliti, a koji nam se sa pozicije današnjeg dana mogu učiniti „bezumnim" i „nevjerojatnim". Isto tako, se nekada misao o prijenosu energije kvantima, fizičarima činila „besmislenom". Stupanj neočekivanosti, paradoksalnosti ideje, može se kasnije pokazati kao mjera njene aktivnosti. Ovaj paradoks je u svoje vrijeme formulirao Niels Bohr: „Pred nama je besmislena teorija. Pitanje je samo, je li ona u dovoljnoj mjeri besmislena, da bi bila valjana".

Sve ovdje izrečeno je u neposrednom odnosu sa hipotezom o „razumnom Kozmosu". Percepcija Kozmosa kao samo-regulirajućeg sustava, obdarenog nekakvim atributima koji ostvaruju određene ciljeve – ta percepcija izlazi izvan granica našeg sadašnjeg relativnog znanja. Moguće da je ovo ta situacija koja nam danas pomaže, i omogućuje da se do znanja dođe uz pomoć intuicije".

Na poslu, u nakladničkoj kući „Hudlit", upravo u trenutku kada smo se, reklo bi se, ispetljali iz dužničkih jama i pokazali stabilnu tendenciju rasta svih pokazatelja, započeta je, od strane zamjenika ministra Grigorjeva, strukovna rekonstrukcija nizom zaplašivanja, i glatko prelazila u fazu praktičnih mjera. Oko nas su se događale košmarne histerije ponovnih preraspodjela, čiji su se ciljevi potpuno jasno iskazivali: postaviti na ključna mjesta svoje ljude, ostale razbacati po velikim bratskim grobnicama holdinga, u kojima će oni sami postupno nestati sa konkurentskog tržišnog prostora. U konačnom rezultatu, kao dopuna odavno poznatih pogodnosti, u središtu Moskve se oslobađao priličan broj prestižnih zdanja, čija je vješta podjela obećavala izuzetne posredničke dobitke, ne toliko državi, koliko zastupnicima njenog dvoglavog orla-činovnicima. Sve u svemu, započinjala je krupna igra, i nitko nije imao namjeru ustezati se. Na isti način kako su nekada izbacivali iz ureda bivše rukovoditelje Goskompečati, sada su sa istom medvjeđom preciznošću bili spremni iz direktorskih fotelja izbaciti ljude, koji su isključivo spašavali svoja poduzeća od definitivne smrti. Zaista je najtragičnije u njihovom položaju bilo to, što više nisu bili potrebni državi, a oni su opstajali usprkos tim košmarnim uvjetima u koje su bili dovedeni, lišeni obrtnih sredstava, a s vremena na vrijeme, u potpunosti su im skidali sa njihovih bankovnih računa sve što bi zaradili. U tržišnoj utakmici komercijalnih poduzeća, oni su morali savladati trasirani put, nemajući u rezervoarima svojih motora ni kapi goriva. Zato što su obrtna sredstava – to gorivo, bez koga ni jedan projekt poduzeća – bilo ono komercijalno ili državno – ne može biti realiziran. Čak, ukoliko su privatna poduzeća i mogla jamčiti bankama vraćanje pozajmljenih sredstava aktivama svojih akcija ili nekretninama, što su kao zalog mogla ponuditi državna poduzeća? Zato što ona ničeg svog nisu ni imala.

Mi smo sa žaljenjem bespomoćno promatrali kako su na naše oči uništavali jedno čuveno nakladništvo za drugim. Urednika novina „Književni pregled" su otpustili dok je bio na bolovanju. Direktoricu izuzetno uspješne nakladničke kuće „Dječja literatura", Jelenu Norcovu su skinuli sa dužnosti u roku od dva tjedna. Ona je predala tužbu sudu, dobila spor, ali ipak se nije uspjela vratiti na prijašnje radno mjesto. Živci njene majke to nisu izdržali, i ona se sa infarktom miokarda našla u postelji. Već u bolničkom krevetu, preklinjala je kćerku: „Lena, oni će te ubiti! Zar ne vidiš kakvi su to ljudi! Napusti sve, ako hoćeš mene spasiti. Neću moći živjeti, znajući da si ti sve vrijeme u opasnosti".

Eto, u takvim su se nepovoljnim okolnostima – na poslu, u struci – razvijali daljnji dramatični događaji. Bez obzira na nevjerojatne psihološke složenosti, Igor i ja smo pronalazili vrijeme za daljnje izučavanje novootkrivenog, nama ranije nepoznatog carstva - „preko sedam mora i sedam gora".

Na sedmoj razini s desna i s lijeva, pronašli smo čudotvornu živu i mrtvu vodu. Tek što zakoračismo preko ulaznih vrata, a bajkoviti sadržaji iznenada stekoše svojstva stvarnosti. Znali smo da ukoliko pođemo dalje po novootkrivenom nam putu, može se dogoditi da nam neće biti dovoljno ni desetljeće da pojmimo što se sve tamo nalazi.

Na osmoj razini smo ugledali oživljavajuće i usmrćujuće križeve.

Na devetoj razini smo našli biblijski Raj i pakao. Svaka vrata se otvaraju pred nama, ali mi zasad ne možemo istražiti sve što se skriva iza njih. Bojimo se da se ne izgubimo.

Jednom smo u Bardo-kanalu ugledali ogromnog crnog gavrana. Budući da smo bili u zaštitnim omotačima, kojima nas je naučio služiti se Grigorije Petrović, gavran nas nije primijetio i proletio je doslovce pored nas. Odlučili smo ga uhoditi, te poskakasmo za njim. Uzgred budi rečeno, poskakasmo je – suviše jaka riječ. Jedan skok nam je nedostajao da bismo ga stigli na trećoj razini, u koju je on uletio kroz vrata Carstva mrtvih. To su bila lijeva vrata. Nitko nas nije zaustavio, kada smo krenuli njegovim tragom.

Gavran se spustio na zemlju. Sada je bio napola čovjek. I mi ga poznajemo: Lapšin. Eto s kim se sastaje, otkuda mu njegova znanja i moć. On nije čovjek. Sa strane je ptica, a s leđa – vrag, sa repom i kopitima. Njega dočekuje golemi crni čovjek sa kapuljačom preko lica. Ne vidimo tko je to – muškarac ili žena? Na ramenu mu je kosa. To je Smrt. Stoje jedan naspram drugog. Suobraćaju telepatski. Ne možemo uspoređivati informaciju, inače će nas primijetiti. Vidimo samo kako se iz grudi Smrti u grudi, glavu i ispod prepona tog poluvraga - poluptice granaju bujice crne energije. Eto gdje mu je dom, evo gdje mu je rodbina. Treba otići prije nego nas primijete. Boriti se sa Smrću, teško da smo još spremni. Neprimjetno odlazimo, tim prije što se u daljini okuplja ogromna gomila mrtvaca.

Navečer smo odlučili posjetiti Lapšina. U posljednje vrijeme on otvoreno radi protiv mene. Mnogi, meni bliski ljudi, vide hipnotičke filmove sa jezivim scenama silovanja. Ta zastrašivanja očigledno nisu slučajna. Posebno kada si upoznat sa djelovanjem razina, i sam možeš raditi nešto slično. Iako, između „možeš" i „raditi" – postoji ogromna provalija. Lapšin ju je izgleda preskočio. Pa što raditi, znači da s njim nije nužno biti ceremonijalan.

Pronašli smo mog bivšeg gurua u Moskvi. On je u stanu jednog od svojih poštovatelja. Dopustio mu je da tu stanuje koliko god hoće. Čita knjigu. Odlično se osjeća! Nema veze, sad će ga to proći. Ne uklanjajući zaštitu, ulazimo mu u svijest. Znamo što tražimo. Informacijske niti su doslovce kadrovi filmske trake. Pregledavamo ih. Tako – evo ih, mrtvaci Carstva mrtvih! On je i sam došao odande. Njegov zadatak je - da prikupi energiju onih koji su njemu povjereni, i da je kroz egregor prenese u Carstvo mrtvih. Tamo ih napaja energijom na račun živih. I evo, on stvara zamišljene oblike užasa i pušta ih na ostale ljude. Baš su zanimljive njegove zabave! Tko bi mogao i pomisliti da je ovakva mistika u dvadesetom stoljeću – stoljeću trijumfa materijalizma – ne samo moguća, već i da aktivno djeluje među najzagriženijim ateistima. Zaista su nepojmljivi putovi Gospodnji.

Lapšin osjeća prodiranje u sebe. Tim više što je naša svijetla energija za njegovu tamnu bit doslovce kao sveta voda. Ona ga žeže. On ustaje, aktivira biokompjuter (budući da je to njegov termin, neka naziva svoju svijest kako god želi). Penje se na razine. Pokušava otkriti odakle dolazi napad.

No, naša zaštita je za njega neprobojna. Njegova žena ga pita:
- Što je s tobom?
- Ne smetaj mi, čini mi se da Petrov opet nasrće – obrecnu se vještac.
- Ti si zbog svog Petrova poremetio pameću – napade ga pogrdama razbjesnjela Ljusa i okrene se od njega.

Lapšin se okrene licem ka nama. Njegova skenirajuća zraka klizi po našoj zaštitnoj kocki. Prelomila se na njenoj površini i obišla je sa dvije strane. Tako neće ništa otkriti. Igor i ja se premještamo ulijevo, a on gleda desno. Uzrujava se. Ispušta knjigu na pod i sav se trese od iznenađenja.

Uzimamo žezlo i obrubljujemo knjigu crvenom bojom. Lapšin ugleda bukteći krug oko knjige. Njegove noge klecaju. Pada u fotelju.

Žena se opet interesira:
- Što je s tobom?
- Umoran sam, stres. Noge su mi kao od vate, ne slušaju me – lagano

tone u san. Napali smo ga hipnozom.

- Da mu, možda, koji užasić nabacimo? – pitam Igora.

- Ma ne, on ih voli – ne slaže se sa mnom moj ratni drug.

Žena ustaje, bocka ga po ramenu.

- Ma, što ti je, ti zaista spavaš?

On se zavali na naslon fotelje, i moli slabašnim glasom:

- Daj mi da popijem.

- Idi dovraga - osjećajno ga, iz duše šalje ona, te odlazi u drugu sobu.

Iznova mu se uvlačimo u glavu, promatramo što je osmislio u posljednje vrijeme. Radio je na zaštiti. Jednostavna je. Razne figure osmišljene čovjekom: piramide, kvadrati, lopte, koje se spajaju kao leteći tanjuri. Idemo dublje. Bože moj! Kako je on iznutra star! Nekoliko milijuna godina!

U podsvijest mu upisujemo pisamce: „Pokaj se! Misli o Bogu! Ne bavi se tamnim poslovima".

Sad se mirne savjesti možemo odmarati. Odlazimo iz tog prostora u moj ured. Osmjehujući se, Igor i ja gledamo jedan u drugog. Sretni smo kao djeca.

****

To što smo mi uradili u virtualnom prostoru, iznenada dobiva savršeno određenu materijalnu potvrdu. Kod nas je u Centar neočekivano došla jedna od Lapšinovih najbližih suradnica, koja skoro od prvih dana surađuje s njim. Žena je bila očigledno uznemirena, čak uplašena. Ispričala mi je da su je počeli zabrinjavati učestali slučajevi rastrojstva psihe kod djece, vezane za Lapšinove metode. Skupila je hrabrost telefonirati mu i izložiti mu svoje bojazni pa i više od toga, neslaganje.

A slijedećeg dana se u Centru pojavila žena iz Donjecka. Ona je tamo rukovodila filijalom Akademije. Tri dječje grupe, koje je ona pripremala po Lapšinovoj metodi, jedna za drugom su se razbolijevale od bolesti, nalik na one od kojih su bolovala i druga djeca koja su prošla kroz energetske treninge na Akademiji. I isto su ih, kao i njenu djecu, mučili košmari i sadržaji sa grobljima.

227

Nažalost, nisam se uspio sresti s njom. Sa njom je razgovarala naša šefica ureda. Ona je mnogo toga objasnila gošći iz Donjecka. Nadam se da će joj to pomoći snaći se u onome što se događa.

Kada sam slijedeći put izašao sa Igorom u nematerijalni prostor, već su nas očekivali. Pojavio se anđeo sa velikim blistajućim krilima i pozvao da krenemo gore za njim. U trenutku smo se našli zajedno sa njim negdje iznad razina. Stali smo na oblak koji je bio ispod nas, kao na zemlju.

Nad glavama su nam, također, bili oblaci. Oni su se kovitlali i ograničavali svjetlost. Potom se u njihovom rasprskavanju stvorio prozor, i u njemu je šiknula blistava, zasljepljujuća bujica. U toj bujici se najprije pojavila geometrijska figura - krug sa naslikanim zlatnim nitima trokuta. Sa strane se materijalizirala ikona sa likom Krista, ukrašena dragim kamenjem, i počela se primicati geometrijskoj figuri. Ona je lagano, ritmično ušla u središte trokuta, stvrdnula se tamo u zlatnu medalju i iznenada zaplivala ka nama. Na medaljonu se niotkuda pojavio zlatni lanac, i navukao na vrat Pegaza. Za njim se iz svjetlosti pojavio čovjek sa Monomahovom kapom na glavi. Za njim su izašli sveci i vojnici. Bilo ih je izuzetno mnogo. Prolaze mimo nas. Okreću glave, promatraju nas namrgođeno, pažljivo, ispitivački. Tamo, odakle oni izlaze, opažaju se zidine drevnog grada. One su visoke, snježno bijele.

Iz svijetlosti iskrsava čovjek u dugoj bijeloj odjeći, sa krilima na leđima. On leti iznad vojnika i svetaca. I osmjehuje nam se.

Mi ga bojažljivo pokušavamo prepoznati:

- Arhanđeo Mihael?

- Da! Zar me niste prepoznali?

Opet idu ljudi, noseći u rukama barjake, vezene zlatom i srebrom. Iznova vojnici u pancirima i kacigama. U njihovim redovima su i sveci Pravoslavne Crkve, svećenici. Oblaci se razmiču još šire. Pod njima se pojavilo more, oluja baca staru barku sa vala na val, i vjetar u komadićke kida natrulo jedro. A ljudi stoje na palubi i ne boje se. Zraka sa neba vodi lađu.

Slika nestaje. Sad vidimo golemog čovjeka. To je kovač. On kuje bogatirski* mač sa velikim kamenom u okviru, učvršćen na spoju

---

* bogatir – junak, vitez, velikan – prim. prev.

oštrice sa balčakom. Pruža nam ga. Igor ga uzima i ljubi oštricu. Iznenada sam prestao biti Pegaz. Stojim pored Igora u akademskom ogrtaču.

Netko sa strane, također gorostas u odori svećenika, poškropio nas je svetom vodom iz žutog vjedra stručkom grančica bosiljka. Krste nas ogromnim križem, i mi cjelivamo križ tri puta. Blagoslovivši nas, svećenik nam jednom pa drugom polaže ruku na desno rame.

- Sad ste primili istinsko sveto krštenje. U ime Oca, Sina i Svetog Duha, amen!

****

Razumije se, ovako nešto nisam mogao prihvatiti samo kao činjenicu, ne rastumačivši i ne podvrgavši ekspertizi svijesti. Da negiram ono što se događalo, bilo je nemoguće, a uz to, iako nisam bio jedini sudionik događaja, žarko sam želio naći nekakvo uobičajeno uporište za ta nevjerojatna zbivanja. Isti onaj novinar, A. Gorbovski je u svojoj drugoj knjizi „Drugi svjetovi" (M, 1991.g) istraživao nešto slično mom sadašnjem opažanju. Dopustite mi da ga citiram:

„Misao o nekakvim bitima koje žive pored nas, neshvatljive organima naših čula, prisutna je u ljudskoj svijesti praktično oduvijek. Ta predstava prožima sva vjerovanja, svjetske religije i mitološke sustave različitih naroda. Može se sa sigurnošću tvrditi, da u povijesti ljudskog roda nije bilo civilizacije u čijem svjetonazoru nije bio prisutan taj element. Shvaćanja teologa, filozofa i mistika svih epoha o tome što te biti predstavljaju same po sebi, ne mogu ni dan danas ostaviti ravnodušnim one, koji pokušavaju pojmiti slične fenomene.

Neki veliki mislioci su ostavili niz drugih svjedočenja svojih spoznaja, a koje se odnose na ono o čemu sada ovdje govorim. Aristotel je smatrao da pored ljudi, ptica, životinja i ostalih, dobro nam poznatih oblika života, postoje još neke biti, koje ne možemo osjetiti našim čulima, a koje posjeduju mnogo finije, eterično tijelo, ali, koje je toliko supstancijalno, kao i ona koja mi vidimo. Aristotel je navodio to gledište, kao i mnogi drugi filozofi različitih epoha koji su dijelili ta uvjerenja, ne opterećujući se bilo kakvim dokazima i argumentima. Oni si nisu postavljali ciljeve da nekoga u nešto uvjere. Osim toga, poimanje te druge stvarnosti, i osjećaj da ona postoji, više je – prije bi se moglo reći, područje duboke intuicije, negoli logičnih proračuna i racionalističkih konstrukcija. Takva konstatacija je ili u stanju izazvati odjek i shvaćanje kod nekoga tko je obdaren takvom intuicijom, ili ne. Iz ovoga uopće ne proizlazi da je netko bolji ili lošiji. Jedino što proizlazi iz toga je - da poneko osjeća svoju bliskost sa nekom širom, višedimenzionalnom stvarnošću, a netko ne.

Dakle, treba razmišljati, a mislioci su bili tako logični samo napominjući, a ne argumentirajući ta svoja uvjerenja. „Priznajem – pisao je Kant, - da sam sklon tvrdnji o postojanju nematerijalnih bića u svijetu...".

Po svoj prilici, podrobnije od ostalih to je iznio K. E. Ciolkovski. On je vjerovao u nastanak, u samo praskozorje postojanja Kozmosa, nekih „bića", stvorenih ne tako kao mi – pisao je on, - „u najmanju ruku iz neusporedivo razrijeđenije materije". Za milijarde godina svoga života, ta bića su, smatrao je znanstvenik, mogla dostići „vrhunac savršenstva". „Jesu li se uspjela sačuvati do današnjih dana i žive li među nama, budući da su za nas nevidljiva? – pitao se Ciolkovski.

Naša nesposobnost opažanja te fine strukture drugih biti, usporediva je, moguće, samo sa nesposobnošću insekata ili, recimo pčela, da shvate naše vlastito postojanje kao čovjeka. Ljudi se bave pčelarstvom više od 10.000 godina. Deset milenija zaredom oni iskorištavaju pčele, modificiraju ih, proučavaju, pišu o njima članke i monografije. A pri tom, za same pčele, čovjek, očigledno, ostaje iza barijere njihovog poimanja. Njihov vid je stvoren na način koji im omogućuje razlikovati samo rasplinute konture bližih predmeta. U toj lelujavoj močvari, magloviti vanjski obrisi čovjeka, drveća ili stupova, podignutih u čast nekakvog događaja našeg svijeta, podjednako su im neprimjetni i apsolutno nevažni. Pčele, smatra poznati francuski istraživač Remi Shoven, čak i ne naslućuju da postoji takvo biće, kao što je čovjek. U toj stvarnosti, u kojoj one borave, nema ni čovjeka, ni čovječanstva.

Slično pčelama ili insektima koji žive u prirodi, i ne naslućuju da postoji čovjek, mi ne primjećujemo ni drugačije biti, koje možda, isto tako žive pored nas. Istina, katkad si barem možemo dopustiti misao da one postoje. Ali mi ne možemo znati, kakav je život tih biti, kakvi su njihovi motivi i ciljevi, ukoliko su im uopće svojstveni. Kao što ne bismo mogli znati, ne odgajaju li i one čovječanstvo, isto kao što mi odgajamo pčele. Uzgred, možda je, hvala Bogu, i bolje što ne znamo" (s.133-135).

A evo još jednog mišljenja – poznatog neurofiziologa, dobitnika Nobelove nagrade J. Ecclesa:

- Uvjeren sam, da polazna stvarnost mog poimanja vlastitog „ja", ne može biti identificirana sa mozgom, neuronima, živčanim signalima ili prostorno-vremenskim modelima dobivenih impulsa. Ne mogu povjerovati da iskustvo svijesti nema drugi nastavak, da nije imalo priliku drugog postojanja pri nekim drugačijim, za nas nezamislivim uvjetima. U svakom slučaju, ja tvrdim, da mogućnost slijedećeg postojanja ne može biti odbačena na znanstvenoj bazi.

Po njegovim riječima, postoji nekakva komponenta ljudskog postojanja u svijetu, „koja nije podložna dezintegraciji poslije smrti".

A sad sam i ja osobno došao u dodir sa bitima, koje nevidljivo borave pored nas, i uspio sam pojmiti novi aspekt svog vlastitog postojanja. Čak je čudnovato i neočekivano uključivanje u ritual Svetih Tajni, bezuvjetno bio dio nekog plana, koji sjedinjuje različite strukture osobnosti psihe i svijesti, kako moje, tako i Igora Arepjeva. Jer, još je Paracelzus odlučno tvrdio da svaki čovjek ima dva tijela – fizičko i duhovno. A on je bio vidovit. Te tako, što se događa sa nama – cijepanje ili sinteza ta dva tijela?

****

Moja učenica Tamara, koju sam već spominjao u ovoj knjizi, ima izuzetno jaku glavobolju. Napadi na njeno zdravlje žestoko me izbacuju iz ravnoteže. Tamara, isto tako, jedva podnosi to beskrajno pobolijevanje. Ima neprekidne živčane padove.

Zovem Igora. Moramo se nekako izboriti sa tim. Više se ne mogu trpjeti beskonačni kosmati (tako Igor i ja nazivamo podmuklo stanovništvo podzemnih struktura).

Odlučili smo poraditi utroje. Izlazimo u nematerijalni prostor. Nad Tamarinom glavom visi lopta sa svjetlećim žilicama. Lokaliziramo napad i idemo po zraci prema onome tko ju je poslao. Poznata ptica sa repom i kopitima.

- Ma, sad ćemo te udaviti, kosmati! – bjesni Igor i napada.

Ptica se preobražava u ogromnog razjarenog vuka. Vidim mu oči sa žutim odbljescima mržnje, iskešene očnjake. Ali je vuk malo izgubljen. Na dvoboj sa Georgijem Pobjedonoscem on, čini se, nije računao. Hoće pobjeći. Kasno. Igor ga mlati kopljem.

Vuk se pred našim očima pretvara u lisicu. Također ogromna podlost. Upravo je preda mnom – oči u oči. Udaram je kopitom. Iz lisice je otprhnuo gavran, odletio nekuda na razine.

Mora se nešto učiniti sa Tamarom. Njoj je jako loše. Hitamo uvis, uzimamo tamo životvorni križ. Stavljamo ga preko Tamarinog puta. Odozgo dolazi moćna zraka. Križ smještamo u zraku i usmjeravamo nastali Sunčev vjetar na Tamaru. Ona je cijela u njegovoj bujici. U nju ulazi moćni naboj božanske energije. Bol je splasnula. Mnogo joj je bolje. Dodajemo još energije iz žezla. Ona izravno ozdravljuje naočigled nas.

Odozgo se pojavljuje bijeli golub. Zovu nas gore. Tamara izlazi iz nematerijalnog prostora, a mi letimo za golubom. Na samom vrhu razina – stube. Na njima sjedi sveti Georgije Pobjedonosac. Padamo pred njim na koljena. On je tako golem, da mi jedva dosežemo do njegovih koljena.

- Što me hoćete zamoliti? – pita.

Odgovaramo da molimo pomoć u borbi sa tamnim silama, i za dobra djela.

On nam pruža ruku sa prstenom na prstu.

- Dodirnite prsten.

Mi ga dotičemo i osjećamo kako raste snaga u nama.

Sada treba naći Lapšina. Dotući ga.

Spuštamo se na zemaljsku razinu. Pronašli smo njegov stan. On je obavijen tamnom opnom. Nova zaštita. Kako je ukloniti? Zrakom izrezujemo prozorčić, virimo kroz njega.

Kuhinja. On sjedi pored žene za stolom. Djeluje izgubljeno. To je slomljen čovjek. Čovjek-sjenka.

Ulazimo mu u svijest, vraćamo informaciju jučerašnjeg dana. Lapšinov mozak su dvije kuglice. One su energetski i informacijski međusobno povezane. U središtu njegove strukture – kvadratići. Ima ih desetak komada i vrlo su aktivni. Zraka odlazi kroz Bardo do treće razine. Još jedan impuls odlazi na šestu razinu, gdje je hipnoza. To je sve jučerašnja slika, kada se on pripremao da nas napadne. Evo ga u Carstvu mrtvih. Sa strane - ptica, sleđa – vrag. Opasan je uzanim kožnim remenom. Za pojasom su mu magični instrumenti – petrolejska svjetiljka i vrč. Preko puta poznati lik u crnom dugom kaputu i s kosom. I ponovno se iz grudi Smrti u Lapšina ispumpava crna energija. On se pretvara o ogromnog gavrana. Pod njim je teška crna platforma sa kovanim prstenom u sredini. On se hvata kandžama za prsten, podiže ploču u zrak i nosi je kroz Bardo-kanal na zemaljsku razinu. Nalazi moju kuću i spušta ploču odozgo. Pojavljuje se konjanik – naša zaštita. On drži ploču rukama, ne dopuštajući da se spusti. Ali ni ptičica također nije baš svakidašnja. Čeka, kada mi netko dolazi u kuću, šalje impuls kroz te ljude koji ulaze, stvara rezonanciju i pločom pritišće odozgo. Svima u kući postaje loše.

Sad smo se pojavili Igor i ja. Počinjemo se boriti s njim. Ista borba kao jučer. Mi se tučemo sa vukom, a crna mrljica odlazi uvis i skriva se na trećoj razini. Znači, vuk je – iluzija, hologram. Mi smo se borili sa vukom koji nije pravi, već sa kopijom, koju su nam vješto podmetnuli. Iako, sudeći po Lapšinovom stanju, njemu je već svega dosta. Georgije Pobjedonosni nije nekakva vještica na metli. Želio bih dodati Lapšinu makar nešto nelegitimno. A već je mučno koliko on jadno izgleda. U Rusi* ležećeg ne tuku. Izlazimo, odlazimo. Neka se oporavlja, još ćemo se sresti.

Vratili smo se u naš ured, pod kupolu kule. Ali, nismo uspjeli isključiti ekrane unutarnjeg vida. U nas je ušla informativna bujica, i počela se odmotavati – kao da glas iznutra odjekuje:

„Izmjerite utrošak vremena na događaje virtualnog plana označene stvarnosti. Događaj se dogodio. Počele su promjene. Stvarnost se počela mijenjati. Lapšin se zainteresirao za taj pravac, čita odgovarajuće tekstove, knjige. Tu su se učvrstile vaše ispravke, koje mijenjaju važan dio njegovog života. Vama nije ostavljeno dovoljno vremena za potpuno školovanje, i treba požuriti zato što se približava vrlo važan događaj. Lapšin vas je znatno pretekao. Vi ste se pojavili u procesu uspostavljanja njegovog odnosa sa Grabovojem. Imate izuzetno mnogo

---

* Rus – Rusija se do dolaska kršćanstva zvala Rus

snage, ali niste dobro procijenili s kim imate posla. Tamne sile su ojačale i žele ograničit carstvo Kristovo. Milenij je – godina promjena. Zakon to dopušta. Vi možete pomoći Kristu. Vi radite valjano, time što preinačujete Lapšinovo okruženje, ali je to nedovoljno – sva sila je u njemu, kao što je vaša sila – u vama.

Njegova grupa ovisi o njemu.

Vaša – od vas.

Konačno, sve će se odlučivati u neposrednoj borbi. On je vrlo ozbiljan protivnik. On promatra – kakva je protivnikova smrt. A najvažnije je: kakva je kod koga smrt?

Vi se borite na vrhu. Ali se zbivanja prelamaju i dolje. Unesite jasnoću. Usmjeravajte ljude. Uskoro ćete morati stati na čelo svega – i ovdje, u Carstvu Božjem, i dolje, na Zemlji. Podignite barjak – okupit će se vojska".

****

Slijedećeg dana smo Igor i ja otputovali kod Grigorija Petrovića. Dočekao nas je, sa osmjehom kao i uvijek, i već bio u tijeku zbivanja koja su se dogodila u nematerijalnom prostoru

- Ma, što ćete, događa se. Obmanuli su me. Najvažnije je – izvesti točne zaključke iz onog što se dogodilo. Pobjede uvijek osvaja onaj, tko izvede pravilne zaključke. Razmislite, kako se sad boriti sa hipnozom i hologramima, kako opaziti među svim tim kopijama istinskog protivnika. A sad, hajdemo poraditi – predloži on. – Uključite svoje ekrančiće. I, počinjemo.

On se usredotočio.

- Iskustvo skupljanja prostora u opseg vlastite duše. Što prvo radimo? Ograničavamo prostor oko sebe i uvlačimo ga u sebe.

Iznenađujuće, za razliku od prijašnjih podizanja po vertikalnom kanalu Bardo – u trenu se nađosmo na vrhu. Sada smo doslovce džinovi koji su se istrgli iz boce. Uokolo je beskonačnost Kozmosa. Sve se vrlo jasno vidi: zvijezde, spiralni rukavci naše galaksije, druge galaksije u daljini. A dolje je naša bočica, u kojoj je cijeli svijet. Drugi prostor na kojem mi stojimo je – vjerojatno čep te posude. Sada je on malo podignut, zahvaljujući čemu smo i utekli na slobodu. Eto kako izgleda naše prostranstvo, kada se promatra izvana. Ovdje nema ničega – ni centralnog kanala, ni lijevog, ni desnog. Nerazumno stremi uvis. Taj beskraj guši, ali mi savladavamo strah. To je, možda, prvi čovjekov izlazak u otvoreni Kozmos bez skafandera. Iako, teško da je tako. Neka slična svjedočenja već postoje, ma, na primjer, u tibetanskoj „Knjizi mrtvih". Uostalom, autori ove knjige su mogli i ne popeti se tako visoko.

Nešto nas nekuda vuče. I naš put, ničim obilježen, teško da je slučajan. Nas doslovce privlači nevidljivi kozmički tok u dubine Svemira. Zemlja i Sunčev sustav se odavno ne vide.

- Pokušajte se zaustaviti – čujemo glas Grigorija Petrovića.

Zaustavljamo se. Preko puta nas se pali nešto poput velikog ekrana, po kojem velikim slovima juri tekst. Nešto kao skripta. Čitamo:

Život jest beskonačnost, a beskonačnost jest život. Ali ne postoji u svakom životu beskonačnost. Tko je spoznao tu beskonačnost, taj je spoznao i život.

Beskonačnost postoji u svakome od vas, u vašoj duši. Razvijajući tu beskonačnost, vi doživljavate istinski život, kako na Zemlji, tako i u Kozmosu. Beskonačnost se ne može prekinuti, a život je isto tako beskonačan, kao Kozmos.

Život se mijenja, kao Kozmos. I upravo Kozmos utječe na vaš život. Sve što činite, jest kozmičko i svojstveno je načelima Kozmosa na Zemlji.

Kozmos daje život, kako na Zemlji, tako i na drugim planetima. Pogrešno je smatrati da je netko stvorio Zemlju. Život je stvorio sam Kozmos kroz očitovanje više sile Razuma.

Kozmička energija je u svakome od vas. Samo treba naučiti kako se njome služiti, i tada ćete spoznati istinski život kako na Zemlji, tako i u Kozmosu.

To je bogatstvo koje se ne daje svakome. I nije svatko tko je pripremljen, u stanju upravljati tom energijom. Živite u harmoniji, kako na Zemlji, tako i u Kozmosu – i vi ćete steći vječni život.

Kozmos je – očitovanje vas, a vi ste – očitovanje Kozmosa. Uzmite ono što vam pripada. Projicirajte zemaljski i kozmički život, onako kao što ste vi stigli ovdje gdje se sad nalazite. Jedini vaš pomoćnik je – Vjera.

Sve kozmičko nije vam strano. Ono vam je blisko, iako se ne daje svakome. Samo odabrani se mogu služiti energijom odavde, gdje se vi sad nalazite. Kozmos vam je dao život, ne odbacujte ga. Pamtite – vi živite po načelima Kozmosa. To što vi ostvarujete, jest Kozmos.

Vi ništa ne otkrivate, već čitate u knjizi života ono drevno, što je već bilo napisano.

Požurite! Sve što se događa po spirali – završava se. A ono je vječno, zato što započinje ispočetka.

Životni poredak nije ono što ste vi navikli misliti oduvijek, i o čemu se u vama uobličio određeni pogled na svijet. Život je prostor, koji je određen kozmičkim načelima. Ništa se ne može razvijati kaotično, spontano, samo od sebe. Sve ide po redu u svom razvoju.

Život je izgrađen po načelima Kozmosa, i pogrešno je misliti da vi nešto otkrivate ili pronalazite. Sve je to postojalo i ranije, a ljudi stoje tek na prvoj stubi svog razvoja. A stube znanja odlaze daleko uvis. Da bi se pravilno koristilo neograničeno znanje, nužno je posjedovati potpuno suglasje duše sa Kozmosom. Pogrešno je smatrati da vi poslije smrti umirete ili nekog dana otkrivate nešto novo. Život je beskonačan, i vaša otkrića su, također, beskonačna. Ona su već ostvarena i u prošlosti i u budućnosti.

Oni koji kroz svoju dušu spoznaju svog Boga, imat će pristup do načela Beskonačnog Kozmosa. Oni će se moći koristiti znanjima, koja će ih pomaknuti tako daleko, da sadašnja svijest neće biti u stanju to sebi ni da predstavi, niti smjestiti u svoj um. Oni će se kasnije i izbaviti od nebeske kazne za nepravilan život.

Načela života su vrlo jednostavna, ali će svatko, tko ih kasnije pročita u Knjizi Znanja, morati biti spreman na razboritost, razumijevanje, a također treba znati, da na njemu leži odgovornost za upravljanje tim zakonima.

To je bilo nešto poput pristupne besjede. Onda je krenuo prvi dio.

Uzajamno djelovanje negativnih i pozitivnih energija

Negativne i pozitivne energije su istovjetne među sobom. Ali, u nekim slučajevima negativne energije može biti više negoli pozitivne, kao i obrnuto. To se događa u vrijeme uzajamnog djelovanja energetskih sila i borbe dobrih sila sa zlim, i zlih sila sa dobrim.

Tamo, odakle ste vi došli, između njih skoro neprestano stoji znak jednakosti, budući da su događaji i život raspoređeni po načelu Kozmosa. Da bi se izmijenila bilo koja situacija i da biste upravljali svojim životom, nužna je treća energija, koje, na tom mjestu gdje ste vi, nema. Da bi se izmijenili događaji i tijek života, energija se neizostavno mora uzeti sa izvora života, koji se nalazi više, iznad vas. Upravo nad onim mjestom, na kojem vi radite.

Vi ste dužni procjenjivati moć primjenjivane energije, zato što mijenjate ne samo tijek događaja i životnu razinu, već mijenjate i načela Postojanja i načela Kozmosa na onom mjestu, gdje oni djeluju neovisno o vama i o volji onih koji tamo žive. Vi morate procjenjivati razmjere primjenjivane energije, a isto tako jasno zamisliti posljedice primjene te energije i pamtiti, od koga je uzimate.

Pri uspostavljanju energetskog kanala, promišljeno koristite moć koja vam je dana, kako u dobrim, tako i u drugačijim namjerama. Shvatite da moć, primjenjivana s vaše strane, po poretku nadmašuje ostale sile svijeta, u kojem je vi koristite.

Poslije provjeravanja, dana moć će biti učvršćena u vama. Ali znajte da ta moć nije početak, niti kraj, već će biti samo jedna od moći kojima ćete imati pristup.

Po vašim djelima, bit će vam dano.

U ime Oca, Sina i Duha Svetoga, amen!

Dolazak Gospodnji

Pripremite se za dolazak Gospodnji, jer će Bog sići na ono mjesto, odakle ste sami došli. I onaj, koji ne bude posvećen djelima Gospodnjim, i u kome ne bude moći Božje, neminovno će stradati.

Moć Gospodnja je u vašoj duši - i nađite vjeru vaše duše. Tada ćete steći spokoj i sklad u životu.

Znajte da je svakome od vas dostupno koristiti se moćima Gospodnjim, koje su neusporedivo nadmoćnije. I ne bojte se preuzeti te moći, budući da vam je dopušten pristup njima.

Znajte da te moći mogu izmijeniti, kako svijet u kojem se vi nalazite, tako i život, prirodu i sve što je oko vas.

Ne sumnjajte u ispravnost odluke, budući da je vaša odluka - što i želja odozgor. Postupajte sa vjerom i vašom dušom u potpunom skladu, onako kako vam navode misao. Zato što vi jeste ono oličenje ruke Gospodnje, koja vam daje raspored kako u Kozmosu, tako i u onom životu iz kojeg ste došli. Vama se stavlja na raspolaganje četvrta nezemaljska moć. Ona je kao zid – bez početka i kraja. Niko je ne može svladati, pobijediti. Ona će vam biti potrebna tamo, gdje morate zaštititi, ograničiti.

Iskoristite danu moć za dobre, razumne namjere i znajte, da će se moć, dana vama, mnogostruko uvećati radi podrške i brižljivog staranja o tom mjestu, odakle ste došli.

Koristeći moć i sposobnosti kojima ste obdareni, dobro upamtite da nikada u primjeni moći niste sami. Iza vas stoji Gospod naš. I one sile koje će vam se suprotstavljati, bitno su zabludjele i pokušavaju se oduprijeti gnjevu Stvoritelja.

Neka one opaze veličinu vašu, i nalazit će se u blizini vašoj, služeći vama. Kako je i bilo predodređeno nekada, i u sadašnjosti, i u budućnosti. Neka vas čuva Gospod i sva sila nebeska!

Gotovo, svi tekstovi su završeni. Ekran se ugasio i nestao. Mi smo sami u beskrajnom Kozmosu. U kojem pravcu da skačemo?

Odjednom, iz daljine leti velika dugačka kočija, u koju su upregnuta tri bijela konja. Ona blista. Njom upravlja golemi bradati čovjek. On vrlo sliči onome, koga prikazuju na ikonama. Bog Otac.

- Što je, izgubili ste se? – ori se preko cijelog Kozmosa gromovit, zaglušujući glas.

- Gospode! Pomozi nam da nađemo Zemlju! – molimo mi.

On se smije. Kola se okreću.

- Uhvatite se odostrag!

Igor se drži rukom za zidić zlatnih kola. Ona lete kroz beskraj. Proletjesmo mimo Sunca.

- Eno je vaša Zemlja.

Bog Otac ka njoj baca munju.

- Hvala, Gospode.

- Mene još i zovu Ocem - kikoće se on.

238

- Hvala. Oče.
- Uh, najzad ste se dosjetili.
- Možemo li Te dotaknuti?
- Ne smijete. Izgorjet ćete.
Kola se okrenuše i odletješe nekuda u dubinu galaksije.
Mi ulazimo na razine. Gotovo, ponovno smo na Zemlji. Grigorije
Petrović nas promatra zadivljenog pogleda.
- Vi znate tko je to bio?
Igor i ja se zagledamo.
- Stvoritelj – i snuždeno dodaje: - Da, dečki, s vama nikad nije
dosadno. Ja osobno ovako nešto prvi put vidim, da Sam Stvoritelj
nekoga vozika po Kozmosu.

****

Igoru i meni sve mnogo bolje uspijeva negoli ranije. Brže stižemo
do planetarnih razina, bolje dijagnosticiramo bolest, brže nalazimo
rješenja u konačnom obračunu sa patologijom u organizmu – kod sebe
i kod drugih. Ukoliko nešto ne znamo, odmah se obraćamo Grigoriju
Petroviću. On na drugoj razini lijevo, ima svoje prebivalište – omanji
dvorac sa paunovima u dvorištu. I Igor i ja smo počeli katkad razmišljati
o nečemu sličnom. Ali se zasad još nismo odlučili.

Rad u Centru je dosta dobro krenuo. Ljudi dolaze. Ali su uglavnom
vrlo siromašni i ne mogu platiti ni za obuku, niti za liječenje. Mi ih,
bez obzira na to, ne odbijamo. Nama je nužna sigurnost u sebe. I svaka
složena bolest, koju mi svladavamo uz pomoć određenih tehnologija,
zaista je veliki blagdan za nas. Dolaze ljudi sa dijabetesom i dobivaju
očekivanu pomoć. Dolaze sa rakom – pokazuje se da je i on prinuđen
povući se.

Katkad se u čovjekovoj auri jasno primjećuje prisutnost tuđe
informacijske biti. Evo ih, zlodusi, kako se u narodu kaže. Mi ih
možemo ukloniti, ali prvo pošaljemo čovjeka u crkvu, po pravilu, u
samostan Sergijevo Sveto Trojstvo kod oca Germana. Neka grješnik
shvati, da nije sve tako jednostavno u životu, da za sve dođe vrijeme
za naplatu. Otac German će pročistiti mozak. On je strog svećenik,
i mi sa njim imamo posebne odnose. Kada je išla vojska kojoj su

nas predstavili, njega smo vidjeli među onima koji su blagoslivljali. Ukoliko ga Sam Gospod pušta u Svoj svijet, u Svoje Carstvo, to znači da je on taj, kome se može vjerovati. Nekoliko puta smo odlazili kod njega na službu Božju u dvorišnu crkvu i vidjeli, kako iz ljudi izlaze energetsko-informacijske biti tamnog svijeta – vragovi, demoni. Ponekad su se oni, istina je, odmah neprimjetno uvlačili u nekoga tko je bio u blizini. Ali ih je, uglavnom, vuklo nagore, u uspinjuću energetsku bujicu pod kupolom hrama, a oni su se, grčeći i mučeći u Svetom Duhu, deformirali, rastvarali, topili u visinama.

Mi smo dolazili u iskušenje da se otvorimo ocu Germanu, ali smo to obuzdali u sebi. Zato što u njemu nije radio ekran unutarnjeg vida, a on sam je mogao i ne znati, da je blizak Gospodu. A svoja znanja i umijeće da istjeruje zle duhove, dobivao je kanalom intuicije. Tako da smo mi, kao i ostali svijet, po nekoliko sati provevši na koljenima, dobivali očinski blagoslov. I drugima smo preporučivali da to isto urade, u svakoj zgodnoj prilici.

Vrativši se jednom poslije zamorne službe kod oca Germana, Igor i ja se sjetismo našeg ranije pobijeđenog protivnika, Lapšina.

Bilo je to sredinom svibnja. Dani su bili topli, sunčani, dugi. Sjeli smo opet u ured, u toranj pod kupolom, gdje se naš energetski stup stvarao, isto kao i u crkvi kod oca Germana. Zahvaljujući njemu, trebalo je samo poželjeti – i mi smo već bili u nematerijalnom svijetu, spremni za rad.

Ma, gdje li je u Moskvi naš prijatelj Lapšin? Aha! Evo ga! Tumara po svom uredu. Stol, iza kojega je prozor. Doputovao je iz Feodosija. Odmotavamo trakicu unazad. Što je tamo radio? Ništa osobito, hodao po groblju. Donio je cvijeće. Veliki grob, klupica, on sjeda. Povezuje se sa trećom razinom. Desno je netko od njegovih rođaka. Otac. On ga grdi. Lapšin ga ne čuje. On je s lijeve strane polu-ptica, s leđa ima rep. Oko njega je mnogo mrtvaca. On je za njih kao nada, kao spasenje, na tisuće ih je. Oni mu daju svoju energiju. Govore mu da je nepobjediv.

Premještamo se do njega. Sjedimo jedan pored drugog. Ispod nas je sve crno. Otvorio se kanal. Poletjesmo po njemu. Prva, druga, treća razina. Vrata! Ona se otvaraju. Skeleti u crnim dugim haljinama. Oni stvaraju kuglu tamne boje. Ona se trenutno skuplja. Lapšin je utjeruje sebi u grudi. On također ima i ratnu opremu. Sablja ili mač s desne strane, koji iz nekog razloga visi. Sad ima i pancir. I štit je isti, kao kod nas. Samo je sve tamno. Na štitu se naizmjenično pojavljuju – čas ptica, čas vrag. U sredini štita je kamen. Dugačko koplje. On je naša potpuna analogija, samo crna. Istina, samo izvana. A njegova bit je drugačija: ptica, kako bi pobjegao, vrag, da bi se borio. Pripremaju ga za nas. Oni su napravili prototip Crnog viteza. Njegovo naoružanje tek što se pojavilo. Ono povećava njegove izglede.

Sa njegove desne strane je otac – omanjeg rasta, suhonjav, sijed. On govori: zaustavite ga, cijeli naš rod će zbog njega nastradati. Otac ima normalne misli, a sin obrnuto. Razmišlja kako da prigrabi svijet.

Njemu smetaju takvi centri, kao što je naš, druge škole, akademije. Mi smo opasni za njega, a pojedinačni ekstrasensi ga ne brinu. Lapšin koristi hipnozu. Stavili smo ispred njega zrcalo. On zrcali u njemu i odražava sam sebe. Ipak, on zna za nas i na sve je spreman. Sve u svemu, on je stopostotno siguran u sebe.

Zašto njegov sustav djeluje autonomno?

Lapšin se, reklo bi se, ne napreže, a ljudima je loše! Treba ustanoviti, u kojem pravcu od njega vodi nit. Vidimo. Crna piramidica od lopti. Iz nje se zrakice razvlače prema onima koje on hoće uništiti. Radi na bezvoljniku. Eto, kako je zanimljiv njegov poslić. A ukoliko se pokuša na isti način protiv njega? Crna piramida nas guši, znači, njega će svijetla gušiti.

Postavljamo iznad treće razine piramidu od zlatnih kugli. Bogato je zasićujemo energijom Georgija Pobjedonosnog. Ciljamo u Vjačeslava – vražićka. Aha! Dobro se pripremio! Trenutno se pojavila zaštita u vidu kocke. Kako da ga dohvatimo? Udaramo kopljem. Izletjele su tri ptice. Da ih sustignemo ili što? Ovog puta je baš mnogo varao. Dok smo se borili sa hologramskim vukom, on je otišao na treću razinu. Sada neće pobjeći. Čak ni ptičice onamo ne lete – smeta im zlatna piramida. Mrtvaci sa lijeve strane bjesne, psuju. Ma, kakva je korist od psovanja?

Treba se prisjetiti kako se u bajkama događa. Nije bez razloga Lapšin u posljednje vrijeme čitao bajčice. Tratiti strijele na lešinare? Isti ti je vrag! Najbolje je da na njih pustimo našu milu ptičicu – dvoglavog orla.

Stvaramo ga zrakom, oživljavamo. Gotovo, spreman je veličanstveni, poletio je. I to pored ptičica. Znači, zaista nisu prave! Dvorogi prijatelj nas je opet htio nasamariti. Nije lijepo...

Naš orao je poletio nadolje, u Lapšinov ured. A tamo se uobličila nekakva kockica nasred sobe. Ovdje je nečisti, znači. Molimo dvoglavu ptičicu da se izmakne i iz sve snage udarismo buzdovanom po kocki, od kojeg se i planine spljoštiše. Raspuče se kocka. Vjačeslav se glavom zabio ravno u stol. Na potiljku mu se pojavio kovitlac. Kompjuter je tad pokazao ulaz-izlaz. Odvijamo ga u smjeru suprotnom od kazaljke na satu. Sažima se u točku, a sekundu kasnije se, opet, kao prije, vraća u prvobitno stanje. Ponavljamo. Isti rezultat! Uokvirujemo smeđom zrakom, izvlačimo iz bolesne glavice nerazumnu svijest. Uh, kakva je bušotinica nastala u tikvi!

A priroda, kao što je poznato, prazninu ne trpi. Utiskujemo na prijašnje mjesto dobre namjere, milosrđe, spremnost da se pomogne bolesnima, siromašnima. Hoće li to potrajati? Njegovi stari prijatelji i gazde, nesumnjivo će uskoro posumnjati da nešto nije u redu, i opet će ga iznova sastaviti iz dobrog u ogavno zlog čovjeka. Pa, možda će tjedan-dva proživjeti bez gadosti? A nama je barem kakav-takav predah.

Za slijedeći smo dan planirali podići djevojčicu na sami vrh razine, istu onu što je Vjačeslavu nekada, u općoj zbrci u Feodosiju, uništila cijelu predstavu. Kod nje odlično radi ekran unutarnjeg viđenja, ali samo na najnižim razinama, kako ju je u svoje vrijeme Lapšin podesio. Ona je talentirana djevojčica i jako je želimo reprogramirati na svijetli put ka Bogu. Uz to, nekada davno je upravo njoj pošlo za rukom upropastiti nadmenu okultnu Lapšinovu misteriju. Jedino zbog čega strahujem je njena samouvjerenost i uobraženost. Mislim, ukoliko sretne nekoga iz božanske hijerarhije, to će joj pomoći da se orijentira u životu.

I evo, nastupio je dugo očekivani trenutak. Mladi ekstrasens stavlja preko očiju tamnu masku, uključuje ekrančić. Pokušavamo je podići na desetu razinu. Sve se kod nje divno odvija. Nema nikakvih problema sa podizanjem. Na njoj je srebrnkasto odijelo sa širokim nogavicama. Jake duboke cipele sa krilcima, kao kod Hermesa. Slobodno i vrlo brzo se premješta po prostoru. Na glavi joj je povez, kao kod japanskih ninji.

Tako izuzetno pokretljivo dijete.

Letimo po središnjem Bardo kanalu. Nikakvih poteškoća. Djevojčica je ovdje kao riba u vodi. Podižemo se gore. Ravan teren. Sve je u magli, nikoga ne srećemo. Naša štićenica je dolje, tako je malena. Pitamo je kako nas ona vidi.

- Vi ste mi ispod grudi – odgovara ona.

Nešto nije u redu, ali što – nikako da shvatimo. Krećemo se po stubama. Malo smo se popeli, i stube iščeznuše. Praznina. Vrlo jasno nam je objašnjeno da se trebamo vratiti. Vratismo se. Krenuli smo drugim putem. Teenagerka napravi petlju i vrati se na prijašnje mjesto.

Koračamo po drugim stubama. Tamo je piramida, iza nje planina. Nekoliko staraca. Vrlo su veliki.

Pitamo supermanku: „Vidiš li ih?"

- Da, vidim. Oni su jako mali – kaže. – Promatram ih odozgo.

Starci se okreću od nje. Jasno pokazuju da ne žele općiti s njom.

Zašto djevojčica vidi sebe tako velikom i promatra sve odozgo nadolje? U ovom prostoru se, čini se, na neki alegorijski način pokazuju neki njeni ozbiljni osobni problemi u procjenjivanju sebe same. Hipertrofirana predstava o sebi, svom mjestu u životu... Da nije dijete, susret bi mogao biti mnogo grublji.

Ali, djevojčica ne gubi samopouzdanje. Jednostavno se okreće od božanskih staraca i lakomisleno se penje uz planinu.

Put zagrađuju dvije figure – Život i Smrt. Oni je promatraju, a ona promatra njih.

Po mom mišljenju, nju je baš briga za sve. Ona jednostavno razmišlja, kako da priječe preko te neočekivane prepreke. Njoj se, kao i prije čini, da je ona velika, a oni mali. Život i Smrt joj okreću leđa, jasno pokazujući svoj odnos prema nepromišljenoj djevojčici.

Ona želi ići dalje. Ja protestiram. Ovo nije cirkus, niti zoološki vrt. Sve je vrlo ozbiljno. Treba otići. Nju ovdje ne žele vidjeti.

A nama starcima-odgajateljima, također je pouka. Razumije se, djeca brže od odraslih otkrivaju ekran unutarnjih vizija, mnogo lakše usvajaju duboke mudrosti suptilnog plana. Ali se i vrtoglavica od uspjeha kod njih vrlo lako očituje. Tako se žele praviti važni pred drugima svojim izvanrednim sposobnostima, svojom izabranošću! To smo kasnije i kod nekih drugih učenika primjećivali. Znači, treba ih češće podsjećati da cijene svoj dar, pamte kako taj dar nije od Igora i mene, već sa mnogo višeg mjesta. Ne smije u srcu biti isprazna, bahata taština, već ponos zbog onih sila, koje ti predstavljaš.

****

Ima sve više ljudi koji su doznali o našim izuzetnim iscjeliteljskim moćima. Skoro svaki dan dolaze sa molbom da im pomognemo. Teških bolesti je sve više. Eto, došla je žena sa rakom u grudima. Zove se Tatjana Vladimirovna. U gimnaziji predaje strani jezik. Poslao ju je jedan naš poznanik.

Kako će biti? Mi još nikada nismo radili sa zapuštenim malignim tumorima. Tim prije, što je njen liječnik zahtijevao hitnu operaciju. Rendgen je pokazao mnogobrojne metastaze po kanalima limfnih žlijezda. Složenost problema je još i u tome, što ona i vjeruje i ne vjeruje u našu pomoć. Jednostavno se hvata kao za slamku. Ta neodređenost njene svijesti izuzetno smeta radu.

Igor i ja uključujemo unutarnje viđenje. Razgledamo organizam iznutra. Slika je turobna: širi se sepsa i pada imuni sustav.

Pročišćavamo krv. Krv se vraća, ulazeći u bubrege. U bubrezima je mnogo hidrokortizona. Sakupili smo pročišćene stanice – one su kao krhotine stakla. Izbacili smo ih u mokraćni mjehur. Još jednom pročišćavamo, čistimo ih preko bubrega i mokraćnog mjehura. Još jednom izbacujemo.

Veza ide od glave do tumora. Dolazimo do stanica, od kojih je krenula onkologija. Radimo na metastazama. Tekućina u stanicama je – mrtvačkog zadaha. Ona razlaže organizam na mjestu tumora. Reprogramiramo stanice na pozitivan rad. Metastaze na razini informacije odsijecamo i smještamo u nešto poput kutijice – sada one nemaju hranu, presjekli smo ih. A prvobitna stanica počinje raditi kao zdrava. Vratili smo joj pamćenje.

Zasad je dosta, više se za jednu seansu ne smije uraditi. Sa osnovnim tumorom ćemo raditi slijedeći put.

Završili smo rad sa njom i htjeli ugasiti ekran unutarnjih vizija... Odjednom se nađosmo negdje u Kozmosu. To je sfera. Mi smo u njoj.

Polumrak. Sunašce lebdi. Puštamo ga u sebe. Igramo se sa njim kao djeca. Na zidovima je nešto napisano. Slova su nepoznata. Glas iznutra govori da je napisano o stvaranju čovjeka. Preciznije – o stubama evolucije. S lijeve strane – životinje, sa desne – čovjek. Cijeli njihov razvoj. Zatim čovjek i tehnika.

Na podu su natpisi i udubljenje, unutar udubljenja petokraka zvijezda. Isto to je i na plafonu. Ta zvijezda je – formula života. Nju je moguće pustiti u pogon – zracima ili rukom. Dotičemo je – ona je hladna i klizava. Ma evo, iz nje se otrgla bujica energije. Obrazuje se duga. Podiže se od poda ka zvijezdi na plafonu. Ako se dotiče lijevom rukom, dolazi toplina. Dotakneš li desnom, prodire nešto opčinjavajuće. Mi se dižemo na zvijezdu. Zraka prolazi kroz nas. Nema nikakvih posebnih osjećaja. Ali zraka se razvija. Pred nama je iskrsnuo hologramski portret Majke Božje. Sfera se počela okretati. Zvijezda se okreće zajedno sa nama. Ne smijemo se pomaknut. Dužni smo iskazati poštovanje Majci Božjoj.

Ma, nešto se dogodilo. Nešto nas ljulja. U tom gejziru energije pojavio se čovjek sa krilima, ide prema nama. Sve se u trenu promijenilo. Sunašce, golub, pojavio bijeli se prozorčić. Slika prikazuje: nebo, pšenicu, polje. Čovjek sa krilima stoji preko puta. Dolazimo k sebi. Pored je druga sfera. Treba svratiti. Po njoj trče vragovi. Ma, mi se ne bojimo. Nekakva žena se pojavila – mlada, lijepa, ali se istog trena preobražava u nešto strašno. Vragovi puze okolo, skaču, deru se.

Na zidovima je napisano o ljudskom usudu: gramzivosti, proždrljivosti, pijanstvu, bludu, zavisti, nevjeri.

Preko puta tog zida sjede četiri golema vraga. Oni su oličenje gramzivosti, zavisti, bluda, izdaje.

- Što vi radite sa ljudima? – pitamo oštro.

Oni se kese, cere.

- Pa to što vidite, to i radimo.

- Ma, zašto?

- Da bi na zemlji bio mir.

- Zar kroz ovo može biti mira?

- A što vi mislite? Drugačije?

- Vi služite Stvoritelju?

Podsmjehuju se:

- Mi služimo Stvoritelju, svatko na svoj način.

Vragovi svi odreda, teško dišu od zlobe. Okupiše se sitni zlodusi, želeći napasti. Ali je oko nas luminiscencija, i oni je ne mogu nadjačati. Odlazimo.

Još jedna sfera. Dom svetih. Može se ući. Tamo je svijetlo, divno miriše. Sa dvije strane kao da su anđeli. Oni sa krilima. Žene svete, a golišava djeca trče. To liči na ogromnu sobu. Netko leti, netko hoda, netko sjedi na oblaku. Svi se osmjehuju i promatraju nas. Širi se nekakvo energetsko djelovanje. Pojavio se sveti starac. Manji smo od njega. Netko kaže:

- Vi ste se dužni sjetiti, tko ste zaista.

Naprežemo pamćenje. Pojavljuje se vizija – tu su konj, jahač. Na glavi je bijela sfera. U sredini areola – bjelina, krug, duga. I Igor i ja smo iznova vitez i Pegaz.

Uokolo se sve mijenja. Priroda: rijeke, more, planine, šume. Pitamo:

- Možete li nam pokazati strukturu Georgija Pobjedonosca?

Pokazuju lica sa sferama. U središtu je Isus Krist. Crtež – šest muških energija i šest ženskih energija. Žene su – lijevo, muškarci – desno. Znaci zodijaka.

Sada je prostranstvo – Krist, konj je – vrijeme, vodič kroz Kozmos. Jahač je – socium. Posljednji dio spirale, koji, prodirući kroz prostor, dobiva oslobođenje.

„Priroda je – svijet koji vas okružuje. Ali za vas, svijet nije jedan – precizira netko nevidljiv. – Pojedinci su dobili prolaz do onoga, čemu su vama omogućili pristup".

- Što mi trebamo raditi na Zemlji?

- Vaš zadatak je da liječite i štitite Domovinu, da pomažete ljudima. Okupljate se u moćnu snagu. Sačuvat ćete svoju individualnost, ali ćete biti jedno.

- Gdje je mjesto koje čuva moć? – pitam ja.

- Tragaj. Sve je u vlasti Boga, u tvojoj vlasti – dvosmisleno odgovara nevidljivi sugovornik.

Ekran je iščeznuo, isključio se.

Vraćamo se na razine.

Podižemo se iznad zaravni. Odlučili smo da malo eksperimentiramo.

Siva boja. Crtamo prugu bijelom bojom, ona se sama oboji u crno i iščezava.

Crtamo kvadrat. Iznova ga brišu. Biti tvrdoglav je beskorisno. Vidimo ulaz. Idemo. To je tunel. Na vrhu ima niz zaravni. Opet gvozdena vrata, okovana, vrlo jaka. Još jedna zaravan. Stajemo na nju – čini se kao da je delikatna materija. Opna je poput staklenika. Ona nas lako drži. Nečeg ima oko nas, ali se vidi samo na mahove. Treba nekako drugim očima promatrati. Na trenutke su vidljivi čas uho, čas ruka, čas dio haljine. Ti, kojima oni pripadaju su – gorostasni.

Krenuli smo još više. Žuta boja. Plava. Crtamo na plavom žuti kvadrat. Postao je stvaran. Okrenuo se ulijevo, na desno se prevrnuo, lebdi, poletio je. Brišemo ga ljubičastom bojom.

Počeli smo se kretati sporije. Guraju nas nazad, dolje. A mi se uporno probijamo prema gore. Zaravan. Igor se jednom rukom grčevito drži za kraj, tanak kao oštrica noža, a drugom me vuče za sedlo. Možemo se isjeći. Pritišću nas odozgo, ne puštaju. Igor se zakvačio štitom, i popesmo se na jedvite jade. Uokvirili su nas nečim bijelim. Na vrijeme, inače ne bismo izdržali vrelinu koja je uokolo. Jedva izdržavamo, pogledavamo oko sebe. Okolo su zodijački znaci. Dvanaest ih je. Pogled nam se čas otvara, čas zatvara. Vrlo je teško razgledati.

Odozgo je crveni krug. Zrakom prosijecamo rupu u njemu. Na crvenom krugu je crna rupa koja se steže. Nacrtali smo zelenu sferu – iz nje se počelo pojavljivat drveće, životinje.

Još više se penjemo. Krug je pored nas. Bijela boja je na zaravni, opet znaci zodijaka. Tamo sve blješti od zlata. Pentramo se prema gore. Zasljepljuje nas nešto odozgo, kao Sunce. Pritisak. Visimo. Ne možemo doprijeti do zaravni. Zlatan led. Treba otići, čini se, da nas zasada neće pustiti ovamo.

Ispričavamo se zbog nasrtljivosti, što smo se uvlačili bez poziva.

- Vi se niste uvlačili, vodili su vas - odgovaraju iz Kozmosa.

- Pa, zašto je bilo toliko protivljenja?...

- A što ste vi očekivali? Odlučili ste razgibati noge? Razgibali ste se. A zašto ne do kraja?

- Strahovali smo da ne budemo neuljudni prema domaćinima - upetljao sam se odmah za obojicu.

- Ma da, vidjeli smo vašu uljudnost.
- Ma, vježbali smo - pravdamo im se.
- Da, da – slažu se oni – Idite s Bogom.

Našli smo izlaz, spuštamo se dolje, poletjesmo. Prostranstvo, zvijezde, našli smo kanal. Mliječna staza je pod kopitima konja. Vidimo Zemlju. Spuštamo se na poljanu. Dolje nas čekaju dvadeset četiri starca. Iznova molimo oproštaj zbog nasrtljivosti.

- To nije nasrtljivost, to je volja – tješe nas oni.

Spuštamo se na Zemlju.

Sada znamo: Georgije Pobjedonosni je – zaštitnik Ruske zemlje. To je sustav živog Boga. Drugi dolazak Krista.

Tko smo mi u tom sustavu? Oni koji djeluju - ili kroz koje djeluju? Pitanja, pitanja, pitanja.

9. Poglavlje

U Centru imamo novu suradnicu – Tatjanu Nikolajevnu. Nju je preporučila Olga Ivanovna Kajokina iz Znanstveno istraživačkog instituta za tradicionalne metode liječenja. Preporuka ima težinu. A i sama Tatjana Nikolajevna je ostavila ugodan dojam – punašna, vesela. Ona zna mnoge drevne bajalice, posebno o vodi. Radili smo sa njom oko dva tjedna i otvorili joj ekran unutarnjih vizija. Ona je doslovce izgubila glavu kada se to dogodilo.

Cijelog svog života je Tatjana Nikolajevna brusila sposobnost percepcije čovjekove aure, njenih biopolja preko osjećaja. Ona je dovela suptilnost svoje percepcije do savršenstva, i mogla je bez osobitog naprezanja osjetiti eroziju i napukline u biopolju, a potom uz pomoć energije ruku kao zagladiti nastale lijevke. Ovakvo djelovanje zaista može na neko vrijeme pomoći čovjeku. I iznenada, to što je ona radila dodirom po osjećaju, naslijepo, - ona je ugledala unutarnjim vidom: aure ljudi, svoj utjecaj na njih. Nove, dotad nepoznate mogućnosti bioinformacijskih utjecaja, zapanjili su je svojom perspektivnošću.

Ona je otkrila neočitovani svijet, razine, strukture, baze podataka, programe utjecaja i upravljanja. Ekran unutarnje vizije se pokazao kao vrata u nevidljivi Univerzum, koji je uvijek uz nas, iščekuje nas, koji nam škodi ili pomaže.

Odlučili smo je podići na gornju razinu Bardo-kanala zbog posvećivanja. Ona se pripremila. Ima koketnu crnu masku sa srebrnim znakom iscjelitelja. Pa, čim se tako pripremila, znači da postoji želja da radimo zajedno. Uključujemo ekran unutarnje vizije. Iznenađujuće lako se odvija podizanje. Prolazimo zemaljsku razinu, ulazimo u Bardo-kanal. Prošli smo prema gore. Za deset minuta smo se popeli na zaravan. Ona sve vidi izuzetno dobro i sretna je. Vodimo je po stubama do božanskih staraca. Ona se drži dostojanstveno.

Starci sjede za stolom – smireni, veličanstveni, zračeći spokojem vječnosti, odvojeni od zemaljske užurbanosti. Objašnjavamo im koga smo doveli. Posredujemo.

Tatjana Nikolajevna je najprije zanijemila. Nikako da shvati – jeli ovo stvarno ili je igra mozga. Da je bila sama – ne bi povjerovala.

Starci su blagonakloni. Pitaju zašto je došla, što traži.

- Želim liječiti ljude vodom – odgovara vrlo konkretno, iako pomalo zbunjena. Daju joj posudu sa vodom. Preduhitruju je: „Samo je nemoj proliti".

Letimo nazad, Tatjana vrlo pažljivo drži pehar. Donijela je ne prosuvši je. Zaustavismo se na Zemlji pored jezerceta.

- Sada ćeš u toj posudi moći vidjeti sve što poželiš – odnekud se začu glas.

Postoji mogućnost da se provjeri. Danas imamo posjetitelje.

Počinjemo prijem bolesnika. I Tatjana Nikolajevna je sa nama.

Muškarac. Glaukom. Počinjemo raditi. Odlazimo na treću podrazinu prve zemaljske razine. Ona je sa nama. Razvijamo informacijsku matricu. Vidimo vezu bolesti sa srcem. Razlog glaukoma je - izuzetno ozbiljan stres. Govorimo muškarcu o tome – on potvrđuje. Kaže, imao je ozbiljan neuspjeh na poslu, sudario se, kako se kaže, licem u lice sa načelnikom. Radimo na oku, uključujemo program ozdravljenja. Očekuje ga još jedan isplanirani stres – vrlo opasan. Žena mu ne može oprostiti nešto, jako „navaljuje" na njega.

Poradili smo neko vrijeme sa ženom. Osvijetlili smo u njenom mozgu program odnosa sa našim štićenikom. Morala bi postati bolja.

Slijedeći pacijent: žena, vrlo bolesna. Što je sve ne boli! Vidimo bolesnu slezenu, jetru, krv. Izgleda da nastaje rak. Još ima u mokraćnom kanalu ogroman ožiljak. Pitamo je što joj je to? Odgovara da je imala operaciju. Odlazimo na treću podrazinu. Stvaramo u informacijskom prostoru njen skelet, organe, tkiva. Kod nje je sve crno. Uopće se ne može raditi. Odozgor pritišću neočekivano iskrsnuli crni oblaci. Jasno. Ona je klijent „kosmatih momaka" odozdo. Nešto u njoj sazrijeva, zbog čega su oni vrlo zabrinuti. Podižemo nad našim glavama štit, zaštićujemo se.

Istovremeno radimo sa ženom, iako ništa ne želimo učiniti, nije naš čovjek, nije svijetla. Tatjana Nikolajevna je sjajna. Ona odozdo pomaže. Radi sve vrlo znalački. Igor i ja u liku Georgija Pobjedonosca štitimo njen rad. Ali, odozgo pritišću sve jače i jače. Zašto?

Odjednom se iz žene izvuče crna aždaja i raste izravno pred našim očima. Nije mnogo velika, ali je Tatjana Nikolajevna u šoku. Ona nešto ovako vidi prvi put. Još duhovno nije spremna. Vrlo spretno se vinu na konja, to jest na mene, i sakri se pod Igorov štit. Borimo se sa aždajom. Aždaja nekako lako izbjegava koplje. Ali ipak dobiva udarac ravno u čeljust. Aždaja se topi i iščezava. Može se reći da je ovo naše prvo vatreno krštenje u stručnom smislu u našem utjelovljenju.

Pritisak odozgo je trenutno prestao. Nastavljamo raditi sa ženom. Osvjetljavamo je. Na duže vrijeme? E, to i jest opsjednutost. U jednom čovjeku je aždaja, u drugom vrag, u trećem - vrag bi ga znao što. Ma, ni meni samom nije jasno što se ispod zaštitnog kvadrata smjestilo da bi se tovilo. Kako će se to još prikazati u budućnosti – Bog zna. A zasad je, čini se, krotka aždaja, ne povređuje, već naprotiv, pomaže. Možda postoje i različite aždaje?

****

Te se tako, ljubav rođenog nam Ministarstva, najzad dokotrljala i do nas. Naziva se ta ljubav – strukturna perestrojka struke. Zvuči lijepo: objediniti sve državne nakladničke kuće po strukovnim usmjerenjima u velike holdinge. Ali, to je samo plakat, a što je iza njega?

Ako se nakladničke kuće objedinjuju bez obrtnih sredstava, bez mogućnosti financiranja njihovih nakladničkih programa kroz zajmove iz državnih fondova (a gdje su ti fondovi?), onda će oni biti sposobni samo za jednu jedinu mjeru – smanjenje broja zaposlenih. Na taj način će novi holdinzi, zbog nepostojanja uvjeta za njihov razvoj (a ti uvjeti zapravo i nisu predviđeni), pretvoriti u svojevrsne ustajale žabokrečine domovinskog državnog književnog nakladništva, ili u velike bratske grobnice. Iza svih tih ideja se nedvosmisleno naziru ambicije i perspektive komercijalnih nakladničkih kuća, prije svega „Vagriusa". Vrijedni magarčić (simbol te nakladničke kuće) odlučio je da na strukovnoj oranici zatrpa svojim silosom sve ono, što još nije dotučeno i nije satrto u prethodnim reformama. Perspektiva je potpuno jasna – spokojna zelena ispaša za samo jednu jedinu životinju. A ta životinja je sve te obavljene reforme promatrala samo iz prikrajka.

Eto ga, zemaljsko utjelovljenje astralnih projekcija. Započinje nešto vrlo važno. Najprije prikazuju ono što predstoji alegorijski, kao film. A sada evo, podigni u stvarnom životu svoj križ, tegli uzbrdo i održi obećanje dano na grobu svog prijatelja Borisa Možajeva: tobože ćeš spasti „Hudlit". Za riječi treba odgovarati. Tegli svoj križ, tegli.

U povodu predstojeće reorganizacije – sastanak kolektiva. Došli su svi, čak i oni koji su na bolovanju. Svi znaju da se ništa dobro ne može očekivati od poduhvata novih rukovodilaca Ministarstva. Ljudi su poznati. Tisak je preplavljen izvješćima o njihovim administrativnim i kriminalnim podvizima – pretresi, uhićenja, zapljene milijuna dolara u stanovima. Državna naredba Jeljcina je da se prekinu sve istrage protiv prijatelja Porodice, obavljaju se nova postavljenja u vladi – ali se novinarska istraživanja nastavljaju. Redaju se uvjerljive i dokazive verzije koje se tiču umiješanosti rukovodstva Ministarstva u sve nove i nove afere ogromnih razmjera.

Suradnici „Hudlita" se boje tih reformatora i jednoglasno izglasavaju da se ne prihvati odlazak u bilo kakve holdinge da ne bi izgubili tolikim trudom izvojevano pravo na postojanje! I još jedna rečenica rezolucije, vrlo ugodna za mene, koja je jednoglasno prihvaćena: „Izdavačkom kućom moraju rukovoditi isti oni ljudi, koji su je spasili od bankrota". To jest ja i moj tim. To je bio vrlo važan znak odobravanja našeg kursa. Uostalom, i potpuno logičan. Mi smo počeli ustrajno i vrlo primjetno mijenjati pokazatelje rentabilnosti nabolje.

Tih dana je u svibanjskom broju časopisa „Burza autorskih prava", novinarka Olga Peskova napravila temeljnu analizu stanja poslovanja u „Hudlitu". Navest ću citat iz analize.

„U enciklopediji „Knjiga" se navodi - da je 1996. godine izdavačka kuća objavila 38 knjiga. Pri tom je u zagradama ostala jedna okolnost, koja se ne može nazvati beznačajnom – dug nakladničke kuće je krajem 1996. godine iznosio 4,5 milijarde nedenominiranih rubalja. Ipak, već 1997. godine bilaca je bila na nuli, 1998.g. - dobit je iznosila 50.000 (sada već nominiranih) rubalja, a 1999.g. – 300.000. Planirana dobit sadašnje 2000.g. je – 6,000 000 rubalja. Ovakve su brojke. One govore, posebno o krizi koja je pogodila nakladničku kuću sredinom devedesetih godina. Ipak ne, to je bilo ranije. O tome isto tako govore brojevi. Te je tako nakladnička kuća 1991. izdala 277 knjiga, u ukupnoj nakladi od skoro 30 milijuna primjeraka, 1994.g – 58 knjiga u tiražu od 2 milijuna primjeraka, 1995.g. – ni jedna knjiga nije objavljena. 1996.g. – 38 knjiga u nakladi od jedva 500 tisuća primjeraka. Evo je, krivulja pada. A kakvo je bilo financijsko stanje nakladničke kuće već smo govorili. I kakvo je danas – također.

Uz ovakvu dinamiku, nije teško predvidjeti daljnji razvoj događaja: prekidanje izdavanja knjiga i bankrot nakladničke kuće. Godine 1997. situacija se razvijala upravo u skladu s tim scenarijem – bilo je objavljeno svega 25 knjiga u nakladi od 235 tisuća primjeraka. Nakladništvo je nestajalo. Ali, kako je već rečeno, te godine je dug bio isplaćen u potpunosti.

Za tri godine, nakladnička kuća se ispetljala iz dužničke jame i pokrenula normalan proizvodni proces, obnovivši višetomna izdanja klasika domaće i strane literature. Prije svega, slijedeće tomove Andrejeva, Kuprina, Grahama Greenea, Moma, Hoffmana, Hamsuna, koje su pretplatnici odavno očekivali. Na kraju krajeva, „Hudlit" je oduvijek bio specijaliziran za izdavanje sabranih djela, za čiji smo rad privlačili najveće ruske i inozemne stručnjake: učene – filologe, povjesničare, arhiviste, bibliografe, prevoditelje, tekstologe, slikare, radnike iz područja literature i umjetnosti. Po tome je i bila poznata ova nakladnička kuća. Mnogo od onoga što su izdavali i još izdaju drugi izdavači su – prijepisi hudlitskih izdanja iz prethodnih godina".

Pa ipak, upravo kada smo se samostalno iščupali iz provalije nepostojanja, nad nama se opet nadvila prijetnja uništenja. „Hudlit", koji se dizao sa koljena i skupljao snagu, nekome nije odgovarao. Opasan konkurent mora nestati. Nije bez razloga bivši direktor „Hudlita", a sada jedan od suradnika „Vagriusa", Georgije Andžaparidze, bez ustezanja priznao u krugu novih istomišljenika, kako je ponosan na ulogu koju je odigrao u uništavanju izdavačkog monstruma „Hudlita". Izgleda da nekim ljudima odgovara bilo kakva slava, čak i reputacija Herostrata.

Ali sada znam, kako moćno utječe informacijski plan, ili informacijsko polje Zemlje, na sva događanja. Znam, ali još uvijek ne mogu baš najbolje iskoristiti nova znanja. Znači, mora se učiti. Sada odlazimo na razine utroje. Sa nama je Tatjana Nikolajevna. Ona se prilagodila na virtualnu ravan postojanja nižih razina. Odlučili smo je pobliže upoznati sa onim što smo sami već svladali. Ekskurziju počinjemo od dvorca Grigorija Petrovića na drugoj razini.

Ulazimo u Bardo-kanal. Druga razina. Odlazimo lijevo. Brzo pronalazimo dvorac Grabovoja. Njega okružuje zid. Velika kapija. Osigurava je stražar. Na njemu je plašt i oklop. Mi smo također u oklopima, točnije – Igor. Tatjana sjedi na luku sedla, to jest na meni. Već sam se priviknuo na funkciju konja, i uopće me ne zbunjuje ta uloga. Ja znam da je Pegaz – najdraži konj Oca Bogova. Znači, velika je čast – biti takav lik.

Stražar nije pokazivao neprijateljstvo, niti se čudio našem izgledu, uobičajeno se interesirajući zbog čega smo došli.

- Želimo posjetiti našeg učitelja Grigorija Petrovića Grabovoja.

Stražar se sklanja i propušta nas:

- On vas čeka.

Idemo preko dvorišta, divan vrt po kojem šeću paunovi. Penjemo se stubama. Ulazimo u dvorac. Ogromne sale, mnogo slika, starinski namještaj. To je prije kraljevska palača, nego stan ruskog znanstvenika.

Prolazimo kroz nekoliko sala. Na kraju tog niza, velika svijetla soba. Za stolom koji je sav u otmjenom duborezu, sjedi čovjek nama okrenut leđima.

- Grigorije Petroviću, izvinite što smo se nepozvani pojavili, ali smo strašno željeli sve vidjeti iznutra – došaptavam Igoru što da kaže. On marljivo ponavlja.

Grigorije Petrović se okreće:

- Da ste bili nezvani gosti, teško biste ušli ovamo. Zar sam vas loše dočekao? Možda vas netko nije pustio u kuću?

- Došli smo k vama, isto tako, svom svojom dušom...

Grigorij Petrović iznenada ispušta zraku iz čela, i pored nas se pojavljuje slika – srna.

- Vaša djevojka je kao srna – kaže.

Pa, što se tiče srne – to, kako se uzme. Sve u svemu, Tatjana je – prilično korpulentna dama, iako joj se privlačnost ne može osporiti. Ona se očigledno topi od miline zbog komplimenata. Još dvije-tri slične kolorature – i ona će pobjeći od naše družine u palaču sa paunovima. Ta njezina bojazan nije besmislena. Tatjanino raspoloženje više govori od bilo kojih riječi. Ona se već spustila iz sedla i približila tik do gospodara magičnog svijeta.

Šapućem Igoru što da kaže. On ponavlja:

- Željeli bismo provesti nekoliko dana sa vama na zemlji, kako bismo sve zajedno razmotrili, i pobliže se upoznali.

- Telefonirat ću vam – obećao je Grabovoj. – A tebi će se san ostvariti – imat ćeš drvenu seosku kolibu na kokošjim nožicama – to se već obraćao Tatjani.

Pokazuje drvo – visoko-visoko. Dub.

- Na njemu je tvoja kuća.

Mi, za svaki slučaj, opet podižemo Tatjanu na luk sedla. Grigorije Petrović se smije:

- Da-da, čuvajte svoje blago. Vama je, kao herojima, potpuno svejedno hoćete li prije ili kasnije morati spašavati princezu.

Opraštamo se. Odlazimo iz dvorca.

Krenuli smo desno. Informativna razina. Vidimo sovu na raskrižju. Velika, sa ogromnim očima. Nastavljamo dalje. Začarana šuma, odakle se treba izvući. A mi, na neki način znamo put. Uopće nismo lutali. Jednostavno smo išli i izašli. Sveto drvo. Ispod njega je put. Daju nam golema kola izravno iz prostranstva. Ulazimo u njih. Jure nekuda gore. Svijetao tunel. Polumjesec.

Netko nas juri. To je vuk. Stari poznanik. Prostranstvo je postalo srebrnkasto-bijelo. Igor se premješta na konja. Otkačismo se od sivog lovca na tragove. Nekakva zaravan, uokolo stijene. Pokazuju nam drevne znake. Zelena boja. Povećavamo, približavamo sebi. Znak Strijelca – to je Igor, Ingvar, što je jedno te isto. Sad Jarac. Na njemu je zvončić. Sada nešto strašno pokazuju. Zmija, koja ima krila. Ona je živa. Uklonili su je. Iznova približavamo sljedeći znak. Neki čovjek stoji i ne pušta nas. Na glavi ima pero.

Slijedeći znak. Ovaj put dva čovjeka koji nas ne žele propustiti. Nalik su Indijancima sa lukovima. Polugoli su. Sad se pojavio Lav. Prekrasan je. Dlaka mu je sjajna. Moli da ga pomilujemo, umiljava se. Mazimo ga. Ugodno mu je.

Slijedeći je - Krava ili, prije će biti, Bik. Sada je Vrč – iz njega vodu izlijevaju. Ovaj zodijački znak je od mramora. Ali je voda prava. Popili bismo tu vodu. Nad znakom je ptica, i na njoj je kruna. To je Feniks. „Popij i zaspat ćeš" - kao blagi povjetarac kroz svijest pronose se nečije riječi. Znači, nećemo piti. Sad se pojavio čovjek sa lopatom. Govori:

- Kopajte dolje! Tamo je zakopano blago, a blago čuva zmaj.

- Slijedeći put ćemo nekako, u dokolici, ako budemo imali vremena, svakako to uraditi – zapetljano nalazimo izgovor za blago.

A sada, posljednji znak: živi Škorpion, sa krilima. Ima zelenu masku. Krilima nešto skriva. I sa njom se rastajemo. Hitro u tunel. Treća razina. Lijevo. Hladnoća, vlaga. Nekakav jarak, lubanje, kosti. Uokolo mrtvaci. Tatjana se boji, smirujemo je: tobože, nitko nas ne vidi. Bez razloga: na nas motri nekakva žuta mrlja. Ukazaše se drevni hijeroglifi. Približavamo ih, uveličavamo. Osim hijeroglifa, munje – unakrst, iznad je lubanja. Odmah pored su ogromni kreveti, kao u bolnici. Na njima leže ljudi, naslagani na gomile. Potpuno su umotani u zavoje. Aha, mi smo u Lapšinovoj povijesnoj domovini, to je njegov kat. Vraćamo se. Prenosimo se na desnu stranu, ulazimo. Ptice lete. Plavo nebo, paperjasti oblačići. Radost uokolo. Kuće, automobili, svi su otvoreni. Stup u obliku čovjeka koji drži balkon, grozdovi grožđa vise sa strane, svečano odjevena djeca sa vijencima na glavama. Liči na suvremeni grad. To je također Carstvo mrtvih, ali su ovdje okupljeni dobri ljudi, koje pripremaju za novu inkarnaciju. Oni proučavaju greške, koje su učinili u prethodnom utjelovljenju na Zemlji, na putu ka bogočovječnosti. Kada temeljno odrade svoju karmu, onda će otići u epohu besmrtnosti. To je već blizu, vrlo blizu.

Četvrti razina. Lijevo. Biti – bijele, leteće. Stoji stup svjetiljke. On je živ. Promatra nas kroz staklo. Raspoloženje mu je prijateljsko. Krava sa svjetlećim očima, također nas promatra. Nema prijetnje. Ljudi su odjeveni u nešto čudno – jedni stoje, drugi leže. Pored je, čini se, hram. O, to nisu ljudi. Odjeća, a unutra nema ničeg. Neutjelovljene ljudske duše. Dalje su freske. Naslikani konj i jahač koji ubija aždaju. Freske su u visećem, lelujavom stanju. Plinovite, nematerijalizirane do kraja.

Prelazimo desno. Isto tako hram. Stil je vrlo zanimljiv. Sve je isprepleteno – stupovi, lukovi. Ulazimo u prostoriju, tamo je tron – nalik na ljušturu školjke, na njemu netko sjedi.

Pozdravljamo se. Netko nam odgovara, ali je teško raspoznati – muškarac ili žena. Na glavi, u kosi je mjesečev srp. Nama u susret pliva zlatna koža. Daruju nam je. Uzimamo. Bože! Zlatno runo! Igor stavlja poklon na mene i zahvaljuje. Darodavac je također vrlo zadovoljan što smo primili poklon. Pitamo možemo li bilo čime pomoći.

- Vi pomažete već time što postojite!

Blagoslivlja nas. Poziva da dođemo, ako nam ustreba pomoć. Daruje nam još jedan poklon: po zraku prema Igorovoj ruci plovi žezlo. Domaćin zapovijeda da se drži čvrsto.

- Čuvajte ga za sebe – ponavlja on. Još jednom upozorava: - Treba čvrsto držati žezlo.

Peti razina. Lijevo je oluja, opasnost. Vremenske prilike su – stanje čovjeka i prirode. Potom hipnoza: leti pčela koja nije pčela – jedna strana joj je prugasta, druga kosmata, a i zujanje je isto tako nekako isprekidano. Sa litica pada kamenje. Igor i ja smo već bili ovdje. Tatjani je za prvi put dovoljno.

Desno su – šumarci, breze, svijetlo nebo, toplina, pšenica, polje. Pored leže vrećice. U njih možemo nakupiti ljekovitog bilja. Mahovina na putu uvijek dobro dođe. Vrećice od zraka dopuštaju: sakupite slobodno. Kasnije ćete ih, govore, staviti u vodu i potopiti. Savršeno liječe rane.

Šesta razina. Desno su hridine, more – ocean. Idemo prema vodi. Tatjana promatra kako se voda spušta sa gora. To teku talenti. Zaranja ruke u vodene struje. Sa prstiju se slijeva voda. Svjetlošću polijevaju odozgo, sjajno se osjećamo. Napojili su konja. To jest mene. To je po viteškom običaju. Konj je najbolji Vitezov prijatelj. – Toliko svjetlosti su nam dali. Velikodušno, prijateljski! Hvala.

Šesta razina lijevo – simbolizira nedarovitost. Sve je naglavačke, kraj s krajem se ne može pohvatati. Poslovi koji su započeti i napušteni. Teritorij za gubitnike.

Sedma razina lijevo – mrtva voda. Ljudi čeprkaju po prljavoj, vlažnoj zemlji. Muljevito tlo. Glina. Vjedra na uzici, i jama sa blatnjavom vodom. Na vjedru je nešto napisano. Ono je polomljeno, ima pukotinu. Sa strane slika čovjeka koji sjedi u bolničkim kolicima. Jasno je: ako hoćeš postati invalid – popij vodu iz baruštine.

Desno je - živa voda. Ljudi su toplo obučeni. Led. Snijeg. Rupe u ledu. Kutlača za vodu liči na patku.

Osma razina desno. Životvorni križ. Trava pored njega buja. Ljudi sa bradama. Vrlo duge brade, do same zemlje. Obećana im je dugovječnost, zato što žive sa vjerom u Boga. Križ je vrlo lijep. Na vrhu je nešto kao mašna sa čvorom. Iz njega se raspršuje zračenje žeravicom pri vrhu. Oblaci su zaplovili. Ispred su planine, osvijetljene križem koji je iznad njih. On sve obasjava: i egipatske piramide, i hramove ruske i katoličke crkve i istočnjačke džamije.

Sa lijeve strane je križ koji donosi smrt. Uokolo je sve sprženo, uvelo. U daljini sfinga. Ima dugu kosu, kao val. Kamen je posvuda. Sve živo uokolo umire ili se suši. Odlazimo.

Deveta razina – raj i pakao. Tamo nećemo danas, slijedeći put ćemo. Iznad devete razine je zaravan. Tamo su starci, Georgije Pobjedonosni, život i smrt. Tamo se ne može otići jednostavno iz znatiželje - može se loše završiti. U najboljem slučaju, tamo te nitko neće dočekati, a u lošijem, pojavit će se novi klijent za „bolničku sobu broj šest". To se već događalo. To nije igra i nije crtani film, to je Put. Put sa velikim slovom, koji vodi ili ka sramnom, ili ka besmrtnosti.

Igor silazi sa konja i pomaže Tatjani da siđe. Drži je za ruku. Oko zaravni se sve vrti li vrti. Tatjana sa kacigom i pancirom izgleda vrlo impresivno. Popeli smo se. Kamene gromade, na njima su starci. Promatraju, iščekuju što ćemo reći.

Tanja još jednom zahvaljuje na poklonu, na svom peharu.

Jedan od staraca podsjeća Tatjanu da pehar nije običan, da će joj zatrebati. Govori da joj uskoro predstoji susret sa vitezom pored velikog jezera. Nekakva zagonetka o životu. Ništa zato, odgonetnut će je Tatjana.

Pošli smo prema drugim stubama. Ulaz je u obliku polukruga.

Unutra su dvije ptice. Na krilima vrata po jedan anđeo. Pođosmo onamo. Svijetlost je blaga, ne zasljepljuje. Osvjetljava Put i nas. Ispred je voda, iz nje izbija sjaj. Hodamo po vodi, kao Krist. Prešli smo vodu, ona je iza nas. Svjetlost se pojačava. Naporno je gledati, žmirkamo. I pored toga, izuzetno jako sja u oči. Tatjana vodi konja. Sa visina nas zasipaju zlatom, zlatnom svjetlošću. To su nam dali nekakvu zaštitu. Na vrhu se pojavljuje glava sa dugom bradom. Znamo tko je to – Otac Bogova. On djeluje blago. Pozdravili smo se.

On pita Igora:
- Tko je sa tobom? Došao si u miru?
- Svakako, u miru.

On pruža odozgo moćnu ruku. Treba mu nešto podariti. Runo? Tatjana se koleba. Žao joj je. Igor i ja ne sumnjamo da u našoj misiji zlato nije najvažnije. Snaći ćemo se i bez njega. Dajemo zlatno runo. Istog trena nas je prestalo zasljepljivati. To je prinošenje žrtve. Zlato nas ne treba privlačiti, mi se ne smijemo vezati za zlato. Možemo ići dalje. Konj je postao sav zlatan, jahač je sav zlatan. Sada su nam dali prostor za djelovanje.

Mi znamo, da smo zlatno runo ostavili sebi, onda bi nam na fizičkom planu bilo naklonjeno zlatno tele. Ali smo donijeli drugačiju odluku – i ne žalimo. Otac Bogova nas pita, što želimo za sebe.
- Želimo ispuniti svoju misiju na Zemlji.
- Dobro – suglasio se Otac Bogova. – Dat ću vam još i slobodu. Da se duša raskrili. Velika-velika će postati vaša duša.

Zahvaljujemo. Vraćamo se. Postali smo viši nego što smo bili. I iznutra smo nečim ispunjeni.

Nove stube. Na njima je Georgije Pobjedonosni. On je golem. Glavu mu okružuju olujni crni oblaci, oblaci – prekrasno je. Sveti Georgije je stavio Tanju na dlan. Ispružio je prst sa prstenom: čitaj, kako kažu. Ali ona nije uspjela. Vitez osjeća da je ona malčice uplašena. Sveti Georgije joj objašnjava:
- Na prstenu piše: „Čast i dostojanstvo". – Spušta Tatjanu dolje. - A sad idite. Teško mi je. Spuštamo se.

Ponovno stube. Tunel je desno. Ulazimo. Ljudski ostaci. Nećemo ovuda. Krenusmo u drugi tunel. Nekakvi ogromni zubi, čeljust. Mi smo u čeljusti.

Tanja me nekuda vuče, idem za njom. Nju vodi ženska znatiželja, a ne intuicija, kao što kaže. Dovela me je do vode. Odozgo teče rijeka pod noge. Paprat mezozoitske ere. Voda je vrlo hladna. Uzimamo vodicu. Napravili smo čuturicu, zavezali. Uzeli smo još jednu – zakvačili konju za sedlo. Na čuturici je pisalo „Za pobjedu“. Tanja me opet nekuda vodi. Krećemo se po krugu zaravni. Polje. Ali ne obično. To je polje bitaka. Skupljamo orahe sa zemlje. Što da uradimo sa njima? Da ih zdrobimo i pojedemo. Zdrobili smo ih. Sjeli smo – pojeli, zalili vodicom. To nam je dodalo snagu. Znači, uskoro će doći do bitke.

****

Izuzetni događaji na informacijskom planu su do te mjere uzdrmali Tatjanu Nikolajevnu, da je odlučila dovesti svoju najbolju prijateljicu, kako bi joj pružili pomoć. Škakljivost situacije se sastojala u tome, da nas je prvi puta netko zamolio za pomoć nevezanu za zdravlje, već zbog određene porodične situacije, kompliciranih odnosa između muža i žene. I nama je bilo zanimljivo, kako će reagirati informacijsko polje Zemlje na vrlo osobni životni sukob.

Prijateljica se zvala Olja. Radila je na Vrhovnom sudu. I to, što su se već i službenici tako visokog ranga spremni predati višem sudu noosfernog uma, unosilo je spokojstvo za budućnost naše zemlje.

Olga je došla točno na vrijeme, kako smo se i dogovorili. Osim Tatjane, u eksperimentu je sudjelovao jedan moj učenik, šesnaestogodišnji mladić Jura. Njegov ekran unutarnjih vizija je savršeno radio, i trebalo je da na neki način prati proces, u svojstvu neovisnog promatrača.

Uključili smo ekrane unutarnjih vizija. Podigli smo se na informacijsku razinu. Pristupili smo analizi. Planetarni um je i ovoga puta odlučio voditi dijalog uz pomoć slika. Nad Oljinom glavom je kruna, ali joj je ona prevelik teret. Ali, je isto tako neće ni predati, zato što nema kome, a i obitelj će krenuti u propast. Njena linija života izuzetno mnogo ovisi o indirektnim okolnostima. Kakvim? Nama pokazuju čovjeka, on se grčevito uhvatio za svoju fotelju. To je muž. On je direktor velike tvornice. Drži se za svoj položaj? Povećavamo sliku. Što li je to: on je privezan za stolicu? Ruke su mu stegnute iza leđa konopcem, koji je jednim krajem obmotan oko poprečne prečke naslona stolice. Iza njegovih leđa su dvije figure – muškarac i žena. Žena mu nabacuje s leđa nekakvu vreću ili kapuljaču. Ona je vrlo odlučna – privlačna figura, duga kosa, lijepa. Pitamo Olgu, tko je to. Opisujemo vanjštinu.

Olga odgovara: to je ljubavnica njenog muža. Ona je odvjetnica i pomagala mu je da dobije sudske parnice.

Slika se širi. Prikazuju nam kako sa strane juri vlak ka čovjeku privezanom za stolicu. Još malo – i udarit će ga, pregaziti. Žena i muškarac se odmiču u stranu. Što učiniti? Zaustavljamo vlak. Treba shvatiti.

Jura predlaže:

- Hajdemo ga osloboditi.

Tanja odvraća:

- Treba razumjeti što se događa.

Pokazuju nam kravu, a muškarac koji je na stolici, vidi svog dvojnika pored nje. Kravu su pomuzli, u vjedru je mlijeko. Krava – to je situacija, na kojoj smo dobro odradili. Mlijeko je – novac, i to prilično velik. Muškarac treba odlučiti što će raditi sa njim. O odluci ovisi njegov život. Doslovce, u najskorije vrijeme.

Ne, on neće novac, odbija ga. I istog trenutka mu se vraća snaga. On kida konopac, koji ga je čvrsto držao za stolicu, i ustaje. Vrlo energično je nogom odgurnuo stolicu. To je odbacio pogodbu sa bankarom, koji je htio da za mito od četiristo tisuća dolara kupi njegovu tvornicu. I koji je namamio na svoju stranu njegovu ljubavnicu, odvjetnicu. Njoj je potreban novac. Ona ih je odabrala i podmetnula - svoga šefa i ljubavnika da budu uništeni.

Muškarac stoji vrlo odlučno. Neće prodati svoju tvornicu, svoj kolektiv. U njemu ima mnogo dobrog i mnogo lošeg, ali ovo neće uraditi. To je već sigurno i konačno. Ali su mu ruke, kao i prije, vezane. On se ne može u potpunosti osloboditi. U čemu je stvar?

Pojavila se kuća. Njegova kuća. On ne zna kuda ići, koleba se. Stoji minutu-dvije razmišljajući. Napokon, donijeta je odluka: kreće ka kući. Odluka je ispravna, zato što se vraća obitelji. Tatjana mu odostraga odvezuje ruke. Igor briše vlak. Situacija je, zasad, razriješena, ali su prijeteći čimbenici ostali. Nadalje će sve ovisiti o tome kako će se on ponašati. Sada znamo: to što se događa na informacijskom planu, ponavlja se na fizičkom. Olga je preneražena. Ova priča u alegorijama u potpunosti odgovara njenoj konkretnoj životnoj situaciji. Ne želi otići. Ostaje da bi sa nama popio čaj. Ono što se dogodilo je – šok za nju. O odnosima sa bankom nitko od bliskih nije znao, čak ni Tatjana.

Došao je Kiril. Lapšinov obavještajac. On priča kako se moskovski odsjek Akademije hoće izvući iz Vjačeslavovog tutorstva. Došao je zatražiti pomoć. Zato što ga se oni boje.

On govori neistinu. To se vidi pomoću vidovitosti. Ali, zašto? Što on hoće? Što želi postići?

****

Igor je na tjedan dana otputovao iz Moskve. Radimo utroje – Tatjana, ja i Jurij. Odlučili smo se snaći u bazi podataka ogromnog planetarnog kompjutera. Zanima nas program magije. Imam pristup svim bazama podataka, zato sam siguran da ćemo moći plodonosno istražiti taj pravac.

Ulazimo u program. U njega su unijete sve knjige o magiji. Pregledavamo ih. Jedna, druga, treća. Deveta knjiga nam je privukla pozornost.

Na koricama su štit i mač. Lik Georgija Pobjedonosca koji ubija aždaju. Korice su kovane. Otvorili smo. Promatramo, i sve oživljava pred našim pogledom.

Pokazuju polje. Na njemu su događaji. Scena ispraćaja u bitku. Žena nam daje dvoglavog orla. On je živ. Pored, s lijeve strane je lav. Trube trube, pozivaju. Dugačke trube. Tanja sjeda na konja, a Jura je iza nje. Georgije Pobjedonosni nam daje upute. Daje nam oružje – svoj golemi mač. Kako će Tanja njime zamahivati – nije jasno. Čuje se udaranje. Skuplja se vojska. Ogromna vojska u koloni. Svi imaju kacige, koplja, i štitove.

Glazba. Vojska je krenula. Lav trči pored, lijevo od konja, to jest mene. Tanja i Jura su odjednom postali divovi.

Ispred je grad, mnogo je kuća. Zlokoban grad. Desno su planine, stijene. Pejzaž je vrlo turoban. Tamno je, olujni crni oblaci. Munja probija tamu ispred. Oblaci se zgušnjavaju. Ispred stoji netko u tamnocrvenom dugačkom i širokom kaputu. Počinje nevrijeme, oluja. Plaštevi lepršaju, šibaju po očima. Grad je zatvoren, sve u njemu kao da je u zatočeništvu. Mi ih moramo osloboditi. Skupljaju se protivnici – uobičajenog su rasta ili malo niži. Oni nam se mirno i polagano približavaju. Naša vojska se razvija, postrojava u zbijenom redu poput zida. Zabrinut sam: nešto nije krenulo kako treba. I više ne shvaćam ono što se događa kao crtani film. U ovom okršaju treba biti Igor. Nešto smo zanemarili, vrlo opasno. Naši neprijatelji su – neljudi iz Carstva mrtvih. Eto kuda su krenule energije Lapšinovih učenika.

Poslali su na nas pticu. Jura ju je gađao bijelom strijelom, i pogodio. Ptica je pala, nestala u oluji. Sada se iz tvrđave dokotrljala nekakva sprava. Kao helikopter sa velikim propelerom. Tim propelerom se natjeruju olujni oblaci, njih je sve više. To što se događa uokolo, zloslutno guši živce. Što li smo zanemarili? Treba zaustaviti razvoj događaja. Naređujem Tatjani i Juriju da izađu iz knjige, da je zatvore. Odozgo pada nježna svilena tkanina crvene boje. To je veo. Spušta se odozgo preko nas. Poslan je ženskom rukom. Tanja kaže: majčinska zaštita Bogorodice.

Naša slučajna bitka sa neljudima iz Carstva mrtvih se već sljedećih dana okrenula vrlo konkretnim neugodnostima po sve nas, koji smo sudjelovali u događajima. Odjednom smo se počeli osjećati loše, problemi sa zdravljem su se obrušili na nas kao lavina. Tatjana je kašljala, oči su joj bile crvene, rupčić nije skidala sa nosa. Jura je također imao simptome akutnog respiratornog oboljenja. Meni je još gore. Istovremeno su zahvaćeni i grlo, i jetra, i bubrezi. Glava me boli, puca. Ovako grozno se nisam osjećao dugi niz godina. A nema nikog da nam pomogne. Ekrani unutarnjih vizija su u cijelom našem timu nekako odjednom potamnjeli. Rade jedva-jedva, na režimu za slučaj teške havarije.

Jedna kobna greška – i cijeli posao je izbačen izvan kolosijeka. Poradili smo na magiji, što bi se reklo. Ma, upozoravali su nas da nam je magija kontraindicirana. Ona je oružje protivnika. Nama Sam Gospod daje snagu, a mi bez obzira krenusmo kuda nije dopušteno. Točnije – ja. Ostali ni za što nisu krivi. Oni su krenuli za mnom, ja sam ih vodio. I evo zaveo – svi boluju, svima je loše. Kad bi se bar Igor brže vratio.

Otputovao je kod Grigorija Petrovića da se posavjetuje. On je već u tijeku događaja. Blagonaklono me promatra.

- Zaratio si?

- Jednostavno sam htio istražiti mogućnosti protivnika, sprovesti izviđanje borbom – pokušavam se opravdati.

- Razumijem – Grabovoj sliježe ramenima. – Ali, sam pojmi što bi se dogodilo, ukoliko bi konj bez jahača poveo vojsku u bitku. Dobro je da si se barem dosjetio zaustaviti bitku. Zato što se moglo dogoditi, da ravno iz bitke kreneš na drugi svijet. Kada ćete shvatiti značenje riječi „odgovornost"? Ono što se dogodi tamo, neizostavno se očituje ovdje.

- Što da radim? – upitah u očajanju.

- Ukloni žestoku fazu konfrontacije. Okrenite događaje unazad, dok nisu isklijali u stvarnost. Skrenite sve u onu točku, gdje još nisu započela ratna djelovanja. Vratite se kroz bazu podataka, koristeći obrnuto računanje vremena.

Na svu sreću, Igor se vratio slijedećeg dana. Sa njegovom vidovitošću je sve u redu! Možemo raditi. Sjeli smo udvoje. Našli smo magijski program, izvukli devetu knjigu. Otvorila se na onoj stranici, na kojoj su se zaustavili događaji. Vojske stoje, neljudi svojim propelerom šalju olujne oblake. Uključujemo obrnuto računanje vremena. Gotovo, gadovi su okrenuli svoj pogubni uređaj nazad, u grad. U jednom trenu je kroz njihove redove protutnjao Crni vitez na crnom konju. Kako ga nisam primijetio prošli put?

Sad se njihova vojska krije kod kapije. I mi smo ušli pod zidine. Scena ispraćaja, sveti Georgije – sve je proletjelo u obrnutom smjeru, do prve stranice. Knjiga se zatvorila. Vratili smo je u bazu podataka. Na izlazu iz Bardo-kanala, pored mog, plamte još nečija prezimena. Kao da su se potpisali alpinisti na osvojenim vrhovima: Čumak, Kašpirovski, nekakva Mirzojeva. Najveći od svih su Džunin i moj potpis, skoro kilometarske visine.

- Hajdemo ga skinuti – predlažem Igoru.

- Zašto? – upita on.

- Ukloniti ćemo oholost – ja objašnjavam. On je shvatio, složio se. Uklanjamo moj razmetljivi natpis. Točno Igor govori: „Jednostavnije mora biti, jednostavnije!"

Proučavamo razine. Što vidimo? Devet razina, svaka od njih ima tri dijela. Evo ga, carstvo preko brda i dolina, države na kraju svijeta! Deseta zaravan – ona je kao čep od boce kažnjenog duha. Koga prime na nju, taj je prošao inicijaciju. Ali, ne primaju sve, kako se već ispostavilo. Onome tko je prošao inicijaciju, čep od boce više nije potreban.

Lijeve razine su - prošlost. Desne – budućnost. A u središtu, gdje se prošlost susreće sa budućnošću, to jest u Bardo-kanalu – vrijeme je istinsko, prošlo je - sadašnje i buduće je - stvarno. I dolje, pod zemlju, također odlaze razine. Izravno ka planetarnoj jezgri – drugom suncu Zemlje. Nije li Lapšin o njemu govorio: Sunce-2, Sunce-2! I ogromne osobne planove je gradio u posebnim odnosima sa tim podzemnim svjetlima. Donje tamne razine su također ispunjene informacijom, moćima, znanjima. Ali je to na neki način drugačije – kroz iskušenja, gramzivost, laži, lopovluk, izdaju, zavist, grijehe. Treba dobro promisliti. I još treba pojmiti, kako uzajamno djeluju razine i zaravan. Sve u svemu, već se dovoljno jasno pokazalo, da je svaka razina povezana sa takvim globalnim komponentama Kozmosa i čovjeka, kao što su informativna bit, karma, sudbina, duhovnost, postojanje, prostor, vrijeme, veza između neba i zemlje, i tako dalje. Volja vodi čovjeka kroz zamršene labirinte života - ka samome sebi. Ali, hoće li on naći sebe u nevidljivoj matrici postojanja, prepunoj opasnih podmetanja i nepredvidivih iskušenja, kako bi se popeo do stupnja potpunog oslobođenja? Bog zna! Ja znam samo jednog takvog čovjeka. Zvali su ga Krist. On je pronašao put u labirintu Svoje sudbine, savjesti, iskušenja, težnji.

Govore da se očekuje Njegov drugi dolazak. A možda je On već na Zemlji? Tko to zna? I te razine su kao boca zatočenog duha. A tko je duh? Čovjek? Treba samo prebrisati staklo prekriveno prašinom vremena i, izvući čep. Samom zarobljeniku u boci, to uopće nije lako uraditi. A i čep nije običan – dvadeset i četiri starca pažljivo čuvaju izlaz iz boce. Njih nećeš prevariti. Oni čitaju misli i umjesto očekivanog poklona, mogu se odreći pretendenta i kazniti ga. Ne idite, djeco provoditi se u Afriku!

Jedna djevojčica je otišla, i što se dogodilo? Nisu joj dali dopuštenje, okrenuli su joj leđa. Dobro da je nisu kaznili. Kažem Igoru:

- Hajdemo je pripaziti. Mogli bi biti napadi na nju. Možda joj je nužna pomoć? Ipak je član našeg tima, mi smo za nju odgovorni. Spuštamo se u informacijske tokove. Brzo pronalazimo potrebnu nit. Sada uspijevamo skoro automatski. Sišli smo u njenu svijest. Molimo da nam se pokaže opća situacija. Pokazuju nam: sfera je podijeljena na dva dijela. U jednoj polovici je slika oceana, a u drugoj je samo boja vode različita. Lijevo je – crna, desno je – bijela, u sredini je – ogledalo. Čas s jedne strane val udari u ogledalo, čas s druge. Ova borba se zbiva u njenoj svijesti. Ona, zasad, ne razumije bit procesa života, što je baca u krajnosti: čas radi dobro, čas razmišlja o svojim nadmoćima i kako da se njima koristi za osobne ciljeve. Neprekidna je oluja u njenoj svijesti.

****

Svakoga dana učimo raditi sa razinama planetarnog kompjutera. I u apsolutnom skladu sa rezultatima, nama dolaze novi pacijenti. Skoro istovremeno se pojavio dječak Miša – on je autističan, uopće ne može govoriti - i djevojka Daša. Daša je – gluha. Za nju se zauzeo moj zamjenik u nakladničkoj kući Sergej Kolesnikov. Vodili su je kod liječnika, vračeva. Rezultat – nula.

- Ako joj uspiješ vratiti sluh, ja ću biti prvi koji će posvjedočiti svima koji se o tome raspituju, da si ti zaista kadar raditi čudesa – Sergej mu izjavi sa svojstvenom slatkorječivošću. – Dašu su vodili na detaljne preglede kod najboljeg stručnjaka za gluhonijeme u Moskvi. On je rekao da se to ne liječi. Njegovo mišljenje je kao presuda. Pokušaj ga opovrgnuti.

Posljednjih godina je Sergej lagano plutao od totalnog negiranja mogućnosti liječenja uz pomoć suptilno-materijalnih djelovanja preko svijesti, do djelomičnog priznavanja, da je nešto poput ovog, ipak moguće. Riječi ga nisu baš uvjeravale, ali me je jednom zamolio da u obliku eksperimenta pogledam njegovo koljeno. Prastara sportska povreda ga je s godinama dovela do toga da bol u koljenu tjednima nije prestajala. Sergej se mučio, jedva je savijao nogu, ali je trpio, budući da liječnici nisu obećavali čuda i preporučivali su mu da se privikava na to. Sergej je od nas zatražio pomoć. Prirodno, dobio ju je. Kakvo je bilo njegovo iznenađenje, kada je poslije nekoliko dana u vikendici, mirno, na molbu prijatelja, sjeo u položaj lotosa i, podigavši tijelo na rukama, napravio nekoliko složenih yoga vježbi. Sa zakašnjelim strahom je pomislio: „Sad će me ošamutiti bol". Ali, boli nije bilo. Nije je uopće bilo! Bol se nije vratila ni tog dana, ni slijedećeg. Nije se vratila ni tjedan, ni mjesec dana kasnije, kao da je zauvijek zaboravio na svog „štićenika". Rezultat je izazvao izrazitu promjenu raspoloženja i Sergej je odlučio nastaviti eksperiment, sjetivši se Daše.

Miša i Daša su došli kod nas istoga dana. Nijem i gluha. I istog dana smo počeli s njima raditi.

Miša je – normalan, zdrav dječak. Ali je između desne i lijeve hemisfere mozga postojala nekakva tanahna tamna membrana. To je zid. I neće ga biti baš lako probiti. Takve slučajeve još nismo imali.

Promatramo uzrok. Aha, povezan je sa nasljedstvom. Ogromna količina novca. Pokazuju nam se kuće, vrtovi, zamci. Čini se da je to Poljska. Namrgođeni starac. Ima ogromno bogatstvo. Ali mu ono nije pripalo kao miraz, zakonski. Žena, kojoj je bogatstvo pripadalo, odavno ne živi s njim. Ona želi povratiti svoje. Sude se. I samo što nije dobila željeno. Starac strepi, hoće sve prenijeti na sina. I mrzi tog nepoznatog dječaka u Rusiji, kome će sve pripasti po sudskoj presudi. Ta žena je – Mišina baka i želi sve prenijeti na unuka.

Pričamo o tome Mišinoj majci, i ona se sledila: sve je upravo tako kao što smo vidjeli. Za sada ne možemo donijeti odluku i tražimo time out.

Sa Dašom također nije baš sve jednostavno. Nema fizičkog razloga za gluhoću. Ali, ima u ušima dva informativna prigušivača. Treba shvatiti - zašto. Iznova nas informacijski tok vodi u daleka vremena. Njena baka, apsolutni vjernik, nekada davno je imala abortus. Duša abortiranog djeteta se nije uspjela vratiti u Carstvo mrtvih i visjela je nespokojna između razina. Ona je u pomoć dozivala svoju rođakinju, koja ju je mogla čuti zbog izuzetno osjetljive desne hemisfere mozga. Da Daša ne bi poludjela, njoj su postavili informacijske prigušivače. Pogledali smo prognoziranu fazu: na početku 2001. godine Daša će ponovno čuti. Prigušivače moramo uklanjati vrlo oprezno. Neuroni mozga nisu spremni čuti zvuk. Bit će šok i bit će zakočen cijeli sustav upravljanja organizmom. U početku ćemo skidati po 0,3-0,5 posto tjedno. Stavljamo u pogon. Proces je započeo! Pokazuju nam da Daša sjedi u koncertnoj dvorani i sluša glazbu.

- Dašo! Čut ćeš glazbu – lagano joj govorim. Djevojčica čita sa usana i klima glavom. Razumjela je.

****

Tek što smo uspjeli zaustaviti nedopuštenu s naše strane pokrenutu magijsku bitku sve se već smirilo. Prestali su bolovati sudionici bitke, i događaji oko „Hudlita" su doslovce zamrli. Uokolo jauci, kuknjava kolega iz drugih nakladničkih kuća povodom sve jačih pritisaka iz Ministarstva, najezde, ponovne preraspodjele svojine i njeno oduzimanje u korist novih obijesnih momaka, koji su našli način da se približe vlasti. A kod nas je čudnovato zatišje, kao da nas nešto odozgo pazi i štiti. Naslućujemo tko! Mi smo sa njima općili, mi smo ih vidjeli, mi sada znamo, da Bog postoji!

Razumije se, ostale su navike ateizma. Ali mi križ već visi oko vrata. I još jedan plamti u mojoj duši. Za cijeli svoj prethodni život nisam toliko proveo u crkvi, koliko ovih posljednjih godina. Iako mi je odnos prema njoj neujednačen. Suviše je u njoj tamnih, duhovno učmalih, neprosvijećenih ljudi. Nekima od njih je taman da služe ne Kristu, već Njegovom antipodu. I zar nisu upravo svećenici odbacili prije dvije tisuće godina Njegov zemaljski dolazak? Razumije se, sadašnji će reći: to nismo mi, to su drugi. A oni koji su poslali Boga na patnje na križu, sebe nisu smatrali drugim. Oni su Njega smatrali drugačijim. Ako se ne ponovi povijest, drugi Kristov dolazak samo što nije objavljen. Mi to znamo, mi to vidimo.

U vjeroučenjima Crkva se predstavlja kao nešto natprirodno, kao „mistično tijelo Isusa Krista". Nažalost, osim Crkve sa velikim slovom, po svijetu je rasuto toliko crkava sa malim slovom. U njima istupaju kao posrednici između Boga i pastve obični smrtni ljudi – svećenici. I daleko od toga da su oni uvijek zaštićeni blagoslovom.

Evo omanjeg gradića u Podmoskovlju, u čijem je središtu nevelika drvena crkva. Ali se pored nje već gradi veliki hram od cigala. Nekoliko dostojanstvenih parohijana sa likovnim obrazovanjem slikaju ikone, njih potom prodaju u korist budućeg hrama. Već nekoliko godina oni rade besplatno, lišavajući se uobičajenih zemaljskih dobara i radosti. A postoje i takvi, koji se lako navedu da postanu poslušnici. Među njima je starješina hrama, baćuška – otac, (a baš imam potrebu reći: gazda) koji je ovih godina kupio sebi dvoetažni stan u prestižnoj kući, doveo kućnu pomoćnicu, a ima nezaposlenu majku...

Jeli to Kristov put? Ili možda Lapšinov, koji mi je zajedljivo dobacio: „Ti bi još i od Boga novce zatražio“.

Sin mi se obratio sa molbom. Njegov prijatelj je imao automobilsku nesreću. Slomljena mu je kralježnica, zdrobljena trtica. Praktično nema nade da neće ostati invalid,.

Dan kasnije su nam donijeli njegovu svježu fotografiju iz bolničke sobe. Dečka je bilo strašno vidjeti. Ulazimo u njegov um. U njegovoj glavi kuca, kao kod ranjene ptice, misao: želi živjeti, a situacija ga dovodi kraju. On sam ništa loše nije učinio. Grčevito se hvata za život, ali mu nedostaje snage. Jedno pored drugog stoje život i smrt. Nad njim lete golubovi. Provjeravamo informaciju. On je živ, a i nije.

Hematom u vratu. Srebrnkasta boja je krenula u glavu, u hematomu je zelena. On iščezava, ali se pojavljuje žućkasta boja. Bez energetsko-informativne matrice nećemo uspjeti. Igor ju je aktivirao, otvorio hologram. Pokrenuli smo korekciju kralježnice. Probudili smo je, idemo dalje. Uklonili smo još jedan hematom. Odozgo mu se spustila Majka Božja. Promatra kako mi radimo.

Još uvijek je srebrnkasta boja. Prikupljamo pršljen, učvršćujemo ga, pojačavamo normu. Energija se pokrenula. Sada smo na trtičnu kost, pršljenove stavili normu. Zelena, bijela i srebrnkasta boja rade. Pršljenovi dolaze na mjesto! Oko trtice su pokidani mišići. Trticu smo točno prikupili. Gotovo, čini se. Dajemo naredbu hipofizi:

- Ukloniti hematome, obnoviti krvne sudove!

Pojačavamo upravljanje iz glave. Promatramo živčane završetke i same živce – veza sa glavom je obnovljena. Boli ga, on vrišti. Jasno je zašto – živci su počeli slati signale svijesti.

Lijevi bubreg – svijetlo ljubičasta boja. Punimo normu.

Desni bubreg – crvena boja. Uokvirili smo kvadratom, uklonili hematom. Tabela procesa obnavljanja. U bubregu je – vibracija. On počinje raditi. Dobiva normalan oblik.

Mrlja ispod srca je crna. Zadajemo bijelu boju. Norma je na srcu. Glava – srebrnkasta boja. Po cijelom tijelu pojačavamo njen tok.

Stvaramo energetski stup.

Preko ekrana unutarnje vizije smo zatražili fazu prognoze. Pokazuju pacijenta na štakama. Nije obnovljen rad desne noge. Crvena strjelica ukazuje na uzrok. Jasno je: živac je nagnječen.

Opet aktiviramo normu i polažemo je na patologiju. Pojačavamo energetski mlaz, usmjeren na živac. Sada mu je potrebna energija. Energija – to je život. Kada bi liječnici mogli vidjeti i znati to što sada mi vidimo i znamo! Ali, oni su se čvrsto zakvačili za svoje skalpele, uređaje, tablete. Njih same, čini se, treba liječiti. I oni to, izgleda, već i naslućuju.

Ponovno promatramo fazu prognoze. Dečko sjedi na klupi i puši. Kod njega je sve u redu. Liječnici će biti zadovoljni svojim radom. Ovako nešto još nitko nije uspio uraditi: zdrobljena trtica, prijelom kralježnice, a dečka već sada možemo oženiti.

Želimo izaći iz tog prostora, ali nismo uspjeli. Dolje se pojavio Crni vitez sa svojim vojnicima. On izvodi jahačke majstorije nama pred nosom sa jasnim ciljem, da nam privuče pozornost. Spuštamo se do njega na središnji križ Bardo-kanala. Odmah se pojavila naša vojska. Odakle oni? Ma, nemamo vremena za iščuđavanje.

- Što hoćeš? – pitamo.

- Želim se boriti! – odgovara veselo, ne zlobno.

- Stići ćemo se pobiti, hajdemo porazgovarati. Koliko dugo se borimo, znaš li?

- Od prvog dana – odgovara Crni.

- I što smo postigli?

On se smije, poskakujući na konju pred nama:

- Ja mogu sve, a vi samo učite.

- Pa što još hoćeš postići?

Odgovara da, ukoliko on pobijedi, onda će se razviti i dobiti onu moć koju imamo mi, i koja može sve. Štence treba udaviti dok su mali – nagovješćuje on.

- Možda to možemo postići ne boreći se, već surađujući.

- Ljudi to još nisu smislili. – I dodaje, kako mi njemu nismo par. Obratili smo pažnju – to nije Lapšin. To je neko drugi.

Uključujemo četvrtu moć. Okružujemo ga. Ne uspijevamo. Iščezava u zemlji i opet se pojavljuje – malo dalje. I on, isto tako, ima moć, koju mi ne poznajemo. Dali su mu je, i on nekažnjeno tumara po našoj zemlji.

- Ja se ovdje mogu voziti – dovikuje nam, podbadajući nas, – a hoćete li vi poći onamo, dolje, gdje je Carstvo tame?

- Ja se ne bojim – odgovara Igor.

On se smije:

- Znam. Vi ste hrabri, ali oprezni – kakav hibrid! Čak i to što ja izlazim ovdje, za mene je pobjeda. A vi, kod mene dolje ne dolazite.

- Ti znači hoćeš da se tučeš, jednostavno da se tučeš – i ništa više?

- Neću – uozbiljio se on, – ali samo tako mogu doznati što je na zemlji. Ja posjedujem vjekovna znanja, a vi imate svježu informaciju.

- A da možda zamijenimo znanja za informaciju? – došaptavam Igoru.

Crni vitez se zamislio, više se ne vrpolji na svome konju.

- Ja sam isključivo za, ali vi ne možete samostalno donijeti takvu odluku – kaže on.

- Da, zbog toga nam je potrebno vrijeme.

On se okreće, i za njim kreće njegova vojska.

Bardo stup se spušta dolje, u zemlju. Tamo se vide razine, kao naše.

Treba ići gore, pitati što da radimo. Pored nas lete malena djeca sa krilima. Anđelčići. Mnogo ih je. Naša vojska zasad ne odlazi. Čeka. Mi krećemo nagore, idemo u centralni tok. Podiže nas uzlazna struja u Bardo-kanalu, kao lift. Zemaljska razina, zlatna zaravan. Igor silazi sa konja. Pored lepršaju anđelčići.

Stvoritelj je pred nama. Igor se spušta na koljena, skida kacigu, moli se.

- Ustani, sine Moj – kaže Bog.

- Ja sam čovjek.

- Ti si bio čovjek, a sada si Moj sin.

Poučava nas da budemo vrlo oprezni. Tamne sile su podmukle. To, o čemu je govorio Crni vitez – jest istina. Oni hoće pregovore. Ali, može li se vjerovati onome, tko je već nebrojeno puta prevario?

- Budite oprezni – On nas još jednom upozorava.

- Trebamo li naučiti kako se vode pregovori? – pita Igor.

- Da – suglasio se Stvoritelj. - Možete se spustiti dolje, ništa vam se neće dogoditi. Ali će tamo biti užasno. Slično tome, ovdje ne možete vidjeti.

Uz nas je Georgije Pobjedonosni. On je gorostasan. Razgovara sa Stvoriteljem o nama, ali mi, iz nekog razloga, ne čujemo. Desno je mnogo svetih. Oni nešto moraju odlučiti. Pričaju o velikom užasu – to je golemi užas, suze, čovjekova promjena.

Georgije također razgovara i sa njima. Svećenici, sveti – oni stoje. Stvoritelj sjedi. Jedan od svetih pita Igora:

- Jesi li spreman? Znaš li što će biti s tobom?

- Mi ne znamo što će biti s nama, ali smo se zakleli služiti Gospodu. Krist stoji pored Stvoritelja. On nas nastoji podržati:

- Ne brini, pripremaj se, dobio si Božji dar, moć. Ali, iskoristi to na dobrobit.

- Možemo li se spustiti dolje?

- Nema zabrane, ali morate biti svjesni što vas čeka. Sve, što je dopušteno su vam rekli.

Blagoslivljaju nas, izgovaraju molitvu za bitku, o životu vječnom, o slavi na nebesima. Svi uokolo se križaju. Pojavio se nekakav omotač, svijetli. Tišina ispunjena dubokim poštovanjem. Pročišćavaju nas. Georgije se rukovao. Stvoritelj je udario žezlom, i mi se nađosmo dolje.

- Vojska je sa vama! – grmi glas sa nebesa. - Ona će se pojaviti na prvi zov.

Djeca podižu i smještaju Igora na konja. On uopće nema snage. Skoro je bez svijesti. Kapi znoja mu se slijevaju sa čela po obrazima.

****

Već slijedećeg dana se u našem Centru opet pojavio Kiril. Taj čudnovati dječak, koji bi po intelektu i znanjima mogao svakog profesora staviti u svoj džep, došao je da ga primimo na posao. Znao sam da kod njega savršeno radi ekran unutarnjih vizija, da dobro poznaje tehnologiju bio-informacijskih djelovanja, ali su uznemiravali njegovi čudni odnosi sa Lapšinom. On je uživao poseban status u društvu feodosijskog maga. Primijetio sam da se Lapšin, koji je mogao biti vrlo grub prema bilo kojem od svojih suradnika, upravo sa njim, iz nekog razloga, nikada nije svađao, niti pravio izgrede. Iako je povoda za to, bilo više nego dovoljno: Kiril jednostavno nikada ništa nije radio. U bilo koje doba radnog dana on je pio čaj ili kavu, čavrljao sa djevojkama, otvoreno ignorirajući bilo kakve radne obveze. Ukoliko bi ga Lapšin zatekao u neradu, dobio bi bilo tko, samo ne onaj koji je odgovoran za tu situaciju.

I tako Kiril dođe i izgovori čudnovate riječi:

- Pa, vi ste željeli razmijeniti znanja.
- Ti o trampi – dosjetio se Igor.
- Da – potvrdi Kiril samo nama razumljivu okolnost. – Uz to, odavno me je Nina Andrejevna pozvala da priđem kod vas. Tako sam i došao – i nacrta na licu osmjeh od uha do uha.
- A koga da pošaljemo k vama kao zamjenu? – interesirao se Igor.
- Sami odlučite – opet na istu temu odgovori Kiril. Osjećaj je bio takav, kao da je on apsolutno u tijeku sa svim onozemaljskim događanjima.

Počeli smo raditi zajedno sa Kirilom. To je potpuno drugačija tehnologija. Ne manje efikasna, ali nama potpuno nepoznata. Vrlo je velika nedoumica, je li za nas uopće dobro da se njom koristimo. Ali, dogovor je dogovor: on pokazuje svoje moći, mi njemu – svoje. Istina, ponekad Kiril prelazi svaku mjeru. Odjednom je, bez ikakvog razloga, Tatjanu Nikolajevnu povuklo da bez kraja i konca razjašnjava odnose. Uskoro je otišla od nas, iako je nazovi povod, bio potpuno beznačajan. Izgleda da je i sama shvaćala da nije bezrazložno što je nešto stalno vuče da se svađa sa svima. Kasnije, kada smo proanalizirali događaje unazad, jasno se pokazao Kirilov utjecaj. Vrlo vješto je posvađao suradnice Centra. Dječak je, očigledno vitlao oklagijom, iako je taj udarački instrument skrivao vrlo profesionalno.

Nismo uspjeli Kirila zvanično primiti na posao. On je prolazio, kako se kaže, probni rad. Zato smo odlučili da sa zapošljavanjem malo pričekamo, i da još pažljivo razmotrimo poklon Crnog viteza. I to smo činili sa velikom dobronamjernošću, kako ne bismo potpuno ostali bez suradnika.

U to vrijeme su se neprekidno pojavljivale neke novotarije. Igoru i meni više nije bio prijeko potreban ekran unutarnjeg vida. I bez njega je sve bilo vrlo jasno vidljivo. Mi izlazimo u potreban prostor i promatramo iz visine našeg golemog rasta kontinente, oceane. Vidimo avione, rakete, satelite. Ponekad oni prolijeću izravno kroz nas, bez obostranih katastrofalnih posljedica. Svakog dana ima nešto novo. I najvažnije – sve je zanimljivije i zanimljivije.

Sa Grigorijem Petrovićem Grabavojem razmjenjujemo telepatske poruke skoro svakog dana. Savjetujemo se sa njim redovno – i, čini se da smo ga poprilično izmučili svojim pitanjima. Ponekad nas jednostavno otvoreno izgrdi:

- Dečki, možete sve sami. Moram i ja raditi.

Ispričavamo se, odlazimo na druge razine. One su vrlo neobične: ponekad se mogu proći za nekoliko minuta, a ponekad djeluje da ni deset godina neće biti dovoljno, kako bismo proučili bar jedno područje. Ali, uskoro je našim istraživačkim poduhvatima došao kraj.

Ujutro, tek što smo izašli u drugi prostor, presretoše nas glasnici. To su bila dva anđela. Ugledavši nas, oni su objavili Armagedon i pozvali nas na bojno polje.

Igor i ja se doslovce skamenismo. Tog trenutka smo osjetili svu težinu odgovornosti ne samo za sebe, već i za cijelu Zemlju. Pored toga smo još znali: ukoliko izgubimo bitku, naša smrt neće biti iluzorna, već zaista stvarna. I najvjerojatnije, trenutna. Jednostavno će u mom uredu, u kojem smo sjedili, naći dva čudnovata skrvčena tijela i odnijet ih u najbližu bolnicu ne bi li otkrili, iz kojeg razloga su ta dva zdrava muškarca iznenada odapela. Svima će im biti interesantno, neobično.

Ali, znali smo na što idemo, kada smo molili Stvoritelja za čast da spasimo Zemlju od predskazane joj tužne sudbine. Dobili smo to pravo, i obvezni smo dokazati da smo ga tražili po istinskoj zapovijedi srca i duše.

Anđeli su nas odveli do Bardo-kanala, gdje nas je na raskrižju dva svijeta, na samoj granici gornjih i donjih razina, već iščekivao Crni vitez i njegova vojska. Očigledno ga je zamorilo primirje. Procijenio je, čim smo tražili dopuštenje, znači, još nismo stigli do pune snage i otežemo s vremenom. „Štence treba podaviti dok su mali". Okupio se nemali broj poznatih osoba da odgleda ovaj postupak.

Iza redova vojnika tame, stoje tri trona. Najveći – cara tame, pored – dva njegova suborca. Velika je prisutnost nečasnih osoba. Iza prijestolja su sugestivni objekti: dva crna križa na specijalnim postoljima. Element psihičkog pritiska. Nije teško dosjetiti se, kome su oni namijenjeni.

Pa što da se radi, kad se treba boriti, borit ćemo se. Sami smo se upleli. Okrećemo misaonim naporom križeve na grudima. Znamo da će nas natpis „Spasi i zaštiti" čuvati u borbi. Ni mi nismo sami. Iza naših leđa je sedamnaesti legion Vlasti, koji pripada Gospodu. On je i Sam iznad nas sa Bogorodicom. Rasporedili smo se po sferama, okruženi anđelima i svecima. Blagosiljaju nas za bitku. Govore nam da od njenog ishoda ovisi, što će biti sa Zemljom u slijedećih tisuću godina.

Igor i ja smo u oklopima, sa potpunim naoružanjem. On je - jahač, ja – konj, Pegaz, kao i obično. Na Igorovo rame se spustio dvoglavi orao, a pored, kod mojih kopita, stao je lav.

Dvije goleme sile, čija borba iskonski gura čovječanstvo po spirali evolucije, susrele su se u smrtonosnom okršaju za Zemlju.

Iznad redova tamnih sila uzletio je golemi gavran. Njemu u susret, poletio je naš orao. Oni su se sudarili u samom središtu Bardo-kanala, i njihove grudi su pri udaru kresnule iskre, doslovce kao da su obje ptice stvorene od željeza. Bitka za nebesa je započela ne odveć uspješno za orla. On se, malakšući, spremao za poniranje. Igor mu je zrakom usmjerio u pomoć svoju snagu i energiju. Snježno bijela ptica je oživjela, bacila se u bitku, i počela udarati neprijatelja kljunovima (ona je dvoglava!) i krilima. Dugo su se tukli, gavran i orao, dok svijetla ptica nije prikupila snagu. Ugrabivši zgodnu poziciju, orao je tako udario gavrana, da se ovaj naglavačke strmoglavio dolje. Crni vitez je pun srdžbe promatrao pad, ali nije dao svom pomoćniku čak ni iskru svoje snage. Smatrao je da je isključivo njegov okršaj najvažniji i nije htio traćiti moć na drugostupanjsku borbu. A gavran je, doletjevši do križa, planuo i izgorio.

I nebesa su ostala iza Gospoda.

Onda je iz tamnih redova istrčao ogromni vuk – čuvar vrata pakla. Njemu je u susret moćnim skokovima jurnuo snažni lav. Oni su se sudarili i lav je odletio od križa. Vuk ga je pritisnuo, gnječio grudima, kidao očnjacima. I za vukom, korak po korak nastupaju redovi tamnih sila.

Igor je iznova svojom energijom odlučio podržati lava. Zvijeri se tuku, uz jarosnu riku kidaju jedna drugu, i situacija se lagano mijenja. Sad je lav pritisnuo vuka. Sivi bježi, skriva se u redovima neljudi. Lav u zanosu skače za njim.

Poslije jednog jedinog trena on se pobjedonosno vraća. Ali nešto je uznemirujuće u njegovim moćnim skokovima. Jer, samo tren prije toga bio je iznuren, slab. Doslovce na nekoliko metara do naših redova Igor spušta ispred njega zid četvrte nezemaljske moći. Udarivši u njega, lav se pretvara u vuka. I istog trenutka se iz redova neprijatelja izvlači pravi lav i jurnu ka svom protivniku. Razjaren podlim, neviteškim ponašanjem neprijatelja, on zari zube u samo grlo paklenske bagre, preneražene sukobom nepojmljive snage. On ujeda čuvara vrata pakla, vuče ga po zemlji i, jedva živog, odvlači u pravcu tamnih redova. Prikupivši snagu, podiže uvis pobijeđenog neprijatelja i baca ga prema tri crna trona.

Njihov dvoboj je odlučen. Vuk se ne smije dokrajčiti, kako se ne bi narušila ravnoteža iskonskih sila. Sad će ono što živi pod zemljom ostati u posjedu vuka, a ono što je na zemlji – pokorit će se lavu.

Pa ipak, koliko god da su važne dvije prethodne pobjede – glavna bitka će se dogoditi sada. A Igor je već dva puta davao svoju snagu i energiju kao pomoć orlu i lavu. Ja znam da je on postupio ispravno. Mi nismo mogli ostavimo naše suborce bez pomoći. Ali, hoćemo li sada imati dovoljno snage, kako bismo pobijedili moćnog i iskusnog Crnog viteza?

Krenusmo u susret neprijatelju. Zajedno sa crnim konjem kružimo oko križa, i udaramo svojim kopitima krug u pješčanom tlu.

Malo tko je na planetu naslućivao da se odvija ta bitka. Jer, dok se na nebesima odlučivao Armagedon, ljudi su kao i prije, ništa ne sumnjajući, žurili na posao, nekuda hitajući za ostalim svojim poslovima. I samo je malo njih znalo o tome, da se u informacijskom polju Zemlje preoblikuju osnovni tijekovi budućih događaja.

Crni vitez je udario Igora, i njegov čarobni mač je kresnuo iskre iz oklopa. Zaštita je izdržala, ali se Igor zaljuljao i zamalo izgubio svijest. Istog trenutka se pojačao pritisak, i crni konj, stvoren crnom magijom iz gavranovog jata, počeo me je gurati, istiskujući me iz kruga. Obuze me bijes. I ja guram. Čini mi se da je Igor došao k sebi, rasplamsao je voljom svoj duh i na protivnika usmjerio mnoštvo moćnih udaraca. Zveče mačevi, obrušavajući se na oklope, na štitove. I već se zabio mač u crno tijelo konja i ostao u njemu, da iz rastrgnutih crijeva ne bi izletjela napolje gavranova jata i sabrala se ponovno, kako je već bivalo prije, u čudovište koje proždire prostor i vrijeme. Pada konj, a jahač skoči sa njega.

Tada se Crni vitez pretvorio u aždaju. Iznova je oživjela drevna legenda, i spiralni put, Kristom pokazan čovjeku, ponovno prepriječi otrovna čeljust Iskonskog Zmaja. U krugu, gdje se na sredini križa susreću kovitlaci iz četiri prostora Neba i Zemlje, odigravali su se događaji drevnih misterija. Igor udara aždaju kopljem. Ali, vrlo je teško probiti njen oklop. Igor pritiska posljednjim snagama. Samo ga bijes i strast vojnika podržavaju. On se pridigao u stremenu, i težina njegovog tijela utjeruje koplje u oborenu tjelesinu. Udarcem koplja, koji je umjesto čelika uspješno krunisala božanska munja, bio je otvoren put praiskonskog stvaranja, vraćajući Zemlju na Nebesa. „I guja otrovnica je izdišući ujela bijelog konja, potom izdahnula paklenski plamen i sručila se u pakao, gdje su je počeli kidati na dijelove, proždirući njenu moć i besmrtnost". Lijepo rečeno, zar ne? Ipak, bijeli konj sam - ja. I ja, iz nekog razloga, ne osjećam bol od otrovnog ujeda. Ali, to je sporedno. Zasad sam ispunjen radošću i likovanjem. Zajedno sa pobijeđenim zmajem, završila se važna etapa ljudske evolucije, približio se dan drugog Kristovog dolaska!

A ostalo već nije bilo teško predvidjeti. Kada su se dvije vojske sporazumjele, jedva da je trećina neljudi preživjela i otišla u podzemne razine.

Sedamnaesti legion Vlasti, anđeli, sveci – svi likuju. U zrak lete kacige. Vojnici kliču: „Slava!" I Sam Gospod od uzbuđenja briše suzicu sa obraza. Armagedon, o čijem ishodu je ovisio tijek događaja za skorašnji milenij, završio se potpunom i bezuvjetnom pobjedom sila Svjetla.

Odozgo na Igora i mene pada zlatna svjetlost. Nešto se događa. Sam Gospod je ustao i iščekuje nešto. Mi stojimo pored središta kruga u kojem smo se borili. Najbitniji stup svjetlosti pada na sredinu križa. Tamo se nešto pojavilo. Uz ivicu, gdje smo crni konj i ja kopitima obilježili poprište borbe, postrojili su se zodijački znaci. Prvi je – znak Strijelca. Od njega se prema Igoru razvlači energetska zraka. Igor sjaha sa Pegaza. Njega privlači znak Strijelca. Ja gubim oblik konja i ponovno postajem čovjek u akademskoj odori.

Od mene prema središtu ide energetska zraka. Upravo od mene, a ne k meni. On nastaje u grudima i razvlači se do središta križa, gdje se u bujici odozgo padajuće svijetlosti pojavio moćni dvoglavi čovjek – Androgin. Ima torzo antičkog boga, jedna glava je muška, druga – ženska. On sobom oličava harmoniju dva velika Kozmička principa i početak Zlatnog doba koji, kao da je bio izgubljen, i odavno ponovno iščekivan čovječanstvom. Pored njega su se rasplamsale vatrom zloslutnog broja 666. U jednom trenutku su plamtjele vrlo jasno, nepokolebljivo, i odjednom se preokrenuše naglavačke, označivši novi smisao onoga što se dogodilo. Sada u središtu kruga moćno, sigurno, veličanstveno plamte tri devetke – 999. Prvi put se dvije suprotnosti svijeta harmonično sjedinjuju u jednom arhetipskom simbolu, predodređujući tijek budućih zemaljskih događanja.

Androgin je ustao, i sve razine su se u trenu prevrnule. Tamno je stalo gore, svijetlo – dolje. Još jedan okret – i desno je postalo lijevo, a lijevo je postalo – desno. Tamno je trenutno obasjano Svetim Duhom.

Svi uokolo iznova likuju i bacaju u zrak tko što može.

Novi Bogočovjek gleda prema nama, a Igor i ja se pogledavamo. Naša visina je nekako vrlo svečana, postadosmo gorostasi. Androgin nam se obraća:

- Vi ste izvršili misiju, koju su vam povjerili Bog Otac, Sin i Duh Sveti. Vi ste postigli cilj časno, viteški, ne pribjegavajući lukavstvima i prevarama. Zato vam daruju božansku moć ne sumnjajući da ćete je iskoristiti u ime spasenja Zemlje i na dobrobit ljudi.

Njegov glas tutnji, kao grom, i njegova grmljavina se čuje daleko u prostranstvu.

- Mi smo sada sjedinjeni neraskidivim sponama, i možete mi se obratiti za pomoć u bilo koje vrijeme. Dostojni ste te časti i te slave. Pred vama je mnogo rada, i morat ćete mnogo toga naučiti. Ja vjerujem da se nećete uplašiti predstojećih opasnosti. Blagoslivljam vaša djela.

Opet svi likuju i uzvikuju: „Slava!" Nešto nas prihvaća odozgo i počinje privlačiti sebi. Mi letimo okruženi anđelima, na oblaku stoji sam Stvoritelj. To je odozgo iz Njegove ruke padala zraka na nas. Spuštamo se na koljena pred Svevišnjim. On sjeda na tron.

Anđeli nose zlatnu posudu i zlatan ubrus. Mi pažljivo peremo noge Stvoritelja svetom vodom i brišemo ih zlatnim ubrusom. On se osmjehuje, promatra nas kao sinove. Apsolutno liči na one slike, koje smo ranije viđali u crkvama na ikonama. Svakako, za tisuće godina su slikari – ikonopisci, svjetovni, različitog talenta i profesionalnih razina – različito prikazivali Svevišnjeg. A On je, evo, pred nama, i mi spoznajemo da je u svakom Njegovom prijašnjem prikazivanju – istinski Lik.

Stvoritelj nam pruža svoju ruku, i mi obojica ljubimo prsten, koji se prelijeva mnoštvom boja.

- Vi se sada možete nalaziti pored Moje desne ruke – upućuje nas Stvoritelj.

Mi stajemo gdje nam je naznačeno i, bez obzira na našu ne malu visinu, jedva dosežemo do koljena svih koji tamo već stoje. Još uvijek smo maleni. I tu riječ „maleni", sa takvom nježnom blagonaklonošću izgovaraju svi koji stoje pored Boga, i ona se kotrlja u našoj svijesti. Shvaćamo da stas u tom svijetu određuju stvarni postupci i djela. Kada ćemo porasti?

Stvoritelj je blagonaklon:

- Od sada ste ovdje kao u svojoj kući. I možete biti na Zemlji.

Igor odgovara za obojicu:

- Mi smo dužni ispunjavati ono što smo obećali.

Stvoritelj je zadovoljan odgovorom.

- Nosite ljudima istinu – poučava nas. – Nemojte posumnjati ni u što.

Mi cjelivamo ruku, križ. Sam Stvoritelj nas je triput prekrstio.

Zahvaljujemo se i vraćamo na razine. Netko mi došaptava da se moram umiti mrtvom i živom vodom, kako bih neutralizirao djelovanje otrovnog ujeda.

Odlazimo na sedmu razinu. Molimo dopuštenje da se operemo u mrtvoj vodi. Dopuštaju nam. Igor polijeva moju butinu mrtvom vodom, gdje se nalazio ujed aždaje. Iz rane se skotrlja šest crnih perli i rastvoriše se u mrtvoj vodi. Gotovo, slobodan sam, slobodan od zlokobne šestice, od šest glava zmaja, od svoje dvosmislene uloge u pasijansu tamnih sila. Pobijedio sam svoju aždaju u središtu labirinta, na granici svjetova. Nitko više ne može položiti pravo na mene, osim mene samog. I od sada će samo moje srce, moja duša, moja svijest određivati moja djela i postupke. I još nešto – plemenita riječ

„Odgovornost". Moji postupci moraju biti adekvatni toj moći koja mi je darovana. Igoru je u tom pogledu lakše – u njemu nije bilo od iskona šest crnih otrovnih perli. I on iznad sebe nije odnjegovao šest zmajevih glava.

Ali mu je samo u tome lakše. U svemu ostalom smo, voljom Oca, Sina i Svetoga Duha – jedno, jedna sudbina i jedna odgovornost. Ni on ni ja se toga ne bojimo. Mi znamo, da su sada sa nama uvijek Otac, Sin i Duh Sveti. Oni su sa nama, a mi – s njima. Amen!

****

Sad je bilo moguće porazmisliti o onome što se dogodilo. To što smo vidjeli, i u čemu smo sudjelovali – odgovaralo je drevnom proročanstvu, da će upravo Rus, u godini poslije Kraja vremena, postati polje bitke bogova. Kraj vremena – 1999. godina, jest kraj kozmičkog ciklusa. I pomračenje koje je nastalo, svečarski je to obznanilo Svemiru i svima, koji su bili upućeni u bit drevnih proročanstava. Smak svijeta – 2000. godine, godine milenija, godine promjena, koji mnogi shvaćaju kao neposredan fizički proces – apsolutno se mogao dogoditi, da su događaji krenuli po drugom scenariju. Sve je odlučio ishod Armagedona.

Stotinama godina su se tamne i svijetle sile pripremale za tu odlučujuću bitku. Na Zemlji su se brižljivo odabirali ljudi, kod kojih su se u serijama uzastopnih inkarnacija oblikovale određene kvalitete karaktera. To su bili ljudi koji su ušli u povijest i ostavili u njoj vrlo značajan trag. Njihova imena su svima poznata – monarsi, vojskovođe, vodeći duhovni učitelji, znanstvenici, pisci. Kada je prosječan broj utjelovljenja danas živućih ljudi dostigao 13, i kada se na čela ljudi spustio zlokobni broj 666, istekao je rok Kristovog ispaštanja, krvlju i životom oslobođena Zemlja je opet bila u opasnosti.

Tamne sile – krajnje bezočne i samouvjerene poslije prethodnog Armagedona, koji se završio njihovom odlučnom pobjedom, nisu sumnjale da će i ovog puta polje bitke ostati iza njih. One su imale na raspolaganju znanja i sva dostignuća civilizacije, crnu magiju i energiju ljudi, koje su moralno iskvarile tjelesnim zadovoljstvima bez duhovnog razvoja.

Rusija, koja je na početku XX stoljeća ušla u novu, za nju izuzetno važnu inkarnaciju, koja je uspješno okončala bolan porođajni čin u krvavim događajima revolucije, postala je ono predskazano mjesto na kojem se trebao pojaviti novi bogočovjek. Upravo su se ovdje zbivala proročanstva Vladimira Salavjova, Jevgenija Trubeckog i drugih tragalaca za istinom.

Upravo je zbog njenog rođenja bila unaprijed stvorena Svetim Trojstvom posebna duhovna struktura, koja je unijeta u državni simbol Rusije – Georgije Pobjedonosni.

I eto, predskazano se dogodilo. Krilatica, upisana na prstenu svetog Georgija Pobjedonosca: „Čast i dostojanstvo" – zasjala je nad Rusijom. To se njena carska ptica – dvoglavi orao – tukla zajedno sa Božjim ratnikom. To je u njenom Bardo-kanalu suptilno-materijalnog prostora izvojevana veličanstvena pobjeda. Zahvaljujući njenim sinovima, zlokobni broj 666 se preokrenuo i označio novi kod ljudskog roda: 999.

Zlo je sada ograničeno, ali su opasne godine još uvijek ispred nas. Pipci zla su suviše duboko prodrli u duše ljudi, i nije ih nimalo lako sasjeći. Zato što je volja ostavljena čovjeku, i samo on sâm može odlučiti – hoće li slijediti pobjednike na teškom putu uspinjanja, ili ostati sa onima, koji su tako uporno poticali sve ljudske slabosti – pohotu, pijanstvo, zavist, pohlepu, učili izdaji, oholosti, potičući da se ne poštuju dana obećanja i da se u svemu nalazi opravdanje za sebe samog.

Posljednja od gore navedenih sablazni – po svoj prilici je najpodmuklija...! Kako mi ne volimo kritiku, pouke, čak i najobičniju primjedbu! „Ma tko je on da me uči? Zar on može razumjeti moju dušu, moje patnje, moje sklonosti?" – takvi odgovori su još blagi. Čak i najveći lažljivac u svojoj duši i slab duhom smatra, da bi u stvari, po svojim mogućnostima, bez ikakvih ustručavanja mogao postati predsjednik zemaljske kugle. Ali, nedostajalo mu je samo malo sreće, a zlotvora uvijek ima previše. Pa ipak, za prave ljude nije baš odgovarajuće vrijeme, budući da uokolo vladaju probisvijeti koji vode kolo. Baš utješno stanje! A podmuklost se ogleda i u tome, što je prividna poniznost očigledno samo druga strana iste medalje, tog istog grijeha oholosti. Naši preci su to znali i iznašli su točnu formulu - pokornost je iznad oholosti.

Prava osoba zna svoje mjesto u životu, svoju cijenu. Mihajlo

Lomonosov je pisao svom pokrovitelju Šuvalovu (napismo je datirano 19. siječnja 1761. godine): „Ne samo da pored prijestolja uglednih plemića ili nekakvih zemaljskih vladara ne želim biti budala, već ni manji od Samog Gospoda Boga, koji mi je dao smisao, sve dok mi ga, možda, ne oduzme silom". Što je to – gordost, bogohulništvo? Ne, to je dostojanstvo trudbenika, izabranika sudbine, to je ponos zbog svoje misije, zbog svog predodređenja. Bez takvog odnosa prema životnom djelu, ne može biti ni veličanstvenih ostvarenja. Nije slučajno što je to pismo Lomonosova napamet znao drugi ruski genije – Puškin.

Zbog toga na suptilno-materijalne događaje, koji se Igoru Arepjevu i meni otkrivaju preko vidovitosti, ja gledam kao na još jedan proces učenja, uz čiju smo pomoć dobili pristup tajnim znanjima. I, po svoj prilici, ona se drugačije ne mogu dobiti – osim kroz provjere unutar samo-odražavajuće sfere vlastite svijesti.

I još jednom ponavljam: dok je čovjek unutar sfere, dokle god nema mogućnost izaći izvan granica trodimenzionalnog prostora – on s tim samostalno nikad neće izaći na kraj, ukoliko nema pomoć i posebna znanja. Tek kada se izađe izvan međe trodimenzionalnog materijalnog svijeta, može se nekako sa strane pogledati svoj um, i ta reflektirajuća kuglica. Razjasniti, čime je ona ispunjena, kakvi su tamo problemi, kakvi miševi trče po glavi. A jeste li vi u stanju pogledati, kakvi miševi trče po vašoj glavi? Ma, ne u doslovnom smislu, razumije se. Vi znate da se iza toga krije neka alegorija. Trče miševi po glavi – znači da imam neko oboljenje, imam to, imam drugo, imam treće, ili postoji nekakva predispozicija prema nekoj od njih – taloženje soli, na primjer. Ovakvo čovjekovo uvjerenje, dospijeva do nekog reflektora svijesti, uobličava problem i odmah ga obilježava u sebi, opredjeljujući te simptome na razini tijela. I stvarno, na koži neke žene iznenada izbijaju pjege, narušavaju se zaštitne funkcije kože, te prodiru u organizam streptokoke i slično. Isto je i na planetarnoj razini. Noosfera – što se sa njom događa? U njoj se izgrađuju saznanja svega što uopće postoji, i svega što posjeduje svijest – a to su minerali, životinje, biljke i, naravno, čovjek. Čovjek čak prvenstveno. Izgrađuju se nekakve razine i dobivaju prilično stabilan oblik postojanja. I uopće, kako sam govorio – to su razine svijesti. A materijalnu strukturu njihovih manifestacija osiguravaju energetski torusi, koji se pojavljuju zbog kruženja elementarnih čestica oko vlastite osi. Ovakvi torusi se globalno pokreću vodom, snijegom, ledom i mineralnim kristalima – uključujući i pijesak.

Evo ga prva razina – prosječna svijest. Slijedeća razina se uvjetno može nazvati „područjem čuda".

„Područje čuda" odražava određeni put koji je prešlo čovječanstvo, recimo, njegova razina pogleda na svijet, kada se svaki potočić, svako drvo, svaki događaj – sve se to povezivalo sa nekim duhovnim silama i dobivalo personifikaciju u bogovima, mitovima, u čemu god želite. I evo ovdje, na tim razinama, može se naći isto to – što god poželite. Ako vi svojom sviješću dospijete ovamo, neizostavno vas očekuju susreti. Kako bi se točnije reklo, ovdje se slično privlači sličnim. Na primjer, ako imate borbeni karakter, i s nekim hoćete odmjeriti snage – sve te neobične pustolovine pronaći ćete ovdje. Uz to, ako volite grčke mitove, onda imate šanse susresti se sa kiklopom ili još nekakvim čudovištem sličnog tipa. Ako su vam po duši ruske narodne bajke, molim lijepo, vama su na usluzi Baba Jaga, Zmaj Gorinič. Pritom, želim vas pravilno usmjeriti – ne treba razumijevati stvari kao da je to neka virtualnost, da nema nikakve veze sa stvarnošću. Zašto? Zato što, čim ste svojom sviješću upoznali fantoma, to za sada zaista jest fantom i ništa više. Ali, kada ste ga dotakli svojom sviješću, on prestaje biti jednostavno fantom, on postaje kao i vi, jednako vrijedan ravnopravni sudionik onog programa obuke, u koji ste vi dospjeli. U principu, to je isti program obučavanja, kao što je zapravo uopće uzevši, cijela Zemlja i ono što se na njoj događa. Sve to je program obuke čovječanstva.

Ali, događanje ne treba shvaćati površno, na razini vanjskog slijeda događaja. Uvedimo barem jedno novo lice u našu priču – Androgina. Zašto se on pojavio? Zašto? Za kakve je događaje on ključ, kao arhetipski lik?

Postoji drevna legenda o Androginu. Taj alegorijski lik sobom predstavlja biće, koje sjedinjuje u sebi muški i ženski princip. Tvrdi se da je Androgin bio harmoničan, jedan, da je posjedovao nevjerojatne moći i mogućnosti. Ali je jednom otac bogova, Zeus, uzeo u ruke mač i isjekao ga na dijelove. Tako su se pojavili muškarac i žena i bila je izgubljena ljudska cjelovitost.

Kako shvatiti tu legendu – je li kao lijepu izmišljenu priču ili kao nekakvu kozmogoniju*, koja ima potpuno stvarno značenje i smisao? Ja je osobno prihvaćam kao ovo drugo. Primjećujem u toj legendi vrlo određenu tehnologiju stvaranja svijeta i čovjeka. Dobro, ispričat ću vam - kako ja to vidim.

Početak čovjekovog života daju dvije roditeljske spolne stanice – jajna stanica i spermatozoid. Spojivši se, oni postaju jedinstven organizam. U drevnim znanjima tu embrionalnu stanicu obično označavamo krugom, podijeljenim na pola. Jedan dio tog kruga je taman, drugi je svijetao. Ali, to je na mikrorazini. U homeostazi, središnja pozicija je – prvi u rodu. Na makro razini je – bezdan (dubina dubina), kada se stvara prolaz, kada su Univerzum i Kozmos harmonizirani u svom pojavljivanju. Pri čemu tamna polovica kruga – ne znači da je loša. To je ženska energija. U ovom dijelu se događa akumulacija stabilnih kvaliteta i osobina, važnih za budući razvoj, sa ciljem njihovog prijenosa u kćerkin organizam.

U drevnim vremenima je postojala predstava o tome, da u spolnim embrionalnim stanicama već postoje pralikovi budućeg djeteta, u kojima su, sa svoje strane, također sadržana njihova buduća djeca.

Nikolaj Kuzanski – jedan od najoštroumnijih filozofa srednjeg vijeka, u radu „O učenom neznanju" (M, 1979,t 1, str.50-95) istražujući pojam trojnosti u jedinstvu, također je ukazivao na ovu čudnu okolnost: „Otac nije prije Sina i Sin nije poslije Oca; Otac je prije Sina samo ako Sin nije poslije njega. Ako je Otac prvo lice, onda je Sin drugo ne poslije njega, ali kako je Otac – prvo lice bez prethodnika, onda je Sin – drugo lice bez nasljednika; i podjednako je treće lice, Sveti Duh."

Kako ovo primijeniti u našem istraživanju?

Poznato je da se program života prenosi naslijeđem. Njeni nosioci su geni. Geni su zasebne jedinke, koje se nikada ne miješaju među sobom. To je vrlo važno svojstvo koje mnogo objašnjava. Iz početne, nasljedne stanice počinje izgradnja organizma. Ali se na početku u njoj samoj mora izgraditi spirala DNK, gdje je u kodiranom vidu sadržana cijela genetska informacija, nužna za podržavanje i produžetak života organizma. Eto, taj trenutak izgradnje DNK protostanice, prikazuje legenda o Androginu – jedno tijelo, iz kojeg izniču dvije niti molekula

---

* kozmogonija – učenje o postanku svijeta

dezoksiribonukleinske kiseline. Pri diferencijalnom bojanju, na kromosomima se pojavljuju poprečne pruge, takozvani diskovi ili trake, sa svojom specifičnom informacijom. Oni su kao perle na nitima DNK. Niti su među sobom spojene sa četiri tipa spojeva koji sadrže dušik, nazvanih – baze, i formiraju nekakve beskrajne male ljestvice, ljestvice našeg života. Nije li o njima pisao u gore navedenom radu Nikolaj Kuzanski, imajući u vidu i mikrokozmos čovjeka, i makrokozmos Univerzuma: „Moram reći: jedinstvo je maksimum", - kako ja izražavam trojstvo. Zato što govoreći „jedinstvo", ja označavam bespočetni početak; govoreći „maksimum", ja definiram iskonski početak; povezujući i sjedinjujući jedno i drugo vezom „jest", ja označavam nešto što proizlazi iz jednog i drugog. Maksimum je jedan, zato što su minimum, maksimum i veza u biti jedno, budući da je samo jedinstvo i minimalno, i maksimalno, i zajedničko..."

I on je nadalje mudro navodio: „Vidljivo je zaista slika nevidljivog... Stvoritelja je moguće vidjeti po stvorenom, kao sliku i priliku u ogledalu". Zato što „svaka slika očigledno teži biti nalik svom prauzoru".

Koliko je stoljeća bilo potrebno da bi se iza mitova, legendi, alegorija pojavili simboli i znaci koji vode ka istini? A labirint drugog mita, o Minotauru, zar on nije odraz naših beskrajnih traganja za samim sobom u spiralama DNK? Mi brižljivo istražujemo Jakovljeve beskonačne ljestve – opipavamo, premjeravamo, važemo njihove elemente, ne shvaćajući da su minimum i maksimum beskonačni, da su oni, osim toga, jedno. I da će znanja, stečena na taj način, biti vjerodostojna samo u zemlji slijepih, gdje se sve upoznaje samo na dodir. A ta vizura već danas, sada, odlazi u prošlost. Požurite spoznati i opaziti.

I što još dodati ovome, osim želje: „Probudite se, vi koji spavate u zemlji sjenki! Predskazano se dogodilo. I sada svatko može sam odlučiti, tko želi biti – čovjek ili čovjekova sjena, koja umišlja svoju bogolikost. Uostalom, put k istinskom bogočovjeku je sada otvoren, ali je to put služenja, stvaralaštva i duhovnosti. Istinska bogolikost se mora zaslužiti!"

****

Slijedećeg dana ekran unutarnjih vizija mi se uopće nije uključivao. To je bilo vrlo čudno, zato što se moglo računati upravo na suprotno. Igor i ja smo odlučili pozvati moju učenicu Tamaru, da nam pomogne ispetljati se iz ovoga. Sjedio sam potišteno pored njih i nagađao, u čemu sam pogriješio.

Na razinama se događa nešto neobjašnjivo. Čas lebdi kugla, čas skače žaba sa krunom. Igor i Tamara mi pričaju što vide. Na njihovim ekranima unutarnjih slika, ja sam sa njima. U crnoj sam odori, sa akademskom kapom na glavi. Sam ništa ne vidim, te me zato Igor drži za ruku, a Tamara nas prati na određenoj udaljenosti, osiguravajući nas.

Odjednom oko mene poče promicati strjelica, kao da sam središte brojčanika na satu. Nagovještaji, nagovještaji: kažu, vrijeme prolazi, a o čemu vi razmišljate? Crna ptica doletje odnekud. Sa razina se slijevaju bujice prljavštine. Zašto se odjednom iščuđavamo, kada je nečist još jučer ovdje zapovijedala? Ispiru Igora i mene u jamu sa prljavštinom. Koprcamo se u njoj: kako da se izvučemo? Igor me drži, ne ispušta.

Još netko pruža ruku ka meni. Igor me upozorava: ne hvataj je, sa kandžama je, nečista sila. Tamara odozgo također potvrđuje:

- Nekakav vrag.

Igor vješto udara po ruci sa kandžama, i vrag je sa urlikom trgnu. Tamara gore mišlju stvara uže i spušta nam ga u jamu. Izvlači nas na površinu. Sa nas se slijeva prljavština. Moramo otići do mrtve i žive vode da se očistimo. Idemo, a nama u susret idu gomile demona i vragova. Umazani smo prljavštinom, i oni na nas ne obraćaju pažnju. Neki pitaju:

- Niste li vidjeli vidovitog? Moramo naći vidovitog. Još se može sve promijeniti.

Ja sam kao i prije, slijep. Igor me vuče za ruku. Kakvog vidovitog oni traže? Možda, mene? Ma, ja sam slijep. A zašto sam danas slijep?

- Da te ne bi našli – došaptava mi Igor.

- Mene traže? Jesam li ja vidovit?

- Ma ne, ja sam – dobrodušno se naceri Igor. Kako to da ja tako sigurno djelujem – jer putem telepatije dobivam informacije od tebe. Zaista ne znam iz kojeg razloga, ali se ti u ovom prostoru osjećaš kao riba u vodi. Sve znaš, kao da si se ovdje rodio.

Opet se probijamo kroz gomilu nečistih duhova, koji odlaze dolje, na svoje nove razine.

- Vidoviti, gdje je Vidoviti? – dovikuju se oni među sobom.

Šutimo, dašćemo, guramo se, idemo protiv bujice, a Tamara leti nad nama, kao anđeo-čuvar. Gotovo, izađosmo u Bardo-kanal. Odmah je postalo lakše. Podigli smo se na sedmu razinu. Zamolili smo za dopuštenje da upotrijebimo vodicu. Oprasmo se. Tamara nas pogleda i kaže nam da smo iznova postali maleni. Ta sotonska prljavština se pokazala vrlo štetnom za nas. Moramo proći pročišćavanje i na zemaljskoj razini.

Istog dana smo utroje otputovali u samostan Svetog Trojstva i Svetog Sergija. Otišli smo u hram do svetog Sergeja Radonješkog, upalili svijeće. Potom do izvora svete vode preko puta Uspenskog sabora. I na kraja u dvorišnu zgradu kod oca Germana, gdje smo nekoliko sati ostali klečati.

Kada smo izlazili iz hrama i cjelivali križ, željeli smo ocu Germanu ispričati o Armagedonu. Ali je sa svih strana nadirala masa. Ma, i kako da mu na brzinu objasnimo našu radost? Hoće li povjerovati, razumjeti? Jer, iako smo ga opazili u redovima svećenika koji su ispraćali vojsku u bitku, pa su i Igora i mene posvetili svetom vodom, on sam je mogao ne znati o svojoj izabranosti. On nema ekran unutarnje vizije. On je samo slušao glas u sebi i imao povjerenja u njega. A jesu li mu pričali o nama? Moglo je sve ispasti prilično glupo po nas. Te tako napustismo dobrog čovjeka, ne razmijenivši ni riječ.

Slijedećeg dana smo odlučili snaći se sa razinama. Kiril nam se pridružio. Već je bio u tijeku događaja, i izražavao naglašenu lojalnost.

- Lapšin je – idiot. Sve je bilo u njegovim rukama, a on je htio sve samo za sebe, nadajući se da će se sam probiti – Kiril je optuživao bivšeg šefa.

- Zar ga se ne bojiš tako žestoko kritizirati? – raspitujem se kod dječaka, koji ima najmanje pet milijuna godina.

- Ja imam više ovlaštenja od njega – lecnuo se Kiril. Ja sam od Početka Početaka, od Duha.

Napravio je važan izraz lica, kako bi sebi dignuo cijenu.

- Od kakvog Duha? Od Svetog? – ja preciziram.

On lukavo zaškilji, šuti. Ipak smo ga odlučili povesti na razine. To je tuđi teritorij. Više se ne želimo umazati prljavštinom. Neka sam promatra, a mi ćemo kroz njegov ekran unutarnje vizije.

Počinjemo. Kiril ima pratnju, preko ekrana unutarnjih slika nadgleda ga šest mojih učenika. Da ne bi pravio gluposti. Kiril odlazi u svoju bivšu prirodnu sredinu i izvješćuje:

- Razine su sada potpuno drugačije raspoređene. Dvije piramide su spojene na zemaljskoj razini podnožjima. Po jednoj dijagonali u obliku osmice – odozgo je devet razina, dolje isto toliko. Po drugoj dijagonali su znaci beskonačnosti na šest razina gore i dolje. U središtu se oni spajaju kroz križ.

Izgovorivši riječ „križ", malo se namrštio, ali se svladava.

- Odakle ćemo početi istraživanje?

- Hajde od novih struktura sa šest razina – odgovaram. – Strukture sa devet razina, i tako znamo.

Kiril poslušno prelazi po Bardo-kanalu u strukture sa šest razina. Prva razina gore je – informativna. Dvanaest vrata. Sva su zapečaćena pečatom Stvoritelja.

- Onamo neću ići – izjavljuje Kiril, svim silama se trudeći prikazati lojalnost prema zakonitoj vlasti Kozmosa.

- Nitko to i ne zahtijeva od tebe – raspršujem njegove dvojbe.

- Drugi razina je – nastavlja on svoj izlet – muška i ženska energija. Tamo ima četvero vrata. Jedan par energija je – svijetao, drugi – taman. Zasad nema uzajamnog djelovanja. Vrata su zapečaćena.

Kad su zapečaćena – sve je jasno. Tamo nećemo ići.

- Na trećoj razini je dvanaest manjih vrata, ona se uzajamno presijecaju crtežima, kao pješčani sat. To su vrata zodijačkih znakova.

- Hajdemo više – požurujem priučenog demona.

- Četvrta razina ima – po troja vrata desno i lijevo. Također su zapečaćena. Ovdje istovremeno vladaju tamna i svijetla energija.

- Više.

- Peta razina ima – troja vrata. Jedna su – bijela, druga – crna, treća – srebrnkasta. To su tri boje Stvoritelja, kao na Njegovom žezlu, i također su Njegovi pečati na vratima. Tu su još sveti znaci i duga.

Otkud on zna za žezlo Stvoritelja?

- Šesta razina je kao – pogonski generator. On u obliku retorte stoji nad svima. Ukoliko se pusti – razine će početi raditi. A on se pokreće zrakom. Samo, kod koga li je ta zraka? – podmuklo pita Kiril.

Izlazimo na zaravan. Pojavljuje se ogroman ekran, kreće informacija. Desno su – Migen, antiKrist i vuk. Vuk je – Lapšin. Njegovo čovječje lice se čas očituje kroz vučje kešenje, čas iščezava. AntiKrist se mora pojaviti na zemlji, ali mu je sada teško dospjeti na zemaljski plan. Ranije osmišljen put je razoren. On će se pojaviti potajno, i bit će ga moguće ustanoviti samo pri osobnom kontaktu.

Pojavila se karta Rusije. U njenom središtu je – zvijezda, a u njoj su ugodne nam brojke novog ljudskog koda – 999. U Moskvi već postoji nekoliko tisuća ljudi sa tim znakom. A u Rusiji – stotine tisuća. Nigdje u svijetu nema većeg broja ljudi sa novim kodom novog čovjeka. Oni će spasiti čovječanstvo.

AntiKrist treba stvarati smetnje u njihovom radu. Računa se sa tim da će životni problemi pogasiti osnovne ciljeve dostizanja bogočovječnosti, i da će sa njima oslabiti moći tih ljudi. Mnogo ovisi o tome tko će ih predvoditi. Svi iščekuju generala, vojnika, za kojim će ljudi krenuti. U svijetu postoji sedam sila, od kojih svaku predvodi Posvećeni. Koja od njih će povesti čovječanstvo za sobom?

Kiril marljivo i podrobno priča sve što vidi, ne obmanjuje.

- Upravljat će troje, kroz sebe oličavajući tri sile – iznenada mu glas počinje podrhtavati. – E, pa znao sam. Lapšin – skotina. Govorio sam mu... Mislio je samo na sebe.

Grdi na pasja kola, a oni koji su ga pratili preko ekrana unutarnje vizije, kažu, kako na velikom ekranu vide moje i Igorove slike. Tko je treći – zasad se ne vidi. Borba demona bolje od bilo kakvih riječi svjedoči o ozbiljnosti problema koji su se kod njega pojavili.

- Netko od vas dvojice može postati glavni. A tu je i dalje – antiKrist. Zato što on zasad od borbe nije odustao. Prerano je staviti točku na ovo. A ako se vi iznenada posvađate zbog vlasti?

U tome kako je on to izgovorio, bilo je toliko neiskazane nade u ovakav ishod, da je Igoru i meni baš bilo žao njega. Zašto je zaključio da će treći biti antiKrist? A možda bude Krist? To je nekako logičnije, barem, za nas. I zašto smo mi glavni? Iz kojeg razloga je tako zaključio? Možda nas opet skreće s puta?

Izlet se završio. Molimo sve da nas ostave same u sobi, zahvaljujemo na pomoći. Treba dobro promisliti o informaciji, prodiskutirati.

Kada su svi izašli, Igor odjednom, umjesto diskusije, opet ulazi u režim vidovitosti.

- Izazivaju nas – kratko objasni on.

- Tamo je krug – priča što vidi. – U krugu su tri devetke, dolje je znak, nalik na slovo T. Opet si sa mnom u tvojoj odori i kapi.

On kaže da sam pored njega, a ja, kao i prije, ništa ne vidim. Kod mene se ne uključuje vidovitost.

- Trebaš ući u središte kruga. Tamo je Androgin. Vodim te za ruku.

- Vodi me.

Uvodi me u krug, u sam središte.

- Što se događa?

- Ti si se povezao sa Androginom. Uokolo su zodijački znaci. Ja sam ušao u znak Strijelca. Oni se svi vrte oko vas. Ispod su razine. Tamo se pojavila informacija i energija. One sve ispunjavaju. Uz to, tamo postoji i drvo. Ulazimo u njega. Nešto nas nosi uvis unutar stabla. U krošnji smo. Opisujemo crtež po kružnici. Čini se da je to osmica. Ovo stablo jabuke simbolizira podjelu svijeta na tamno i svijetlo, na tri dimenzije prostora – Oca, Sina i Svetog Duha.

Sad o vremenu – događaji idu takvom brzinom, da ih Igor ne uspijeva prepričati.

- Sada imamo svoju jabuku na ovom drvetu.

Opet smo na zaravni. Netko dolazi, ogroman. Iza leđa na uzici ima nekakva dva balona, Sunce i Mjesec. Na njegovoj ruci je poznati prsten. To je Stvoritelj. Igor kaže da nas je prekrstio. Padamo na koljena.

- Jesmo li sve točno uradili? – pitam ja.

- Da, besprijekorno – odgovara Bog Otac – Otac Bogova. – Vi već imate Svetog Duha, Koji vam je pomagao proći put. Za vašu pobjedu je određena nagrada. Možete odabrati znanja ili moć, što odabirete?

- „Znanje“ – rekoh ja Igoru. I on se složi sa mnom.

- Od sada ste obdareni Svetim Duhom i znanjima. Oni će biti sa vama, dok se ne dogodi treći događaj. Uspoređujte moć danu vama, i odgovornost koju ste preuzeli za ljude i Zemlju u cjelini – svečano govori Stvoritelj, kao da to što se sada događa ima globalno, nama još nejasno značenje, a koje On unaprijed želi naglasiti intonacijom.

- Vi ste obdareni znanjima i sposobnostima, izuzetnim za zemaljske ljude. Snagom svoje misli vi ćete biti u stanju izliječiti od najtežih bolesti, doživljavat ćete događaje unaprijed i vidjet ćete gdje je dobro, a gdje zlo. Idite i recite ljudima istinu, kao što sam je Ja otkrio vama. Neka vas snaga ne napusti, i glava bude jasna. Učite se svemu što postoji u Carstvu Mojem. Odsad su za vas otvorena sva vrata. Blagoslivljam vas, idite.

Okrenuo se. Igor viče za Njim:

- Oče, možemo li krenuti s Tobom?

Stvoritelj se zaustavio, okrenuo, nagnuo ka nama u svojoj nezamislivoj visini:

- Vi stalno idete sa Mnom, djeco Moja, a Ja sa vama. Ničega se ne bojte. Moja zaštita je neprestano nad vama. Da dosegnete sva znanja, vi trebate raditi, učiti. Idite. I Krist i Duh Sveti vas također čuvaju.

Igor izlazi iz drugog svijeta.

- Treba popiti čaj – kaže. Lice mu je blijedo, umorno.

U hodniku nas već vreba Kiril:

- Želim porazgovarati s vama, vrlo je važno.

Odlazimo u drugu sobu, dok žene pripreme čaj i postave stol.

- Pa, kakvi su se kozmički problemi pojavili? – pitam.

Kiril sjedi preko puta mene, lice mu je ozbiljno.

- Vi, bez sumnje, mislite da sam ja od tamnih?

- A ti si od svijetlih? – podsmjehujem se.

- Ma, vidjeli ste da se slobodno krećem po Bardo-kanalu.

- Hajdemo preskočiti dječje brbljarije – zamolih. – Pa, ti imaš pet milijuna godina. Vrijeme ti je da porasteš.

- Pet i pol – precizira Kiril.

- Tim prije – ozbiljnog izraza lica primjećuje Igor.

- Dobro – složi se Kiril. – Sada ste dvojica. Po uvjetima igre, potreban je treći. Predlažem sebe.

- Koji su razlozi?

- Vi sada imate sve, osim jednog. Ne znate kuda krenuti. Vi ste alfa i omega. Između vas je beskonačnost. Tko od vas zna kako je prijeći?

Igor i ja se pogledasmo. Interesantan dječak, vrlo interesantan, ali je u pravu: mi ne znamo. Zasad ne znamo. Ali, treba li nam ovakav treći?

- Želiš li na vrijeme uskočiti u vlak?

- Upravo tako – potvrđuje on. - Ima još jedan mali problemčić, o kojem vi nemate pojma.

- A to je?
- Konfederacija.
- Što mu je to?
- „Zvjezdane ratove" ste gledali na televiziji?
- Da, imali smo priliku.
- Vrlo je slično. Kozmička flota, lasersko naoružanje. Ja imam crveni gumb na prekidaču za pozivanje ratne flote. Oni su se spremni umiješati. Njima ne odgovara ovakav tijek događaja. U bilo kojem trenutku mogu pritisnuti gumb.
- Gle, gle, kako simpatično djetešce – ganuto se obratih Igoru. – On u džepiću benkice ima crveni gumbić za uništenje Zemlje. I on nam najozbiljnije prijeti, ako ga ne pustimo u naš kupe da putuje s nama. Možeš li zamisliti, šesnaestogodišnji deran sjedi i prijeti akademiku da će raznijeti Zemlju. Zar se smije tako plašiti stari slabašni čovjek?
- Vi ste stari, vi ste slabi? – Kiril prelazi u napad. – Za vas sada nema nikakve razlike – imate li sto godina ili sto milijardi! I ruke su vam postale jače. Slabi? – iznova ponavlja. – A tko je oborio Crnog viteza?
- Nisam ja – podižem ruku u znak protesta, iako mi je slatka čežnja prostrujala tijelom pri podsjećanju na našu pobjedu. - To je bio Igor. Tako je neobuzdan...
Pa ipak, o čemu priča taj čudnovati dječak? Kakve milijarde godina?
- Najzad, sada se sve promijenilo: sustav upravljanja, razine. Zato što njih treba još i staviti u pogon. Ne može se Zemlja nalaziti u disbalansu. U bilo kojem trenutku će započeti nuklearni rat ili kakva druga globalna neprilika. Znate li kako se pušta u pogon? I kakvu poziciju zauzeti pri upravljanju – desnu, lijevu, ispod, iznad?
- Već smo ga pustili u rad – nisam se suzdržao od hvalisanja. – A na tvom spisku je iz nekog razloga izostavljeno središte. Upravo između gore i dolje.
Kiril problijede, istog trena uključi vidovitost. Provjerio je pitanje razina.
- Da, proces je krenuo – nevoljko se složio.
Netko je zakucao na vrata. Na pragu je bila naša šefica Nina Andrejevna.
- Dečki, završavajte zasjedanje. Čaj se hladi.

Kakvi zanimljivi razgovori su se počeli događati... Događaji očigledno nekoga živciraju, nekakvu konfederaciju. Kakav je to gnojni čir na tijelu Svemira? Možda, neka štetna galaktička civilizacija? Predosjećam da ćemo o njoj još čuti, i to ne jednom.

10. Poglavlje

Kao što je Stvoritelj i obećao, sva vrata su bila otvorena pred nama. I na svakima nas je dočekivao sveti čovjek. Mnogo je vrata. Danas smo odabrali ona, na kojima je naslikano Sunce. Vrata su velika, željezna. Pored njih je starac sa štapom, čeka. Ja sam opet u akademskoj odori. Igor je u širokoj bijeloj rubaški*.

Pozdravljamo se sa starcem. Spuštamo se na koljena i on nas blagoslivlja.

- Zašto ste došli – pita.
- Po znanja – odgovaramo.

Starac nam kaže da možemo doći u Carstvo Božje, budući da nam je Sam Stvoritelj dopustio doći ovamo. Ulazimo kroz vrata. Tamo je vrt. Zaustavljamo se pored zida.

- Nama su potrebna znanja iz medicine – mi preciziramo.
- Vama je dan dar Božji, i vi djelujete izravno po sili Božjoj. – napominje nam on.

- Nas zanimaju oboljenja raka. Kako se neutraliziraju tumori, ako su već počele metastaze? - Pitamo, kasno shvativši da naše pitanje umanjuje one izglede, o kojima možemo govoriti bez okolišanja. Ali sveti čovjek ne diskutira, iako mu se jasno vidi na licu da ga brine nejasnoća naših pojmova.

- Pogledajte zid – kaže nam. Na zidu se pojavljuje ekran. – Rak je kao strani krpelj, koji se smjestio u organizmu. Taj krpelj se mora izvaditi, njegovo tijelo, svaka nožica. Poslije toga ga treba neutralizirati. Onda izliječiti svaku stanicu – objašnjava starac, i na zidu se pojavljuju prikazi, koji pokazuju kako se odvija proces ozdravljenja.

- Evo ga grkljan, evo ga krpelj. Tumor je poput nabujalog tijesta. Desno je – norma. Lijevo je – bolesno mjesto. Učinit ćemo vašeg krpelja prozračnim. On isprva razara sitne stanice, potom velike. Na

---

* Рубашка – ruska košulja – obično od ručno tkanog platna, sa vezom

informativnoj razini, on je zaista krpelj. Evo, on u jezgru ubrizgava svoj drek. I stanica gubi sposobnost upravljanja.

Vaš zadatak je – da božanskom srebrnom bojom maligni tumor učinite bezbojnim. Obezbojili ste? Sada primjećujemo sitnu paučinu, jezgricu, tekućinu. Ispunjavajte ga sada energijom, punite ponovno.

Koncem vežite nožicu i povlačite je k sebi, da se ne bi uvukla u drugu stanicu. Činimo isto i sa drugim nožicama. Izvlačimo krpelja na staničnoj, informacijskoj i energetskoj razini. Izvukli ste? Srebrnastom niti ga uvezujemo i uništavamo. Srebrnom zrakom obrađujemo svaku povrijeđenu stanicu. Točkicama. Crveno, što je neobrađeno, osvjetljavamo normom. Obrađujemo ih. Provjeravamo normu – opet ima crvenih stanica. Obrađujemo još jednom, ne smijemo biti lijeni. Još jednom polažemo normu. Crveno nije u potpunosti nestalo. Obrađujemo ponovno.

Još jednom normu, još jednom. Ne smije se pogriješiti. Pojačavajte normu. Pogledajte: stanice su postale identične kao zdrave. Dajte rok izlječenja, recimo, jedan mjesec, i poslije toga nanovo stavite pojačanu normu.

- Koliko je potrebno vremena za izlječenje?

- Obično dva – tri tjedna. Još jednom položite pojačanu normu, čime ćete uništiti skrivene stanice raka. Ponekad se vrlo vješto prikrivaju. Zato ih je nužno kontrolirati.

- A kako se obavlja regeneracija organa?

- Pogledajte – starac nastavlja lekciju. – Uzmemo, na primjer, bubreg. Prvo – treba uspostaviti zajedničko djelovanje bubrega sa poljem mokraćnog sustava i nadbubrežnom žlijezdom. Uzeti pojačanu normu – položiti je. Uzeti srebrnastu nit, djelujući izravno na bubrege. Odozgo postaviti program ozdravljenja i izlječenja. Sada srebrnom bojom drobimo kamenje i po spojnim kanalima izvodimo u mokraćni mjehur. Sad je najvažniji dio... Srebrnom niti obnavljamo stanice u bubregu, neka se pojave nove, mlade stanice. Stare odumiru, nove se stvaraju. Iznova stvaramo, razumijete? Uzimamo pojačanu normu i polažemo na patologiju. Vidimo u desnom bubregu odumiranje stanica. Obnavljamo stanice, polažemo pojačanu normu. Sada uzimamo srebrnu nit i puštamo u pogon proces energetskog pročišćavanja.

Poslije tjedan dana ćemo pogledati. Problem još postoji. Opet uzimamo pojačanu normu. Polažemo program ozdravljenja i oporavljanja. Malo poradimo srebrnom niti. Gotovo. Ima li pitanja?

- A možemo li čuti o žučnoj vrećici?

- O žučnoj vrećici koju ti nemaš – precizira starac, pokazavši štapom na mene. – Sa desne strane je uklonjena žuč. Uzimamo pojačanu normu, stavljamo srebrnu nit. Uključujemo preko hipofize program za ozdravljenje i potpuni oporavak. Sada moramo stvoriti izvanjski oblik – to je hologram. Onda unutarnji. Treba pokrenuti proces staničnog dijeljenja, kako bi nove stanice ispunile novi oblik. Ponavljam: desnom rukom uzimamo srebrnu nit i stvaramo vanjsku opnu. Stvorili smo je. Uzimamo normu. Odozdo još postoji prazno mjesto. Obnavljamo. Uzimamo pojačanu normu.

Zrakom stvaramo unutarnju strukturu. Polažemo normu, provjeravamo. Obnavljamo žuč. Polažemo normu, nema dovoljno žuči. Uzimamo normu. Polažemo. Provjeravamo. Gotovo. Program izlječenja i oporavka ide preko hipofize. Rok je – petnaest dana. Uzimamo pojačanu normu, polažemo. Praznina. Obnavljamo. Pojačavamo utjecaj sa srebrnom niti. Polažemo normu. Pokrenulo se uzajamno djelovanje. Program je sproveden.

Još jedan starac iskrsnu pored. Promatramo njegovu ruku – poznati prsten. Padamo na koljena. On nas podiže. I čini se kao da nastavlja predavanje. On nam govori kako se trebamo odnositi prema novcu, prema vlasti, prema zdravlju. On savjetuje: treba imati svoj stav prema bilo kakvim pitanjima, svaku situaciju treba procijeniti i razriješiti, ne sumnjajući u svoje djelovanje.

- Ne smijete biti oholi – poučava nas. Neka vas ne zaslijepi vaša budućnost. Uvijek sve treba procjenjivati sa tri strane – s lijeve, desne i iz sredine. Tek onda se donosi odluka – to je četvrto djelovanje.

Ljubimo Mu ruku. Prekrstio nas je. Iščeznuo. Slažemo se sa onim što je On rekao.

Čudnovato je učenje, izuzetno. Samo treba pomisliti – tko nas uči! Bilo koji liječnik će, pročitavši ove stranice, reći: besmislice. A Igor i ja dva puta tjedno primamo ljude upravo sa tim oboljenjima, o čijem liječenju nam predaju na nebeskoj akademiji. I, evo što je čudno: oni su zaista izliječeni.

Ni Igor, ni ja nismo izučavali čak ni slovo iz medicine. Ma, može li se to uopće smatrati liječenjem? Jer, mi ne dodirujemo tijelo – ništa ne siječemo, ništa ne diramo, ne propisujemo tablete. Mi jednostavno promatramo, vidimo kako radi organizam nekog čovjeka, dajemo organu naredbe i on nas sluša. Ljudi bivaju izliječeni - čak i gluhi i slijepi. Oni ostaju i poslije u našem Centru kao da su u rođenoj kući, nastojeći pomoći bilo čime. Rođaci izliječenih, pa i oni sami, svakoga dana nam šalju kolače, voće, druge poklone. Oni znaju: mi smo im vratili život, na način koji medicina odbija, bespomoćno šireći ruke.

Koliko ljudi umire u bolnicama – a liječnici ni za što ne odgovaraju! Postoji statistika, po kojoj, čak i u Americi, zbog grešaka liječnika svake godine umire više od 80 000 ljudi. Uvjeren sam da je u našoj zemlji statistika još strašnija. I tko će to iznijeti na vidjelo? A kod nas su dijagnoze apsolutno beznadne – i brzo izlječenje. Nas je nemoguće čak i optužiti za bilo što, budući da su svim tim ljudima već potpisane konačne, zvanične presude. Nas je moguće samo ne primjećivati, što tradicionalni liječnici i čine. Navest ću jedan od tipičnih primjera naše prakse. Anastasija Kvakova je – osamnaestogodišnja djevojka iz Sankt-Peterburga. Naglo pogoršanje zdravlja ju je primoralo da se obrati liječnicima. Na ispitivanju joj je utvrđen maligni tumor na velikom mozgu, što je natjeralo liječnike da postave pitanje hitne operacije. Užas zbog nužnosti da se mora izvesti trepanacija lubanje, nagnala ju je da odbije potpisati suglasnost na koju su je prisiljavali. Na nju su vršili pritisak, ali je djevojka redovito odbijala donijeti konačnu odluku.

U međuvremenu, bolest je napredovala: Nastji je popustio vid, sužavalo se vidno polje zbog izraslina koje su se pojavile na očnim jabučicama. Počeli su zatim problemi sa želučano-probavnim traktom. I nove dijagnoze su bile: čir na dvanaestercu, čir želuca. Poslije nekog vremena pojavili su se neizdrživi bolovi u predjelu srca, redovno je padala u nesvijest. Posljednje, čime su liječnici oraspoložili Nastju – izrekli su presudu: sterilitet.

Djevojka je vrlo teško proživljavala ovo vrijeme kada se na nju obrušio toliki niz bolesti, i po vlastitom priznanju, bila je na granici ludila.

Teško je reći kako bi se događaji dalje razvijali, da nije bilo slučajnog razgovora sa prijateljicom, koja je u novinama pročitala članak o našem

Centru.

I tako je Nastja, skoro protiv volje svojih najbližih, doputovala u Moskvu, u naš Centar. Poslije tri mjeseca, nestao je tumor na mozgu. Bez traga su nestala oba čira – na želucu i dvanaestercu. Normalizirao se rad srca, vratio se normalan vid. Teško je povjerovati, ali je neke stranice ove knjige prikupljala i unosila u kompjuter upravo Nastja Kvakova, čije oči više nisu nagrđivale užasne izrasline.

Proizlazi da se tumor na mozgu može liječiti ne pileći lubanju, a čir – ne sijekući tijelo skalpelom. Sve je moguće, ukoliko ne sprečavamo, već pomažemo onima koji to znaju raditi, po volji Proviđenja.

Nastja se upisala na prvu godinu pravnog fakulteta Sankt-Peterburškog inženjersko-ekonomskog univerziteta (prije izvjesnog vremena se udala, rodila zdravog, prekrasnog dječačića, usprkos ranije izrečenoj presudi o neplodnosti). I tko bi rekao, promatrajući tu veselu, komunikativnu, lijepu djevojku, da se do nedavno njen život neminovno približavao invaliditetu, k nepodnošljivom postojanju, možda, čak i smrti.

Ali, liječnici koji su primoravali djevojku na operacije, čak i ne znaju, da je usprkos njihovim profesionalnim uvjerenjima, Nastja Kvakova bez skalpela i lijekova stekla zdravlje. Upravo je zdravlje to, što Nastju sada razdvaja nepremostivim zidom od onih, koji još uvijek smatraju da se ljudsko tijelo može izliječiti samo odsijecajući njegove organe ili trujući organizam kilogramima lijekova. Stiče se utisak kao da u jednom prostoru postoje dva paralelna univerzuma, i da ono što je moguće u jednom, u drugom je apsolutno nedopustivo.

Počeli smo raditi sa Mišom-autistom. Sada, kao da imamo nužna znanja. I stvar je krenula. Mama kod sina opaža stalno nove pozitivne simptome. Ali je rad vrlo složen na razini čovjekove svijesti. I mnogo toga ovisi o povjerenju i strpljenju.

Naša gluha djevojčica Daša – već čuje. I neusporedivo bolje govori. Upisala se u medicinsku školu. Još jedna lijepa novost – kod nje se otvorio ekran unutarnjih vizija. Ona sada vidi sve što radimo sa njom, i uči raditi na suptilnom planu. I sada se sama bori sa svojom bolešću. Možda to i jest najvažnije, što je dio rada na izlječenju djelomično preuzela na sebe. Uskoro će se u Centru pojaviti izuzetan novi stručnjak.

Ipak, ne možemo uvijek tako uspješno pomagati ljudima. Ponekad nam jednostavno ne preporučuju da to radimo. Po pravilu, zabrane se odnose na ljude, koji su u životu učinili mnogo loših djela.

Ali, postoje i drugi razlozi. Jednom je u Centar došla žena. Nije došla sama, već sa mužem. Oboje su znanstveni radnici. Napeti do krajnjih mogućih granica. Razgovaraju vrlo strogo, kao revizori.

- Kakva je to čudnovata tehnologija liječenja? Zašto mi ranije nikada nismo čuli o nečem sličnom? – pita ona. Djeluje kao da nam pokušava utjerati strah svojim namrgođenim, unaprijed optužujućim izrazom lica. – Dokažite mi da to možete. Ja ne vjerujem! Meni je to nepojmljivo!

Cijeli sat sam im držao predavanje o tome kako radimo. Ponešto se u njima otkravilo, ali vrlo slabo.

Ispričavam im se da se sada ne mogu baviti samo njihovim obrazovanjem, da imam mnogo posla. Smjesta dobivam strogi prijekor.

- Ukoliko želite da se liječimo kod vas, vi ste nam dužni dokazati, da svoj posao možete raditi bolje od ostalih.

Situacija je postala zaista apsurdna. Zanimljivo bi bilo kada bi ovaj par ušao u crkvu i zahtijevao od svećenika: „Dokažite nam da Bog postoji, i tada ćemo mu upaliti svijeću i dat ćemo neki sitniš za obnavljanje hrama" – bi li svećenik pristao na ovakvu pogodbu? Prije bi bilo da bi im objasnio gdje je izlaz, i da u hram treba dolaziti isključivo kada vas duša sama u njega pozove.

Usprkos tome, pozivamo ženu da joj uradimo dijagnostiku. Promatramo – sitni gnojni čir u želucu, nekakva neugodnost sa okom. Ništa ozbiljno, što bi zahtijevalo hitnu intervenciju u njenom organizmu.

- Ne, vi ne vidite! Ja imam rak. Meni su već uradili operaciju i moraju ih još uraditi. Zbog toga sam došla kod vas – „raskrinkava" nas damica.

Gledamo ponovno, pa još jednom – ništa ne vidimo. Na kraju krajeva, iza njenih leđa je na površinu izbio crni kvadrat i u potpunosti je zaštitio od naših pokušaja da joj dijagnosticiramo tumor. To je njena svijest. Ona je kod nas došla tražiti pomoć, a sama ne vjeruje da vidovitost postoji, niti da joj možemo pomoći. Smatra nas šarlatanima. To je njen principijelan stav, njeno uvjerenje.

Kao i svaki čovjek, i ona ima pravo na vlastito mišljenje, i pravo slijediti ga u životu. Budući da vidovitost za nju ne postoji – znači da između njene svijesti i nas postoji crni zid.

Mi joj ne možemo pomoći. Ona treba otići zajedno sa svojim principima, sumnjama, nedobronamjernošću i... malignim tumorom. Ona treba ići u običnu bolnicu – tamo će joj odrezati što budu mogli, i zašiti gdje ona poželi. Mi možemo samo suosjećati sa tom ženom iz paralelnog svijeta. Ona više nema sadašnjost. A moguće, da više nema ni budućnost. Pa, tko je kriv za to, što je ona tako oštro ograničila i jedno i drugo, jednostranom percepcijom stvarnosti? Zar joj mogu pomoći oni, u koje ne vjeruje?

A mi neprestano odlazimo u nebesku akademiju. Tamo nas obučavaju za rad sa vidom, srcem, želucem, jetrom, prostatom, kralježnicom. Jednom su nas ravno sa sati pozvali na zaravan, kojom se završavaju razine.

Događa se nešto izuzetno. Opet su se okupile sve uzvišene osobe odozdo i odozgo. Stoji Crni vitez spuštene glave.

- Ovo je sud – govore nam.

Mi se spuštamo na koljena preko puta Svetog Trojstva. Nad nama je energetski oblak. To je Kozmički Razum. Upravo on sada treba donijeti konačnu presudu u vezi sa Armagedonom. Odluka je već donijeta. Ovo je jednostavno obznanjivanje presude.

Odozgo se začu glas. Svatko ga čuje na svoj način, ali ga svi podjednako razumiju.

Glas govori o Crnom vitezu. O tome da je izgubio bitku, da je ne samo jednom prekršio Uzvišene zakone Kozmosa i da će zato biti zatočen u središtu Zemlje na tristo godina. Mjesto, na kojem će se on nalaziti, zatvorit će specijalnim poklopcem sa pečatom Stvoritelja. I nitko ga ne smije odvaliti. A tko će od tamnih sila biti prisutan na Zemlji zbog uzajamnog djelovanja sa Svijetlim silama – zasad još nije određeno.

Presuda nam se nije činila nepravednom. Naša pobjeda je bila priznata. Nama su dodijeljena prava za zaštitu Zemlje, i dopušteno nam je da se uvijek možemo služiti svime što imamo.

Tamni vitez je iščeznuo. Odmah za njim i - svi ostali. Ostali smo sami na zaravni. Čak nismo uspjeli nikome ni zahvaliti, budući da smo bili potpuno zaprepašteni onim što se dogodilo.

Da sam bio sâm, zaključio bih da sam sišao s uma! Ali, prije svega, ja nisam sam – već na desetine ljudi aktivno sudjeluje u događajima. I ono što se radi tamo, na vrlo precizan način se odražava ovdje. Mi zaista možemo pomoći ljudima u najsigurnijim situacijama. Pri čemu, što je vrlo čudno, mnogo više drugima, negoli sebi. Uostalom, sobom skoro da se i ne bavimo.

Kiril je postao vrlo razdražljiv. Opet je zahtijevao pregovore i dobio ih. Pažljivo saslušajte to što je govorio taj šesnaestogodišnji dječak. Ja sam praktično doslovce zapisao njegov govor. On je već obaviješten o presudi, i odmah se je počeo izjašnjavati.

- Kod vas se to naziva Božji plan. A kod nas se to naziva kozmički marazam*.

Kiril je vrlo lijep, uman, oštrouman. Ali, u njemu ima nečeg demonskog. Govori tako da se misao ne može uhvatiti, ukoliko nisi u tijeku događaja. Ali ga mi razumijemo.

- Ovo se već četvrti put događa – prosvjećuje nas on. – Crni vitez je požurio – započeo je bitku bez dopuštenja, na vlastitu inicijativu. Htio je dobiti sve. I sve je izgubio. A što ste vi dobili? Zemlju? A što s njom raditi, kome je ona potrebna? Eto, vi sad imate u rukama dva gumba na prekidaču. Broj jedan – eksternog uništenja, broj dva – neodređene dugotrajne pomoći. Kome da pomažete? Ovdje nije ostalo ništa što je dostojno pažnje. Pogledajte te nakaze, debile, narkomane. Zbog toga se ni jedna od ozbiljnih kozmičkih biti nije poželjela s time ovdje baktati. Za sve se mora platiti – i za milijune nesretnika i za spasenje ljudskog roda. Što će vama spasenje? Možda su bolji milijuni?

- A čime ćemo tebi platiti?

- Vi mi nudite svoje duše? – na licu mu je ironija i istovremeno iščekujući osmjeh. Kakav simpatičan dečkić! Ma, čini se da ni on sam tu situaciju ne shvaća ozbiljno. Jednostavno se šali.

- Priznanicu ćemo pisati krvlju? – sarkastično se raspitujem.

On munjevito primjećuje da je ova tema iscrpljena do kraja, i smjesta mijenja pravac dijaloga.

- Postoje dvije moćne kozmičke korporacije: jedna proizvodi šilo,

---

* marazam – gubljenje, venjenje

druga – sapun. Hajdemo zamijeniti šilo za sapun. Bit ćemo praktičniji. Dovoljno smo se zabavljali pompoznim stavovima.

- Pa ipak, što se to dogodilo što te prisiljava na pregovore? – zapitkujem ja.

- Godina milenija – promjena ovlaštenja. Tko ima ovlaštenja, taj i jede energiju. Na tome se izgrađuju super-sustavi.

- A Crni vitez je izgubio? Znači, ostali ste bez hrane – izazivam ja po navici.

- Ovaj planet je imao predodređenje. Oni su ovdje željeli napraviti nešto poput dječjeg vrtića za buduće Tvorce. Sto četrdeset četiri tisuće novih Stvoritelja je trebalo sa Smakom svijeta prijeći u druge prostore i razviti nove Kozmose. Zemlja je – master-class. Samo, posao se vodio vrlo loše. Tri puta su sve uništili. Sve su doveli do bezumlja. Ljudi su saznali za Apokalipsu. Zašto to ljudi trebaju znati? Što će im to? Ravnomjernost prostora – od nule do beskonačnosti. Na svim razinama života. Zbog čega se lome koplja? Što je to Zemlja? Posebice sada! Tko se za njom polakomio? Dođite u goste – da oglođete kosti. Tako je, zar ne?

- A predodređenje o kome si govorio?

Kiril me ispitivački gleda u oči.

- Vjerne sluge Gospoda... Sluge, kojima je Gospod odan - odrješito izgovori on. Ma, uradit ćete sve kako su vam odredili, a što dalje? Ponovno postoje dva puta: desno kreneš... lijevo kreneš... osmica, beskonačnost. Zar ćete tako kružiti po toj kolotečini do u beskraj?

- Radimo li sve pravilno? – raspitujem se.

- Pravilno – potvrđuje Kiril, - ali, hoće li biti valjano ono što uradite? Desno, lijevo... Ukoliko se Duša sjedini sa Egom, pojavljuje se Arhont. Čim je on Arhont, znači da dušu nikome nije prodao – ni tamnim, ni svijetlim. Još jedna varijanta. Zraci mogu biti različiti – tamni, svijetli – ali se svi oni protežu prema jedinom Suncu u središtu Univerzuma.

- Otkud znaš?

- Zato što sam ja nitko. Zrak, vjetar – uhvatite me. Ma, govorio sam, ja sam duh! – dječak je raspusno, neskriveno nemoralan. Ruga se, a sam se boji.

- Zbog čega da te lovimo, zraku?

- A htjeli biste, možda, disati?

- Što raditi?

- Treba se učiti odgovarajućem ponašanju. Svi ste ovdje činili što ste htjeli. A sad se prisjetiste predodređenja. Odveć značajne biti su se latile posla. Sam Stvoritelj se prihvatio. I ostali također...

- Jesmo li to mi, te istaknute biti?

- Ma, vi ste se potpuno slučajno našli na tom mjestu. Vi ste u redu kod Georgija Pobjedonosca bili na tisuću dvjesto petom, i tisuću dvjesto šestom mjestu. Na samom repu. Samo što ste se baš u pravo vrijeme našli zajedno na potrebnom mjestu. I još ste, razumije se, imali sreće, što bitku niste izgubili.

- I što sad?

- Sada vi imate moć, ali ne znate što s njom činiti. A ja imam znanje, ali nemam moći. Ja vam mogu pokazati put. Ako hoćete u čistilište – tamo su divovske energije, i još ih nitko nije prigrabio. Zašto vam je potrebno sakupiti sto četrdeset četiri tisuće? Bolje manje, ali visoke kvalitete. Slažete li se?

- Utroje, sve napola? – pita Igor.

- Napola! – potvrđuje Kiril.

- Utroje napola, neće moći.

- Pa, vi sami odlučite, tko je drugi – milostivo se suglašava Kiril.

- Nas dvojica smo – cjelina – podsjećam ga. – I zatim, što će biti sa savješću? Sve odbaciti, i samo sebi stvarati dobro? A ostalima?

- Kako me izazivate sa tom savješću – zaurla dječak. - A ispred je još Strašni sud - prijeti nam. - Vas će rasprostrijeti od alfe do omege, i neizvjesno je čime će se završiti poduzete mjere. A sada još uvijek imate kartu do bilo kojeg kraja Univerzuma, glupo je ne iskoristiti je. I sedamnaesti legion Vlasti. A osamnaesti – znate li kod koga je? – Kod Lucifera! I dva su puta – tamni je naprijed, ali odvodi nazad, svijetao je – nazad i vodi u budućnost, odakle ste vi došli. Što biste opet tamo? I vrata su samo dvoja, i puta su samo dva. Božji stav je – izaći iz tog sustava. Ne izađeš li, znači, iz male osmice ćeš upasti u veliku. I tako u beskraj. I, što onda?

- Postoji još i pozicija Stvoritelja.

- Vi sada u rukama imate apsolutnu vlast. Ako poželite, na prilazu kuće će stajati „mercedes" i sam predsjednik zemaljske kugle će vam otvarati vrata. Razumijete li?

- A koji je tvoj interes?
- Je li vam potreban treći?
- Da bismo obavili useljenje? – ja preciziram.
- Da biste se vozili u „mercedesu" – ispravlja me Kiril, iznemogao od naše nedomišljatosti. On je kao pile iz inkubatora bez mame i tate, roda – plemena. Inkub – tako su zvali u srednjem vijeku demone muškog spola.
- A mi ćemo sada krenuti električnim vlakom. Zar ne, Igorčiću? – pitam prijatelja.
- Da, električnim je udobnije – i već se obraćajući Kirilu, dodaje:
- A vi, mladiću, biste trebali biti skromniji. Skromniji. Budući da vi i Lapšin bolujete od iste manije – upravljanja Svemirom. Nekakva je epidemija zavladala na vašoj Akademiji.

****

Igor i ja smo uglavnom nastojali rano ujutro raditi sa ekranom unutarnjih vizija. To je bilo vrlo zgodno. Uspijevali smo u to vrijeme i učiti i poraditi sa bolesnima. Ponekad je ostajalo vremena i da pretresemo neke probleme.

Često su nas pozivali. Katkad smo sami inicirali važne događaje i odlazili u suptilno-materijalni svijet.

Ovog puta smo se poželjeli sresti sa vojnicima sedamnaestog legiona Vlasti. Zato što su oni išli sa nama u bitku, i rizikovali svoje besmrtne duše. A mi smo ih doživljavali samo kao strojeve vojske. A ti redovi se sastoje od osoba. Ma, tko je išao sa nama u borbu u tim kolonama, koga je za tisuću godina okupio Gospod u Svoju vojsku? I postoje li među njima naši zemljaci, ruski ljudi?

Igor i ja smo zajedno izašli u drugo prostranstvo. Tek što smo se našli u tom svijetu, opet smo se uobličili u lik Georgija Pobjedonosnog, od koga smo se u posljednje vrijeme počeli odvikavati. Popeli smo se preko Bardo-kanala. Evo terena na kojem smo se tukli sa Crnim vitezom, tu je križ. Iznenada se pojavio naš legion. Igor je sjahao sa konja, to jest mene. I ja se istog trena preobrazih u građansku stražnjicu: crna odora akademika, četverokutna kapica sa kićankom (Quaste).

Igor kleknu. I ja pored njega. I cijeli legion se odmah za nama spustio na jedno koljeno.

Mi zahvaljujemo slavnim vojnicima za to, što su bez straha i bez prigovora išli za nama u boj, što nisu posumnjali u nas. Zahvaljujemo našem Stvoritelju za to, što nas je blagoslivljao, ojačao i dao nam Duh. Zahvaljujemo Ruskoj Zemlji što je dala takve vojnike.

Također molimo našeg Gospoda da nas blagoslivlja i dâ nam snage, i zaštiti nas od nečastivog, koji stalno obigrava oko nas.

- U ime Oca, Sina i Duha Svetoga, amen!

Na zaravni se iznenada pojavljuju sveci i Sam Gospod. Zahvaljujemo Mu osobno i molimo da blagoslivlja Svoje sinove, da ih sačuva od uroka, pokvarenosti i drugih napasti.

- Da svjatitsja, Gospodi, imja Tvoje, da pridjet Carstvije Tvoje! – svečano objavljuje vojska.

Gospod krsti svakoga od nas, i sve zajedno. Zahvaljuje nam na vjeri. I svečano izjavljuje da nas nikada neće ostaviti, kao što mi nismo ostavili Njega. I nitko od nas ne smije posumnjati u čast i dostojanstvo svakog pojedinca u našoj vojsci. Odsad ćemo mi i vojska biti nerazdvojni i zaštićeni od nevolja, zlodjela, uroka, i nečiste sile.

Svi sveti nas krste i blagoslivljaju za bitku sa tamnim silama. Sada smo mi jedna cjelina, i rame uz rame sa svakim u legionu Vlasti. I naša snaga će se povećati za toliko puta, koliko je vojnika u našoj vojsci.

Daju nam prsten sa natpisom „Za čast i slavu". A u tom prstenu ima devet cvjetova i prolaz iz svijeta u svijet, od vrata do vrata. Nitko ne može sputavati taj prsten. Zato što je to Gospodnji prsten! On se ne može ni kupiti, ni prodati. On je sa nama u potpunosti, jedinstvenog uma, razuma, biti. On nema imena, nema naziva, nema određenja. Ne može se on ni isprobavati, ni opipavati, ni podijeliti, niti spojiti sa nečim drugim. On nije podčinjen nikakvim silama, niti pripada bilo kakvim silama, već samo nama i našoj vojsci. Njegova vlast je – neizmjerna.

- A ukoliko nečastivi navede na zlo – podiže glas Gospod, – onda će prsten kazniti sve i svakoga tko je posumnjao u moć Gospodnju. Jer, on je – Božji oganj! I izvršava Božji sud!

Mi smo ganuti tom velikodušnošću, i time, što se Sam Gospod toliko brine o nama.

Idu svećenici, i iznova među njima vidimo oca Germana iz

Sergijevog samostana Svetog Trojstva. Škrope nas, blagoslivljaju. Odsad postajemo jedan duh, jedna vjera s našom vojskom. Nama su darovane strateške moći i znanja svakog vojnika. Također bivamo povezani sa svim svojim prijašnjim životima, u svim prošlim i sadašnjim svjetovima.

Zahvaljujemo se. Gospod i Njegova svita iščezavaju. Igor i ja ustajemo sa koljena i koračamo pored redova vojnika. Među njima ima mnogo ljudi koji nisu iz našeg vremena, koji su iz drugih zemalja. Ali je i mnogo onih, koje je nemoguće ne prepoznati. Kijevski knezovi, sveci, Dimitrije Donskoj, Aleksandar Nevski.

Svaki red su – veličanstveni vojnici, čija je vjera bila nepokolebljiva i vrlo jaka. Evo gdje stoji znameniti reformator Rusije, Stolipin. A pored njega je Nikolaj Drugi – posljednji car dinastije Romanovih.

Igor i ja ga gledamo u lice, i neznano otkuda se razleže glas: „Nikolaj Drugi je od 1901. godine znao, kakav mu podvig mučenika predstoji. Zato što se na dan stogodišnjice ubojstva svog pretka imperatora Pavla, on upoznao sa proročanstvima mudrog redovnika Abela".

Ja sam znao o Abelu. Seljak Vasilije Vasiljev (1757-1841.) se zaredio pod imenom Abel. On je predskazao sudbine Jekaterini Velikoj, Pavlu, Aleksandru. Svi ti vladari su ga zatvarali u tamnicu, pa je i umro u zatočeništvu. Sve ukupno, Abel je proveo u tamnici dvadeset jednu godinu.

Pavel je, razgovarajući sa vidovitim, pitao ne samo o svom carstvovanju, već i o daljnjoj sudbini doma Romanovih i Rusije u cjelini. Abelovo proročanstvo je zapisano i stavljeno u posebnu kutiju sa naredbom, da se ona otvori potomku koji bude na carskom tronu za sto godina. Kutija se čuvala u Gatčinskom dvorcu. Upoznavanje sa njenim sadržajem, izmijenilo je način razmišljanja i ponašanje imperatora. Od tada, on ni jednom nije govorio o 1918., kao o kobnoj godini za dinastiju, i sebe osobno.

Aveljeva proročanstva su potvrđivali i drugi vidoviti. U ljeto 1903. godine, su u Divjevu caru uručili pismo, koje mu je napisao nedugo pred svoju smrt blaženi Serafim Sarovski (1759 –1833.). Upozoravajući Nikolaja o budućim iskušenjima, sveti otac ga je ojačao u vjeri. Poznate su i druge predaje na tu temu.

Opet odjeknu glas: „Nikolaj II je bio upoznat sa svojom sudbinom i svjesno je sebe prinio kao žrtvu za svoju zemlju. On je mogao malodušno tražiti drugi put, a oko njega je bio ne mali broj dobrovoljaca koji su mu htjeli pomoći da proživi sretan život sa svojom obitelji. Ali je car vjerujući u Boga krenuo u smrt svjesno. Samim tim je zaslužio poštovanje, slavu i titulu svetog velikomučenika. Predodređenje njegove sudbine se ostvarilo. Mnogi su kasnije zažalili zbog učinjenog. I nezahvalni narod, ne pamteći dug svoj, osvijestit će se da je prebacio na jednog cara cijeli teret odgovornosti za opće beščašće i svoje bezakonje. Car je prihvatio teret tuđih grijeha i hrabro ga nosio".

Čuvši glas, ugledasmo dvorište Ipatijevskog doma u Jekaterinburgu, kola. Gomila kamenja na kojem sjedi imperator. Kraj njega su drva – tamna, mokra. Velika kapija sa malom nadstrešnicom. Na straži su dva vojnika sa puškama.

Po dvorištu trče djevojčice i dječak. Dječak je teško bolestan. On kašlje, a na rupčiću ostaju tragovi krvi. Ima bolesna pluća. Nikolaj sluša dječji smijeh. On zna da će ih uskoro sve ubiti, i razmišlja o mogućnosti da otruje najbliže, kako bi umrli u snu i ne bi vidjeli taj užas koji im pripremaju. On nije želio da ih strijeljaju i ubijaju, kao što ubijaju zečeve u lovu.

On zna što je to čast i dostojanstvo. Danas vidimo da je on svojom mučeničkom smrću iznad Rusije sačuvao kanal Duha Svetog, koji se mogao zatvoriti zbog nevino prolivene krvi u Građanskom ratu i od posljedica užasavajućih eksperimenata boljševika.

****

Oko „Hudlita" su opet nekakve spletke, gužva. U Ministarstvu se pripremaju i ovjeravaju papiri o reorganizaciji, tko zna koji po redu. U novinama su tekstovi Grigorjeva o strukturnoj reorganizaciji, o nužnosti koncentracije financijskih resursa u iznova stvaranim holdinzima. U to isto vrijeme, tamo gdje su holdinzi već stvoreni, kukaju upravo zbog nedostatka obećanog državnog financiranja projekata. Ni za jednu rublju nisu ljudima podigli plaće. A novi zapanjujući efekti se i ne naziru. Sad je posebice primjetno kakve su se primisli skrivale iza pompozne najave. Komercijalne nakladničke kuće preko svojih istaknutih ljudi na odgovornim položajima raščišćavaju budući tržišni prostor. Uostalom, tamo gdje se poslije smrtne kazne ipak očekuju namjenska novčana sredstva, trenutno postavljaju svoje povjerljive ljude.

Kakva kratkovidost! Zato što državne nakladničke kuće ostvaruju znanstvenu i tekstualnu pripremu literarnih djela, profesionalno prilazeći procesu objavljivanja knjiga. Komercijalna nakladništva uglavnom ograničavaju svoje profesionalne interese na profitima i bez ikakve grižnje savjesti, jednostavno vrše pretisak, s naše strane, već pripremljene knjige. Bez naše temeljne škole, oni su osuđeni na degeneraciju. Na svim književnim razvalinama su vidne pustolovine Mahnitog – beskonačan projekt „Vagrijusa", čiju svaku knjigu, kako kažu, piše za mjesec-dva brigada literaturnih diletanata. Sjajna dodatna zarada! Ali zato, čitatelji ne moraju naprezati mozak. Za takvim knjigama je uvijek potražnja. Zato što je ona asocijativno povezana sa beskonačnim borbenim televizijskim šlagerima, koji nastavljaju isti razarački posao u dušama ljudi.

A potražnja – zar je to opravdanje? Pa, i za votkom je velika potražnja. I za narkoticima. Zato što su oni jednim zamahom u stanju da izbrišu u dušama novog pokoljenja sva postignuća evolucije, da milijune ljudskih sudbina sunovrate u propast neduhovnog razvoja.

A sad nam se još i raznorazni „Hudliti" stalno motaju oko nogu, izdajući klasiku! Da bar „Hudlit" počistimo ispod sebe, da ga prebacimo na ulogu Pepeljuge koja kaska uz magarčića „Vagrijusa"! Ali, tad nastadoše komplikacije, poznate čitateljima. Direktor je – protiv, kolektiv je – protiv, javno mnijenje je – protiv, samo je magarčić – za. Proizlazi, nedostaju glasovi.

I opet su dječica, mudrice sa naočalama, sjela crtati sheme, sastavljati proglase, za čavle. I počeše po novinama šetati fotografije Grigorjeva sa višeznačnim napomenama: „Grigorjev zna!", „Grigorjev može!", „Eto, kad bi se dalo Grigorjevu!". A što bi mu se dalo, kad je i bez toga zamjenik ministra? Baš kao u šiparičkoj šaljivoj bajčici: Vova je porastao, Vova zna, Vova pametna glavica, nema se čemu naučiti.

Grigorjev se čak sa direktorima najvećih nakladničkih kuća nije sreo ni jednom u godini i pol dana. A s kim se i susreo, to je samo zbog toga da bi saopćio otkaze. Ma dobro, otpustili, nitko od nas na svojim položajima nije vječan. A tko dolazi umjesto njega? Pa, takve su okolnosti, u cilju povećanja produktivnosti!

Pišem ove redove, a u mojoj glavi odjekuje glas Visockog: „Svaki čarobnjak iskušava kaznom" Sjećate se nastavka? Ma, dobro: „Bog neće izdati – svinja neće pojesti".

U Centru se poslovi odvijaju sve bolje i bolje. Igoru i meni je dovoljno dvije-tri minute, da bismo vidjeli čovjekove probleme, i još nekoliko minuta da bismo mu pomogli. To je rezultat naših novih upućivanja u tajne. Već smo primijetili, čim se sretnemo sa Stvoriteljem naše mogućnosti naglo narastaju.

Ali one koji imaju dopuštenje za neočitovani svijet ne vrebaju samo ugodna iznenađenja. Jednom je Igora i mene počelo uvlačiti u ogromni energetski lijevak. Shvatili smo: opasnost nije prividna, već stvarna – i skoro da i nema vremena za donošenje odluke. Iz dubine biti se pojavilo rješenje: da pozovemo legion Vlasti. Jer, Gospod je rekao da smo odsad jedinstvena cjelina.

Igor je uputio telepatski poziv, i legion se trenutno našao pored nas. U posljednjem trenutku, kada nas je već skoro potpuno usisalo u središte energetskog vrtloga, vojnici legiona su se postrojili u lanac, čvrsto se uhvatili za ruke, a posljednji vojnik je spojio svoju šaku sa Igorovom šakom. Dobio se živi lanac od ljudi. I koliko god da je bezdan rikao, koliko god da je pokušavao otrgnuti nas iz ruku prijatelja – ništa nije uspio. Mlatilo nas je, bacalo, grubo vitlalo, ali se živi lanac od ljudi pokazao jačim.

Visoke energije, mistična djelovanja, a rezultat ovisi o elementarnom uzajamnom pomaganju – kao u drevnom ruskom selu. Hoće li netko pružiti ruku pomoći ili neće.

Malo kasnije pored nas se materijalizirao i naš učitelj – Grigorije Petrović. Promatrao je Igora i mene zapanjeno i ushićeno. Potom je prasnuo u smijeh: „Sjajni ste!" Kasnije nam je ozbiljno razjasnio:

- Energija tog bezdana se ne podčinjava nikome. Tamo, u tunelu, na zidovima postoje rupčage. To su magovi ili Posvećeni, koje je povuklo u vrtlog, i koji su se razbili o njegove zidove. To su njihovi tragovi. Nitko se odande nije vratio – vi ste prvi.

Mi smo prvi, zato što nas uzvišeni vojnici legiona nisu napustili u nevolji. Jer, moglo nas je sve zajedno povući u bezdan. Ali, oni nisu mislili na sebe, oni su razmišljali o nama. To je pouka koju je nužno rastumačiti.

Hvala Tebi, Gospode, za nauk!

Odlučili smo istražiti donje razine. Napravili smo deset reflektirajućih sfera i tri skenirajuće kugle. Spuštamo ogledala kroz Bardo. Za njima skenirajuće kugle. Dobili smo refleksni puteljak do našeg kompjutera. On će prikupljati, analizirati i pokazivati informaciju na ekranu.

Prvi razina. U Bardo-kanalu, osim vrata, postoje nekakvi čudni bočni otvori. Liče na crne prolaze. Odavde se „kosmati" uvlače na Zemlju, kada ne žele privući pažnju na sebe. Pa, baš vrlo korisno znanje. Proizlazi, da osim onih, za koje je unaprijed utvrđeno po pogodbi, da ih puštaju na Zemlju u određeno vrijeme zbog rada, oni još propuštaju kroz crne prolaze preko limita koga sami hoće.

Igor najednom uzviknu iznenađeno:

- Gledajte, i oni također imaju raj i pakao!

Točno, imaju! Samo su im pobrkana mjesta u odnosu na gornje analogne institucije. Odozgo su razmješteni pravilno, a dolje su pobrkani. Tako oni sebi prave zaštitu.

Puštamo u pogon skenirajuću kuglu u raj kod tamnih. Tunel vodi u dubinu. Sala, u njoj je postolje, a na njemu su izložene knjige. Ona, koja je u sredini, otvorena je. Na stranici je vrpca za obilježavanje. Na njoj je naslikana zmija sa krunom na glavi. Na repu zmije je – kugla. Šiljati krajičak repa svaki čas proviruje iza kugle. Treba pretpostaviti da oni tako zamišljaju zemaljsku kuglu: na zmijskom repu.

Kakve li su to knjige? Uvećavamo sliku. S lijeve strane je „Bijela magija", s desne „Crna magija", a u središtu je „Istinska magija". Eto vam i odgovora: kome služe bijeli magovi, kome crni. Kako god da ih, raznobojne, imenuješ – njihov gazda je jedan. Onaj isti, rogati i sa repom.

Iznenada se sa treskom razleti naša skenirajuća kugla. Nije izdržala niske vibracije i visoke temperature. Puštamo drugu.

Lijeva prostorija je zatrpana oružjem: mačevi, lukovi, strijele, bajanja, talismani. Također tu ima i ogrlica od staklenih perli, naušnica – sve što vam se prohtije. Zanimljive su potpore za uspjeh u ljubavi, biznisu, politici. Prostrana tržnica. Svatko može dobiti što poželi. Samo, čime li se plaća?

Igor razgleda ogrlice. Sitni kamenčići, i po njima tamna pruga.

- Vidiš – kaže on. – U dlaku iste kao kod Kirila. Eto gdje su, opremili milog našeg.

Još jedan skener se razleti u komadićke. Ma, ovako se možemo mučiti do kraja života. Neproduktivna tehnologija. Treba nešto drugo osmisliti. Tim više što vremena, po pravilu, nikada nemamo dovoljno. Eto, i sad smo primorani napustiti započeto. Trebamo otići na posao. Danas nam nije nimalo lak dan, uskoro je međunarodni Sajam knjiga na VDNH, a tiskare zadržavaju naklade knjiga. Osim toga, „Hudlit" će uskoro napuniti sedamdeset godina. Bilo bi dobro osmisliti nešto upadljivo. Igor odlazi u Centar. Odlično mu ide, čak i kada je sam. Ja sada imam drugog posla.

Do ručka smo se moj zamjenik za financije, Kolesnikov, i ja sporazumjeli – što si možemo dopustiti. Imali smo namjeru naručiti deset znački „Zlatni Pegaz" i njima nagraditi najstarije suradnike nakladničke kuće. To je trebalo biti ekvivalent onim nagradama, koje su bile skoro ozakonjene za naš jubilej od strane bivšeg rukovodstva državnog komiteta – pet ordena i sedam medalja. Ali smo zbog više sile, strukovne reorganizacije i reforme državnog komiteta u Ministarstvo, bili primorani preinačiti dokumentaciju o nagradama. Prirodno, buduća nagrada nije izazvala nikakvo ushićenje novog zamjenika ministra. Umjesto ordena, ponovno odugovlačenje sa zaključivanjem ugovora, iako i sa pravom osobne odluke vršitelja dužnosti direktora. Mjeseci su prolazili, a značajne odluke nije bilo. Pokazatelji rentabilnosti nakladništva su postojano rasli, i u Ministarstvu nitko, osim, možda, Grigorjeva, nije bio spreman pregaziti našu nakladničku kuću.

Poslije ručka su telefonirali iz glavnog odjeljenja uprave izdavačkog poduzeća. U slušalici se začuo glasan, zapovjednički glas Irine Jakovljevne Kajnarske:

- Pa, što da ti kažem, Arkadije? Ništa dobro ti neću reći, ali također ni loše. Donijeli su za „Hudlit" srednju varijantu – spajanje. Jesi li razumio? Nije holding, kako su svi okolo trubili, već integracija.

- Kako to mislite?

- Pripojit ćemo vam još dvije-tri nakladničke kuće u svojstvu redakcije. A vi se tamo sami s njima raspetljavajte. I nemojte baš računati na financijsku pomoć.

Kajnarskaja je, svakako, bila u pravu: ovo nije lošija varijanta, iako prijeti da nam ozbiljno oteža život. Porast će fond za plaće, smanjit će se obrtna sredstva koja smo sa tolikom mukom u ovih posljednjih nekoliko godina stvarali.

Hitno okupljam upravni odbor. Svestrano pretresamo. Procjenjujemo mogućnosti.

Stepanova Inara – naš glavni knjigovođa i blistavi financijski stručnjak – hitro je na računalu približno procijenila, kako se mogu promijeniti osnovni pokazatelji. Proizašlo je da, ukoliko se slijedećih nekoliko mjeseci održi isti tempo i dinamika rasta, a mi smo već pouzdano imali tristo-četiristo tisuća rubalja dobiti u svakom kvartalu, onda bismo mogli, iako sa ogromnim naporom, probaviti srednju varijantu.

Kajnarskaja je odredila da se osnovni pregovori o ovoj temi vode u danima sajma na VDNH. Odlučili smo pripremiti kontraprijedlog.

Navečer smo Igor i ja zajedno otišli kod Grigorija Grabovoja. U čekaonici je bilo mnogo ljudi. Uza zid stoji vitka, dobro odjevena žena. Ne znam zbog čega, ali je ona privukla našu pažnju. Kako se kasnije uspostavilo, ne slučajno.

Prilično brzo su nas pozvali u ured Grigorija Petrovića. On nas sačekuje na vratima, rukuje se i osmjehuje.

- Čestitam vam na Gospodnjem prstenu – odmah, još prije početka razgovora, Grabovoj pokazuje zapanjujuću upućenost u događaje, o kojima još nismo podijelili informaciju sa njim. Ali smo Igor i ja odavno prestali diviti njegovim sposobnostima. I više od toga, i kod nas se sve više i više otvaraju čudnovate kvalitete, koje su izvan svih mogućih granica uobičajene svijesti.

- A donje razine se sa vašim skenerima ne mogu baš produktivno proučavati. Ali, barem su - bezopasne – primjećuje Grigorije Petrović.

- Zasad, koliko znamo – apatično odbacujem kritiku.

- Htio sam vas zamoliti za pomoć – reče Grabovoj.

Neočekivani scenarij. Obično mi opterećujemo Grigorija Petrovića na temu pomoći. Baš na vrijeme, mogli bismo se uobraziti.

- Pripremio sam knjigu – nastavio je Grigorije Petrović. – Naslov je vrlo konkretan: „Uskrsavanje ljudi i vječni život – odsad su naša stvarnost". Igor i ja u sebi proslavljamo. Nije valjda i do toga došlo: zar će nam dopustiti, ne samo regenerirati organe, već i uskrsavati ljude?...

Pa, nama, u biti, sada daju dopuštenje ući u taj program.

- Ova knjiga nije o mitskim mogućnostima, već o potpuno stvarnoj djelatnosti, koju ja već sprovodim. Ali, ljudi još nisu spremni pojmiti riječ „uskrsavanje" u pravom smislu te riječi, kako bi je u stvarnosti već trebalo prihvaćati. Iako su činjenice da ostvarujem vraćanje mrtvih ljudi u život već potvrđene zvaničnim dokumentima, ovjerene kod notara i snimljene na filmskoj traci – um suvremenog čovjeka, zasad, nema snage prihvatiti ovakve događaje kao stvarnost, kao nešto što se može dogoditi i njemu samom.

- Knjiga je već napisana? – ja preciziram.

- Uglavnom da – potvrđuje Grigorije Petrović. – I ja ću vam je danas predati. Tamo samo nedostaje četvrta glava. Meni treba još mjesec i pol do dva, da je završim. Vi ste izdavač. Mislim da zajedno možemo objasniti ljudima, kako da uđu u epohu besmrtnosti.

- Bit će nam drago da vam pomognemo.

- Uzgred, da li ste obratili pažnju na ženu u čekaonici – nije toliko pitao, koliko je Grigorije Petrović konstatirao. – Te eto, upravo je ona jedna od onih koji su uskrsnuli. Prikratila je život samoubojstvom – prerezala si je vene. Potom je devet sati ležala u kadi. Našli su je i odnijeli u mrtvačnicu. Onda su mi se obratili njeni rođaci. Oni su negdje pročitali da se ja bavim ovom praksom. Nekoliko dana je prošlo na ovjeravanje dokumenata. A sada ona stoji ovdje, poprilično stvarna, živahna... Vi, uostalom, možete isto tako početi raditi po toj knjizi. Prethodna nužna znanja već imate.

Kada smo izašli iz ureda Grabovoja, ponovno smo pažljivo promotrili ženu pored zida. Na njenim ručnim zglobovima su bili jasno vidljivi tragovi britve.

Slijedećeg dana, s obzirom da je bila subota, Igor i ja se udobno smjestismo u mom uredu i počesmo raditi na rukopisu Grabovoja. Čitali smo vrlo brzo, budući da nam je tema knjige, uglavnom bila poznata i razumljiva, a i povezana je sa našim vlastitim istraživanjima neočitovanog svijeta. Osjećali smo da smo se mi, iako se Grigorije Petrović odavno bavi ekstrasenzorstvom i skoro od treće godine vlada ekranom unutarnjih vizija, vrlo približili njegovim mogućnostima, i kako se kaže, dišemo mu u potiljak. To je bio sportski zanos, iako je onaj koga smo sustizali, istovremeno bio naš učitelj, a činio je sve što je moguće da nam pomogne dostići ispunjenje zavjetnog htijenja. Grabovoj zaista nije strepio hoćemo li mi biti u stanju činiti to, što može on. I više od toga – želio je to. Sa ushićenjem smo čitali, izloženo na papiru, iskustvo tog jedinstvenog čovjeka, kojem, vjerojatno, nema ravnog na čitavom svijetu. U toj knjizi je izražavao svoju misao jasno i jednostavno. Uopće ne onako, kao u prethodnim radovima, prepunim najsloženijih matematičkih i fizikalnih formula, definicija fizikalnih konstanti Svemira. Ne mogu se suzdržati od iskušenja da ga citiram, tim prije, što se zbog nedostatka četvrtog poglavlja, njegov rad može usporiti. Ljudi moraju znati da je grandiozno otkriće već tu, pored nas.

„Vidovitost – je univerzalan način pristupa informacijama. S čime bismo mogli usporediti ovakav način dobivanja informacija? U stvari, nešto slično već postoji u našem suvremenom životu. To je globalna mreža Interneta. Uz pomoć te mreže, može se dobiti bilo koja informacija, sa bilo koje točke zemaljske kugle. Te tako, očigledno da postoji nešto poput kozmičke Internet mreže, gdje postoje podaci apsolutno o svemu. Čovjek se, pri tom, može usporediti sa operaterom. Onda je vidovitost metoda za operatera da uđe sa zahtjevom u kozmičku mrežu. A tamo je brzina rada toliko ogromna, da se odgovor dobiva trenutno.

Na ovom mjestu se pojavljuje zanimljivo pitanje: kako se događaju otkrića? Otkrića, katkad i najznačajnija, ostvaruju se u različitim područjima života. Prije svega, to je najprimjetnije na primjerima znanosti, ali i u svim drugim područjima, gdje, prirodno, isto tako postoje – na primjer, nekakve izmjene u tehnološkom procesu u tvornici ili društvu. Nova znanja i umijeća – to je, uopćeno govoreći, jedna od pojava našeg života, iako su najočiglednija i najvidljivija otkrića, po svoj prilici, upravo u znanosti.

Tako dolazimo do slijedećeg pitanja: a što se može reći sa razmatrane točke gledišta, o otkrićima ljudi koji nisu vladali vidovitošću?

Kada čovjeku u glavu dođe sjajna misao i on učini otkriće, onda ta misao, taj odgovor na njegova traganja dolazi, svakako, iz iste baze podataka kozmičke mreže. I na neki način, taj odgovor mu ne dolazi slučajno: ne slučajno u tom smislu, što je najčešće dobiven kao rezultat dugogodišnjeg traganja i upornog rada. Ali se nikada ne može reći, kada će odgovor doći i, hoće li uopće doći. Te tako, treba priznati da je taj prodor u bazu podataka, nažalost, ipak slučajan, zato što nije kontroliran, upravljan.

Može se navesti ovakva usporedba. Neka postoje dva čovjeka kojima je potrebna voda. Jedan od njih sastavi dlanove, pruži ruke naprijed i stoji, čekajući kada će pasti kiša, kako bi nakupio malo vode. A drugi zna da postoji vodovodna mreža. I više od toga, on se zna služiti njome. Zato, kada mu je potrebna voda, on jednostavno dođe do slavine i otvori je. I uzima ili čašu vode, ili vjedro, ili cijeli rezervoar – koliko mu je potrebno.

To znači da je potrebno vladati standardnom procedurom pristupa informaciji. Stvar je u tome da je pitanja užasno mnogo, a slučajnih prodora do odgovora vrlo malo.

O gore izrečenom, treba dodati važnu napomenu. Iskorištavanje vidovitosti sam zbog jasnoće, usporedio sa ulaskom u kozmičku mrežu Interneta, u kojoj se može naći odgovor na bilo koje pitanje koje vas zanima. Ova usporedba odražava više vanjštinu pojave, u njoj nije vidljiva njena istinska dubina, njena mnogobrojnost varijanti, i zbog toga treba obaviti neka dodatna preciziranja.

Može se, svakako, kako je bilo rečeno, za dobivanje informacije sa zahtjevom ući u opću kozmičku mrežu. Ali se može postupiti i drugačije. Informacija se može uzeti neposredno sa onog mjesta, gdje se nalazi predajnik koji je postavio tu informaciju. I više od toga, i ovo je važno, informacija već postoji u statusu onoga koji postavlja pitanje, to jest u obliku izravnog znanja, dok je još u nedešifriranom obliku, još nespoznata od čovjeka, a već određuje njegovo ponašanje. Da bi ta informacija mogla biti shvaćena, i odmah iskorištena od strane čovjeka u određivanju pravca ponašanja, zahtijeva se visoka razina razvijene svijesti, i to je upravo onaj cilj o kojem sam već govorio.

U četvrtom poglavlju ćemo porazgovarati o novoj medicini, medicini budućnosti, zapravo već sadašnjosti. U bazi te medicine nalazi se praksa uskrsavanja. Upravo praksa uskrsavanja određuje principe nove medicine, i prije svega, princip potpunog obnavljanja materije. Ta nova medicina je već pristupila rješavanju svog osnovnog zadatka. Taj zadatak je – neumiranje živih".

Za razliku od Igora i mene, Grigorije Petrović je – specijalista

313

upravo u tim područjima znanja, koja se na najneposredniji način približavaju temi vidovitosti – on je doktor fizikalno-matematičkih i bioloških znanosti. Malo mu je bilo uzvišenog dara, pa je cijelog života nastavio učiti. U Boga se uzdaj, a sam ne griješi!

To, što je baš čovjek koji savršeno vlada sustavom tradicionalnog svjetonazora, dostigao ne vjerojatne i od svih priznate rezultate u području ezoterije i ekstrasenzorstva, neminovno svjedoči: materijalistički pogled na svijet u tom krajnje pojednostavljenom poimanju, koje je prisutno u suvremenoj znanstveno-filozofskoj koncepciji percepcije svijeta, već se nalazi u stanju duboke, nepremostive krize. Proces možda ide sporo, ali pouzdano. Prije sto pedeset godina Engels je kritizirao vulgarne materijaliste Fohta i Molešota. Danas predstoji nova procjena vrijednosti.

Zato što je taj isti Engels, u svoje vrijeme upozoravao da se filozofija mora mijenjati sa svakim značajnim znanstvenim otkrićem. Danas nam predstoji rastumačiti mnogobrojna otkrića i izgraditi novu „dijalektiku prirode". Samo po sebi, otpalo je osnovno filozofsko pitanje – što je primarno – materijalno ili idealno. Hoće li biti nečega u zamjenu? I je li potrebna zamjena? Zatim: što je to život? Je li on samo „način postojanja proteinskih organizama", ili su njemu svojstvene drugačije oblike? Kada govore, na primjer, da je ta i ta ideja „odživjela svoj vijek" – što je to: metafora koja ima dobru prođu ili još jedno svjedočanstvo o vječnoj borbi života sa smrću? I tako dalje.

U posljednjim stoljećima, znanost se odveć kategorično branila od „nestvarnih onostranih područja". Jasno je zašto. Pitanja svjetlosti i tame, dobra i zla, Boga i vraga monopolizirana su svjetskim religijama, čiji su svećenici pomamno progonili sve koji su se usuđivali samostalno istraživati duhovne probleme, a ja bih na ovom mjestu izgovorio novu riječ. „Disidenti", koji su tragali za neortodoksnim znanjima, dajući zbog toga prednost tajni, šifrirali su svoje tekstove u takvim metaforama, da ih nikakav Dante ne bi razabrao. Radovi alkemičara, astrologa, rozenkrojcera i drugih masona, vrlo su interesantni sa povijesne točke gledišta. Ali, u njima pronaći to zrnce istine, koje bi bitno pomoglo ljudima u njihovim nedaćama, ali ne u vidu utjehe – isto je što i tražiti zrno bisera u oceanu. Smeta promišljena zatvorenost, tajanstvenost, hermetičnost tih pravaca, škola i učenja. Moguće da je na nekoj određenoj razini, u određenim djelima i sadržana tajna Života. Zasad je o tome rano govoriti. A možda je, već kasno. Zato što stižu nova znanja. Jasno je jedno: u spoznavanju čovjeka, prirode, prošlog i budućeg, nama poznati ezoterici nisu izlazili iz djelokruga predstava suvremene znanosti njihovog doba. Nećemo se udubljivati u mrak povijesti. Evo primjera s kraja XIX stoljeća: teozofija je pretendirala na sveobuhvatnu bogospoznaju, na izradu univerzalne koncepcije koja povezuje znanost i religiju. Imena, koja su odjeknula u cijelom svijetu su: Blavatska, Steiner, Krishnamurti. Prikupljala su se učenja iz kojih se, navodno, uzimalo „sve najbolje“: hinduizam, bramanizam, budizam... Hoću dopuniti već rečeno – ja nisam protivnik teozofije. Štoviše, preko mehanizma vidovitosti, jednostavno je istražiti do koje mjere su mnogobrojni teozofi točno shvaćali ili odgonetali. Ali danas, nažalost, njima stečeno znanje, zbog nespremnosti društvene svijesti da ga prihvati, nema nikakve praktične vrijednosti i ne zanima čak ni najzanesenije osobe. Nije slučajno u periodu najveće popularnosti teozofije, filozof Gustav Špet pisao: „Teozof je – putnik kroz sve religije, znanosti i „kompetencije“. On se kotrlja u svakojakim kočijama – religioznim, mističnim, prirodno-znanstvenim, filozofskim, okultnim, telepatskim. Bitne povezanosti između njega i njih je podjednako malo, kao kod bilo kog putnika u iznajmljenim kočijama“.

Eto, u toj povezanosti je cijela stvar. Ne treba tragati za istinom – ona je odavno poznata. Treba živjeti po istini. Pamtite li biblijsku priču o Jakovljevim ljestvama? Svatko treba stvoriti svoje stube do Boga. Ili naći nekim drugim stvorene, i poslužiti se njima. Ka Bogu vodi mnogo stubišta. Ali se ne smije istovremeno penjati pomoću njih nekoliko. Život nije cirkuska točka, i ne živi se zbog gledatelja koji aplaudiraju.

Bilo koja znanstvena teorija, bilo koje religiozno učenje imaju vrijednost u onolikoj mjeri, u kojoj pomažu čovjeku da nađe Jakovljeve stube, kako bi se po njima približio Stvoritelju. Upravo smo mi sa tog stajališta čitali Grabovojevu knjigu.

Čitali smo Grabovojev rukopis i pojmili da to nije jednostavno knjiga, već svojevrsni vodič za put po, nepoznatoj nam dotad, čarobnoj zemlji. Ovdje je svako slovo, svaka riječ – ključ ka novim, ranije nepoznatim znanjima. Ali, nju treba čitati ne samo očima, već prije svega preko ekrana unutarnjih slika. Odlučili smo najhitnije pristupiti tom eksperimentu.

Prvo smo čitali naglas neki odlomak iz knjige, potom bismo uključili ekran unutarnjih vizija i promatrali što se događa. Evo, na primjer, Grigorije Petrović piše o tome kako lete ptice.

„Od djetinjstva promatramo kako ptice prelijeću sa grane na granu, sa drveta na drvo. Ushićuje nas lakoća i neusiljenost s kojom one to čine. Ili to, kako one lebde visoko na nebu.

Ipak, u polijetanju ptica ima mnogo toga neočekivanog. Znanost, na primjer, zasad još ne zna, zašto ptice tek djelomično lete na račun zamaha krilima. U njihovom polijetanju bitnu ulogu igra njima stvarana antigravitacija. Kod goluba je, na primjer, gravitacija u glavi deset puta manja nego na kraju repa, to jest on zna raspodijeliti gravitaciju, i zbog toga dolazi do drugačije dinamike polijetanja. Kod različitih ptica izmjena gravitacije i njena raspodjela po tijelu je različita. Pa se čak i polijetanje može ostvariti na temelju drugog principa: tako, na primjer, kod sove, noćne ptice, princip polijetanja je drugačiji od ptica koje lete po danu.

Najzanimljiviji je slučaj orla. On isto tako posjeduje sposobnost stvarati antigravitaciju, ali ima još i sposobnost dematerijalizacije. Ukoliko promatrate orla kada kreće u napad, onda se čini da leti mali okrugli grumen. Može se pomisliti da je on postao tako mali, zato što se snažno zgusnuo. Treba uzeti u obzir, međutim, da orao može mijenjati svoj obim nekoliko puta. Tako da to nije stezanje, iako stezanje, naravno, jest prisutno, ali se osnovno smanjivanje veličine odvija na račun dematerijalizacije nekih dijelova tijela. Orao može, isto tako, mijenjati oblik tijela u ovisnosti o zadatku koji je pred njim. Orlu se po mogućnostima donekle približava samo sokol.

Orao posjeduje i druge zadivljujuće sposobnosti. Nisu slučajno prvobitni narodi cijelog svijeta povezivali izgled orla sa Tvorcem. Nije slučajno također i to, da se slika orla može vidjeti na grbovima niza država. Opažamo i na grbu Rusije prikaz orla. U danom slučaju to je dvoglavi orao. Orao sa dvije glave je - znak stabilne, sretne budućnosti".

Pa, hajdemo pogledati. Igor odlazi u to prostranstvo, stvara sliku orla koji leti i utjelovljuje se u njega. On se u potpunosti stopio sa njegovim tijelom, njegovim mislima, željama.

- Što on hoće, kuda leti? – pitam ja.
- On hoće naći tekunicu* – odgovara Igor. – Vrlo zanimljivo. U njemu, prije svega, postoje informacijski kanali, i svi ti kanali su priključeni na mozak. Pera mogu ispuštati ili primati valove. To je radar! Ali ne prostorni radar, već vremenski. Razumiješ li, on osjeća vrijeme. Čak i ne vidi, nego skenira. Desno – nema tekunice. Lijevo – nema tekunice. A sad nečeg ima. Iz krila i glave izbijaju zrake, gotovo – tekunica je u fokusu. Do nje ima pet minuta. Orao vidi žrtvu. On pada naniže i kod same zemlje se teleportira. Potreban je samo tren, da bi izvršio korelaciju vremena. On je jednostavno u trenu ušao u drugi prostor i na račun toga, izašao točno na cilj. To je potrebno još i zbog toga da ga žrtva ne bi opazila. Iznenada. Sada je jasno zašto je on car ptica. Vlada teleportacijom i vidi budućnost.

Još jedna tema je iskrsnula u procesu proučavanja Grabovojeve knjige. Samo, na početku mali citat koji objašnjava ideologiju procesa. Da bi svakome bilo jasno, zašto je to prijeko potrebno na globalnom, filozofskom planu.

„U slijedećim knjigama ćemo razmotriti takve pojave, kao što su levitacija, materijalizacija, dematerijalizacija, telepatija, telekineza, teleportacija i druge. Tijekom dugog perioda, ove pojave su bile zagonetke. Došlo je vrijeme da se na njih daju odgovori.

Čovječanstvo je, zapravo, stiglo do kvalitativno nove etape svog razvoja: na dnevnom redu je – neumiranje živih i uskrsavanje onih koji su otišli. A ovo pitanje postoji sada ne više na teoretskom, već na praktičnom planu. Napokon je to već živa stvarnost. Živa stvarnost istinskog spasenja svih.

I primijetit ćemo, činjenice uskrsavanja dokazuju mogućnost obnavljanja materije, i sa svoje strane govore o nesvrhovitosti i nelogičnosti bilo kakvog razaranja.

U našem stoljeću, gomilanja oružja za masovno uništenje, praksa uskrsavanja predstavlja metodu spasenja. Ona ukazuje na alternativni

---

* tekunica – vrsta poljskog miša

put razvoja civilizacije.

Razvijanje mehanizama obnavljanja, mehanizama oživljavanja, omogućit će da se pristupi rješavanju zadatka stvaranja bez uništavanja. Princip obnavljanja može se lako proširiti na sve sfere ljudskih djelatnosti. Ono isto tako može služiti kao baza i u razvoju stvaralačkog načina mišljenja budućih pokoljenja.

Svaka, takozvana agresivna sredina, može biti preobražena uz ovakav pristup, kako bi u već izmijenjenom vidu, nastupila u svojstvu neagresivnog elementa prvobitne sredine. Kao rezultat, može se iznaći efikasna strategija ponašanja, koja će omogućiti da se izbjegnu ekološke katastrofe i osigura daljnji razvoj bez uništavanja životne sredine. Zato što treba imati u vidu da je uskrsavanje – zapravo istinsko upravljanje cjelokupnim vanjskim prostranstvom.

Najveća harmonija sa životnim okruženjem se može osigurati, stvorivši, na primjer, materijale koji se neće habati, ili automobile koji pri eksploataciji neće zahtijevati bitna dodatna sredstva. I to je apsolutno stvarno. Isto kao i uskrsavanje. Sve je to u našim rukama.

I uvijek treba pamtiti jednu vrlo jednostavnu istinu: Čovjek se rađa zbog radosti, sreće i punovrijednog beskonačnog života".

Eto, takva je filozofija – filozofija spasenja, filozofija Spasitelja. Ona ne proturječi ni znanstvenim, ni religioznim kanonima, budući da će njen rezultat biti spasenje i čovjeka, i prirode koja ga okružuje. Pa, kako dolazi do uskrsavanja?

Iznova citati. Tekstovi ovdje navedenih izjava, uzeti su iz knjige: Grigorij Grabovoj, „Praksa upravljanja, Put spasenja", t.3, st. 756-757. Knjiga je izdana u Moskvi 1998. godine, izdavač „Učešće".

Izjava Rusanove Emilije Aleksandrovne od 27.5.1996.g.

„25. rujna 1995. godine pri osobnom susretu sa Grabovoj Grigorijem Petrovićem, obratila sam mu se sa molbom o potpunom oživljavanju moga sina Rusanova A.E., koji se rodio 22. kolovoza 1950. godine, i umro 16. lipnja 1995. godine. Moj sin se rodio u Moskvi i preminuo je također u Moskvi. Do obraćanja Grabavoju G.P., bila sam u potpunom očaju, preležala infarkt. Poslije obraćanja njemu, negdje početkom listopada 1995.g, pojavila se nada da ću vratiti sina, i počela sam osjećati njegovo prisutnost (duhovno) u kući. Otišla sam

na groblje i, prišavši grobu ugledala da preko cijelog groba prolazi duboka pukotina, a u sredini se formirala šupljina, kao da je iznutra izbačena zemlja.

Negdje oko ponoći sam jasno vidjela (pri zatvorenim očima), kako su se od mojih grudi protegnule dvije bijele vrpce ka grobu mog sina, prema formiranoj šupljini, i onda sam nekako povukla te vrpce k sebi, pri čemu sam osjetila težinu. To je trajalo nekoliko sekundi. Moj sin je sahranjen na Vostrjakovskom groblju, a moja vizija njegovog groba je bila na razini prozora mog stana, koji se nalazi na 8. katu.

Kada sam se obratila Grabovoju G.P. sa molbom da oživi mog sina, to sam ispričala njegovoj bivšoj ženi, Kozlovoj Tatjani Ivanovnoj, s kojom sam poslije njihovog razvoda ostala u prijateljskim odnosima, a bila je i na njegovoj sahrani. Kasnije mi je u našim razgovorima, u periodu od studenog do veljače, Kozlova T.I. nekoliko puta ispričala kako je često na ulicama gradova Kalinjingrada i Moskve sretala ljude, vrlo slične mome sinu Rusanovu A.E. Početkom veljače 1996. godine, ona je putovala vlakom „Jantar" iz Moskve u pribaltički Kalinjingrad, a u kupeu je sa njom putovao čovjek, vrlo sličan mome sinu. Ličio je po vanjštini, po manirama, pokretima, ponašanju, pogledu, ali je bio nekako rastresen, izgubljen. Putovao je sa čovjekom koji kao da ga je pratio, i upravljao njim, a pri tom ga ni jednom nije nazvao po imenu. Kozlova T.I. je bila iznenađena, kada je moj sin Rusanov A.E. pri pogledu na novac (tisuću novih rubalja) pokazao potpuno nepoznavanje tog novca".

Izjava Kozlove Tatjane Ivanovne od 27.5.1996. godine.

„Od prosinca 1975.g do listopada 1982.g, bila sam u braku sa Rusanovim A.E. Poslije razvoda, ostala sam u prijateljskim odnosima sa njegovom majkom, Rusanovom Emilijom Aleksandrovnom. U vrijeme susreta sa njom (26.9.1995. g) ona mi je ispričala da se obratila Grabovoju Grigoriju Petroviću sa molbom da oživi njenog sina (Rusanov A.E. je po osmrtnici preminuo 16. lipnja 1995.g u Moskvi). Poslije toga, znajući da Grabovoj Grigorij Petrović radi na oživljavanju Rusanova A.E., počela sam pomno promatrati ljude na ulici, u periodu od listopada 1995. do veljače 1996.g, koji su vanjštinom podsjećali na njega. Pri putovanju u Kalinjingrad, sa mnom je u kupeu bio čovjek, koji je djelovao kao da je došao iz drugog svijeta.

Taj čovjek, koji je ušao u kupe, podudarao se sa Rusanovim A.E. po slijedećim kriterijima: boja kose, boja očiju, vanjština, i oblik lica.

Način ponašanja je u potpunosti odgovarao ponašanju Rusanova A.E. Čak su se i karakterne crte podudarale. Imao je iste navike (šutljivost, strast za čitanjem, veći dio vremena je čitao novine). Muškarac koji ga je pratio bio je osrednjeg rasta, i za sve vrijeme puta ga ni jednom nije oslovio po imenu. Kada je taj čovjek izvadio novac, onaj koji je ličio na Rusanova, bio je iznenađen ugledavši 1000 rubalja u novim apoenima, i suputnik mu je objasnio da je to novi novac. Stjecao se utisak kao da je taj čovjek neko vrijeme bio izvan stvarnog života. Iako je, vjerojatno, sačuvao profesionalne navike, budući da je njegov suputnik rekao da oni prebacuju automobile.

Gore opisani susret se dogodio 2. veljače 1996. g, na mom putovanju iz Moskve u Kalinjingrad u vlaku „Jantar“.

Ovakav opis tog slučaja predstavljen je neposrednim sudionicama. U njihovim opisima ima niz važnih momenata, koje ćemo pomno razmotriti. Počet ćemo od izjave Emilije Aleksandrovne, majke umrlog.

Faktički, na samom početku izjave, Emilija Aleksandrovna je govorila o tome, da se poslije početka mog rada na oživljavanju njenog sina kod nje pojavio osjećaj njegove duhovne prisutnosti u kući.

Stvar je u tome, da čak i kada kod čovjeka nastupi biološka smrt i on prolazi etapu sahranjivanja i nalazi se u konkretnom grobu, u njegovoj svijesti se kao i ranije, čuvaju sva prethodno stečena znanja. On spoznaje svoju vezu sa tijelom, u kojem već nedostaje život, točnije ono, što se obično naziva životom. I u svezi s tim, u tijelu, iako više nema životnih procesa u organizmu, u ovom slučaju tijelu sina, pri fiksaciji majčine svijesti na njega, dolazi do adekvatne reakcije na dodir sa izvanjskom sviješću, na informaciju koja se nalazi u impulsu tuđe svijesti, i zbog toga u skladu sa tim, stiže adekvatan odgovor. Otuda je, po svemu sudeći očigledno, da je zamišljajući tijelo, moguće duši prenositi saznanja o uskrsavanju.

Nadalje se, već poslije uskrsavanja, pri ispitivanju tog uskrslog pokazalo, da je u trenutku obraćanja vanjske svijesti njemu, on sve to stvarno shvaćao i svoje fizičko tijelo je uspoređivao sa svojim vlastitim „ja“, iako se to fizičko tijelo nalazilo u grobu i bilo, prirodno, ograničeno svojim fizičkim mogućnostima u svakom pogledu. I više od toga, onaj tko se vratio govori o tome, i to je poznata činjenica, da je njegov boravak na općoj informacijskoj razini pokazivao da njegovo fizičko tijelo nastavlja postojati, i ima sve moguće nužne osobine, kako bi nastavilo biti dio općeg sociuma, dio društva. Ovdje je važno skrenuti pažnju: to znanje je sadržavalo u sebi kako prethodnu informaciju, koja se odnosi na ranije funkcije tog fizičkog tijela, tako i novu informaciju, koja je već u suodnosu sa njegovom biološkom smrću.

Čitamo izjavu dalje. Kada je Emilija Aleksandrovna stigla na groblje i prišla sinovljevom grobu, ona je ugledala da preko groba prelazi duboka pukotina, a da se na sredini oblikovala rupa, kao da je zemlja izbacivana iznutra.

Objašnjenje za ovo je slijedeće. Navedeno izbacivanje iznutra, treba razmatrati kao prvobitnu materijalizaciju svijesti, one svijesti koja se nalazila u fizičkom tijelu. Poslije početka mog rada na uskrsavanju, prvo je došlo do materijalizacije te svijesti u loptastom obliku i njenog izvođenja u informacijski kanal planeta. Poslije toga dolazi do etape stvaranja materijalne strukture oko duše, one strukture koju obično vidimo, promatrajući ljude. Može se reći da je i teoretski i praktično čovjeka moguće promatrati kao strukturu svijesti, koja ima određenu tjelesnu vanjštinu.

Učinit ću usput još jednu napomenu. Govorio sam o prvobitnoj materijalizaciji svijesti u loptastom obliku. Pa evo, poslije prolaska te sfere informacijskog kanala planeta, može nastati njena projekcija ili u sljedeći plod (tada dolazi do rađanja djeteta), ili u strukturu uskrsavanja. To jest, bilo je oživljeno isto tijelo, bio je oživljen taj isti čovjek. Tako da je ovdje bilo učinjeno isto ono, što je učinio Isus Krist, uskrsnuvši Lazara. Samo je u ovom slučaju, od biološke smrti prošlo ne nekoliko dana, već nekoliko mjeseci.

Nadalje Emilija Aleksandrovna piše, kako je jednom oko ponoći jasno ugledala pri zatvorenim očima, kako su se od njenih grudi protegnule dvije bijele vrpce ka sinovljevom grobu, do oblikovane rupe u njemu, da ih je onda povukla k sebi, osjetivši pri tom težinu. To je trajalo nekoliko sekundi. Iz daljnjeg opisa slijedi, da je sin Rusanove bio sahranjen na Vostrjakovskom groblju, a vizija njegovog groba je bila u razini prozora njenog stana, koji se nalazi na osmom katu.

Gore opisane dvije vrpce karakteriziraju prijelaznu etapu. Prva vrpca iskrsava pri djetetovom rođenju, i to je struktura rođenja njenog sina. Druga vrpca – to je struktura mogućeg prolongiranja, produžavanja, nastavka njegove svijesti ili njegovog bića. Gore sam već govorio da su poslije čovjekove biološke smrti moguće dvije varijante: ili rođenje u drugom djetetu i u skladu s tim, ostvarivanje preobražaja, ili uskrsavanje, te shodno tome, oživljavanje istog tog tijela. Pri čemu ne samo od bivše materije, već i od bilo kojih drugih struktura svijesti. U ovom slučaju se zbog izvanjskog upravljanja, ostvarila varijanta uskrsavanja.

Pojava dvije spajajuće vrpce i percepcija na istoj razini sinovljevog groba i stana na osmom katu, označava spajanje struktura svijesti sina i okruženja.

U praksi uskrsavanja postoji prilično osobit trenutak, koji karakterizira vezanost tijela za onu strukturu, ono mjesto, gdje se to tijelo nalazi poslije biološke smrti. To jest mjesto, na kojem je smješteno tijelo, predstavlja mjesto njegove povezanosti. Prva veza se nalazi u radijusu od oko dva metra od fizičkog tijela. Cijelo područje vezanosti je približnog radijusa oko 50 metara od groba, a nadalje već nastupa izlaz na informacijsku okosnicu vanjskog svijeta. Poznavanje povezanosti i za nju vezane trenutke, izuzetno je važno u proceduri uskrsavanja, zbog takozvanog obrnutog prijelaza kroz biološku smrt, a označava u stvari i prijelaz preko strukture povezanosti. Onaj tko se uskrsava, prirodno, treba biti orijentiran na to da iz te vezanosti izađe. Između ostalog, ukoliko opisane vizije koje je dala Emilija Aleksandrovna, tumačimo sa tog stanovišta, onda se može reći, da je ona vidjela oblik groba kao varijantu povezanosti biološkog tijela sa određenim mjestom.

Nadalje se tekst izjave Rusanove E.A. zasniva na informaciji koju je dobila od Kozlove T.I. (tako da se opis daljih događaja može uzeti od obje).

U tekstu se razjašnjava, da je poslije obraćanja Emilije Aleksandrovne meni sa molbom da joj uskrsnem sina, tu informaciju prenijela bivšoj ženi svog sina, Kozlovoj. Kozlova je na ulicama Kalinjingrada i Moskve počela sretati ljude koji su sličili njenom bivšem mužu Rusanovu. A zatim, kada je putovala vlakom iz Moskve u

Kalinjingrad, čak sasvim izbliza, u kupeu, susrela se sa čovjekom koji je imao sva obilježja Rusanova.

Ukoliko se pročita opis tog susreta, može se steći utisak da se ponašala prilično pasivno. Pa, zamislite sebe kako sami putujete i u kupeu odjednom sretnete čovjeka, koji liči na vašeg rođaka kao dvije kapi vode, a kojeg ste sahranili prije nekoliko mjeseci. Pri tome taj čovjek ne obraća nikakvu pažnju na vas. Što mislite, biste li mu prišli i rekli: „Bok! Što je, zar me ne prepoznaješ?" Ili biste, možda, od iznenađenja obamrli, izgubivši moć govora, i ne biste mogli napraviti ni korak, zato što vam klecaju koljena? Iako Tatjana Ivanovna ne piše o svojim osjećajima u vrijeme tog susreta, može se zamisliti, kakav vihor najrazličitijih osjećaja ju je zahvatio: i iznenađenje, i zbunjenost, i izgubljenost, i odjednom iskrsava spoznaja o stvarno ostvarenom uskrsavanju, usprkos svemu. Usprkos svemu, zato što u današnje vrijeme uskrsavanje mnogi još uvijek shvaćaju kao čudo, zato što zasad, kod većine još uvijek nema istinskog razumijevanja, da je uskrsavanje zapravo – standardna procedura, i da će se uskoro smatrati sasvim prirodnim, postat će norma života.

Ali zasad, kada čovjek još uvijek, iznenada ugleda pored sebe u kupeu vlaka rođaka koji je sahranjen, ne može izvući nikakav zaključak, zato što to čudo ne može odmah prihvatiti kao mogućnost, ili se boji da može učiniti nešto pogrešno. Te se zbog toga, čitajući izjavu, mora uzeti u obzir čovjekovo stanje u takvoj situaciji. Ova knjiga upravo usmjerava čovjeka na spoznavanje nepatvorene stvarnosti i omogućuje da čovjek razluči, kako bi se trebalo ponašati u ovakvim okolnostima.

Vraćamo se priči Rusanove, na ono mjesto gdje govori kako je u početku, Kozlova počela na ulicama sretati ljude koji su ličili na Rusanova, a kasnije je, u vrijeme puta iz Moskve do Kalinjingrada srela čovjeka, koji je imao sva obilježja Rusanova, kojeg je promatrala izbliza, u kupeu.

U vezi sa ovom pričom, nužno je reći da oni koji odu, ili u ovom slučaju, onaj koji se vratio, vrlo dobro prihvaćaju stanje onih ljudi kojima se vraćaju, i da ni u kom slučaju te ljude ne smiju podvrgnuti nepotrebnom stresu. Zato se Rusanov isprva počeo pojavljivati na određenoj udaljenosti od svoje bivše žene, postupno je dovodeći u stanje da može prihvatiti mogućnost njegovog povratka, tim prije što

323

je Kozlova već znala da je započet proces uskrsavanja.

Zato, kada ona piše da je promatrala ljude koji su sličili njenom bivšem mužu, ona je zaista vidjela već stvarno uskrsnulog Rusanova.

Može se pojasniti, da se uskrsnuli ponašaju tako pažljivo i sa toliko razumijevanja zato, što su njihovoj svijesti bili prenijeti ti elementi uskrsavanja. I u vezi sa tim što su im bili prenijeti ti elementi, kod njih se pojavljuje drugačija psihička struktura opažanja stvarnosti. Oni, na primjer, shvaćaju, i to potvrđuje njihovo osobno iskustvo, da je život vječan. Kod njih se, isto tako, pojavljuje drugačiji odnos prema zakonima makrokozmosa. Mnogi zakoni su za njih apsolutno točni, i preko njih oni nikada ne prelaze.

Oni također znaju o postojanju pedeset-metarske veze, i pri povratku na fizičku razinu, drže se neko vrijeme u granicama tih pedeset metara, od onih ljudi kojima se vraćaju.

Poslije prve etape kontakta, pri kom se povratnik doživljava na razini osjećaja, dolazi do prelaska na drugu etapu, etapu vizualizacije, na kojoj uskrsnuli počinje stupati u bliže kontakte sa živima. Opažamo, Rusanov se sada već pojavljuje u neposrednoj blizini svoje bivše žene, u kupeu vlaka.

Obratite pažnju, na ovom mjestu se kod uskrslog očituje vladanje tehnikom upravljanja, u danom slučaju, upravljanje situacijom. Ta tehnika se daje uskrsnulom pri njegovom uskrsnuću. Kao rezultat ovoga, on već može samostalno pronalaziti, pa i sam oblikovati situacije, potrebne za uspostavljanje kontakta sa onima koji su ga poznavali i kojima se vraća.

O utisku koji je njen sin proizveo na svoju bivšu ženu u kupeu vagona, Emilija Aleksandrovna piše slijedeće: „Sličan po vanjštini, manirama, ponašanju, gestama, pogledu, ali nekako rastresen, izgubljen, on je putovao sa čovjekom koji kao da ga je pratio, upravljao njime, ali mu ni jednom, pri tom, nije izgovorio ime".

Ovdje opažamo u ponašanju uskrslog još jedan element znanja, a to je upravo razumijevanje stanja osobe koja ga je poznavala. Da se pojavio sam, koncentracija pažnje njegove bivše žene na njega bi bila tako velika, da bi otežala njenu laganu adaptaciju, i mogla bi izmijeniti predviđeni razvoj događaja.

Zato se u okolnost uvodi element koji djelomično skreće pažnju

Kozlove na sebe – čovjek koji prati uskrslog. Pri čemu, uopće nije obavezno da taj čovjek bude stvaran u uobičajenom smislu te riječi, već on zapravo može imati samo vizualnu pojavu, ali ću te tehničke detalje, zasad, u prvoj knjizi, ostaviti po strani.

Ranije sam govorio o prvobitnoj povezanosti u radijusu od oko dva metra od fizičkog tijela. Te tako, djelomična ili značajna koncentracija na drugog čovjeka, pri razmatranju ovih događaja sa stanovišta suptilnog plana, odgovara odvezivanju od početnog pojasa, to jest od zone samog groba, i prelasku te zone na pratioca. Primijetit ću, to ne mora obavezno biti čovjek, to jednostavno može biti i neki predmet, na primjer, automobil u kome se vozi uskrsli, ili bilo što drugo. Važan je princip, princip oslobađanja uskrsnulog od početnog prostora.

Dalje. Ta okolnost, da pratilac u prisutnosti Kozlove ni jednom nije nazvao Rusanova po imenu, govori o tome da je u takvoj situaciji moglo doći do šoka kod Kozlove, i kao posljedicu, dovesti do uništenja nekih njenih stanica. A već sam govorio da uskrsnuli izuzetno dobro osjeća situaciju i stanje čovjeka pred njim. On je prošao mnogo dublji stadij destrukcije i zatim strukturiranja svijesti. Zbog toga, pomičući se naprijed, on to radi vrlo oprezno.

Može se skrenuti pažnja na slijedeći bitni trenutak u izjavi Emilije Aleksandrovne. Poslije gore navedene rečenice, ona piše: „Kozlova T.I. je bila zapanjena kada je moj sin Rusanov A.E....“ Rusanova ne govori o čovjeku koji sliči njenom sinu, ne, ona kaže: „....kada je moj sin...“. Ovdje se može primijetiti da je poslije iskaza Kozlove o susretu sa njenim sinom u kupeu vlaka, kod Rusanove došlo do potpune identifikacije uskrsnulog upravo sa njenim sinom, koji je prije bio mrtav, a sada se pojavio živ. Napomenut ću, da se nadalje to definitivno potvrdilo i da se opisani događaj završio sretno.

Treba još naglasiti – duhovna identifikacija jest najbitniji kriterij da je došlo do uskrsavanja upravo tog određenog čovjeka.

Slijedeća rečenica u izjavi: „Kada je vidio novac (tisuću novih rubalja), pokazao je očito nepoznavanje tog novca“.

Kada bi na analogan način mogao odreagirati običan živi čovjek da se, na primjer, u trenutku uvođenja novog novca nalazio u inozemstvu. Tada bi on na isti način pokazao svoju zbunjenost, susrevši se sa novom stvarnošću. Rusanov se u trenutku pojave novog novca nalazio

325

u zatvorenom prostoru svog groba, granicama tog prostora bila je omeđena i njegova svijest, koja se nalazila uz fizičko tijelo. Otuda je primjetno da je svijest umrlih, to jest onih kod kojih je nastupila biološka smrt, praktično ista svijest, kao i svijest onih koji se nalaze u stanju, koje uobičajeno nazivamo životom. Zbog toga je podjednaka reakcija na istu situaciju.

Iz navedenog izlaganja ne treba izvoditi zaključak da je opisana shema uskrsavanja standardna. Za ovo vrijeme ona zaista jest prilično tipična, u vezi sa sadašnjom društvenom percepcijom pojave uskrsavanja. U biti, ona odražava stvarne zakone uskrsavanja. Zapravo, ovdje sve u velikoj mjeri ovisi o stupnju pripremljenosti živih, na vraćanje svojih bliskih i poznatih. Cijeli proces uskrsavanja može se učiniti i za kratko vrijeme. U ne tako dalekoj budućnosti, kada, u najmanju ruku, nekim dijelom društva bude shvaćeno da je proces uskrsavanja – normalna standardna procedura, uskrsavanje će se događati brzo, zbog spremnosti društva da prihvati tu pojavu.

U drugom poglavlju se govori isto tako, i o mogućnosti praktično trenutnog uskrsavanja, ali je zato potrebno da uskrsnuli posjeduje izuzetno visoku razinu duhovnog razvoja".

Opet proučavamo cijelu ovu situaciju kroz ekrane unutarnjih vizija. Vidimo kako se odvijalo uskrsavanje, susret sa bivšom ženom u kupeu vlaka. Pratimo, kako se odvija proces uskrsavanja Rusanova. Grigorij Petrović je sazdao nešto poput analoga planetarne strukture upravljanja. Radi preko njega. Vrlo zgodno, zato što se kontakt sa planetarnim kompjuterom ostvaruje praktično trenutno. Promatramo kako on kroz svijest počinje uobličavati skelet tijela. To je vrlo važan trenutak, i svatko će, poznajući tehnologiju, moći to uraditi. Čovjek, koji obavlja uskrsavanje, svoj mozak, svoju svijest, prvo mora dovesti do nužne razine razvoja. Samo će u tom slučaju svijest umrlog moći dobiti i prihvatiti dovoljno moćan impuls od onoga koji ga uskrsava, u cilju vlastitog uskrsavanja. Poslije toga, svijesti uskrsnulog treba pomoći oblikovati događaj svog povratka u krug prijatelja i rođaka, tako da ne traumatizira njihove psihe. Uz to, treba sustići događaje, koji su otišli ispred njega.

Oblikovanje tijela, čini se, uopće ne predstavlja ozbiljan problem.

Informacija o njemu zauvijek postoji u planetarnom kompjuteru, i nikada se ne briše. A materijal za formiranje – jesu atomi, koji su po zadanom programu, u stanju ponovno obnoviti bilo koje organe. Najteže je sa – stanicama. One su od svega najsloženije uređene. Grigorije Petrović svojom sviješću daje impuls uskrsavanom čovjeku za uključivanje programa regeneracije organa i tkiva. Drugi impuls se upućuje – duši. I ona počinje zajednički djelovati sa sviješću.

Još jedan impuls rođacima: informacija o smrti ne treba se prihvaćati napeto i s vremenom se treba zaboraviti, kao san.

Evo, pojavljuje se opna, potom aura, uključilo se ponovno strukturno spajanje svih organa. Pojavila se pukotina u zemlji. Svijest je izbila na površinu, i duša počinje čovjekovu konturu ispunjavati staničnom masom. Čim se kontura ispuni, čovjek nogama staje na zemlju.

Da, postoji određena neobičnost: kod njega kao da su razvučene stanice i aura. Zašto? Duša je bila na razinama, i ona još uvijek nije izašla odande u potpunosti. Sada se sve ispunjava informacijom, i stanice poprimaju uobičajeni oblik.

Natpis na grobu iščezava. Gotovo, nije bilo smrti, postoji besmrtnost.

Ali, ukoliko se tako nešto događa, bilježi filmskim kamerama, opisuje u knjigama – zašto onda o čudu nitko ne viče na sav glas na svakom uglu? To je zanimljivo pitanje, zar ne? Stvar je u tome da informacijsko polje Zemlje izuzetno pomno prati reakcije ljudi na ovakvu informaciju, i kao da je nekako prigušuje u onom slučaju, kada svijest ljudi nije spremna na odgovarajuće opažanje ovakvih događaja. Te tako, vidjeti to i čuti o tome, mogu samo oni koji imaju uši i oči. O kakvim ušima i očima govorim? Pogodite!

U svakom slučaju, stvarno se povećava ontološki status čovjeka. Započinje ostvarivanje „filozofije općeg djela", o čemu je prije više od sto godina pisao naš čuveni kozmolog Nikolaj Fjodorov. Jedna od njegovih osnovnih ideja postaje životna praksa. Svakako, ona se ne ostvaruje baš onako kako je maštao izuzetni bibliotekar Rumjancevskog muzeja. Ali, to je uobičajena pojava: proza života je i mnogo dosadnija i mnogo bogatija od naših fantazija.

11. Poglavlje

Na moju učenicu Tamaru se pojačavaju vanjski utjecaji. Već tjedan dana se loše osjeća. Ima neprestanu glavobolju. Igor i ja joj predlažemo pomoć, ali je ona uvjerena da će uskoro sve proći, misli da je atmosferski pritisak svemu kriv. Ipak nije izdržala i zamolila nas je da je pogledamo.

Sjedimo utroje u mom uredu. Tamara je zabrinuta.

- Ovog časa imam osjećaj kao da je još netko u meni, i da me sve vrijeme podbada na skandale i na raščišćavanje odnosa – pojašnjava ona.

- Hajdemo pogledati zajedno – predlaže Igor.

Uključujemo ekran unutarnjeg viđenja. Tamarina aura je iz nekog razloga sive boje. Kada li se je uspjela toliko promijeniti? Ništa nije jasno. Pokušavamo je skenirati i – vidimo iza njenih leđa još nečiju siluetu. Tamo se skriva zao duh, i više je nego ogroman. Odmah je primjetno – nije uobičajena stoka, već zapovjednička. Na otkrivanje reagira mirno, kesi se, podiže svojom šapom sa kandžama Tamaru za vrat, i vrti je s jedne na drugu stranu. Tamari je užasno loše – čak i ovdje, na fizičkom planu. Iz očiju joj se slijevaju suze, guši se.

- Hajdemo porazgovarati – predlaže Igor.

- Hajde – odgovara vrag i popušta stisak.

Sad Tamara može disati, ali joj je, kao i prije, loše.

- Nemaš prava tako postupati s njom, kršiš zakon – pokušava Igor uvesti vraga u tok pravničkog smjera.

- Ne kršim zakon – protivi se vrag. - Mi na nju imamo prava.

- Pokaži – zahtijeva Igor.

- Ovdje nemam. Dolje mi je ostalo sve. U uredu. Idemo dolje – pokazat ću vam.

Vrag je krajnje bezočan, samouvjeren. Vidi se da laže. Mami nas.

Igor načini korak ka njemu. A vrag munjevito odskoči unazad, podiže Tamaru uhvativši je za grlo i vrti je, kao da je krpena lutka.

Tamari je zlo. Pokušava se uhvatiti rukama za grlo, teško diše. Njeno lice postaje sivo. Kakav gad, ubit će ženu.

- Što da radimo? – pita Igor.

Šutim. Izgubio sam se. Bojim se da će je vrag udaviti. A ovaj, doslovce kao da je pročitao moju nedoumicu, još odskoči unazad i poletje nadolje po razinama.

Mi, razumije se, trenutno ulazimo u lik Georgija Pobjedonosca, i bacamo se u potjeru za njim. Ali, vrag je okretan – jurca čas desno, čas lijevo. I Tamara na njegovom ramenu poskakuje kao vreća krumpira. Žena je u nesvijesti. Ošamućena je, ništa ne može shvatiti – kamo je vuku, zbog čega?

I evo, dospjeli smo na donje razine, iako nismo ni pomišljali, niti slutili. Sami protiv tisuća. Ali, nećemo bježati od njih, sigurno. Sami su nas izazvali, kosmati.

Igor istrgnu mač, i u dlaku isto kao u bajci: kako zamahne – ulica, drugi put zamahne – sporedna uličica. Čarobni mač se sam upravlja prema zadatku. Gdje ima mnogo nečistih sila – izdužuje se i jednim zamahom ih pokosi stotinu - dvije. A gdje ih je manje – skraćuje se, da ne prenapregne vitezu ruku. I od mojih kopita vragovi također dobivaju preko svake mjere. Moja veličina je u usporedbi sa njima, kao slona nasuprot mišića. Osim toga, rubin na mom čelu je – doslovce kao bojni laser. Samo pomisliš, skoncentriraš se i – stotinu-dvije vragova nestaje. Na tri razine smo ih pokosili – tako, kao da tamo te nečisti nikada nije ni bilo. Još smo i četvrtu razinu malčice zahvatili – otprilike polovicu vražjeg stanovništva.

Dogodilo se ogromno istrebljenje. A onaj vrag, što je odvukao dolje Tamaru, bacio ju je i uhvatio maglu. Shvatio je, parazit, da ukoliko bi je još malo vukao po svojim razinama – od njih apsolutno ništa ne bi ostalo.

Igor ju je podigao na sedlo, i odjurismo u galopu gore, u svijetlost Božju.

Izašli smo iz prostora, a Tamara, jedva živa leži na divanu. Pa, u svakom slučaju smo Igor i ja spasili našu princezu. Tri joj je dana trebalo da se povrati.

A nama nisu dopustili da se toliko odmaramo. Već slijedećeg dana su započela naredna sređivanja.

Poslije ručka se, u moskovskoj filijali Centra začulo zvono. Telefonirao mi je rođak i skoro plačući saopćio da su mu ukrali automobil. Nedavno ga je kupio i neprekidno je strepio nad svojim elegantnim crvenim „Volkswagenom". Uokolo se vrti Kiril.

- Nešto se dogodilo?
- Rođaku su ukrali automobil – priznah otvoreno.
- Jeste li se nekada Igor i vi bavili potragom za automobilima?
- Ne.
- Tko vas sprečava da pokušate?

Kirilov prijedlog mi se učinio logičnim. Pozivam Igora, sjedamo utroje u ured i počinjemo raditi. Odmah nam pokazuju što se dogodilo.

Automobil su ukrala dva mlada dečka. Jedan od njih je mršav, kratke frizure. Ima bijelu majicu i plavu trenirku, sa bijelim prugama sa strane. Pokušavamo čitati misli – u glavi ni jedne jedine vijuge, šipak. Na lijevom laktu velika ogrebotina.

Drugi je stariji – ima dvadesetak godina. Punašan. On vozi auto i boji se.

Automobil su ukrali nedavno. Zaustavili su se na benzinskoj postaji. Tamo je telefon sa metalnim tipkama. Iza je željeznička pruga, lijevo je rijeka Uča, a desno, nedaleko crkva. To je Puškino. Kradljivci telefoniraju nekakvom Surku, to je nadimak. Kažu mu da će doći kada se smrači. Neka bude spreman. Onda se voze paralelno sa Jaroslavkom prema Sergijevom Posadu. Zaustavili su se pored male radnje. U kazeti su dokumenti i novac. Uzeli su novac i njime kupili pivo, votku i banane. Krenuli su paralelnim putem pored stražarskog mjesta Državne automobilske inspekcije – auto trakom u suprotnom pravcu. Voze se dalje – Talici, Rahmanovo. Kasnije se zaustavljaju u šumi, i mirno se krijepe pivom i bananama. Čekaju da se smrači.

Ono što se događa vidi se vrlo jasno, kao da i sami jurimo tim putem usporedo s njima. Privremeno smo obustavili potragu. Bavimo se svojim poslovima. Odlučili smo da ne odemo sa posla, već da pratimo kradljivce. Oštećeni nam telefonira skoro svakog sata, interesirajući se za tijek istrage.

Kada se smračilo, ponovno smo počeli raditi. Kradljivci su već na putu. Iza seoceta Goligino su skrenuli prema Abramcevu. Hitaju u Hotkovo. Garaže. Mnogo ih je. Čitamo natpis na ulazu: „GK Kemičar". Gotovo, dalje nam ne pokazuju.

Čovjek kojem su telefonirali, Surok, čeka ih u kući pored garaža. Stoji kod prozora. Blizu je – oko pedeset metara. I odavde se sve lijepo vidi. Pored kuće je sa desne strane sportski teren. Malo ulijevo je nekakva tvornica. Blizu garaža, kod ulaza je napuštena ili nezavršena građevina. Ako uspijemo točno pogoditi kraj koji sada vidimo, neće nam se biti teško orijentirati.

Stan, u kojem iščekuju lopove – je nekakav gornji kat. Kuća nije visoka – čini se, četiri kata.

Igor i ja pokušavamo razgledati i sa ulice, i sa stubišnog odmorišta – ali ništa ne uspijevamo. Na najzanimljivijem mjestu se nešto zaglavilo. Kiril predlaže da promijenimo tehnologiju.

- Hajdemo pokušati da sve neposredno doznamo preko informacijskog polja Zemlje. Vi promatrajte, ja ću vas sprovesti. Pratit ću vas i osiguravati.

Toliko smo se zanijeli potjerom, da nismo očekivali nikakvu klopku.

- Vodi nas.

Munjevito se nađosmo u nekoj sobi svijetlo sive boje. Čudna boja – kao da je svijetla, ali je u nju dodana nekakva prljavština. Na sredini sobe je postolje u obliku trokuta. Sa oštro odsječenim uglovima – i dobiva se šesterokut. Iznad, na nožici je ravan pult, nalik na kompjuterski.

Kirila nema s nama u sobi. Prati nas odozdo, preko ekrana unutarnjih slika.

- Pritisni lijevu tipku – govori on Igoru.

Igor pruža ruku ka pultu i pritiska crvenu tipku.

Trenutno se pred našim očima pojavio ekran – vrlo tanak, proziran, kao obično staklo.

- Pritisni desnu tipku i unesi lozinku: „Migen“.

- Što je to Migen? – bezbrižno se raspitujem, maglovito se prisjećajući nečeg lošeg, što je izazvala asocijacija vezana za to ime.

- Moj osobni pristupni kod.

Igor pritiska tipku i unosi lozinku. Na ekranu su se trenutno pojavile brojke i zemljopisna karta okoline.

Promatramo predio. To je zaista sjevero-istok moskovskog područja. Odjednom sam postao sumnjičav, da Kiril zna gdje se nalazi automobil, i da ovo što se događa – nije slučajno. I potkrepljujući moje slutnje, zidovi sobe počeše vibrirati, doslovce kao da sa naporom zadržavaju iluziju svog postojanja. Tren kasnije, oni se munjevito srušiše, kao listići bijelo-prljavog papira. Otvorilo se crno beskrajno prostranstvo. Ono nije bilo prazno. Ogromna količina vragova je sa iznenađenjem pažljivo proučavala, nezvane goste za koje se ne zna otkud se stvoriše. Među njima je bilo i izuzetno krupnih vragova. Buljili su u Igora i mene i lijeno pokušavali shvatiti što se događa. Kada im je počelo dopirati do svijesti, da su u njihove kandže dospjeli njihovi zakleti neprijatelji, trenutno se pokrenuše ka nama. Nije ostalo ništa drugo nego da se potučemo, ali se u tom trenutku pored nas pojavio Kiril i povikao:

- Sve je normalno! To je plan Migena! Da se nitko nije pomaknuo sa svog mjesta.

Vragovi su se poslušno zaustavili. I mi počesmo uzmicati kroz nama nepoznate podzemne razine.

Kada smo izašli iz režima vidovitosti, Igor još jednom upita:

- Što je to Migen?

- To je zbrka, pečat u uredu.

- A možda je Car Tame? – neočekivano se dosjeti moj prijatelj.

Igor se osjeća vrlo loše. On je još uvijek u transu.

- Da bi se izašlo iz transa treba ubosti prst – užurbao se Kiril. U njegovoj se ruci, tko bi ga znao otkud, pojavio nož. Uzima Igorov prst i bocnu ga vrhom. U posljednjem trenutku Igor uspijeva malo trgnuti ruku i ublažiti ubod.

- Ima li krvi? – uznemirenim glasom se interesira vražić.

- Ne – odgovori Igor. On je sve više u stanju potpune iznurenosti.

- Hajdemo još jednom ubosti.

- A možda nema potrebe? – umiješao sam se u njihov dijalog.

- Ne treba – potvrđuje Igor. - Proći će.

- Ma, kako ste vi tamo, u tami, uspjeli stvoriti bijelo prostranstvo? - interesiram se.

- Sve se može uraditi, ako posjeduješ znanja – procijedi Kiril, razočaran neuspjelim pokušajem da Igoru ubode prst.

- Pa što raditi, bod je u tvoju korist – priznajem njegov podli uspjeh.

Sad mi je jasno zašto je nestao automobil. I on me više ne zanima.

****

Očigledno Lapšin nije badava nagovještavao da što više zmajčiću izraste glava, tim se je teže s njim kasnije sporazumjeti. Nešto se moj zmajčić silno razbjesnio, te mi tako i nastoji učiniti nešto nelegitimno. Evo i ovog puta, tek što smo Igor i ja izašli u virtualno prostranstvo, već pozivaju na slijedeći okršaj. Tamni su se požalili Stvoritelju na Igorovo i moje bezakonje. Prijavili su nas da smo prekoračili ovlaštenja. A o tome, kako su isprovocirali situaciju, naravno da su prešutjeli.

Dva glasnika su nas opet pozvala na bojno polje. Netko ima neodoljivu želju da ponovno proanalizira rezultate Armagedona, a možda se jednostavno želi razračunati s nama. Ulazimo u lik Georgija Pobjedonosca.

Ambijent je u osnovi isti: tri trona, a pored njih – iz koje li su ga samo bajke izvukli – pravi Zmaj Gorinič. Snažan, gad, tapka na mjestu s noge na nogu, na mahove plamen izbacujući iz čeljusti. I još jedno čudo – gola djevojka na crnom konju. Oči, tanki prorezi, zle. Nije naša djevojka, Azijatkinja je. I njen mač nije naš. Sličan je poloveckom. I koplje još ima u ruci.

Djevojčino raspoloženje je borbeno, i po svemu je očigledno da – Igora i mene ne voli. Nagnula je koplje izazovno, oči je suzila još više. Iako se izgleda više, nije moglo. I njen konj je k nama koraknuo. Međutim, pozvali su je odostrag, zaustavili je. Car Tame, Migen, po svoj prilici danas nije nju odredio za protivnika. Sa Goriničem je, svakako, odvratnije boriti se. Ali smo našu vojničku službu izmolili – ne za plaću i nagrade da spašavamo Zemlju. I zbog toga je u duši spokoj i jasnoća.

Gospod sjeda na tron koji je iza nas. Uspostavilo se da razine, koje smo mi uništili, pripadaju Goriniču i toj Azijatkinji.

- Jeste li spremni proći drugo iskušenje radi svoje vjere? – pitaju nas.

- Spremni smo – odgovara Igor za obojicu.

- Znajte – kazuje Gospod, – time ćete pomoći ljudima koji dolaze k meni. Pomoći ćete svojoj Zemlji. Pomoći ćete svojoj porodici i svojim bližnjima da se izbave od onoga, tko im zagorčava život.

On nas krsti.

- Slijedite Me... Nemojte posumnjati ni u što... To što vi činite, zaista jest istina.

Zahvaljujemo Mu i krećemo prema bojnom polju. Legion već stoji u vojničkom stroju. Prolazimo duž redova, svakome se zagledamo u oči. Boj je boj, i prije njega nikada nije na odmet još jednom pogledati lica tebi dragih suboraca, koji su ne jednom, zajedno sa tobom išli u smrt. Mi znamo: vojnici nam trebaju vjerovati, a ne bojati nas se. Zato što vojnik koji se boji svog zapovjednika, sutra se može uplašiti neprijatelja.

Govorimo im da ne trebaju sumnjati u našu hrabrost, zato što ćemo se boriti za svoj narod, za svoju Zemlju, za našeg Gospoda, koga nitko ne može pobijediti.

Oko križa na sredini polja rasplamsava se krug. Tko iz njega izađe sam ili bude istjeran neprijateljem – izgubit će moć, znanja i razum. Još jednom obilazimo legion, i dajemo svakome sa svoje amajlije komadić ruske zemlje. A u zamjenu, svatko nam daje sa svoje amajlije trunčicu zemlje svoje domovine. Sada imamo zajedničku zemlju i zajedničku dužnost.

Izvlačimo čuturicu sa čarobnom vodom. Na njoj je napisano: „Za pobjedu!" Dajemo svakom vojniku da popije po tri gutljaja.

Sad možemo krenuti u bitku. Iznova sam ja konj, a Igor jahač. Gorinič već rije zemlju svojim šapama od nestrpljenja. On je ogroman – veći od nas i, vjerojatno, snažniji. Ali, kako je govorio Aleksandar Nevski, „Nije Bog u snazi, već u istini!" A istina je sa nama. I zato se mi ne bojimo poganog Goriniča, već mu idemo u susret spokojno, odvažno, bez sumnji u duši.

Krug dijelimo napola. Nismo još uspjeli ni podijeliti, kad Gorinič suknu vatru na nas. Ma, što su suvremeni bacači plamena u usporedbi sa ovim strojem! Obavijeni smo Smradom, sumporovodikom. Igor se uspio zaštiti štitom. Mene štiti čarobni sukneni konjski pokrivač. Ali je, bez obzira vrelo, gore nego u parnoj kupelji, a Igor uz to, još mora zamahivati i mačem. Eto što radi legendarni prepredenjak – još ni u krug nije ušao, a već guši svojim sumporovodičnim smradom po punom programu. Ništa, pretrpjet ćemo. Sa Crnim vitezom nije bilo ništa lakše. Igor mi povocem daje na znanje da neprijatelja trebam obići sa strane. Jurim u stranu što je brže moguće. Ne uspijeva Gorinič svoje glave okrenuti za nama. Sudaraju se jedna s drugom, smetajući mu da izbacuje plamene jezike.

Neznano otkuda, još se dva takmaca pojaviše u dvoboju. Sa strane dolijeće gavran. Igor ga u galopu obara srebrnom strijelom. Meni pod noge vuk nastoji zaroniti. Ali, također ne uspijeva. Igor ga spretno dohvati kopljem. Gotovo, sivom je kraj. U nama glas odjekuje: „Gavran je – vječna smrt. I vuk je – vječna smrt. Sada ste ubili dvije vječne smrti".

Gorinič je napokon raspetljao svoje krokodilske glavice. Pripremio se da opet naškodi svojim baterijama bacača plamena. Igor stremenima daje naredbu da letimo ravno na njega. Galopiramo da bi se približili. Izgleda da on od nas nije očekivao takvu drskost. Ipak, ogromna veličina nije uvijek od velike koristi. Ona rađa mnogo oholosti u glavi. A ukoliko nije jedna glava, već istovremeno tri – to već nije problem, već dijagnoza. Gorinič nije nešto baš dobro procijenio u nama. Nije uspio ni trepnuti, kad sa dugog vrata poput žirafe sletje prva glava, potom srednja, pa još, kada sam se od njegove odrubljene glave izvio, kako bih ga sa strane obišao, Igor ga je i po repu zasjekao mačem. Pretvorio je zmaja u potpunog bogalja za jednu-dvije minute.

Ali nas je ipak, svojom preostalom čeljusti dohvatio u posljednjem trenutku. Nije me uspio ščepati ubojitim zubima, samo me je stigao ubosti posljednjom čeljusti u sapi. Odletjesmo od njega naglavačke. Dobro je barem – na naš teritorij, u granicama kruga.

U glavi mi sve zvijezde prolijeću, sigurno cijela Mliječna Staza. Gorinič nam u to vrijeme ništa ne može uraditi. Ima svoje probleme: nema glava, nema repa. Hoće napraviti korak k nama, a ne može: čas se na bok sruši, čas posljednja glava preteže naprijed. Sasvim je loše, obogaljen je.

Igor je manje stradao. Prvi se na noge podigao, te poče dizati mene. Zvjezdice u glavi su mi se malčice smirile. Stojim, klatim se. A treba opet krenuti u boj. Igor se uspentra na mene. Sada više liči na Don Kihota, kada su ga kamenjem isprebijali. Snage nema, a treba se tući. I opet u sebi začusmo riječi Aleksandra Nevskog: „Nije Bog u snazi, već u istini!" Točno. Snage nemamo, ali je istina sa nama. Eto, našom istinom ćemo pobijediti Goriniča. Prikupljamo sav duh i približavamo se. Galopirati – to tek ne uspijevam. Ali ni toj osakaćenoj kladi od bacača plamena nije bolje. Možda je čak i lošije. S mukom sam se dovukao do njegovog priklanog trupa, bliže posljednjoj glavi, kako bi je Igor mogao dohvatiti.

Osjećam kako se moj vitez napregao. Podiže mač, udari. Nije mogao odrubiti glavu. A rana trenutno zarasta. Još jednom je udario – ispusti mač. Ali se prisjetio, dao je misaonu naredbu maču da se vrati u ruku. Mač nije običan, on također razumije naredbe. Iznova je Igor zamahnuo – vojničkom srdžbom, vjerom u Gospoda, za Rusku Zemlju.

Otpade posljednja Goriničeva glava. Ali se Igor nije uspio zadržati u sedlu – pao je ravno pod glavu koju je sam odrubio. A ona je baš dobar štagalj, ništa manje. Prignječila ga je tako, da se nije mogao izvući. Bio je potpuno ošamućen pod tom težinom – miče se, ali se ne može izvući.

Grčevito sam zubima uhvatio njegovu odjeću, vučem. Kopitima se upirem. Ipak sam uspio izvući svog viteza.

Ustade Igor na noge, klateći se. I još jednom je mačem unakrst ošinuo tjelesinu zmaja. Potom, jedva se zadržavši držeći se za luk sedla, pođe prema onoj trojici, koji su na tronovima u nijemom zaprepaštenju promatrali svog, nekada nepobjedivog Goriniča.

- Tko s mačem kod nas dođe – od mača će i poginuti – odlučno reče Igor i hladno pogleda tamne moćnike. Zatim doda, ovlaš skrenuvši pogled prema goloj ljepotici: - Tiče se svih, i žena također.

Okrenusmo se i vratismo se svojima. Gospod reče:

- Pođite sa Mnom u Moje Carstvo.

I iščeznu. A gdje je ono, Carstvo?

Promatramo: tisuće i tisuće ljudi idu nekuda. Sada više nismo konj s jahačem, već isto što i svi. Imamo na sebi platnene rubaške, potpasane vezicom. Uđosmo u redove, i krenusmo kamo se vuku svi ljudi. Sporo koračamo – uopće nemamo snage.

Odjednom se pored puta pojavilo pet staraca. Svaki drži po jabuku u desnoj i lijevoj ruci.

- Uzmite – kažu, - i pojačat će se vaše snage.

Gledamo jabuke, a one su nekako čudnovate, vrte se kao čigra.

- Ne, nisu nam potrebne vaše jabuke.

- Uzmite – mole starci. – Gospod vas je izdao, nije vam dao jabuke vječne mladosti.

- Nestanite - naredi im Igor, - ili ćete odgovarati za svoje riječi.

Nestadoše. A duž puta stoje novi napasnici. Žene sa jabukama. Govore protiv Gospoda, iskušavaju svojim dražima.

Igor je materijalizirao mač u ruci, i one trenutno iščeznuše. Umjesto njih se pojavi petero djece. Ona na dlanovima drže polovice jabuka.

- Uzmite – mole ona, - steći ćete život vječni. Gospod vam ga neće dati.

- Odlazite – naređuje im Igor. – Naša djeca ne mogu ovako govoriti.

Dovukosmo se do kapije. Kapija je velika, okovana. Zidine su visoke, bijele. Iza njih je snježnobijeli grad. Kod ulaza čekaju drugi starci.

Otvorila se kapija – iza nje je popločana stazica, koja vodi u vrt. Sam Gospod nas čeka, osmjehuje se. Pored njega je - vjedro s vodom.

Spuštamo se na koljena pred njim. On uzima kutlaču i polijeva nas vodom. Polio nas je jednom – snage se vratiše, polio je drugi put – rane su zarasle, polio nas je treći put – sva nečist od zmajeve krvi, skliznu sa tijela i duše.

Umio nas je vodom i daje nam tri jabuke iz Svog vrta.

- Jednu bacite na zemlju da bude dobar prinos – zapovijeda nam. – Drugu dajte ljudima, kako bi svi imali dovoljno snage da još istrpe do Mog dolaska. Treću podijelite između sebe, sa obiteljima, prijateljima.

Blagoslivlja nas.

Izlazimo kroz kapiju i činimo kako nam je Gospod rekao. Jednu jabuku bacamo na zemlju. Drugu dajemo Svijetlim ljudima. Treću dijelimo između sebe, našim obiteljima, prijateljima – mnogo ih je zajedno sa vojnicima legiona.

Vraćamo se na bojno polje. Uzimamo križ, koncentriramo na njega svoju volju i pomičemo tjelesinu Goriniča do Bardo-kanala donjih razina. Gotovo, očistili smo svoj teritorij. Ostala je još informacija – trag prisutnosti Tamnih. Uzimamo bijelu zraku i pravimo bijeli oblak. Njime čistimo prostranstvo.

Pojavljuju se sveti starci.

- Vaš put je ispravan, ne sumnjajte u njega – govore oni. – Za pobjedu koju ste vi donijeli, darovana vam je energija Apsoluta. Gospod vam zahvaljuje što niste posumnjali, što niste poslušali one koji hule na Njega. Vama je otvoren put ka znanjima. Uzimajte ih temeljito, a ne površno. Između treće i četvrte razine leže velike kočije. Njih treba preokrenuti. Gospod je sa vama!

- I mi s Njim – složno odgovaramo Igor i ja.

Spuštamo se u Bardo. Između treće i četvrte razine stoji golemi čovjek sa trozupcem u rukama. To je novi Bog, Androgin. Promatra, čeka.

Pored njega je prevrnuta ogromna kočija. Neusporedivo veća od nas.

Kad je Gospod zapovjedio, znači, naše moći su Njemu poznate. Igor i ja se borimo složno, i preokrećemo kočiju bez nekog posebnog napora. Očigledno, jabuke su izuzetno djelovale. Nabijamo u ležište prsten kotača.

Pored nas su se odjednom pojavila tri vatrena konja. Sami su se upregli u kočije. Bog se pope na njih. Osmjehuje se.

- Vi ste na istinskom putu, a njega malo tko vidi! – Glas je gromovit, bučan. – Pomažite ljudima, ničega se ne bojte. Čak ni progona na Zemlji, kojih će biti kod vas. Treba proći sve, sve istrpjeti. Razdvojite svijetlo od tamnog. Vama je dano pravo da presudite. Niko vam ne može prepriječiti put, ali će se na tom putu još mnogi drznuti da vam zasmetaju i da vas sputavaju. Još jednom vam kažem: nemojte posumnjati. Vaš put je predodređen Onim, Koga nitko ne može sputavati.

On je toliko ogroman, da ga vidimo samo do pojasa. Ali se prsten na ruci – ni sa čim ne može pobrkati. To je Sam Stvoritelj – Otac Bogova.

Kako se to događa, da arhetipski likovi odjednom postaju neposredni sudionici događaja sadašnjeg vremena, i više od toga – na najaktivniji način utječu, ne samo na ono što se događa sa mnom i mojim najbližim, već utječu i na izglede u mom osobnom razvoju – fizičkom i duhovnom?

Znanstvenici iz Sankt-Peterburga – Vitalij Jurjević i Tatjana Serafimovna Tihoplav, pružili su nam nevjerojatno interesantne materijale u knjizi „Kardinalna prekretnica“, koji u određenoj mjeri pojašnjavaju ono što se događa.

„Danas stručnjaci iz Instituta kvantne genetike pokušavaju dešifrirati zagonetan tekst u molekulama DNK. Njihova otkrića sve više uvjeravaju, da je na početku bila RIJEČ. Po mišljenju znanstvenika,

DNK je – isti takav tekst, kao tekst knjige, ali je njega moguće čitati od bilo kojeg slova, zato što tamo nema prekida između slova. Čitajući taj tekst od bilo kojeg slijedećeg slova, izviru sve noviji i noviji tekstovi. Pri čemu se tekst može čitati i u obrnutom smjeru, ukoliko je niz ravan. A ukoliko je lanac teksta razmotan u trodimenzionalnom prostoru, kao u kocki, onda se tekst čita u svim pravcima. Taj tekst nije nepokretan, on se neprestano kreće, mijenja, zato što naši kromosomi dišu, vibriraju, iznjedrujući ogromnu količinu tekstova.

Rad sa lingvistima i matematičarima Moskovskog državnog univerziteta Lomonosov je pokazao, da je struktura ljudske riječi, literarnog teksta i struktura logične dosljednosti DNK matematički bliska, to jest, to su zaista tekstovi na, zasad, nama nepoznatim jezicima. Stanice zaista razgovaraju između sebe, kao mi međusobno – genetski aparat vlada beskrajnim mnoštvom jezika.

Program, koji je zapisan na DNK, nije mogao izniknuti kao rezultat Darwinovske evolucije – da bi se zapisala tako ogromna količina informacija, potrebno je vrijeme, koje umnogome premašuje vrijeme postojanja Svemira.

A poznati mikrobiolog Michael Denton tvrdi: „Od 1859. godine ni jedan od dva temeljna aksioma Darwinove teorije makroevolucije... nije potvrđen ni jednim proučavanjem ili dostignućem znanosti". I kako je postalo poznato, C. Darwin je pod stare dane, istraživši strukturu elemenata živog organizma, izjavio da ga probija hladan znoj: takvi organizmi se ne mogu formirati sami od sebe, oni moraju imati Višeg Stvoritelja.

Tim povodom je Charles Tekston napisao: „Raspolažemo li mi činjenicama koje svjedoče o tome, da je život svojim podrijetlom obavezan razumu? Da! Takvo svjedočenje je – analogija između povezanosti nukleoida u lancu DNK i logičnosti slova u knjizi... Postoji strukturna identičnost između koda DNK i pismenosti. Analogija između ljudskih jezika (koji svi, bez izuzetka, predstavljaju proizvode intelekta) i DNK, može služiti kao polazna točka za zaključak da je DNK isto tako rezultat aktivnosti razuma.

Već je sasvim jasno da valnim genotipima životinjskog i biljnog svijeta upravlja jedan te isti univerzalni mehanizam – riječ, čije su fragmente istraživači naučili modelirati. Kao rezultat višegodišnjih temeljnih istraživanja, dobiveni su uvjerljivi dokazi da je razvijanje jezika i ljudske riječi podređeno istim zakonima, kao i genetika! Tekstovi DNK, pismenost ljudi, živa riječ ispunjavaju istovjetne upravne regulatorne funkcije, ali su im različitog razmjera i sfere primjene. Tekstovi DNK genetski funkcioniraju na stanično-tkivnoj razini, a ljudska riječ se koristi pri komunikaciji".

Čini se da Kozmički razum stvara nekakve kopije sebe i razvija ih. Na prvoj etapi, one još ne mogu biti iskorištene u složenim programima. I glavni zadatak takvih organizama je – podvrgnuti se ispitivanjima mogućnosti preživljavanja u uvjetima samostalnosti i samo-razvoja, shvaćajući moralne zakone socijalnih zajednica. Na slijedećim etapama dolazi do usložnjavanja programa: neizbježna borba u uvjetima zemaljske evolucije, mora već uzimati u obzir ne samo individualne pomake jedinke, već i njezinu duhovnu orijentaciju u ideji sociuma, ili, što je još važnije, u višem idealu, utjelovljenom u liku Stvoritelja.

Te tada i dolazi, kako unutra, u svijesti, tako i izvana, u društvenom životu, do sukoba sa Besmrtnim Kaščejima i Zmajevima Goriničima. I u toj potpuno stvarnoj borbi, ostvaruje se procedura pročišćenja duše od negativne prošlosti, provjerava se razina njenog kvaliteta i razvoja.

Taj isti Zmaj Gorinič utjelovljuje neku povijesnu prošlost Zemlje, epohu dinosaurusa. Čovjekovu moždinu kralježnice do današnjih dana nazivaju reptilskim kompleksom. I to uopće nije slučajno. Zato što je, na primjer, kod dinosaurusa cijeli proces mišljenja bio smješten u moždini kralježnice, na razini križa. To jest, kod njih je za života postojala, ako se tako može reći, obrnuta reakcija. Zamislite, dok signal dođe do vrata, do glave, i vrati se natrag, da bi došlo do reakcije na događaj, što se sve može dogoditi? Može se i glava izgubiti. A kod čovjeka je to nemoguće, on ima dva mozga – kralježnični i veliki mozak. Razumije se, samo u slučaju, ako ovaj posljednji radi. Kada dođe vrijeme da se pripeđe sa onog mozga koji je u visini križa, do onog koji je na vratu, događa se nešto kao završni ispit. I od toga kako ga položite, zavisi vaše daljnje napredovanje ka sasvim jasno označenom idealu ljudskog roda.

****

Poslije onoga što se dogodilo, naše sposobnosti za liječenje su se višestruko povećale. Takav je osjećaj da, samo još malo – i mi ćemo moći ne samo liječiti od neizlječivih bolesti, već i uskrsavati ljude. U svakom slučaju mi već znamo, kako se to radi. Ostaje da se pokuša primjena u praksi. Ali je nužna suglasnost rođaka, suglasnost duše onoga koga se uskrsava, kao i analize onih života, koje je pokojnik do tada proživio. Pa ipak, ljudi su različiti. Željeli bismo, prije svega, pomagati dobrima, onima koji su i sami pomagali drugima.

Sa Kirilom se događa nešto čudno. On dolazi u ured prije svih, odlazi poslije svih. Trudi se toliko, da se čini kako sam može obaviti kompletan zajednički posao. Žestoko kritizira Lapšina, i čim mu se ukaže prilika, nastoji nam saopćiti kako je čvrsto odlučio da sa razvija zajedno sa nama. Samo, kako on vidi taj put? A kako ga Igor i ja zamišljamo? Ne mislim da mi sanjamo jedno te isto. Je li moguće da ga milijuni godina nisu oslobodili taštine, da mu nisu donijeli mudrost? Ponekad iz njega provali:

- Ma, vi znate da ja sada visim u zraku. Teško mi je. Morate mi pomoći.

- Duguješ im, znači?

- Vi ne razumijete: ja sam posljednji-posljednji u rodu.

- A tako! – iznenadi se Igor. – Nisi jednostavno posljednji, već posljednji na kvadrat.

- Da, to mi je bila jedinstvena prilika da imam sina! – govori Kiril. Priča sa očajem u glasu. – Bio sam spreman za njega uništiti cijelu Zemlju. Ako ne budem imao sina, onda se više nikada neću moći utjeloviti.

- Za svog sina si, znači, spreman uništiti sve. A milijarde ostalih života su – ništa? – znatiželjno preciziram. – A milijuni ostale djece? Samo ti i sinčić!

- Čovjek je – takvo smeće! – zlo sikće dječak Kiril, i njegove tamne oči u trenu zasjaše bezdanom. U njemu ničeg nije bilo – ni svjetlosti, ni života, ni Zemlje.

Kiril sve razumije. Ali se grčevito hvata za svoju posljednju priliku. Posljednja šansa na kvadrat.

- Dobro, otputovat ću kod Lapšina u Feodosiju. Izvidjet ću što se tamo događa, pa ću vam ispričati.

Igor i ja slegnusmo ramenima.

- Putuj kamo želiš, ti si slobodna ptica.

- Ostavit ću vam svoj znak – kaže Kiril, i u njegovoj ruci se pojavljuje okrugao papir sa nacrtanim figurama. – Preko njega ćete se moći u bilo koje vrijeme telepatski povezati sa mnom.

On ga stavlja u moj fascikl sa zapisima, koji je na stolu.

Uvečer, kada smo se Igor i ja vraćali lokalnim električnim vlakom kući, sjetih se tog papira.

- Hajdemo vidjeti što nam je podmetnuo?

Igor je uključio ekran unutarnjih vizija i skenirao papir.

- To je pečat Cara Tame, Migena – trenutno dobismo odgovor. – Preko njega će on neprestano moći promatrati sve što vi radite.

Jasno. Cijepamo papir i bacamo ga kroz prozor. Dobri dečkić Kiril... Djecu voli. Istina, ne svu bez izuzetka, već samo svoju vlastitu, koju još uvijek nema.

Slijedećeg dana je Kiril zaista otputovao u Feodosiju. Kako je rekao, u izvidnicu. Jednostavno je Dečkić-Kibicer, a ne demon tame.

Kako god, bez njega se nekako lakše diše. Odlučili smo pregledati razine. Ali se već na prvoj razini pojavilo nekakvo uznemirenje, osjećaj nejasne zabrinutosti. Dvanaest vrata. Iza njih zodijačke energije, uz čiju je pomoć moguće liječiti, regenerirati, uskrsavati. Na jednim vratima je slomljen pečat Stvoritelja. Netko je provalio.

Brzo sa osme razine uzimamo križ i sa njim ulazimo kroz vrata. Energija koja je u prostoriji, prodire u križ. I sada Sam Gospod može kroz njega vidjeti što se ovdje događa.

U kutu, ogromni se vrag pokušava stopiti sa tamom. On je preplašen: shvaća, da se ničim dobrim po njega neće završiti ovaj susret sa nama. On je upravo sa onih razina, na kojima je carevao Gorinič. Upražnjeno je radno mjesto i – odlučio je da se uzdigne u karijeri. Pokazao je, da tako kažem, inicijativu. Da... da...

- Zašto si došao? – pita ga Igor.

On, kao bivši radnik u miliciji, zna taktično postavljati pitanja. Svega tri riječi, pa još intonacija, još pogled... Nešto tako čak ni vrag neće izdržati, posebno što su ga u uglu priklještili križem.

- Car Tame je izdao naredbu da provalim ovamo i uzmem tu energiju – iskreno priznade vrag.

- Pa, što je nisi uzeo?

- Ona mi se neprekidno neprimjetno izmigoljuje. Već je jurim cijeli sat.

- A kako si dospio ovamo? Jer, prolaz kroz Bardo-kanal je zatvoren pečatom Stvoritelja.

- Mi imamo tajne prolaze – kaže vrag. A ja mogu zamisliti kako je Gospodu drago čuti takvo priznanje.

- A tko je u svemu tome, Lapšin? – Igoru sufliram pitanje, i Igor ga strogo ponavlja.

- Car Tame ga koristi radi prepoznavanja budućih suparnika. On je znao da ćete se vi morati pojaviti. On je, po posebnim odredbama pobjede u prethodnom Armagedonu imao pravo prvenstva prolaza. Želio ga je efikasno iskoristiti.

- Pa, što ga nije iskoristio?

- Taj Lapšin... – i vrag se umalo ne uguši od negodovanja, on je strašno uobražen. Samo je o sebi mislio i htio je iskoristiti znanja koja su mu se otvorila, samo radi osobne vlasti. Njemu je bilo potrebno samo da vas raskrinka ili namami na svoju stranu, ili, da o vama obavijesti naše ljude na vlasti.

- Vi imate svoje ljude u vlasti, tko su oni? – sa prijetećom intonacijom u glasu, Igor zahtijeva da ih imenuje.

Vrag razmišlja, potom na brzinu izvergla:

- Jedan razgovara, drugi pregovara, treći se bavi novcem, a četvrti sve zna.

- Imena, kaži imena!

- Ne znam. Ja sam viši vrag nad najnižim. Na vrhu me plaše, a dolje ja sve grubo napadam. Tko bi meni rekao o tome?

- Kako ih naći? – dalje se raspituje Igor. Zarobljenik razmišlja. Njegova odvratna svinjska njuška se mršti. Ali ga Gospodnji križ guši, te je prinuđen govoriti istinu.

- Sve ih poznajete, trojica imaju tamnu kosu, naprijed su ćelavi, svi su kao jedna osoba. Vrlo su prepredeni u svojim zlim nakanama.

- A četvrti?

- On je bez ćele i sve nadglasava.

- A damica koja je sa vašim carem bila u posljednjoj bitci, tko je ona?

- Boginja pohote – kaže vrag. – Ona ne funkcionira, ukoliko se na nju ne obraća pažnja. Nju pobjeđuju ravnodušnošću. Ukoliko primijeti pažnju – može se tući i dan i dva. To ti je isto, kao da se sam sa sobom boriš.

Iz križa zagrmi glas Gospoda:

- Vidjet ćeš sve, ali više ništa nećeš moći reći. Odlazi u ono carstvo, koje ste sami sazdali za sebe.

Mi se izmičemo, i vrag odjuri pored nas.

- Ta vrata koja su bila zapečaćena, možete otvoriti – govori nam Gospod. – To će biti vaša škola. Upućujte ovamo svoje sljedbenike. Sveci će ih učiti kako liječiti i sebe i druge. Samo ljudi poslani vama, mogu ovamo dolaziti zbog stjecanje znanja. Također možete dolaziti u sve ostale razine sa ove strane, ali nikoga više ne dovodite. Blagoslivljam vas!

Zahvaljujemo Gospodu. Odnosimo križ na mjesto. Izlazimo sa razina.

****

Prvog petka uvečer, u Centru okupljamo svoje najbolje učenike, one, kod kojih odlično radi ekran unutarnjih vizija. Pričamo im o tome da se odsad u našem Centru otvara izuzetan master class, u kojem će predavati sveci.

Učenici nas promatraju sa zaprepaštenjem, iako su kod nas navikli na mnogo toga neobičnog. Spokojno stavljaju poveze i uključuju ekrane unutarnjih vizija.

Svi su spremni. Molimo ih da se uhvate za ruke, kako se ne bi izgubili u beskrajnim prostorima drugog svijeta. Oni se obaziru oko sebe, sve im djeluje izuzetno čudnovato. Zbog toga što smo ranije radili individualno ili u malim grupama. Sad nas je bilo mnogo, bili smo zajedno i ljude vodili u školu, kojom nam je Gospod dopustio rukovoditi. To je bio trenutak istine: hoće li i drugi shvatiti tu školu, koju smo doživjeli Igor i ja? I hoće li moći ući u nju kada nas ne bude pored njih?

Ali je sve prošlo mnogo bolje nego što smo očekivali. Kada smo im pokazali put i doveli svoje učenike u školu, već su nas očekivali. Vrata učionica su bila otvorena, i svakoga su poveli onamo, gdje su se mogli riješiti njegovi problemi sa zdravljem.

- Budite uljudni i zahvalni – davali smo na rastanku upute onima, koji su po našoj preporuci dobili pravo da se popnu na novi stupanj svog razvoja. - Pamtite, ova znanja će vam prenositi sveti ljudi.

Poslije satova, i djeca i odrasli su bez daha prepričavali jedni drugima, kako je prolazila obuka na vlastitom tijelu. Njima su pokazali bolesti koje imaju, i naučili kako ih treba liječiti.

Najvažnije je bilo što su sada mogli doći u tu školu u bilo koje vrijeme, kada za tim bude bilo potrebe. Oni su to mogli raditi gdje im odgovara: kod kuće, na poslu, na putovanju.

U ovoj školi su naši učenici prvi put doznali, kakvu ulogu u životu Zemlje igra kolektivna svijest, kolektivna duša, kolektivna energija. Da to nisu izmišljotine ezoterika-idealista skrenutih s uma, već istinska stvarnost, kako god to djelovalo. Uostalom, i KPSS se ponosio svojim kolektivnim razumom. Očigledno, ni njihovi šefovi nisu izbjegavali mistiku.

Ovdje bih želio navesti još jedan citat iz knjige Grigorija Petrovića Grabovoja „Uskrsavanje ljudi i vječni život – odsad je naša stvarnost", koji na najneposredniji način može protumačiti ono što se dogodilo. Zato što podizanje razina svijesti – jest pravilan način da izmijenimo sebe i okolni svijet.

„I dan-danas postoji mišljenje da svijet koji nas okružuje ne ovisi o nama, da on postoji sam po sebi, što bi se reklo, objektivno, a čovjeku ostaje samo promatrati taj svijet, pažljivo izučavati njegove zakonitosti, kako bi ih iskoristio za dobrobit ljudi.

Zapravo, trebamo se zamisliti zbog čega je kod ljudi došlo do takve predstave. Čovjek opaža da Sunce svakog jutra izlazi, a uvečer zalazi, da redovito dolazi do smjene godišnjih doba, pri čemu se ona smjenjuju po jednoj te istoj dosljednosti, na nebu se uvijek na jednom te istom mjestu može naći Polarna zvijezda; ako se ispusti iz ruku neki predmet, on će, kao čuvena Newtonova jabuka, uvijek pasti dolje. Sve te pojave se postojano ponavljaju, a čovjek stječe utisak da se one događaju neovisno o njegovom postojanju, da one predstavljaju same po sebi nekakve objektivne pojave, koje nisu podčinjene njegovoj volji. To jest, da on ima posla sa objektivnim svijetom, postojećim neovisno o njemu. A to upravo i jest ogromna čovjekova zabluda.

Da bi se razjasnilo kakva je zaista situacija, nužno je uvesti pojam kolektivne svijesti. Kolektivna svijest jest – objedinjena svijest svih ljudi. Kasnije ćemo se uvjeriti da se u kolektivnu svijest mora uključiti i svijest drugih bića, na primjer, životinja. I uopće, svijest svega postojećeg.

U kolektivnoj svijesti postoje ustaljene predstave. Te predstave su postojane, zato što one predstavljaju nešto srednje, to jest ono, što se dobiva kao rezultat prosjeka, u potpunoj cjelokupnosti ljudi.

Da bi se bolje zamislilo to o čemu govorim, osvrnut ćemo se na konkretne primjere. Zamislimo da bacamo novčić. Možemo li reći točno, kakav će biti rezultat bacanja: glava ili pismo? Ukoliko je standardni novčić, nije moguće reći unaprijed što će ispasti. A ako bacamo novčić, na primjer, sedam puta? Apsolutno isto. Može nekoliko puta ispasti glava, a može i obrnuto: svih sedam puta biti pismo. Ukoliko postavimo odnose brojeva palih glava sa brojem pisama, onda u navedenim slučajevima bez primjene vidovitosti nećemo moći predskazati tu veličinu, nećemo moći reći čemu će biti jednaka ta vrijednost, na primjer, poslije sedam bacanja novčića.

Ipak, ako se novčić baci nekoliko tisuća puta, onda se može reći unaprijed, da će odnos brojeva glava i pisama težiti ka jedinici. A ako se novčić baci nekoliko milijuna puta, onda će taj broj praktično biti jednak jedinici. Proizlazi da ogroman broj bacanja može predskazati rezultat. I to nije slučajno. Stvar je u tome, da se pri velikom broju eksperimenata, u velikom broju slučajeva pojavljuju, takozvane, statističke zakonitosti. (Ovdje se govori o poznatom zakonu velikih brojeva. – A. P.).

Dakle, uz nekoliko pojedinačnih eksperimenata, nikakva se zakonitost neće moći zapaziti, rezultat će biti slučajan. A ukoliko broj slučajeva postane veliki, pojavljuju se zakonitosti, koje se nazivaju statističkim.

Takvih je zakonitosti oko nas izuzetno mnogo. Pogledajmo, na primjer, tastaturu računala. Može se primijetiti da slova na tastaturi

nisu raspoređena po abecednom redu. Ona su raspoređena na neki poseban način, očigledno po nekakvom pravilu. Po kakvom?
    U središtu tastature su smještena slova koja se najčešće koriste, a sa strane, manje korištena. Jasno je da je kažiprstom lakše raditi negoli malim, zbog toga su najupotrebljavanija slova smještena u središte.
    Kako se može doznati koja se slova najčešće koriste? Može se, na primjer, računalu naložiti da pročita mnogo knjiga i da ustanovi, koja se slova susreću najčešće, koja rjeđe, a koja vrlo rijetko. Kompjuter za svako slovo može izračunati vjerojatnoću njegovog pojavljivanja u tekstu. Slova sa najvećom vjerojatnoćom pojave u tekstu, smještena su u središte tastature.
    Evo na što da obratite pažnju. Ako se zainteresiramo vjerojatnoćom pojave nekog slova, recimo slova A, u nasumce izvađenoj riječi iz teksta, odgovor na ovo pitanje se ne može dobiti. Ali, ukoliko se uzme mnoštvo knjiga, u kojima je sadržano mnogo riječi, pa suglasno tome i slova, pojavit će se statističke zakonitosti i za slova. I mi tada možemo definirati vjerojatnoću njegovog pojavljivanja u tekstu.
    Ove činjenice se mogu iskoristiti u tiskarama radi izrade slagačkih kutija. Nije potrebno sva slova abecede izlijevati u jednakim količinama. Slova se mogu pripremati u količinama proporcionalnih vjerojatnoća njihove pojave u tekstu.
    Ista ta ideja se koristi i u sastavljanju frekventnih rječnika jezika. Računalo poslije mnogo pročitanih knjiga, posebno djela klasika, može napraviti spisak najviše uporabljenih riječi. Ovakvi rječnici su vrlo korisni pri izučavanju stranih jezika. Takav je, na primjer, „3000 najviše korištenih riječi u engleskom jeziku", u kojem 90% tekstova pripada umjetničkoj literaturi. Uostalom, u velikom Websterovom rječniku ima nekoliko stotina tisuća riječi. Tu primjećujemo kako iskorištene statističke zakonitosti mogu pojednostaviti učenje drugog jezika. Sa samo 3000 riječi, ali najviše korištenih, vi već možete čitati i razgovarati.
    Vratit ćemo se osnovnoj temi. Svaki čovjek ima svoje predstave, predstave o svemu, i one se mogu izuzetno razlikovati od predstava drugog čovjeka. Ali, ako se uzmu svi ljudi, što je izuzetno veliki broj, dolazi do uobličavanja prosječnih predstava. U rezultatu standardizacije u kolektivnoj svijesti, postoje neke postojane

predstave o različitim stvarima. Te se tako, ta kolektivna predstava o različitim stvarima, prihvaća od strane ljudi kao objektivna stvarnost. Iluziju stvara upravo stabilnost te rezultirajuće predstave, iako je to jednostavno rezultat standardizacije na velikoj količini objekata, a u ovom slučaju, to je rezultat prosjeka po pojmovima koji postoje u svijesti ljudi.

Kada ja, na primjer, dijagnosticiram čovjeka koji mi se obratio za pomoć, onda primjećujem kako se stanje njegovog organizma neprekidno mijenja. I vrlo često, u izuzetno velikom dijapazonu. Ipak, ukoliko tog čovjeka odmah pošaljem, recimo, na rendgen, na ekranu uređaja će se primjećivati stabilna slika. Stvar je u tome da uređaji očitavaju ono što je vezano za predstave kolektivne svijesti o danoj situaciji.

Već smo došli do toga da formuliramo jedan od vrlo važnih principa. NAŠA SVIJEST USVAJA KAO STVARNOST ONO ŠTO POSTOJI U NAŠOJ SVIJESTI.

Kada vi razmišljate - ono o čemu razmišljate, predstavlja za vašu svijest istu takvu stvarnost, kakva je i ona koju vi, na primjer, opažate očima, to jest uobičajenim vidom.

Taj princip jest temelj, zato što kada usklađujete ono o čemu razmišljate, sa onim što se događa u vanjskoj, tobože, objektivnoj stvarnosti, kada to usklađujete sa razinama djelovanja, onda možete stvarati materijalizaciju objekata, i možete uskrsavati.

Postoje, reklo bi se, dvije stvarnosti: stvarnost u svijesti – to je jedno, a stvarnost izvan svijesti – je drugo. To je ono što se prihvaća kao nešto stabilno.

Pritom treba razumjeti, da se svi objekti okolnog svijeta, recimo stol, stolica, automobil, da se svi ti predmeti, svaka njihova čestica i svaki element svijeta, grade iz sveukupne svijesti živih ljudi. I zato, ukoliko bi se izmijenio makar jedan djelić svijesti, svijet bi se počeo preobražavati. Zbog toga je, između ostalog, nužno transformirati ne uništavajući, već stvarajući u područjima stvaralačkih znanja. Tako da, gledajući okolni svijet, mi u stvari ne promatramo nešto zaista stabilno, već ono što je dobiveno kao rezultat prosjeka, najugodnijeg za sve živo u prostoru, sa svim objektima koji se tamo nalaze. Točnije, mi prihvaćamo kolektivnu stvarnost u prostor-vremenu. I zbog toga su naša Zemlja, na primjer, ili fizička tijela - jednostavno posljedica objedinjavanja svih ljudskih svijesti ili, točnije, uopće svih svijesti. Kako ljudi, tako i ostalih bića.

Ukoliko znamo taj princip, onda se može reći da je uskrsavanje – sve u svemu, pravilan tehnološki dodatak strukturi općih povezanosti. Te tako, još jednom. Sve što postoji uokolo: Zemlja, Sunce, zvijezde, prostor, cijeli svijet – sve je to u stvarnosti sazdano na strukturi svijesti, uključujući i svijest Stvoritelja. Zato, kada znamo što je to duh, što je to svijest, mi možemo uskrsavati, mi možemo stvarati prostranstva, mi možemo graditi svijet, mi zapravo možemo ostvarivati bilo koje stvaralačke poduhvate.

Praktično, izmjena stvarnosti je moguća, zato što su u svoje vrijeme stvarnost stvarali putem donošenja odluka, sviješću svake osobe i sviješću svakog objekta informacije.

Znači, da bi se moglo uskrsavati, biti besmrtan, da bi svakome bio osiguran sretan život, potrebno je da svatko prihvati ovakvo stanovište. Svatko treba donijeti odluku o takvom putu. I čim bude više donesenih odluka o izabiranju ovakvog puta, puta vječnog i sretnog života, tim će se stvarnost brže početi preobražavati u tom smjeru.“

Dakle, u pravu je Jevtušenko sa svojom formulacijom i poezijom o naušnici od johe: „Kada se mi mijenjamo – mijenja se svijet“. Savršeno podroban komentar o onome što se događa. Sve postoji u ovom svijetu – i Stvoritelj, i Duh Sveti, i Krist – zato što to postoji u našoj svijesti. Isto tako, kao što i mi postojimo. U njihovoj svijesti! Sve je u svemu... I što je gore – to je i dolje... Misli, uglavnom, nisu nove. Jednostavno je razina njihove percepcije kvalitativno drugačija. U drevnim vremenima je pogled na svijet masa bio magijski. Svećenici su predstavljali znanost i čuvali njene tajne. Zašto je prevladavao racionalni pravac, zašto je za dvije tisuće godina pobijedio aristotelovsko - kartezijanski pogled na svijet? Jesu li pogriješili vrhovni nositelji učenja, iznevjerivši općeljudske zadatke radi vlastitih egoističnih primisli? Ili je u razvoju svjetskog razuma objektivno bio prijeko potreban taj zaokret u razvoju znanosti – ka trijumfu mehanističkog mišljenja, ka ateizmu? Jer, pri svoj prevlasti takozvanog materijalizma i racionalizma, u ljudima je tinjala vjera u netradicionalna znanja. U narodu su vidari i vještice, u prosvijećenim slojevima astrologija, potraga za filozofskim kamenom, eliksirom besmrtnosti. U ozbiljnoj znanosti, to su bili J. Böhme, E. Swedenborg, F. Mesmer i drugi istraživački umovi. Ta vjera se odražavala u epovima i literaturi. Iako je ruska literatura relativno mlada, i u njoj ima ne malo djela, koja su posvećena pokušajima da se snađemo u natprirodnim pojavama. Ne govorim o Gogolju ili Odojevskom, njihovoj fantastici, već o drugim autorima, manjim, možda, ali zato sa znanstvenim otklonom. Vrlo debeo roman Pisemskog „Masoni“, „Mistična trilogija“ Mitrofana Ladiženskog, „Zagrobna pisma“ Slučavskog, „Ognjeni anđeo“ Brjusova, povijesno-mistični romani Vsevolda Salavjova i Mihaila Volkonskog – sve odjednom ne možeš nabrojati. Pa ipak, kolektivna predstava je naginjala mehanističkoj stvarnosti, Krista su sve više istiskivale misli o tome da: „Ne prevariš li – nećeš prodati“, ili „od poštenog rada, nećeš se obogatiti“. A skoro svi su željeli živjeti upravo u palačama. Ne u redovničkom skitu, već u zadovoljstvu i bogatstvu.

Dvoličnost, dvojni moral na svim razinama društva. U romanu Volkonskog „Dva maga“, jedan čarobnjak prekorava drugog: „Umjesto da upotrijebiš tebi otkrivena znanja na dobrobit i istinu, na korist drugim ljudima, na milosrđe prema njima, počeo si izvlačiti korist za sebe, počeo si se brinuti samo o sebi... I tvoja moć je počela slabjeti. Ali, ove riječi se odnose i na cijelo čovječanstvo u njegovoj većini, u kolektivnoj svijesti. U suprotnom, ono se poput starozavjetnog Izraela ne bi klanjalo, zlatnom teletu, drugim kumirima, idolima.

„Oni koji imaju uši – čut će“. Je li stanovništvo Rusije i drugih zemalja spremno opaziti novu situaciju u svijetu? A tim prije – da je stvara? Prisjetimo se da se u godinama sovjetske vlasti vodila pojačana propaganda zdravog načina života. U prvom redu, to se ticalo fizičke kulture, svladavanja elementarnih medicinskih navika, harmoničnih odnosa u porodici i reda na „mjestima društvenog korištenja“. Masa znanstvenih i obrazovnih instituta, vojska instruktora u poduzećima, sanatorijima i odmaralištima, a ponekad po mjestu boravka, obuhvaćali su pokrete za mlade i stare – a je li bio veliki koeficijent korisnog djelovanja? Ljudi su, uglavnom, davali prednost životu po starom. Novine su bile ispunjene pričama o herojima, koji su svladali svoje nedaće, i dostizali fenomenalne rezultate – Dikule, Šavarše Karapetijan i mnogi drugi. Stanovnik je čitao, ushićivao se, zavidio („da je meni tako") – ali dalje od primamljivog izražavanja želja, nije išao. Isto kao i u javnom životu: pitanja samoupravljanja, rad u profesionalnim sindikatima itd. i itd. Tobože, svi shvaćaju da je „dostojan života i slobode, samo onaj tko radi njih svaki dan vodi bitku". A u životu – hranu nebesku iščekuju, otvorenih usta ili od Boga, ili iz Kremlja. Pokušajte se sami snaći u tome. I možda ćete jednog dana moći oživjeti nekog bliskog i dragog vam čovjeka.

Ja sam već označio dvoje koje želim – mamu i Borisa Andrejevića Možajeva. Bio sam kod njih na trećoj razini, sretao se s njima. Bilo nam je zabranjeno prići jedni drugima, zagrliti se. Razgovarali smo sa rastojanja, da ne bismo naškodili neposrednim kontaktom njihovim tamošnjim tijelima. Mama je više šutjela, a Boris Andejević se nećkao:

- Vrlo rijetko nam dopuštaju pogledati što se događa tamo, na Zemlji. A ponekad, i sami odbijamo pogledati. Duša boli zbog viđenog.

On je u sivom, kratkom ogrtaču. On zna, da, umrijevši u našem svijetu, on u stvari nije umro, već se vratio na neki način iza ogledala – drugi kraj osmice, simbola beskonačnosti. Tamo njihova kolektivna svijest također pruža sve uvjete za život – posao, automobile, kuće. Za nas je to iluzija. Za njih je stvarnost. Ali oni znaju, da će još imati priliku vratiti se na Zemlju, kada odrade program utjelovljenja. Te tako i Možajev zna da će, ukoliko moj plan uspije – on prvi put izaći na utjelovljenje bez brisanja pamćenja, to jest sa iskustvom svih prijašnjih utjelovljenja.

Njemu nikako ne ide u glavu, iz kojeg razloga sam ja postao tako važna zvjerka u pojavnom svijetu, kako mogu slobodno govoriti o ovim temama. Ali, ne može ne vjerovati mojim riječima. Tim prije što pored njega sjedi sveti čovjek, glavni na njihovoj razini.

- O unucima znam. Ako vidiš Miljdu, reci joj: pamtim kako smo zajedno putovali na odmor pedeset šeste godine. Bilo je tako veselo. Jesen, rođaci. U našoj sobi je bio običan željezni krevet za jednu osobu i peć. Tu malu peć smo zajedno premazivali glinom. Bila je jesen, odlazili smo šetati po parku. Barice. Na meni široke hlače. Njima sam čistio zemlju. Maštali smo o djeci, stvarali planove – školovanje, posao. Pamtim svoj divan. To je već bilo posljednjih godina, u Moskvi. Imam najdražu knjigu, u crvenom povezu. Ovo ti govorim, kako bi ti ona povjerovala. Inače će pomisliti da ti se pričinilo.

I iznova iskaljuje bijes zbog općeg stanja:

- Kaos je tamo kod vas, dečki! Svi se međusobno obmanjuju.

Kasnije sam se spremao telefonirati udovici, Miljdi Emilijevnoj. Ali, kako da joj ispričam o nečemu ovakvom? Pomislit će da sam sanjao, i to bi još bila dobra varijanta. Sačekat ću još malo, dok knjiga izađe. U općem kontekstu će biti lakše shvatiti – i Miljdi Emiljevnoj, i svima ostalima.

Dok sam razgovarao sa Borisom Andrejevićem, mama se nečeg prisjetila o nama, iz davne zajedničke prošlosti, i Igor, koji je mogao čitati njene misli, kasnije me upita:

- Zar ste toliko siromašno živjeli, da čak ni sanjke nisi imao?

- Siromašnije nije moglo biti – potvrdih ja. – Mama je radila kao daktilografkinja u tvornici „40 godina Oktobra". Kucala je na pisaćem stroju. Plaća – 40 starih rubalja, koje su postojale do reforme 1961. godine. A na njenim rukama troje djece. Sama nas je podizala. Noću je kasno odlazila na spavanje – dok opere rublje, pospremi. A ujutro je u pet sati već bivala u kuhinji. Da nas nahrani i isprati u škole.

- Znači, sanjke nisi imao? – pritiska me Igor. – Jesi li imao tepsijicu?

- Imao sam. Staru emajliranu. Našao sam je negdje na gnojištu. Na njoj sam se sanjkao niz brdašce. Sjedao i letio dolje, kao pomahnitao.

- Hm-m... – izgovara sa čuđenjem Igor. – Akademik, a sanjka se na tepsijici.

- To je bio veličanstveni izum, brže od svih sam se spuštao u njoj sa brdašca – prisjećam se nekadašnjeg oduševljenja.

- Sa konopom?

- Naravno, sa konopom. Tepsijica je imala rupu. Kroz nju sam provukao uzicu i vukao tepsijicu za sobom. Idem po ulici, a ona zveči. Sjajno!

- Primjećujem, primjećujem – potvrđuje Igor.

- Znaš, bilo je savršeno! Oni sa sanjkama, šipak su me mogli prestići.

- Vidim – opet potvrđuje Arepjev.

- U tepsijici se bolje letjelo nego na sanjkama - uporno sam dokazivao prednosti svog dječijeg transportnog sredstva.

- Da, da...

- Što ti je mama još pokazivala?

- Odjeću, zakrpanu starim komadićima.
- Da, mama je sve krpala. Sva moja odjeća je bila – zakrpa na zakrpi.
- Pokazala mi je šećer i maslac. To si jako volio.
- Šećer i suncokretovo ulje? – ja preciziram.
- Ne, kruh, čajni maslac, a odozgo si posipao šećer.
- Točno. Šećer sa maslacem. A ako je bilo suncokretovo ulje, onda sa solju. Samo, rijetko je bilo prilike sa šećerom, uglavnom sa solju.
- Kruh natopljen uljem, doslovce je kao voda, šećer se topi, topi. I nekakvu knjigu mi je pokazala, svu pocijepanu, pohabanu... Čitali ste, kaže, jednu, drugih izgleda niste imali...
- Nju i sad imam, sačuvao sam je.
- Pokazivala mi je svoju kućnu haljinu. Staru. A drugu i nije imala.
- Živjeli smo vrlo siromašno – napominjem Igoru. – Primala je 40 rubalja – i imala troje djece!
- Živjeli ste u sobi. Svi u jednoj sobi?
- Da. Bila je podijeljena divanom.
- A na drugu sobu, kaže, nije pristala. Davali su joj veliku, ali se ona grijala na peć. Peć je trebalo ložiti. Kada bih, reče, i to uspjela?...
- Točno, tako je bilo.
- Drugu su vam sobu davali, mnogo veću. Ali je tamo i plafon bio loš. Ja, kaže, nisam pristala.
- Lijegala je vrlo kasno. I to što je radila – kada li je sve uspijevala? Pa, još i peć ložiti. Naravno da ne bi stizala.
- I imala je korpicu ili mrežu za tržnicu, u njoj su bile igle, konac...
- Da, imala je.
- Kao košarica od pruća. Priča da je u njoj sve čuvala.
- Kasnije su mi kupili violinu, ali nikada nisam naučio svirati. Jastučić su mi vezali ispod brade... Cinguljao sam, pilio, ali nikako... Duša me nije onamo vukla. A knjige sam obožavao čitati.
- Eto što se sve na razini duše može događati. Sve u stvarnosti. Ona sve uviđa i primjećuje. Jednostavno, sve provjeravam preko nje. Pamti, sve zna. Točno sve opaža. To je duhovni vid. S druge strane, ona kao da sve proživljava očima. Znači, što god zamišljate, to se očima vidi, sve. Drugačije se sve doživljava. Oči imaju veliki značaj. I dušom se vidi, i očima. Vizualni oblik nalaziš u svakom slučaju, a oči su izuzetno važne. Nagovarala vas je da postanete direktor, a vi ste stalno

izbjegavali odgovor... Šutjeli ste, šutjeli, šutjeli...

- I mene je također moguće razumjeti. Kolika je odgovornost? A ja sam još uvijek mali.

- Ma što govoriš, moći ćeš, zaista – prekoravala vas je mama.

- Uspio sam. Isprva sam izvukao jednu nakladničku kuću, kasnije drugu. Eto, poduzeće je teško dugo vući uzbrdo. A na vrhu, netko ga nogom gurne... Uzgred budi rečeno, sve se natrag kotrlja nevjerojatno brzo.

- Da, Možajev pregovara o nekakvom filmu. Nepojmljivo... Boris Andrejević liči na glavnog junaka, na Fjodora iz filma. Karakter mu je potpuno isti – mljeli su ga, mljeli, ali ga nisu uspjeli satrti... Isprva ga nisu primali u partiju. Kasnije su ga htjeli istjerati odatle. Potom su ga ljudi koji su ga uništavali, pozivali na svakojake jubileje, nametali se kao prijatelji. On kaže: ja ni na kakvu partiju nisam obraćao pažnju. Pozivali, izbacivali... Mene se to uopće ne dotiče.

- On je bio izuzetno mudar čovjek. I neovisan. U borbu prsa o prsa se nije upuštao sa tim autoritativnim piscima zbog besmislica, držao je odstojanje: dobar dan, do viđenja, da-da, ne-ne i – gotovo. Nije im dopuštao pristup onome što je bilo u njegovoj duši, sklanjao se od njihovih svakojakih sekretarijatskih igara mačke i miša – s kim se ujediniti, koga napasti – pojašnjavam Igoru.

- Zašto on sve to govori? Znači, oni isto tako vide fizička tijela, kao mi živog čovjeka? – pita Igor.

Ja šutim. Razmišljam o kolektivnoj svijesti.

12. Poglavlje

Sada, kada zalazimo u drugi prostor, munjevito se nađemo tamo gdje želimo. Posebno je zgodno promatrati sa vrha energetsko-magnetne konstrukcije u obliku trokuta, koja se uzdiže nad Sjevernim polom Zemlje. Odavde se vide i niže razine. Oni još nisu ispunjeni poslije nedavnog pogroma koji smo Igor i ja tamo napravili, spašavajući Tamaru. Na nižoj zaravni su, pored žestokog ključanja planetarnog jezgra – tri trona. Dva od njih su prazna. Car Tame je, izgleda, našao žrtvene jarce. I to je moguće. Netko mora odgovarati za našu drskost. Pojavljuje se Androgin. Mi kleknusmo. On nam zapovijeda da ustanemo.

- Mora se dovršiti započeto – govori on. - Iza Migenovog trona postoji džep. U njemu je vaša ruska zemlja. Nekada davno su je oni ugrabili, ali ne znaju što da rade s njom. Treba je uzeti. Nećete se bojati otići onamo, kod njih?

I Bog pokaza rukom gdje se trebamo spustiti.

- Vaš legion je već spreman, i lav, i orao. Sam Gospod će pratiti vaše pregovore. Po zakonu, oni su vam dužni predati zemlju. Ali, ako vas napadnu – a tamo ih ima mnogo – bit će vam teško. Razumijete li?

Igor uzdahnu i zamahnu rukom, kao da odsijeca mačem.

- Ako se bojiš vraga – ne treba ići u pakao.

- I to je točno – gromoglasno se smije Androgin, i poznati prsten svjetluca na njegovoj ruci, kada je prinosi ustima.

Androgin iščeznu, a umjesto njega se u trenu pojavi cijela naša vojska, lav i orao. Grlimo se sa vojnicima, i za svaki slučaj se međusobno opraštamo. I krećemo dolje.

Vragovi poludješe. Migen nas krvoločno promatra. Nijemi vrag, koga smo mi priklještili na razinama, riče, rukom, a možda i šapom pokazuje na nas, kao da je jedini tako oštrovidan. A iza tronova su – majko moja! - vragovi vidljivi-nevidljivi. Pentraju se jedan na drugog, kese se, malo-malo pa se bacaju. Ali, Migen ne daje zapovijed. On ima svoje složene proračune: o trenutnom, koje je između prošlog i budućeg, o Stvoritelju i našoj ulozi u polarnosti Dobra i Zla.

- Zašto ste došli? – pita.

I po svemu je primjetno: teško mu je razgovarati sa nama, tegobno. Bilo kao velmoža sa kmetom, ili kao zločinac sa javnim tužiteljem.

Igor šutke postavi križ, koji je iz predostrožnosti prije pohoda uzeo sa osme razine.

- Zašto ste dovukli križ? – mršti se Migen.

- Sam Gospod će biti svjedok, ukoliko netko prekorači granicu zakona.

- Znate li kolika je moja moć? – Car Tame se krvoločno i ljutito ustumarao. – Ako mahnem rukom – od vas ništa neće ostati.

- Da-da, toliko si strašan, da se sam sebe bojiš – potvrdi Igor.

Osvrćemo se. Vragovi, gušeći se od zlobe, miču svojim svinjskim njuškama, kao da će svakog časa grunuti na nas. I ona gola žena –

carica pohote. Izgleda da i ona mašta o bližem kontaktu, borbi prsa u prsa. Pa, što se ovdje ima reći! Govorimo kako srce zapovijeda, kako duša želi:

– Naša vjera je moćna. Što se tiče naše plašljivosti – sam, svakako, naslućuješ. Tako da nam lijepo daj ono, što smo u časnoj borbi zaslužili – našu rusku zemlju.

– Borit ćete se?

– Na polju bitke, u Carstvu Božjem – tako je po zakonu unaprijed određeno. Da bi Gospod sve vidio.

– A kakav je vaš Gospod? – pakosno upita, sarkastično. Poput Poncija Pilata: „Što je istina?“

Igor, vojnik – starog kova, koji je preko roka bio u vojsci, istog trenutka mu je sve po propisu jasno izgovorio, da zlotvor ne bi imao sumnje ni u našu vjeru, ni u Gospoda:

– Naš Gospod – to je naša vjera, naša zemlja, naši ljudi. Nikada nas nije ostavio na cjedilu, i mi Njega nikada nećemo napustiti, ostaviti.

Žena je imala namjeru da se baci odostraga. U očima Cara Tame se vidio njen odraz. Umjesto kose na njenoj glavi, odjednom zasiktaše zmije. Specijalno šište glasnije, kako bismo se okrenuli. Nećemo se osvrnuti – na vrijeme nas je upozorio nijemi vrag. Mi je vidimo i kroz zjenice Cara Tame.

Evo, napravila je korak, drugi – i poče se skamenjivati. Sad je užas u njenim očima. Vjerojatno je prvi put u njenoj gnjusnoj biti došlo do tako temeljitog raspada organizma.

Car Tame je zaprepašten, ali još uvijek ne gubi nadu da nas lukavo povuče za nos.

– Što si se ukočio? – govori on Igoru. – Udari je! Pa, ona je prva htjela da te napadne!

– Ma, mi sa njom nemamo ništa – odgovara Igor. – Došli smo razgovarati s tobom.

Poslije njegovih riječi, rasu se pohotna boginja, kao da je nije ni bilo.

– Nama je ta zemlja pripala po pravu – iskesi se Migen. – U prošlom Armagedonu, mi smo pobijedili vašeg viteza.

– U prošlom ste pobijedili – priznaje Igor, – a u ovom ne.

– Dobro – iznenada se suglašava Car Tame. – U rupčiću mi je ovdje.

Samo, ima tri rupčića. Tko će uzeti? Konj kopitom ili ti rukom? Samo pazi – nemoj sve izgubiti.

Tri rupčića su vezana čvorom. Igor se koleba, nastoji osjeti, koja je zemlja najrođenija. Jedan rupčić se sam ka njemu proteže – tamo su breze, naše rijeke, prostori. Duša ih osjeća. U drugima je – zlo, tama.

- Evo, daj ovu – reče Igor i bez straha uzima srednji rupčić.

- Tko će vas zaustaviti? – sikće Migen.

- Ti ne – odvažno odgovara Igor, okreće me, i mi se zajedno sa legionom, orlom i lavom vraćamo na našu stranu.

Sam Gospod nas dočekuje na izlazu iz Bardo-kanala. I sveci su s Njim. On nas krsti, brižljivo uzima rupčić u ruku.

- Ova zemlja je vrlo skupa – govori Gospod.

Primjetno je koliko je uzbuđen i koliko proživljava. Sveci se raduju iza Njegovih leđa.

- To nije jednostavno zemlja, to je Moja moć! Ako opet krenete na opasan put, dat ću pregršt da ponesete sa sobom, vama i vašem legionu – blagoslivlja legion. Blagoslivlja još jednom i nas i dopušta da odemo.

Suze su mu u očima. Teško izlazi na kraj sa osjećajima. On je dugo, vrlo dugo iščekivao ovaj sretan trenutak.

****

Sa svih strana stižu osude zbog gubitka najbolje podmornice Rusije „Kursk" u Barentsovom moru. Igor i ja smo odlučili pogledati što se zaista dogodilo.

Uključili smo ekran unutarnjih vizija. Sa Sjevernog pola se sve jako dobro vidi. Našli smo mjesto nesreće. Počinjemo promatrati događaje po redu, kako su se odvijali. Naša informacija se ne poklapa sa onim što govore zvanična lica. Ma, da li se može vjerovati službenim glasilima? Za političare, gde je korist, tu je i istina.

Evo što smo vidjeli nekoliko dana poslije nesreće...

16.08.2000., 8.30h. Vidimo podmornicu, leži na dnu. Srednji dio: postoji ulegnuće od udarca. Pramac je razbijen.

Uzrok nesreće je – sudar sa američkom podmornicom. Ona je stajala nepokretno. „Kursk" joj je prišao. Bile su jedna pored druge. Vidljivost je slaba. Mulj u vodi zbog jakih struja. „Kursk" je stao bokom pored američke, našao se na liniji vatre. Otvorio je torpedne otvore. Amerikanci su shvatili da su se našli u pogrešno vrijeme, na pogrešnom mjestu. Nisu mogli otići. Američka podmornica se iz nekog razloga pokrenula naprijed, vjerojatno je htjela zaroniti ispod naše podmornice i napustiti liniju vatre, ali je udarila našu podmornicu sa strane. Časnik, koji je upravljao našom podmornicom, odbačen je unazad. Njegova ruka je nešto zakvačila na pultu. „Kursk" je krenuo pramcem nadolje. Američku podmornicu je odbacio, i ona je repom udarila u trup „Kurska". Oštećuje svoju elisu. „Kursk" ide velikom brzinom pramcem nadolje, udara. Nekakva eksplozija. Amerikanci uz škripu odlaze na 10-12 kilometara u neutralne vode. Pri tom, u vrijeme plovidbe još više oštećuju elisu i njen mehanizam. On struže o nešto, ne izdržava opterećenje radnog hoda. Nešto je i kod njih također ispalo iz stroja. Legli su na dno. Posada broji oko sedamdeset ljudi. Ima ranjenih, i moguće, poginulih.

17.08.2000., 21.10h. Spasilački uređaj se pokušava spojiti sa preklopnim vratašcima na pramcu. U njemu su dva čovjeka. Vrlo se loše osjećaju – umorni su, povećao im se tlak. Više puta glupo uporno pokušavaju jedno te isto – u uvjetima loše vidljivosti, nemirnog mora, pokušavaju se spustiti na otvor. Udaraju u podmornicu, i opet se zanose u stranu. Ovako, ništa neće uspjeti.

19.08.2000., 8.10h. U podmornici smo, u prostoru između vodonepropusnih pregrada. Neki mornari su još živi. Spasioci ne mogu ući u podmornicu i otvoriti zaglavljena preklopna vratašca. Nemaju iskustva. Situacija je užasna. Zapovjednici uzimaju odgovornost na sebe da vježbaju spašavanje ljudi u vrlo konkretnoj izvanrednoj situaciji i, vjeruju u svijetlu budućnost: pa možda im, neočekivano uspije? Reći da su idioti – baš ne možeš, iako se ponašaju potpuno neadekvatno.

Temperatura je pala. Polovica od onih koji su ostali živi, sad su u komatoznom stanju.

Trebalo je naručiti specijalnu opremu u tvornicama Severodvinska, koja bi se položila ispod oštećenog otvora. Ljudi unutra su – poluleševi.

Naša tehnika nije u stanju izaći na kraj s problemom. Vjerojatno to znaju, ali se ni na što ne odlučuju.

Boje se da reaktor nije uništen!

Boje se izvlačiti!

Boje se vući k obali!

Boje se otvoriti preklopna vratašca: a ako je tamo neočekivana radijacija!

Boje se nekakvog udarca iznutra.

Svega se boje!

Gdje su ronioci? Zašto njih ne iskoriste? Ako ih mi nemamo, mogli su zamoliti druge zemlje. Isključivo sumorna pitanja, a kao odgovor stižu suzdržani, bezosjećajni televizijski portreti admirala i političara, koji su uvrijeđeni zbog informacijske histerije.

19.08.2000., 17.30h. Nalazimo se pored broda. Odlazimo dolje. Prikvačio se modul. Preklopna vratašca su otvorena. Tamo dolje još ima živih. Ljudi leže u osmom i devetom odjeljku. Spasilaca, izgleda, ima četvorica. Spustili su se. Dvojica stoje kod vrata. Nisu ih uspjeli otvoriti. Iza preklopnih vratašca je nepoplavljen odjeljak. Tamo su – živi ljudi, iako u vrlo lošem stanju. Pritisak je suviše visok. Spasioci su već odavno tamo, ali ne mogu otvoriti vrata. Imaju nekakvu spravu koja ima cijev.

Ekran unutarnjeg viđenja je napravio analizu: opasnost pri otvaranju preklopnih vratašca je zaista izuzetno velika. Ako se naglo oslobodi snažan pritisak (onaj isti jaki udarac, koga su se bojali), odvalit će spasilački modul sa platforme. I voda će prokuljati u unutrašnjost broda. Tada će spasioci izginuti.

Englezi imaju posebne podmornice. Dolaze izdaleka sa stopostotnom sigurnošću. I iz nekog razloga imaju ronioce, i svu spasilačku opremu.

Koliko je vremena izgubljeno! I sada će sve uvjeravati kako se ništa nije moglo učiniti.

20.08.2000., 8.20h. Do krme nastoji stići naš modul. Vrijeme je dobro. Oni su već ulazili unutra. Preklopna vratašca ka odjeljku nismo otvarali. Najveće napore smo usmjerili na provjeravanje. Na pramcu nema života. Na krmi tinja svijest kod desetak – dvanaest ljudi.

Naši ništa neće raditi, osim procjene situacije, nadziranja i sprečavanja špijunaže. Oni su zauzeli pozicije promatrača na osmatračnicama.

Englezi, spasioci, nedvosmisleno su stavili do znanja našim

rukovoditeljima, da su s predumišljajem uništili podmornicu zajedno sa ljudima. Slika istraživanja je također izmijenjena. Englezi i Norvežani daju potpunu sliku događaja. Oni pitaju: „Zar ste se spremali tamo zaroniti za mjesec dana?" Priča se, da su se sukobili licem u lice sa ruskom neodgovornošću. „Vi imate izuzetno mnogo ljudi, a uopće ih ne cijenite" – prekoravaju oni.

Sada dolje rade ronioci. Oni idu i sa desne i lijeve strane. Pregledavaju oplatu. Za pola sata ili sat, slika onoga što se dogodilo bit će gotova.

Analiziramo stanje onih koji su uvjetno još živi. Ne žele živjeti. Neizdrživi pritisak. Gušenje.

17.15h. Po četiri ronioca su se spuštala. Prednji dio je potopljen. Sredina također, zadnji još ne u potpunosti. Voda je prodirala vrlo sporo i isto tako punila brod vrlo lagano. Na brodu se vodila borba za živote – radili su sve što je bilo u njihovoj moći.

19.40h. Ništa se ne događa. Ima vode, ali leševa nema u prijelaznoj cijevi. Naši su već bili tamo.

Udarci koje su proizvodili pri priključivanju šezdeset tona teških spasilačkih uređaja, pojačali su protok vode kroz čepove, koje su mornari postavili u prvim satima. Voda u svakom trenutku nadolazi u brodu. Sada je ima gdje je prije nije bilo.

Prognozirana faza.

Nema šanse da se spase ljudi. – Situacija se pogoršava u svakom trenutku. Voda nadolazi brže nego li prije.

Krv u ljudima se skoro uopće više ne kreće, kao da se zgusnula. Ali je još topla. Postojala je šansa da se spase, ali je opet postojao – vremenski faktor. Sve je urađeno na taj način, da spasiocima nedostaje vrijeme. Popucali su krvni sudovi u glavama mnogih. Tamo sve liči na kašu. To je cijena za onih sedam sati, kada nisu dopustili spasiocima da priđu „Kursku".

Prema Norvežanima nema nikakvih prigovora. Oni su obavili posao na najvišoj profesionalnoj razini. Uklonili su sve deformacije. Modul se može spojiti. Opasnost je – unutrašnji prekomjerni pritisak. Ali su Norvežani uvijek u pripravnosti, i njihova tehnologija je u ispravnom stanju.

****

Vidjeli smo što se događalo, spojivši se sa određenom informacijskom niti, koja odlazi u informacijsko polje Zemlje. Ta nit je vodila od onih umirućih ljudi na brodu „Kursk", mornara i časnika, koji su još uvijek bili povezani sa svojim fizičkim tijelima, iako su se sa materijalističke točke gledišta, već smatrali umrlim. Posljednja okolnost ima izuzetno veliki značaj. Zato što mi opažamo, reklo bi se, preko njihove svijesti. A oni sami, još ne znaju da su umrli. Zbog toga, mi preko njih možemo primati i shvaćati događaje sa izvjesnim izobličenjem. Oni misle da su živi. I mi ih prihvaćamo, u skladu s time, kao žive. Ali stvarno – to može se ne podudarati sa onim što se događa. Znam da se moje riječi čine nevjerojatnim, ali zar samo ja smatram mogućim to, što sam sada napisao? Nećemo se obraćati stranim autoritetima, na primjer Moodyju, koji je opisao život poslije smrti. Kao što često biva, mi uporno ne primjećujemo vlastite, neusporedivo moćnije proroke, samo zato što žive pored nas, doslovce pred našim nosom.

Opet se obraćam knjizi Grigorija Grabovoja. Zato što je to čovjek koji ne samo da govori, već može činiti to, o čemu govori.

„Uz visoko stanje svijesti, čovjek je, očigledno, sposoban ostvariti djela koja, s točke gledišta uobičajene budne svijesti, djeluju nevjerojatno, nemoguće i fantastično. Takva djelovanja, na primjer, kao što je općenje s onima koji su otišli. Može se steći ta sposobnost viđenja otišlih i općenja s njima. I može im se pomoći da se vrate ovamo. Zato što sami, vlastitim snagama, tek poneki od njih se uspijevaju vratiti natrag u naš svijet.

Između ostalog, treba primijetiti da su oni, koje mi nazivamo otišlim, otišli samo s točke gledišta uobičajene budne svijesti".

Zato, koliko god rođacima i bliskim mornarima sa „Kurska" bilo čudno da čuju nešto poput ovog, želim reći: oni, koje vi smatrate umrlim, nisu umrli. Oni su istinski prešli u drugi svijet. I taj svijet nije ništa manje stvaran od našeg.

I još jedan nauk vezan za katastrofu „Kurska". Njega su prihvatili mnogi, među njima i vojna lica, političari i znanstvenici. Ne svi, razumije se. Mi se munjevito oslobađamo epohe SSSR-a, kada: „prvo misli o Domovini, a kasnije o sebi", kada: „danas nije najvažnije osobno, već izvješća radnog dana". Svakako, o Domovini treba razmišljati, ali ne u smislu služenja državi, to jest carevom carstvu, već sa brižljivim staranjem o narodu, svakoj ljudskoj duši. Ponovno oživjeti u njoj, u duši, carstvo duha.

Kakva je upečatljiva razlika između sudbina „Komsomoljca", koji je potonuo prije više od deset godina, i „Kurska"! Sada je uništenje broda na nuklearni pogon potreslo cijelo društvo. A društvo je natjeralo i državu da poprimi čovječniji karakter, da se svi postradali navedu naglas i poimence. Da se pobrine o rođacima, uključivši, napokon, i stranu pomoć. I čini se da se taj pokret ka duhovnosti ne odvija samo u Rusiji, čim su i u ostalim državama održali mise zadušnice za „Kursk".

Era, u kojoj je na planetu carevalo nasilje, završava se. U narednim godinama, stjecanje duhovnosti od strane ljudskog roda, krenut će još mnogo bržim tempom.

****

Trinaesti moskovski međunarodni Sajam knjiga, okupio je na stotine sudionika, među njima i oko sedamdeset inozemnih nakladničkih kuća. Mi smo pripremili veliki plakat o tome da izdavačka kuća „Umjetnička književnost" („Hudlit") slavi sedamdeset godina postojanja. Smjestili smo ga na bočni zid izložbenog štanda. Kao i prošlih godina, naš ured je bio malen, svega devetnaest metara. Ali je to za tri metra više nego prošle godine. A na Sajmu 1996. godine, zauzimali smo svega šestmetarski štand. Ovi dodatni metri, kojih smo se sa ogromnim naporom domogli, bili su isključivo naši, zasluženo. Nitko nije pružio ruku pomoći državnom poduzeću, iako su nam upravo činovnici govorili da pripadamo jedinstvenom državnom timu. Komitet za tisak, koji je nekada napisao u mom ugovoru točku o obaveznoj državnoj pomoći nakladničkoj kući, pokazalo se, nije u stanju ispuniti svoje obveze. Novo rukovodstvo Ministarstva tiska, iako nije imalo ograničenja u sredstvima, sa očiglednom ustrajnošću je brisalo sa spiska projekata kolonu „Hudlita", što je već bilo utvrđeno Federalnom komisijom za izdavanje knjiga o financijskoj podršci projektima.

Tako su naši dodatni metri izložbenog prostora bili dokaz, iako sporog, ali neumoljivog povratka na izdavački Olimp. Nema Olimpa bez Pegaza! Inače, kakav bi to Olimp bio?

I bilo sve više knjiga je na našem štandu. Mnogima smo se izuzetno ponosili, na primjer – serijom „Zlatna kolekcija". To je bio istinski vrhunac tiskarske umjetnosti: uvezi od prave kože, knjižni blok na papiru „verže", ekskluzivno opremanje od strane najboljih slikara. Knjige su dobile nagradu Federalne komisije kao najbolje knjige godine. Zahvaljujući ovom projektu, mi smo uspješno preživjeli najteže vrijeme poslije kolovoskog (1998. godine) državnog difolta.

Ali naš plakat nije privlačio samo dobronamjerne, kojih je oko „Hudlita" uvijek bilo mnogo. Bilo je i onih, koje je uporno nepristajanje nakladničke kuće na umiranje, i njena želja da uskrsne, iz nekog razloga strašno razdraživalo. Prvi predznak približavajuće oluje, bilo je neprihvaćanje Irine Jakovljevne Kajnarski da svestrano razmotri njom samom započetu temu predstojeće integracije nakladničke kuće.

- Sve što sam govorila, zaboravi – reče ona. – Drugi vjetrovi su počeli puhati. Možda vas u potpunost sjedine sa „Suvremenikom", a možda vas prebace u drugu strukturu. To što sam govorila – poništeno je. Sve odlučuje Grigorjev. Idi k njemu.

Doslovce odmah za njom – drugi signal neugodnosti. Novine „Kultura" (br 38) objavile su članak svoje dopisnice Grandove, „XIII Međunarodni Sajam knjiga". Našoj nakladničkoj kući je u tom osvrtu bilo dodijeljeno posebno mjesto. Čak bih rekao, iskazana je neobično uporna pristranost. Vječno vesela dama, odjednom se snuždila.

„Bilo mi je neizrecivo tužno kod štanda „Hudlita", koji ove godine obilježava svoj sedamdesetogodišnji jubilej, a koji je nekada bio „majka majki" sovjetskog nakladništva.

Po riječima jednog od urednika, ovdje dugo godina zaposlenog, izdavačka reforma u „Hudlitu" ne obećava ništa dobro – zato što će ostati onaj isti, prethodni direktor!

To je onaj isti, prethodni Arkadije Petrov, koji je skromni državni novac, dodijeljen nakladničkoj kući, smislio „uložiti" u izdavanje knjiga s kožnim uvezima za poklone. Ti, rukopisi zahvalnosti, velike debele knjižurine, do ovog trenutka se nisu podijelile. A izdavaču nedostaju sredstva za dovršavanje knjiga, započetih još u godinama zastoja, uglavnom – klasika. O suvremenoj književnosti nitko čak i ne razmišlja, osim ukoliko sam autor ne poželi izdati knjigu o vlastitom trošku.

Vjerojatno o tome svemu zna zamjenik ministra za tisak, koji vodi nakladničku reformu. Zna, valjda, i Vladimir Viktorović, što se može učiniti da „Hudlit" ponovno postane naš ponos. Pa, kako da ne zna, kad je Vladimir Viktorović – poznati izdavač knjiga, jedan od osnivača čuvenog „Vagriusa". Upravo onaj, čiji poslovni uspjesi iz godine u godinu napreduju!

Valentina Ivanovna Matvijenko, otvarajući XIII međunarodni Sajam knjiga, zatekla se upravo na štandu „milog magarčića", i rastopivši se u osmijehu od milja, primijetila, da je „Vagrius" uspio za osam godina svog postojanja oformiti, ne samo svoj krug autora, već i svoju estetiku, koja se odlikuje prefinjenošću i oblika, i misli".

Zamjerke na jedva dovoljan državni novac, a koji sam ja smislio „uložiti" u objavljivanje knjiga u kožnim uvezima za poklone, zaista su fantastične. Da su za njih dali bar jednu kopjejku. A to polaganje nada, kako Vladimir Viktorović Grigorjev zna što treba učiniti – teško da ima temelja. U najmanju ruku, za godinu i pol dana on nije našao vremena razmijeniti iskustva sa direktorom „Hudlita". I više od toga – čak se ni jednom nije susreo sa njim, niti je pokazao želju za susretom.

Predstavnica druge najstarije profesije je lagala, nespretno se sakrivši iza leđa anonimnog urednika, koji dugi niz godina radi u „Hudlitu". A koliko je oduševljenje isijavalo iz nje pri dijeljenju komplimenata čelnom čovjeku „Vagriusa", koji istovremeno obavlja i funkciju zamjenika ministra tiska! Sjajno, zna naćuliti uši jednako dobro kao uzoran magarčića. Zbog toga će, apsolutno je moguće, uskoro biti upisana u spisak onih službenika koji opslužuju njegovu štalu.

Razumije se, Grandova bi se mogla malo prekoravati, što evo, kažu, ni njena rođena „Kultura" odavno više ne djeluje onako solidno, kao u prethodnim vremenima. U svakom slučaju, očigledno je prepustila mjesto kvalitete i tiraže „SPID-info" ili „Moskovskom komsomolcu". Ali, bolje se ograničimo na zaključak koji je izveo taj neki „jedan od, dugogodišnjih urednika „Hudlita". On je rekao: „Nikada nisam ni pomislio da će se novinarka iz „Kulture" javno odvažiti svojim rođenim novinama obrisati magarčića ispod repa. Čak iako taj antikulturni čin nije jedini honorar koji je ona za to dobila, meni je nje vrlo žao".

Meni također, gospođo Grandova. Ali ipak, svatko sam odlučuje, gde će i što obrisati. Vi, kao i svaki čovjek na Zemlji, imate pravo izbora. Teško da bismo nekome posavjetovali da posegne za vašim izborom. Vi ste ga učinili – on je isključivo vaš!

****

Kiril je doputovao, vratila se „izvidnica" iz Feodosije. U jednoj ruci torta, u drugoj torba sa skupim konjakom. Kaže, Lapšin je zamolio da nam prenese pozdrav. Doslovce ovakav: „Sve će vas voda odnijeti, a ja ću proživjeti tisuću godina!"

Kiril ovo izgovara sa osmjehom. Za svaki slučaj, da ne bi pogrešno razumjeli, dodaje:

- Ma, vi znate u vezi sa kojim događajima.

Sjeli smo za stol.

- Pričaj.

- Ja tamo skoro da nisam ni kontaktirao sa njim. Sreli smo se dva puta. Više sam sjedio na gori Mitridat i razmišljao. Lapšin je apsolutno neperspektivan. On je tamo djeci isključivo gradio zaobilazne putove – kanala nije bilo. Čvrsto sam odlučio da radim kod vas.

- A zašto si tako siguran da će te primiti u Centar? – zanima me.

Kirilovo lice problijede. Osmjeh čas nestaje s njegovog lica, čas se iznova razvlači preko jagodica.

- Pa, dogovarali smo se, da, kada se vratim... Obećali ste da ćete promatrati i odlučiti.

- Eto, mi i pogledasmo. Tada smo ti ruku pružili, a što si nam ti u nju stavio? Migenov pečat. Vidiš li, kako je loše ispalo?

- Vi činite grešku – s mukom istiskuje Kiril iz sebe, i dodaje malčice razmislivši: - Sudbonosnu.

- U čemu je greška? – sad je već i Igor počeo pokazivati interes.

- Ja sam vam prijeko potreban.

- Zašto?

- Sami znate.

- Da znamo, ne bismo pitali...
- Ja sam kao oblačak – Kiril uobičajeno započinje izigravati maloumnika. – Mene je nemoguće uzeti, opipati, zatvoriti negdje, ali sam svima potreban.
- Zašto si nam potreban? – Igor prigušenim glasom iz njega izbija naviku da izbjegava odgovor.
- Vi, kao i prije, smatrate da sam jedan od njih – Kiril pokazuje rukom na dolje.
- Ma, otkud li si još ti, tako blagorodan, a sa pečatom Cara Tame?
- Od Duha Svetog.
Ova iznenadna izjava nas potpuno izbaci iz takta.
- Ma, gle! – istovremeno se iznenadismo Igor i ja, i složno se, kao u teatru, naglo okrenusmo jedan ka drugom.
- Jutros smo se baš sreli sa Duhom Svetim, i On nam o tebi ništa lijepo nije ispričao - ja nehajno izgovaram.
- Da, ništa nam nije rekao Duh Sveti o Svom novom sinu Kirjuši – ozbiljno potvrđuje Igor.
- Vi činite kobnu grešku – iznova nas plaši Kiril. - Prije svega, vi ne znate put, drugo, ja mogu uništiti Zemlju.
Da, zanimljivu djecu je odgojila nova škola. Stoji vrlo odlučno, plašeći nas da će uništiti Zemlju. Mi u svom djetinjstvu nismo igrali ovakve igre. Mijenja se vrijeme, mijenja. Uostalom, moguće da smo i ranije sretali ovakve dječake, ali smo jednostavno boravili u različitim društvima.
- Na prekidaču kod sebe imaš crveni gumb? – zanima me.
Kiril se iz nekog razloga zbunio. Neuvjerljivo oteže:
- Ne.
U njemu se odvija borba. Ne zna za što se odlučiti.
- Kako je na Zemlji postalo neizdrživo zbog vas – jadikuje on. I istog trenutka nedosljedno dodaje. – Sve vas mnogo volim. Radit ću, služit ću vam.
Podižem se od stola.
- Dosta, Kiril. Mi smo ti pružili ruku, a ti si u nju stavio - što? Visi i dalje u zraku.
Izlazim iz sobe. Baš na vrijeme. Došla je Olga Ivanovna Kajokina – mili čovjek. Čeka već pola sata. Obzirno ne želi prekinuti naš privatni

razgovor sa demonom.

Ruku pod ruku odlazimo u drugu sobu. Razgovaramo o daljnjem programu suradnje sa Znanstvenoistraživačkim institutom tradicionalnih metoda liječenja.

Dok smo razgovarali, Kirilova glava je dva puta provirivala. Bilo je primjetno da je satro jezik o Igorovu kamenu nepopustljivost i došao nas gušiti žalopojkama. Eto nje, pogibeljne reputacije dobrog čovjeka! Vrijeme je da se mijenja image.

Kajokina nije izdržala taj krajnje bezobrazan nagovještaj - čiji je red.

- Vas, vjerojatno, čekaju – ona obzirno ustupa svoje pravo na razgovor.

- Sačekat će – ja je umirujem.

I ponovno, točku po točku zajedno razmatramo program znanstvenog istraživanja.

Napokon završavamo. Pozdravljam se s njom i izlazim u hodnik. Naša sekretarica Svjetlana Ivanovna je pripremila čaj za mene. Dok smo mi razgovarali, svi su ga već popili. Ja sam posljednji. Odlazim u ured direktora. Na stolu je čajnik, tanjurić s kolačićima.

Odmah za mnom ulazi Kiril, kao da se ništa nije dogodilo. Uzima iz ormara svoju šalicu za čaj. Njegova je posebna, sa specijalnim natpisom. Sjeda preko puta mene bez ikakvog kompleksa. Sipa si čaj – i smjesta kreće s neba pa u rebra:

- Znate li da će poslije smrti biti sud, i da će vas pitati za moje patnje? Ja sada mnogo trpim – i pritom je izraz njegovog lica bio adekvatan izgovorenom monologu.

- Kakve mi veze imamo s tim? – zainteresirao sam se o predstojećoj sudskoj raspravi.

- Prekinuo sam sa njima tamo – Kiril opet značajno pokazuje nadolje. – A vi me nećete primiti ovdje.

- Zbog čega? – gricnuvši pecivo, kroz nesažvakane mrvice, po tko zna koji put pokušavam razjasniti.

Dječak izražajno, nimalo dječje, uperi pogled u mene. Obgrlio je prstima svoju šalicu sa čajem. Po obodu šalice višeznačan natpis: „Gospodar. Vladar".

- Znate li što znači ime Kiril? – iznenada me upita.

- Što?

On ubada prst u natpis na šalici.

- Uh ti! – ushićujem se istančanom načinu da izrazi svoje pretenzije.

- A što označava ime Arkadije? – interesiram se sa svoje strane.

- Arka*, arkada** – potpuno ezoterijski pismeno objašnjava Kiril.

- Točno – potvrđujem. – Imali ste niz lukova na stupovima kroz sedam prostora. Vi ih niste ispitali. Evo pogledaj.

Uzimam list papira, crtam.

- Odveli su nas kod Lapšina u jesen tisuću devetsto devedeset šeste godine. Je li tako?

- Tako je – potvrđuje Kiril.

- Čudan broj. Dvije devetke i jedna šestica. Kod moje sudbine je sadržao dvije devetke i dvije šestice. Dan mog rođenja je opet, 26.08.1946. godine. Slažemo, kako i treba, druge brojeve: 6.8.9.6. Osmica je kako i sam shvaćaš, simboličan znak beskonačnosti, besmrtnosti, ukoliko se, naravno, malo nagne. Vi ste već imali dvije šestice – kod Lapšina i kod još jednog vrlo ozbiljnog prijatelja. Bila je potrebna treća.

- Govorio sam mu – zagrmje Kiril. - A on je htio sve nadmudriti. I Migena, i Gospoda! Htio je postati nezavisni Arhont***!

- Svakako si glede toga u pravu – suosjećao sam s Kirilom. – I još onaj novac koji mi je uzeo za film o sebi i, nije vratio. Igor i ja smo specijalno provjerili – taj novac je apsolutni ekvivalent trideset srebrnjaka, po sadašnjem tečaju. Shvaćaš li, kakav je genijalan siže? Prije dvije tisuće godina, u vrijeme posljednje večere, sotona je ušao u Judu, i kada on popio vino, nastala je zamjena. Sotona je prisilio to fizičko tijelo da pođe u sinedrij i izda Isusa za trideset srebrnjaka. Je li tako?

- Tako je – nevoljko potvrdi Kiril.

- Budući da je po uvjetima vaše prethodne pobjede u Armagedonu, prvi potez Stvoritelj prepustio vama, te ste tako, vi i dobili žrtveno Janje sa vama nedostajućim šesticama. Primijeti, dvije su u kodu

---

* Arka - ruski – luk, svod
** Arkada – francuski – niz lukova na stupovima
*** Arhont - grčki – vladar, poglavar

jednog čovjeka. Lapšin je pogrešno prebrojao drugog i trećeg. On nije znao da je dvoje – u jednom. To mu čak ni na pamet nije moglo pasti. Zbog toga me je tako pažljivo izabirao i nije mogao povjerovati da sam ja tâ karika, koja mu nedostaje.

– Jarac zakrpani – zaurla Kiril, a psovka očigledno nije bila namijenjena meni.

– Da, točno – složih se ja. – Pamtiš li kako je u Bibliji rečeno: „Tamne sile služe Svetima, zato što su one slijepe zbog Duha Svetog".

– A dalje je što? – zahtijevao je Kiril, očigledno zainteresiran intrigom.

– Meni su čak i na vratima ureda brojevi, vama potpuno razumljive: 2+2+2=6. I zmaj je u zaštitnom kvadratu također izrastao do šesteroglavog. Nije običan zmaj već – sa krunama. Pa, što vam u tome još nije bilo jasno?

Kiril šuti, procjenjuje.

– Zašto su dvije šestice u jednom čovjeku? – odjednom upita.

– E, to ti, zasad, neću reći – ja se ispričavam. – Jer vi dečki ste tamo, okretni, oštroumni. Što mogu, pričam. Ostalo će biti – kasnije, jednog dana, možda.

Kiril se ne raspravlja. Ma, i što bi se prepirao – on već poznaje moj karakter.

– Te tako, vraćamo se srebrnjacima. Lapšin ih je uzeo i nije vratio. S jedne strane, oni su kao otkupnina. Ja sam se iskupio tim novcem - onu šesticu koju ste vi već ubrojili. S druge strane – to mu je plaća za izdaju.

– Koga je on izdao? – dječak je praktičan, skoncentriran, po svemu se primjećuje: on ništa neće zaboraviti, nikome neće oprostiti.

– Migena! – zapanjih ga odgovorom. – On je posrao cijelu vašu partiju, oprosti meni grješnom, na izrazu. I sada su se moje dvije šestice preokrenule i postale devetke. I Arka-arkada je pored vas proletjela. Po njoj sada drugi hodaju, razumiješ li?

– Razumijem – mračno potvrdi Kiril.

– Odsad mi se obraćajte bez imena, samo prezimenom. Kako se prezivam?

– Petrov – izgovori demon.

– A smisao je?

369

- Od Petra. Kamen.

- Da – potvrđujem. – Kamen spoticanja, ukoliko nije ostvarena prva mogućnost arkade. Tako da, ispričaj me. Spotaknuo si se o kamen, vladaru.

Kiril je problijedio. Plače mu se.

- Hoćete da kleknem?

On je spreman da se stropošta na pod, ali ga je od tog sramnog čina ušavši u sobu spasio Igor.

- Pijete čaj? – pita i sjeda pored nas.

- Ne, igramo se demokracije. Kiril predlaže da se postrojimo u vrstu i krenemo za njim.

- Dosta, dosta, dosta! Meni je to zaista dodijalo – protestira Igor. – Otići ću u toalet i više se neću vratiti. Eto zbog čega ste dolijali.

Ali poslije minute, razmislivši, obratio se Kirilu:

- Hajde ovako, kad već ne podnosimo da se postrojimo. Razmotrit ćemo varijante.

- Hajde – obradovao se Kiril zbog kakve-takve mogućnosti za dijalog.

- Znači, ovako – govori Igor. - Ja sam pastir, a ti ovčica. Sad ću doći do ivice ponora i skočit ću...

- Skoči – suglasi se Kiril.

- A tko će biti kriv?

Kiril sliježe ramenima. Što znači, snađi se sam.

- Dobro – složi se Igor. – A sad si ti pastir, a ja ovčica. Sad kad krenem, izgubit ću se. Tko je kriv?

- Kakve veze ja imam sa tim? – Kiril ponovno izbjegava odgovornost.

- Eto vidiš – ti nikada nemaš veze ni sa čim, ti nikada nisi kriv. Ni ovca nećeš biti, a ni pastir. Postoji još jedna varijanta - da budeš šugava ovčica. Budi do kraja šugava ovca. Duša ti je malodušna i iskvarena do nakaznosti.

- Ja se ne smijem vraćati – opet po svome moljaka Kiril. – Ja sam posljednji-posljednji u rodu. Bez sina se više nikada neću moći utjeloviti.

- Ponovno on o posljednjem. Možda ja nemam iskustva u onostranim intrigama, kao suvorovski vojnik pri dvoru imperatora. Razmišljam ovako: ako si ti zaista mladić sa zvaničnom ruskom putovnicom, onda je prerano da razmišljaš o potomstvu. A ako si demon od pet i pol milijuna godina, što se onda nisi ranije opskrbio direktnim potomcima, vjernim učenicima, svime što pruža povijesnu besmrtnost? Pa, poživi jednostavno kao čovjek, kao što svi žive – predlaže Igor.

Demon šuti. U očima mu se vidi očajanje. Posljednji-posljednji u rodu – znači, više ga ni na koji način neće biti.

- Vratit ću se Lapšinu, doći ćemo u Moskvu i pregazit ćemo vas – neočekivano prelazi na izravne prijetnje. – Mi smo naučili raditi sa globalnim bitima prirodnih elemenata.

- Ne bojim se – ja odgovaram.

- Ni ja, također – Igor potvrđuje.

- Mi prijatelje ne izdajemo i neprijatelja se ne bojimo – objašnjavam rogatom dječaku od pet i pol milijuna godina u rodu. – I uopće ne zbog toga, što nam netko naređuje da budemo odani i hrabri. Jednostavno je naša unutarnja bit takva, nju ne možeš promijeniti. Je li ti jasno?

- Ja sam propao! – urla on.

- Ma, hajde. Uči, radi, živi kao svi. A ako se bojiš živjeti – zabij se u mračni kut i pokrij se krpicom. Nekako pretrpi vrijeme promjena.

Odlazim. Više ga ne mogu gledati, gadi mi se.

****

Za što sam zahvalan Kirilu, tom demonu-napasniku: dao mi je polazne točke za razumijevanje (relativne, razumije se) događaja koji su mi se događali. Čovječanstvo na Zemlji je – popravni dom, dječji vrtić za odgajanje sto četrdeset tisuća novih Stvoritelja novih Kozmosa...

Duh vije gdje želi, rečeno je u Bibliji. Kod nas se za nekoliko stoljeća stvorio izraz: duh vremena. Potpuno mistična kategorija načina življenja, koja ne podliježe racionalnom objašnjenju. „Takav je bio duh vremena: najtajnovitija, najneuhvatljivija, a ipak stvarna sila povijesti" – sa dubokom tugom govorio je Fjodor Stepun, jedan od ideoloških korifeja ruske emigracije, u svojim memoarima „Ono što je bilo i ono što se nije zbilo".

Stepun je – svjedok oštrovidan i tolerantan, to jest trpeljiv prema svima, koji je uvijek nastojao biti iznad situacije. „Po mojim istraživanjima, na kraju 19. i još više na početku 20. stoljeća, u svakoj obitelji, ne isključujući ni carsku, obavezno je postojao neki, više ili manje radikalan rođak, svoj kućni revolucionar. U konzervativno-plemićkim porodicama, ti revolucionari su obično bili liberali, u intelektualno-liberalnim – su bili socijalisti, u radničkim – poslije 1905. godine, katkad i boljševici. Ne može se reći, da su svi ti tajni revolucionari bili ljudi ideja i žrtve. Vrlo veliki postotak su činili talentirani nesretnici poneseni radikalnim vjetrovima ulijevo, ambiciozni neradnici, zaslijepljeni brbljavci i ženskaroši-sanjalice. (Ljevičarska melodija je tada izuzetno utjecala na ruske žene)".

Povijest Rusije u posljednja tri stoljeća, naročito obiluje mistikom. „Naročito" – zato što je ova pojava zabilježena u masi dokumenata. U to vrijeme je vrlo podrobno opisana i objašnjena od razumno mislećih povjesničara. Ali je za zdrav, prosječan um, bilo suviše zagonetki. Zašto je, na varšavski način galantan, pjesnik i prevoditelj Ivan Kaljajev, postao bombaš i ubojica? Profinjeni, suptilno odgojen, izuzetno obrazovan Dmitrije Pisarjev, poznat je potomcima samo kao nihilista, negator prirodnih i estetskih načela („čizme su mu iznad Šekspirovih"), koji je preporučivao čovjeku da se ponaša onako „kako mu se prohtije, kako mu se čini unosnim i ugodnim"? Zašto je u obitelji uspješnog simbirskog službenika Uljanova izrastao ne samo ubojica cara, Aleksandar, već i ljudožder Vladimir? A žene-revolucionarke: Sofija Perovskaja, Vera Figner, Marija Spiridonova – tko je nagnao te blagorodne gospođice u svijet Dostojevskog?

Žrtve duha vremena su bili apsolutno svi. Nije bez razloga Jevgenije Trubeckoj rusku revoluciju nazivao nacionalnom, onakvom, kakve „dosad nije bilo na svijetu. Svi su sudjelovali u toj revoluciji, svi su je sprovodili... sve postojeće društvene snage zemlje". O tome je također pisao i drugi veliki ruski filozof Georgije Fedotov u članku „Revolucija traje", u kojem je nabrajao i objašnjavao krivice svakog staleža ruskog društva u katastrofi koja se dogodila".

Taj duh vremena vije nepokolebljivo, neprekidno. Na jednu ili drugu stranu. Je li bilo davno kada smo pjevali za genijalnom Pahmutovom: „Naša domovina – revolucija..." Taj povijesni utjecaj ne podliježe racionalnom objašnjenju znanstvenika,. Gustav Špet, okončavši život u staljinističkim koncentracijskim logorima, pokušavao se snaći u pojmu „duh". Netko od kolega ga je nazvao „Dorianom Greyom ruske filozofije". Ali, tako mističan nadimak nije pomogao Špetu da spozna bit pojave. U „Uvodu u etničku psihologiju", Špet analizira šest mogućih značenja pojma „duh". Nažalost, njegova teoretska traganja ništa posebno ne dodaju uobičajenim predstavama.

Suvremena znanost pokušava srušiti mističnu aureolu oko duha vremena. Njoj je poznat „efekt stotog majmuna". Evo u čemu je stvar: na jednom od manjih japanskih otoka, u uzgajalištu, jedna mlada majmunica je smislila da prije jela pere krumpir. Nakon nekog vremena, njene prijateljice iz uzgajališta su krenule njenim primjerom – u početku dvije-tri, a kasnije ih je bivalo sve više. Kada se broj čistunica približio stotini, promatrači su primijetili da su na susjednom otoku, gdje je također bio nacionalni rezervat, majmuni počeli prati krumpir, ali odmah masovno. Pa, dopustimo da su se na prvom otoku, ispričavam se na igri riječi (pravim se duhovit), majmunirali, ali na susjedni nitko nije sa njima otišao razmijeniti prethodno stečeno iskustvo!

Duh leprša gdje god želi. Ideje lete zrakom.

Ali, po kakvim zakonima i zračnim (povijesnom) strujama oni lete?

Iz svih ovakvih razmišljanja sam stekao uvjerenje: sve ima svoje vrijeme. Ne smije se majmunu dati atomski okidač. Ali, naučiti ga da jede oprani krumpir, mislim da je već vrijeme. Cijela povijest čovječanstva jest – škola. Poučavanje o zakonima Svemira. Ne toliko fizičkim, materijalnim zakonima, već moralnim i duhovnim. I u klupama te škole je bio ogroman broj vrlo talentiranih učenika, ali nemarnih, svojeglavih. Međutim, ispit polaže ne samo narod, nacija (o Izraelu je u Bibliji jasno rečeno, cijeli Stari Zavjet je – priča o tome, kako Bog pokušava urazumiti nerazuman, ali Njemu ljubljen narod). Svaki čovjek polaže ispit, svaka osoba pojedinačno. Oni koji vjeruju, o tome odavno znaju – hoće li se čovjek „spasiti" ili ne. Ali je situacija neusporedivo ozbiljnija.

Naša pravoslavna tradicija nudi onome koji vjeruje dvojbu: pravedan život ili grješan. Kao rezultat, kasnije je - raj ili pakao. U stvari, problem je mnogo složeniji. Stara shema je odgovarala našim, ne baš pismenim bakama. Mi smo, kao pokoljenje – na drugoj razini znanja. I naša odgovornost je drugačija. Tim više što se perspektive pred nama, kvalitativno razlikuju od nekadašnjih...

Druga je stvar što ostaju prethodni ideali. Duh leti gdje god hoće i s kim hoće, ali nosi vječne principe Dobra i Zla. I čovjek će se neprestano suočavati s pitanjem: a čime ćeš odgovoriti?

Međutim, nama sugeriraju, opominju nas od prvih godina života. Da uzmemo barem one iste biline* i bajke. Kod Vladimira Odojevskog (prozvanog „ruski Faust"), postoji poznata bajka – „Mraz Ivanović". O tome kako su se u carstvo Mraza spuštale dvije sestre – Vezilja i Ljenjivica, kako su za svoj rad zarađivale. Bajka ima naivni didaktički smisao. Ali, u tome i jest stvar: najbanalnije, najotrcanije, ali i najvječnije, neprolazne istine su – one, koje se utemeljuju u djetinjstvu. Čime ćeš odgovoriti? Što možeš dati bližnjem? Ili misliš samo uzimati?

I od tome ovisi, jesi li ti osoba na sliku i priliku Božju, ili ne. Osoba je – stvaralac, koji nastoji nešto napraviti za ljude ili im nešto dati. Ukoliko to uspijevate – stvar je vremena i brzine savladavanja Jakovljevih stuba. Osoba stvara svoje Jakovljevo stubište i stremi po njemu k idealu (ili k Idealu – riječi, riječi, riječi...) Biće koje ne stvara te stube, bezlično je, zato što je osoba - stvaralac. Naš demon – teenager Kiril – nije osoba. Njega nije moguće ni čovjekom nazvati, jezik se ne bi usudio tako nešto izgovoriti. On je samo jedan nemirni vražićak.

****

U Centar nam dolazi sve više i više ljudi. To je zapanjujuće, zato što se nigdje nismo reklamirali. Nekoliko članaka, koje su o nama uradili novinari, nije ugledalo svijetlost dana: urednici nisu vjerovali da je tako nešto moguće. Čak i članak akademika Ivlijeva „Eskulapi** iz „Noosfere" nije odmah prihvaćen u nekoliko publikacija. Ne iznenađuju me ovakve reakcije. Ni sam ne bih povjerovao do prije tri godine, da ljudi koji nemaju čak ni osnovno medicinsko obrazovanje, mogu izliječiti od takvih teških bolesti.

Ali, gdje ćeš sakriti one koje su izliječili?

Daša Garohova, koja je od djetinjstva bila gluha, sada sluša predavanja na fakultetu. Nastja Kvakova – skoro oslijepila od tumora

---

* Bilina – ruska epska narodna pjesma
** Eskulap – latinski – mit. – bog vještine liječenja, liječnik

na mozgu, sa čirom želuca i na dvanaestercu – sada mašta da radi u našem Centru. Već je moje članke unosila na računalo, i tko bi se sada sjetio, da još do nedavno ništa nije vidjela i nije željela živjeti? A njena dijagnoza „sterilitet"? Nastja se udala i rodila dijete. Liječnici šute ili kažu: svašta se događa!

Da, događa se, svakako – čas tamo, čas ovdje. Ali, iz nekog razloga, ne kod njih. Pa, ukoliko se to skoro svakodnevno događa na jednom mjestu – kako to objasniti?

Evo nedavnog slučaja – žena je na poslu bila pretjerano ozračena. Svi organi su praktično uništeni – rak, prestao raditi bubreg. Svijest je, da ne bi trpjela neizdrživu bol, isključila živčani sustav. Životna prognoza je bila: ne nekoliko mjeseci ili tjedana, već dana.

Muž te žene je došao k nama, zato što ni jedna ustanova Ministarstva zdravlja nije htjela čak ni pokušati uraditi nešto u toj beznadnoj situaciji. Došao je, kao da je bio vođen rukom Proviđenja. U to vrijeme nam je došao u posjetu moj dobar poznanik, akademik Medicinsko-tehničke akademije, Dmitrij Gavrilović Sokolov. On je zamjenik čuvenog Mihaila Ivanovića Fomina, autora „Integralne medicine".

Slušajući priču našeg klijenta o tome što se dogodilo sa njegovom ženom, Dmitrij Gavrilović je iznenada iz torbe izvadio shemu u boji i počeo nam pokazivati.

- Evo, ovo su agresivni radikali – počinje objašnjavati. – Upravo oni dovode stanice i molekule organizma najprije do infekcije, zatim do degeneracije.

- Postoji li mogućnost da se neutraliziraju? – pitam ja.

- Da, u organizmu treba stvoriti elektronsko prezasićenje. Elektroni – su izuzetno brze čestice, i elektronski vjetar koji oni razvijaju, vrlo brzo može sprati nagomilane agresivne radikale. Obično se u medicini u takvim slučajevima primjenjuju preparati-antioksidanti, ali oni stižu do krvi preko probavnog onda, kada se osnovni negativni događaji događaju u stanicama tkiva. Tako da, ukoliko vi možete stvoriti elektronski vjetar u organizmu te žene, zaista postoje šanse da se spasi.

Dmitrij Gavrilović je već upoznat sa nekim čudesnim izlječenjima, koja smo ostvarili kod nas. I zbog toga apsolutno ozbiljno predlaže svoju shemu.

Uključujemo ekran unutarnjih vizija. Preko fotografije, koju nam je donio muž umiruće žene, ulazimo u njeno bio-polje i počinjemo skenirati organizam.

Vrlo dobro su vidljivi agresivni radikali – radioaktivne čestice. Cijelo tijelo kao da je zahvaćeno požarom. Isključivo crvena boja: ono gori. Gori u doslovnom smislu te riječi - radijacija ga spaljuje. Izvodimo na ekran elektronske čestice: u dlaku isto kao na shemi Sokolova. Stavljamo u pogon u stvarnom vremenu proces elektronskog vjetra. I čudo: elektroni, kao dobri zaštitnici, bacaju se na milijarde radioaktivnih protivnika koji spaljuju organizam i počinju ih uništavati, izgrađujući nove unutarnje veze, neutralizirajući, čisteći ih, kao usisavačem, iz stanica.

Već nakon dva tjedna, muž te žene nas je obavijestio da se ona osjeća toliko bolje, da čita knjige, gori od želje da ustane iz kreveta. Zabranili smo joj da ustaje iz kreveta. Mora čuvati snage, zato što je pred njom obnavljanje radijacijom razorenih tkiva i organa. U toj borbi je svaka mrvica snage zlata vrijedna. Ali je poslije tjedan dana, ona ipak ustala. Sretni muž nam je odmah donio gomilu torti, postavivši ih jednu iznad druge u obliku tornja.

No, osim rada ovdje, imamo i posao tamo. Lapšin mi je ispričao u Feodosiji da je Mamaj u svoje vrijeme, sakrio negdje na Krimu jedno od najvažnijih sakralnih obilježja – Zlatnog konja. Vjačeslav je imao figuricu Majke Zemlje, njemu su obećali žezlo vlasti. Treći simbol, ako bi ga našao, s kojim bi, navodno, zaista mogao dobiti neograničenu vlast na Zemlji – jest upravo taj Zlatni konj. Zašto li ih sve toliko privlači zlato? Zar je živi konj lošiji? Nekada je Zlatni konj pripadao Georgiju Pobjedonosnom. Ali je onda prešao u posjed Horde. Nekakvi su čudni odnosi i složeni obračuni bili između Georgija i volških* kanova. Zato smo Igor i ja počeli tražiti konja, kako bismo pretekli Lapšina. I, koliko god čudno bilo, našli smo ga, iako ne tamo gdje smo mislili. Konj je bio sakriven u jednoj od špilja, nedaleko od grada Sudak.

Da bismo ga prenijeli kroz međuprostorni tunel, bili smo prisiljeni prvo dematerijalizirati konja u informacijsku strukturu. Premjestili smo ga na razine, gdje je na stubama, evo već nekoliko stoljeća, nepokretno sjedio stari moćni vitez, poznat u mnogim narodima

---

* volški – sa priobalja rijeke Volge

pod različitim imenima. Postavili smo konja pored njega i, koristeći tehnologije kojima su nas obučili u posljednje vrijeme, dali impuls konju da poprimi svoj uobičajeni izgled.

Zlatni konj je izravno pred našim očima počeo brzo rasti. Georgije je sa zaprepaštenjem promatrao to čudo. I evo, konj se već premješta s noge na nogu. Na njemu je konjska oprema, praporci na pokrivaču, crveno sedlo. Sveti Georgije je sa velikim naporom ustao, prišao svome prijatelju kojeg nije vidio stotinama godina, uhvatio ga jednom rukom za uzde, a drugom ga je pomilovao po grivi i odjednom zagnjurio sijedu glavu u njegov vrat. Suzica je skliznula niz naborani obraz starog vojnika. I konj je, doslovce razumijevajući njegove osjećaje, također nastojao što više se tijelom priljubiti uz svog gospodara.

Nismo željeli ometati taj susret, i obazrivo smo nestali sa stubišta Georgija Pobjedonosca.

Potom smo na isti način uzeli iz Lapšinove statuice – one iste žene, s kojom je on priređivao šamanske obrede, – njenu informacijsku bit i podigli je na gornju zaravan. Tamo postoji gora, i na njoj je napravljena zaravan za ovu figuricu, koju su nekada otele tamne sile. Vratili smo je na njeno zakonito mjesto. Sunce žeže iza njenih leđa, prodire skroz, a iz čela lika Majke Zemlje, gdje je obruč sa kamenom, istrgnula se zraka i spušta se dolje, na naš planet. Sada u onom predmetu, koji je ostao kod Lapšina, više nema informacijske biti, i on njime ne može manipulirati u korist svojih interesa.

Ostaje još jedan predmet – žezlo vlasti. Lapšinu su nedavno obećali da će mu ga dati. Samo, gdje je taj, koji je dao obećanje?

Poslije nekoliko dana, pronašli smo žezlo ispod trona Cara Tame i uzeli ga, zajedno sa barjakom Andreja Prvozvanog koji je također ležao tamo, a pored je bila izuzetno drevna knjiga, prekrivena velikim slojem prašine. Kroz prašinu su se nejasno probijala slova naslova. Ali ga nismo pročitali. Nitko se nije usudio da nas ometa. Ogromno žezlo smo jedva doteglili preko svih razina do gornje zaravni. Za njega je već bilo pripremljeno mjesto, lijevo od Majke Zemlje. I ono je trenutno počelo raditi. Pored žezla smo učvrstili barjak i on se razvio, pokazavši natpis: „Za vjeru u Krista". Tu smo položili i knjigu – u kamenu je bilo pripremljeno mjesto za nju.

To nije fizička, već duhovna razina. Ali se upravo ovdje isprva događa ono, što se potom događa u svijetu. I, ako je danas na duhovnom razini izniknuo i gordo počeo lepršati Andrejevski barjak, znači, uskoro će državu sa tom zastavom početi podupirati sreća.

Sada sve stoji na svom mjestu i sjedinilo se zracima: zastava, žezlo i Majka Zemlja. A malo niže, na stubama sjedi stari Georgije Pobjedonosac, vrlo nalik na epskog junaka Ilju Muromca, i promatra svog konja. I konj njega promatra. Oni su zadovoljni jedan drugim.

****

I evo, završen je prvi dio moje povijesti. Ubuduće, ako mi bude dopušteno, ispričat ću još. Volja je čitatelja – da se prema knjizi odnose kao prema otkrivenju ili kao prema zabavnoj bajci.

U čuvenoj drami Calderona bojažljivi princ, saznavši da „život je san", postaje hrabar vojnik i mudar vladar. Ja se nadam, da će moji čitatelji, saznavši iz knjige o relativnosti života na ovom svijetu, ga početi cijeniti kao etapu vječnog života, kao ispit, pri čijem polaganju je nužna i mudrost, i srčanost, i uzvišenost duha. I to nisu samo prazne pompozne riječi.

Čovječanstvo, uglavnom, do današnjih dana smatra da je stvoreno radi sreće, kao ptica zbog letenja. Ono se strastveno predaje vrijednostima civilizacije, kudikamo više negoli kulturi. A većina uopće uzevši smatra, da su civilizacija i kultura – praktično jedno te isto. Na primjer, televizor je – dostignuće civilizacije i instrument kulture.

Međutim, razlika je principijelna. Civilizacija je izgrađena na bazi znanstveno-tehničkih elemenata, a kultura na – filozofsko-estetskim. Kultura je čovječna, civilizacija je poput stroja. Kultura je idealna, civilizacija je utilitarna. Kultura je nacionalna, originalna, civilizacija je – kozmopolitska, bezlična. Kultura je – kult, tradicija; ona teži ka konzervativizmu. Civilizacija je – vječno užurbano stremljenje ka najnovijem, najsavršenijem u tehničkom ili ekonomskom pogledu. Kultura je - uglavnom djelo pojedinca, civilizacija je – sjedinjenje. Ideal kulture je – osvajanje najraznovrsnijih aspekata ljudske duše. Ideal civilizacije je – totalna moć. Dominanta kulture je – dužnost. Konačno, dominanta civilizacije je – zadovoljavanje potreba.

Zbog čega ja tako gnjavatorski objašnjavam ovu razliku, koju su savršeno shvaćali i osjećali najbolji predstavnici ljudskog roda? Zato što izuzetno složena dijalektika odnosa između kulture i civilizacije – jest barometar duhovnosti društva. Neduhovnost je pogubna za ljudski rod, ona ga odvlači od uzvišenih zadataka i ciljeva božanskog poretka do najnižih razina postojanja.

O značaju kolektivne svijesti, o njenom nastajanju i mijenjanju, dovoljno je ispričano. A je li moguća kolektivna duhovnost pojedinačne nacije, naroda, cijelog čovječanstva – ja ne znam. Mislim da je, ipak, duhovnost individualna – isto kao grijeh, spoznaja tog grijeha i nastojanje da se on iskupi. Svatko mora sam graditi svoje Jakovljeve stube i uspinjati se po njima. I svatko će biti nagrađen po zaslugama.

Tako da, nemoj se suviše zavaravati, čitatelju, kako evo, nastupa nova era, a tebi ostaje samo da ubireš njena blaga. Ta era jest nova, ali je tvoja odgovornost prijašnja. Samo ćeš zalaganjem vlastite duše, svojim ulaganjem u novu kolektivnu svijest, dobiti propusnicu do nje. Želim ti uspjeh na tom polju časti.

Knjiga je započeta 06.06.2000.g
Završena je 09.09.2000.g